浅表淋巴疾病超声诊断

ULTRASONIC DIAGNOSIS OF SUPERFICIAL LYMPHATIC DISEASES

主 编 杨高怡 张文智 徐 栋

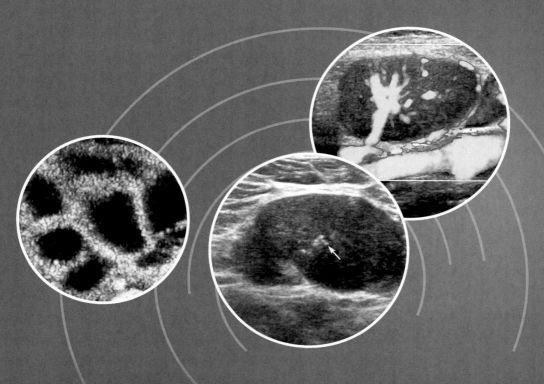

中华医学电子音像出版社

CHINESE MEDICAL MULTIMEDIA PRESS

北 京

图书在版编目（CIP）数据

浅表淋巴疾病超声诊断 / 杨高怡，张文智，徐栋主编；—北京：中华医学电子音像出版社，2019.4
ISBN 978-7-83005-038-2

Ⅰ．①浅…　Ⅱ．①杨…②张…③徐…　Ⅲ．①淋巴疾病—超声波诊断—图谱
Ⅳ．R551.204-64

中国版本图书馆 CIP 数据核字（2019）第 045874 号

浅表淋巴疾病超声诊断
QIANBIAO LINBA JIBING CHAOSHENG ZHENDUAN

责任编辑：裴　燕　李军亮
文字编辑：范娇娇　汪　荣　吴春凤　李军亮　裴　燕　卫　轲
校　　对：龚利霞
责任印刷：李振坤
出版发行：中华医学电子音像出版社
通信地址：北京市东城区东四西大街 42 号中华医学会 121 室
邮　　编：100710
E - mail：cma-cmc@cma.org.cn
购书热线：010-85158550
经　　销：新华书店
印　　刷：北京顶佳世纪印刷有限公司
开　　本：787 mm×1092 mm　1/16
印　　张：29.5
字　　数：663 千字
版　　次：2019 年 4 月第 1 版　　2019 年 4 月第 1 次印刷
定　　价：230.00 元

内容提要

近几年来，由于高频探头的广泛应用，超声在淋巴结与淋巴管疾病诊断上越来越显示出其独特的优势，在诊断与鉴别诊断方面发挥了巨大作用。

本书内容全面，详细介绍了淋巴结反应性增生、淋巴结结核、淋巴瘤、转移性淋巴结、组织细胞坏死性淋巴结炎的超声诊断知识，同时涉及结节病、Castleman 病、木村病、朗格汉斯细胞组织细胞增生症、母细胞性浆细胞样树突细胞肿瘤等少见病的超声影像，总结了浅表淋巴结疾病的超声介入治疗方法及适应证，注重超声表现与临床和病理相结合。

本书列举 140 多个病例，附 1900 余幅图片，并配有 20 余部超声影像视频，均精选自编者十余年临床实践所积累病例资料。本书利用现代数字媒体技术，部分病例资料中以二维码形式加入了适合手机观看的超声视频，扫描后即时观看（初次扫描须注册）。

本书适于超声科医师、介入科医师和临床相关科室医师学习，亦可供医学院校研究生、高年资学生及进修生参考。

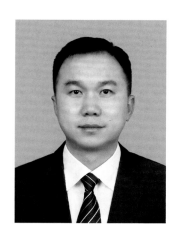

　　杨高怡，主任医师，硕士研究生导师，浙江省中西医结合医院（杭州市红十字会医院、浙江省结核病诊断治疗中心）超声科主任，毕业于浙江大学医学院医学影像专业，现任中国医疗保健国际交流促进会结核病防治分会超声专业学组组长、中国医药教育协会超声专业委员会常务委员、中国医师协会介入超声专业委员会委员；杭州市"五一"劳动奖章获得者，杭州市医学重点学科带头人，浙江省卫生高层次创新人才，杭州市"131"中青年人才培养计划人选；主持各类课题10余项，主持的淋巴结相关课题获浙江省医药卫生科技奖三等奖、杭州市科技进步奖二等奖，获国家专利4项，主编超声专著1部，在国内外期刊发表学术论文30余篇，其中SCI收录6篇。

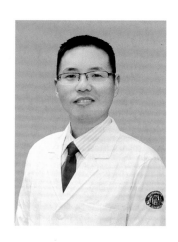

　　张文智，医学硕士，浙江省中西医结合医院超声科副主任医师，毕业于浙江大学医学院医学影像专业，现任浙江省数理医学学会超声专业委员会委员，杭州市医学会超声专业委员会委员，中国医药生物技术协会心血管外科技术与工程分会委员；发表和以通信作者发表学术论文10余篇，其中SCI收录3篇；曾获浙江省医药卫生科技奖三等奖，杭州市卫生科技创新奖二等奖；主持和参与省部级、厅局级课题共8项；获2018年杭州市首届医师节"优秀医师"荣誉称号，浙江省医师协会超声医师分会特别奉献奖。2016年参加国家卫生和计划生育委员会组织的"援藏"包虫病流调工作，所在的浙江代表队获得"流调先锋队"称号。

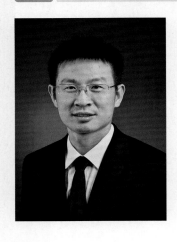

　　徐栋，医学博士，主任医师，硕士研究生导师，浙江省肿瘤医院超声科主任兼超声介入病区主任，美国 MD Anderson 癌症中心客座教授，浙江省卫生高层次创新人才。现为中国医师协会介入医师分会超声介入专业委员会主任委员，浙江省抗癌协会肿瘤消融专业委员会主任委员，浙江省数理医学学会精准超声介入与智能诊断专业委员会主任委员，中国抗癌协会肿瘤微创治疗消融分会副主任委员，中国临床肿瘤学会（CSCO）肿瘤消融治疗专家委员会常务委员；主持国家自然科学基金面上项目、省自然科学基金重大项目、原国家卫生和计划生育委员会重大专项等多项课题，发表医学论文近百篇，其中 SCI 收录 10 余篇，培养研究生 10 余名，承担国家级继续医学教育项目 2 项。

李世岩　浙江大学医学院附属邵逸夫医院

卢　漫　四川省肿瘤医院

潘　美　浙江大学医学院附属邵逸夫医院

裴　宇　杭州市第三人民医院

彭成忠　浙江省人民医院

钱晶晶　浙江大学医学院附属儿童医院

阮骊韬　西安交通大学第一附属医院

邵亚勤　浙江省中西医结合医院

石　鹏　绍兴市人民医院

宋　艳　西安交通大学第一附属医院

王彩芬　浙江省中西医结合医院

王立平　浙江省肿瘤医院

王玲玲　浙江省中西医结合医院

王永锋　宁波市第七医院

徐　栋　浙江省肿瘤医院

徐辉雄　同济大学附属第十人民医院

徐建平　浙江省中西医结合医院

徐志文　潍坊市第二人民医院

徐重洋　中国科学院大学宁波华美医院

杨　琛　浙江省肿瘤医院

杨高怡　浙江省中西医结合医院

杨　威　浙江省中西医结合医院

杨　琰　温州医科大学附属第二医院

于天琢　浙江省中西医结合医院

张　超　浙江大学医学院附属第二医院

张华斌　北京清华长庚医院

张　林　浙江省中西医结合医院

张盛敏　宁波市第一医院

张文智　浙江省中西医结合医院

张　旭　浙江省中西医结合医院

张　燕　中国科学院大学宁波华美医院
张　莹　浙江省中西医结合医院
赵齐羽　浙江大学医学院附属第一医院
郑美芳　桐庐县第一人民医院
周美玲　浙江省中西医结合医院

前言

淋巴系统是人体重要的免疫系统，除淋巴系统原发疾病外，全身各系统疾病在发展过程中又常常累及淋巴结和淋巴管，因此，淋巴系统的检查对疾病的早发现、早治疗有很大的作用。

进入 21 世纪以来，从常规超声到超声造影，从传统的形态学成像到微血管成像，从多模态超声诊断到超声介入治疗，超声影像学技术凭借其实时性、无辐射、可重复性高等优点，在临床工作中发挥着越来越重要的作用。

本书对淋巴系统发生学、淋巴管和淋巴结解剖学进行了详细论述，对淋巴系统常见病、多发病及少见病进行总结分析，在参考国内外学者研究成果的基础上，结合团队自身工作经验和技术创新，分别进行科学、客观的阐述，使超声和介入科医师能直观、简便地了解和掌握浅表淋巴疾病的超声表现和超声介入治疗方法，希望本书能为从事淋巴疾病诊断与治疗的医务工作者提供帮助。

本书撰写过程中得到国内诸多专家的大力支持和帮助，对他们的无私奉献和帮助深表感谢！由于医学设备及技术处于飞速发展的时代，加上本团队水平有限，对书中的疏漏或不足之处，敬请广大同仁和读者批评指正。

杨高怡

2019 年 2 月

目录

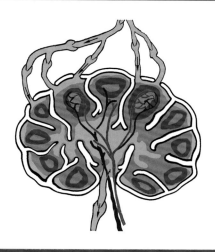

第 一 篇
总 论

Ultrasonic Diagnosis of Superficial Lymphatic Diseases

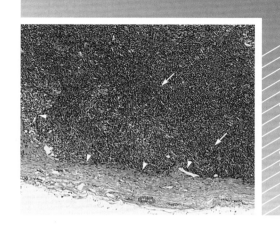

第一章
淋巴系统概述

第一节 / 淋巴系统分布

淋巴系统由淋巴组织、淋巴管道和淋巴器官组成，淋巴组织分为弥散淋巴组织和淋巴小结两类，除淋巴器官外，消化、呼吸、泌尿生殖等管道亦含有丰富的淋巴组织，起着防御屏障作用。

淋巴管道包括毛细淋巴管、淋巴管、淋巴干和淋巴导管。淋巴结收集引流区域淋巴液，并经输入淋巴管流入皮质淋巴窦，再通过髓质淋巴窦汇入输出淋巴管。毛细淋巴管以盲端从组织间隙起始，收集组织液进入淋巴管，向心性输送淋巴液，淋巴管之间有丰富的交通支，参与构成淋巴侧支循环。淋巴管在向心行程中，通常经过一个或多个淋巴结，从而把淋巴细胞带入淋巴液。胸导管是全身最大的淋巴管，起于乳糜池，位于第 11 胸椎与第 2 腰椎之间，经主动脉裂孔进入胸腔。乳糜池至胸导管的淋巴管道中的淋巴液因含有乳糜颗粒呈白色。右淋巴导管由右颈干、右锁骨下干和右支气管纵隔干汇合而成，右淋巴导管注入右静脉角。右淋巴导管引流右上肢、右胸部和右头颈部的淋巴，即全身 1/4 部位的淋巴。右淋巴导管与胸导管之间存在交通。

当炎症、寄生虫、异物、肿瘤栓子阻塞淋巴管，外伤或手术切断淋巴管时，淋巴经交通支回流，形成侧支循环，从而保证了正常组织或病变组织的淋巴回流。但是，淋巴侧支通路也可成为病变扩散或肿瘤转移的途径。

淋巴器官包括淋巴结、胸腺、脾和扁桃体。淋巴结的发育有先后，以颈部淋巴结和肠系膜淋巴结发育为早，于胚胎第 10 周时已出现，足月出生的新生儿可在腹股沟区扪及淋巴结。在人体发育过程中，淋巴结的数量和大小随着年龄的增加而增多，直至 12～13 岁，淋巴结发育达到顶点，此后淋巴结的数量一般不再增加。不同个体全身淋巴结的数量差异较大，人体淋巴结有 500～600 个，其中头颈部约有 300 个，几乎占全身淋巴结的半数，部分浅表淋巴结还集中在腋窝、腹股沟、腘窝、肘窝等处。

根据淋巴结的形态结构和功能，可把它们分为以下类型：①实质性淋巴结，这些淋巴结通常肉眼可以看到，用手可以检查到。②透明淋巴结，这种淋巴结呈透明状或半透明状，大小不一，通过淋巴管造影后才可见。③功能性淋巴结，这种淋巴结包含淋巴组织并具有全部或部分免疫功能。④非功能性淋巴结,这种淋巴结不包含任何淋巴组织而失去了免疫功能,它们也被称之为全退化的淋巴结。⑤发育期淋巴结,指在任何发育期中的淋巴结。⑥退化期淋巴结,指在任何退化期中的淋巴结。

头颈部淋巴结常按相邻组织器官或血管来命名,其分布形成环形链和纵形链,形成环形链的有:①枕淋巴结,位于枕部皮下;②乳突淋巴结,又称耳后淋巴结,分布于耳后皮下,即位于胸锁乳突肌止点处表面;③腮腺淋巴结、耳前淋巴结、耳下淋巴结,位于腮腺表面、耳屏前方、下颌后静脉前根;④颌下腺淋巴结,位于颌下腺周围;⑤颏下淋巴结:位于下颌舌骨肌表面。颈外侧深、浅淋巴结构成颈部淋巴结纵形链,颈外侧深淋巴结沿颈内静脉排列成链状或串珠状,颈外侧上深淋巴结位于乳突至肩胛舌骨肌横过颈动脉的水平处,颈外侧下深淋巴结沿颈内静脉、锁骨下动脉和臂丛周围排列。颈外侧浅淋巴结沿颈外静脉排列,其输出淋巴管注入颈外侧深淋巴结。颈前淋巴结位于颈部前方,其回流到颈外侧深淋巴结,其中以甲状腺淋巴结最为重要,甲状腺疾病种类多,发病率高,常导致其引流区淋巴结肿大。

腋窝淋巴结位于腋窝内,有15～20个,分为:①外侧群,位于腋静脉后侧。②前群,位于前锯肌外缘,沿胸外侧血管排列。③后群,位于腋窝后壁。④中央群,位于腋窝中央。⑤腋尖群,位于胸小肌上缘和锁骨间,紧贴腋静脉排列。腹股沟淋巴结部分位于腹股沟韧带下方并与其平行、沿大隐静脉末端排列形成腹股沟浅淋巴结。部分位于股静脉根部构成腹股沟深淋巴结。腘窝淋巴结常沿小隐静脉和腘动脉排列,其输出淋巴管注入腹股沟深淋巴结。肘窝淋巴结分为深、浅两群,浅群又称为滑车上淋巴结,位于肱骨内上髁上方;深群位于肘窝深血管周围。肘淋巴结通过深、浅淋巴管引流尺侧半和前臂半的淋巴,其输出淋巴管沿肱血管注入腋窝淋巴结。

第二节 淋巴结及淋巴管解剖

淋巴结多呈扁豆形、卵圆形或肾形,一侧凸出,有15～20条输入淋巴管穿入,另一侧凹陷,称为淋巴门,其中有1～2条输出淋巴管、血管以及神经等出入。

正常淋巴结由1支或2支淋巴门动脉供血,其在淋巴门分出微动脉,通过淋巴结髓质并在其内分支;通过小梁到达皮质的微动脉较少。一些分支最后到达包膜下皮质的毛细动脉弓。静脉血流始于副皮质区的后微静脉,这些微静脉组成较大的微静脉,向心性汇入淋巴门的静脉主干,动脉和静脉通常相互平行,无穿支血管,只有在淋巴结发生原发肿瘤或继发肿瘤时才会出现穿支血管。

淋巴管内细胞排列方式为簇状分布,周围有类似巨噬细胞的网状内皮细胞;输入淋巴管收集淋巴液,淋巴液经输入淋巴管进入被膜内后,汇入皮质淋巴窦,通过皮髓质交界进入髓质淋巴窦,经淋巴门的输出淋巴管排出。淋巴管由毛细淋巴管汇合而成,毛细淋巴管起源于组织间隙,众多毛细淋巴管互相吻合呈网状,管壁由内皮构成,无基膜内皮细胞呈叠瓦状邻接。淋巴管形态结构与静脉相似,但管径较细,管壁较薄,瓣膜较多且发达，外形呈串珠状。淋巴管根据其位置分为浅、深二种。浅淋巴管位于皮下，常与浅静脉伴行，收集皮肤和皮下组织的淋巴；深淋巴管与深部血管伴行，收集肌肉和内脏的淋巴，浅、深淋巴管之间有广泛的交通支（图1-2-1）。

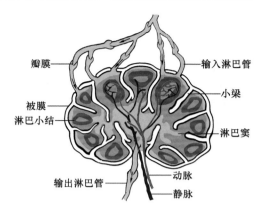

图1-2-1 淋巴结、淋巴管结构示意图

淋巴结被膜为表面的一层致密结缔组织，由胶原纤维和少量弹性纤维组成，伸入淋巴结的实质中，形成网状支架，称为小梁。皮质位于淋巴结髓质与被膜之间，其内可见B淋巴细胞起源的原始生发滤泡，在抗原的刺激下，滤泡增大并形成初级活性的B淋巴细胞，T淋巴细胞包绕生发滤泡，皮髓质交界处也存在淋巴组织。被膜下为皮质区，内有淋巴小结、弥散淋巴组织和皮质淋巴窦，皮质淋巴窦位于被膜的深面和小梁周围，分别称被膜下窦和小梁周窦。淋巴结髓质是由淋巴结的动静脉、脂肪和淋巴窦所形成，呈较细的条带状，似肾的纵断面（图1-2-2），髓质区也可与淋巴结一端相连。淋巴结中央及门部为髓质区，内含髓索及髓质淋巴窦。髓索由致密聚集的淋巴细胞组成，主要为B细胞、浆细胞。淋巴窦由连续性单层扁平内皮细胞构成，窦内外分别有网状细胞和纤维支撑，大量淋巴细胞和巨噬细胞附于其上或游离于窦腔内。淋巴结实质内有丰富的末梢神经，淋巴细胞表面有多种神经递质受体，因此神经系统可一定程度调节其免疫应答。

淋巴结的构造可因不同年龄、不同的生理或病理情况而有所改变，而且机体内不同部位的淋巴结，其构造亦不尽相同。在不同的解剖区域，正常浅表淋巴结的形态和内部结构也有较大差异。随着时间的推移，淋巴结发生组织形态学变化，反复发作的炎症和老化逐渐降低其免疫反应功能，往往导致萎缩、变薄、皮髓质瘢痕形成。随着皮质和髓质变薄以及淋巴结老化，髓质内脂肪含量逐渐增加，脂肪浸润一般较皮质萎缩速度快，故尽管皮髓质变薄，淋巴结直径反而增大（图1-2-3）。瘢痕形成导致淋巴结一些形态学上的变化，特别是在腋窝和腹股沟区。到晚年，可能所有淋巴结均会出现组织学和形态学上的表现异常——萎缩和瘢痕，因此我们看到的正常淋巴结往往只存在于儿童和青少年。

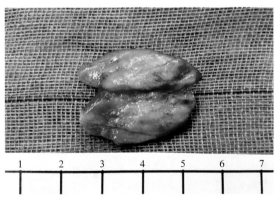

图1-2-2 腹股沟淋巴结实体标本图（单位：cm）

注：淋巴结组织呈灰白色

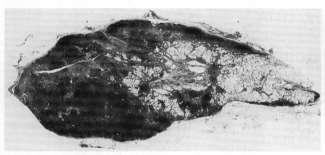 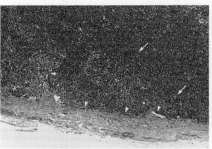

A   B

图 1-2-3   腹股沟淋巴结结构图

注：A. 低倍镜下观，淋巴结皮质部为深染区，淋巴门部可见脂肪；B. 高倍镜下观，可见被膜下窦（三角形箭头）及淋巴滤泡（箭头）

参 考 文 献

［1］ Stavros AT，著. 王知力，译. 乳腺超声经典诊断学. 北京：科学出版社，2017：604-633.

［2］ 潘伟人. 人体躯干淋巴系统解剖图谱. 北京：人民卫生出版社，2014：1-5.

［3］ Harisinghani MG，著. 丁莹莹，于小平，译. 淋巴结影像解剖与诊断. 北京：人民军医出版社，2015：1-42.

［4］ 吴爱群，李世校，范章宪，等. 下颌下腺的淋巴流向. 解剖学杂志，1992，5（3）：202-205.

［5］ 刘牧之，钟世镇，朱家恺. 四肢浅淋巴管的显微外科解剖学研究. 解剖学报，1982，13（4）：345-352.

［6］ 张雅芳，王云祥. 器官内淋巴管的研究进展. 解剖科学进展，1997，3（1）：32-36.

［7］ 李春芳，皮昕，胡传军. 颌下淋巴结的解剖及其临床意义. 临床口腔医学杂志，1995，11（3）：138-139.

［8］ 王怀经，孙保德，胡继康. 淋巴系统的解剖与生理. 实用外科杂志，1993，13（2）：69-72.

［9］ 王延洲，姚远洋，梁志清. 女性盆腔、腹主动脉旁及腹股沟淋巴结解剖与生理功能. 中国实用妇科与产科杂志，2017，33（12）：1241-1245.

［10］ 赵士杰，陈钢，汪亚晴. 下颌下淋巴结的解剖学研究. 中国临床解剖学杂志，2002，20（6）：444-446.

［11］ 王新明，张杰，王箐，等. 胸导管的引流途径与左锁骨上淋巴结肿瘤转移机制探讨. 中国临床解剖学杂志，2006，24（4）：405-407.

［12］ 王云祥. 实用淋巴系统解剖学. 北京：人民卫生出版社，1984：78.

［13］ 张振湘. 淋巴外科学. 北京：人民卫生出版社，1984：220-221.

［14］ 龚少敏，张应天. 腋淋巴结解剖. 临床外科杂志，2000，8（5）：313.

［15］ 戴九龙. 淋巴疾病超声诊断. 北京：人民卫生出版社，2011：3-13.

［16］ 燕山，詹维伟. 浅表器官超声诊断. 南京：东南大学出版社，2005：54-57.

［17］ 李泉水. 浅表器官超声医学. 2 版. 北京：科学出版社，2018：263-265.

［18］ 柏树令，应大君. 系统解剖学. 8 版. 北京：人民卫生出版社，2013：232-244.

［19］ Suami H. Lymphosome concept: Anatomical study of the lymphatic system. J Surg Oncol, 2017, 115(1):13-17.

［20］ Swartz MA. The physiology of the lymphatic system. Adv Drug Deliv Rev, 2001, 50(1-2):3-20.

［21］ Petrova TV, Koh GY. Organ-specific lymphatic vasculature: From development to pathophysiology. J Exp Med, 2018, 215(1):35-49.

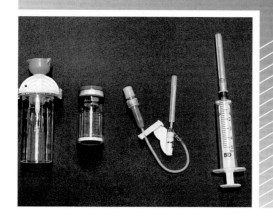

第二章 超声仪器调节和检查方法

第一节 仪器调节

超声检查具有安全无创、实时动态、操作简便等优势，已成为检查浅表淋巴结重要的影像学手段。随着超声技术的发展，超声诊断仪具有良好的空间分辨率、时间分辨率及血流敏感性，同时还具备超声造影、弹性成像等功能。

一、灰阶超声

浅表淋巴结检查灰阶图像的调节应做到因部位而异，可根据检查部位来选择探头频率，常应用 7.0MHz 以上的线阵高频探头，极为表浅的淋巴结可选用 10MHz 以上的高频探头。肥胖的患者皮下脂肪较厚宜适当调低频率，同一患者，浅表目标区域用较高频率，较深区则可调低频率。除选择适宜频率，还可通过改变聚焦区的深度和数量、调节增益以及帧频来改善图像质量。

二、多普勒超声

多普勒（Doppler）超声包括彩色多普勒血流成像（CDFI）、彩色多普勒能量图（CDE）、脉冲多普勒（PW）、连续多普勒（CW）等。因浅表淋巴结内血供为人体循环末梢，多为低速血流，检查时应注意仪器的调节：①通常将多普勒脉冲重复频率调至较低数值；②多普勒增益不宜过高或过低，原则上是在频谱和彩色多普勒血流显示清楚的条件下尽量减少噪声信号；③壁滤波设置调节至低通滤波状态；④在不影响流速定位的情况下，尽可能增大取样容积的长度以增加信噪比，但注意要小于血管内径；⑤为增加淋巴结内血流信号的显示率，彩色取样框应调至适宜大小，以涵盖淋巴结边界为宜；⑥其他注意事项包括避免探头压力对淋巴结内血流显示的影响，保证 θ 角在 0°～60° 之间等。

三、超声造影

超声造影（contrast-enhanced ultrasound，CEUS）是指利用与人体软组织回声特性明显不同或声特性阻抗显著差别的外界物质注入体腔、管道或血管内，以增强对脏器或病变的显示。理想的超声造影剂应具备如下基本条件：①能经外周静脉注射；②超

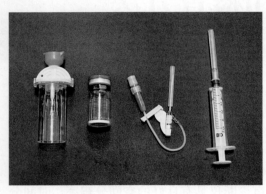

声增强效果明显且持续较长时间以足够观察；③对人体安全，包括副作用小、易代谢、稳定性好等。目前常用的是第二代造影剂 SonoVue（声诺维），SonoVue 是磷脂包裹的六氟化硫（SF_6）气体的微气泡，外膜薄而柔软，在较低声压的作用下能产生很好的非线性振动而不破裂，且由于氟碳类为惰性气体，密度较大，在血液中弥散度小，稳定性好，在血管内停留的时间长，足以满足临床应用的需要，目前临床应用较为广泛（图 2-1-1）。

图 2-1-1 SonoVue 造影剂

超声造影的成像效果和图像质量直接影响诊断结果的准确性和可靠性。超声造影成功与否及影像质量与造影剂的类型、配制、剂量、注入方式和速度、超声造影仪器的选择和造影条件的设置、操作者的经验以及受检者的配合程度等均有密切联系。

造影剂的配置：使用时将 5ml 注射用 0.9% 氯化钠溶液注入含 SF_6 冻干粉的小瓶内，且振摇 20s 直至瓶中内容物混合均匀形成乳白色微泡混悬液，避免药液分层。抽取药液时，应倒置瓶子，并且禁止回推。配制好的混悬液在室温条件下可放置 6h，使用效果稳定，放置时间越长，显影效果越差（图 2-1-2）。

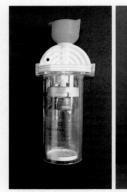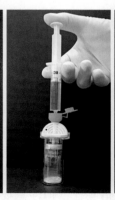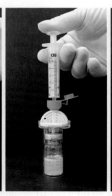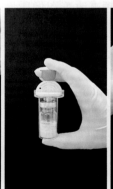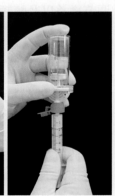

图 2-1-2 SonoVue 造影剂的配制示意图

1. 造影剂注入途径和方法

（1）目前，SonoVue 常规经外周浅静脉注射，多从左上肢肘部浅静脉注射，通常可通过局部留置套管针或导管，亦可直接将造影剂注入感兴趣区。采用 18G 或 20G

留置套管针，这样便于操作，保证注药的速度，掌握微泡达到器官的时间，同时，也避免注射时因机械冲击产生的微泡破坏而影响造影效果。造影剂注射方法主要有团注式和缓慢式两种。目前，在造影增强研究中，多采用团注式，将造影剂以最快的速度（＜5s）注入血管内，并立即推注 5ml 0.9% 氯化钠溶液，其能使造影剂更快、浓度更高地进入病灶，能有效地观察造影增强的动态变化等（图 2-1-3）。缓慢式注入是指造影剂缓慢注入血管内，多在 1～3min 内注完，必要时可采用静脉滴注形式。

（2）皮下注射，观察腋窝前哨淋巴结。方法：乳晕周围 4 个象限皮内分别注射造影剂 0.6ml，同时启动造影成像系统，探头在乳晕周围寻找引流淋巴管，追踪引流淋巴管，寻找前哨淋巴结（sentinel lymph nodes，SLN）（图 2-1-4）。

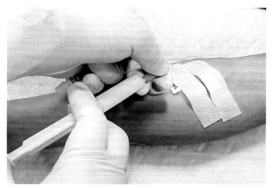

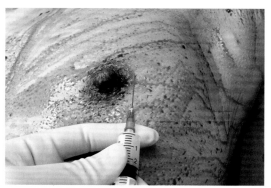

图 2-1-3 造影剂经肘静脉推注示意图　　　　图 2-1-4 SLN 超声造影，皮下注射超声造影剂

2. 超声造影检查步骤和操作方法

（1）灰阶超声及多普勒技术观察病灶，初步观察其相关情况，了解并确定超声造影观察的主要目标。

（2）使用低机械指数成像模式，根据观察区的部位和范围选择合适的 MI 和增益等条件，例如百胜设置为 0.06～0.10，飞利浦设置为 0.05～0.06，以获取适宜的组织抑制，减少组织谐波的干扰，但必须同时保持足够的超声穿透力。

（3）同步、快速注射超声造影剂，并随之推注 5ml 0.9% 氯化钠溶液。注射造影剂的同时即开始计时。由于实时超声造影具有连续动态的特点，须记录造影增强的每个血管时相的动态影像。

（4）选用同时显示基频波影像和造影谐频波影像的双幅模式，以保证超声造影检查时目标病灶始终在扫查切面内。图像的聚焦点通常调整到所需观察的水平稍下方；增益方面需要适当调低，不能过高，过大的背景噪声会影响观察造影剂的灌注显示效果。

（5）通常单次注射造影剂即可对某一个病灶做出相应诊断，如有特殊需要可在所观察目标脏器内造影剂信号消失后再次注射。

四、弹性成像

淋巴结弹性成像时，调节取样框范围≥观察淋巴结的2倍，过大或过小都可能影响淋巴结弹性评估的真实性。应用手动加压法对淋巴结施加动态的振动外力，理想的压力和频率振动下，方能取得适宜图像进行弹性评估。在弹性力学、生物力学等物理规律作用下，淋巴结内部对振动产生响应，利用超声成像方法，显示淋巴结内组织弹性模量的力学属性。

由于应变成像忽视了边界条件以及组织内应力的分布，只能提供定性的弹性信息，近年来有学者应用剪切波成像（shear wave elastography，SWE）对组织硬度进行研究，剪切波成像是将超声触诊和超快速成像技术结合起来，能定量评估大范围的由超声辐射力引起的组织运动，从而提供感兴趣区定量的弹性信息。由于剪切波是横波，在生物体内传播速度为1～10m/s，故可利用达20 000帧/s的超快速成像系统捕获，追踪剪切波得到实时的弹性成像图。获取组织的剪切波传播速度越快，组织的硬度越大，目前实时剪切波在甲状腺、乳腺、肝和肾等脏器已逐步开展。

五、三维成像

二维超声只能单平面测量淋巴结大小，当淋巴结形态不规则时，常不能准确反映淋巴结体积，而三维成像技术可以通过获取感兴趣区的容积数据，在三个正交平面上对图像进行重建，测算出体积。患者取相应体位充分暴露淋巴结，调节取样容积以容纳整个淋巴结为准，启用三维模式，进行实时三维扫查、重建，显示横断面、纵断面、冠状切面及重建后的空间立体图像，计算所需数值。

第二节 / 颈部淋巴结检查方法

美国癌症联合委员会（American Joint Committee on Cancer，AJCC）将颈部淋巴结分为7个区。

Ⅰ区，包括颏下和下颌下淋巴结，由二腹肌前腹与后腹围绕，上界为下颌骨，下界为舌骨下缘。

Ⅱ区，包含颈内静脉上组淋巴结，上界为颅底，下界为舌骨，胸锁乳突肌后缘之前，颌下腺后缘之后。

Ⅲ区，包含颈内静脉中组淋巴结，上界为舌骨下缘，下界为环状软骨下缘，胸锁乳突肌后缘之前，至颈总动脉。

Ⅳ区，包含颈内静脉下组淋巴结，上界为环状软骨下缘，下界为锁骨，胸锁乳突肌后缘和前斜角肌后外侧缘连线的内前方，向前至颈总动脉。

Ⅴ区，为颈后三角淋巴结，含副神经淋巴结和颈横淋巴结，锁骨上淋巴结包括在内。其后界为斜方肌前缘，前界为胸锁乳突肌后缘，下界为锁骨，为了描述上的方便，V区以环状软骨下缘水平为界分为 Va 与 Vb 两区。

Ⅵ区，为颈前中央区淋巴结，包括喉前淋巴结、气管前淋巴结和气管旁淋巴结，上界为舌骨下缘，下界为胸骨上切迹，外侧界为颈动脉鞘内侧缘。

Ⅶ区，为位于胸骨上切迹下方的上纵隔淋巴结。

尽管 AJCC 分区现已经广泛应用于确定淋巴结的位置，但有一些重要的淋巴结，如腮腺和咽后淋巴结没被纳入分区。

超声图像上可以通过一些解剖部位或者解剖标志来区分颈部淋巴结的解剖分区：Ⅰ区下颌骨和二腹肌前腹、后腹围成的区域。Ⅱ区颌下腺后缘之后，颈动脉分叉水平之上，胸锁乳突肌后缘之前。颈动脉分叉水平为Ⅱ区与Ⅲ区分界，甲状腺峡部水平（肩胛舌骨肌与颈内静脉交叉）为Ⅲ、Ⅳ区分界。Ⅴ区为胸锁乳突肌外侧之后，斜方肌之前，锁骨围成的区域。Ⅵ区为两侧胸锁乳突肌内侧缘之间，舌骨下、胸骨上窝之上围成的区域。Ⅶ区为胸骨上窝之下，两侧颈总动脉与主动脉弓水平围成的区域。

魏尔啸淋巴结（Virchow node）是以德国著名的病理学家 Rudolf Virchow 命名的淋巴结，位于左锁骨上窝，接受来自腹腔的淋巴管，Virchow 淋巴结肿大往往是恶性疾病的征兆，腹、盆部肿瘤，尤其是食管腹段癌和胃癌时，癌细胞栓子可经胸导管、左颈淋巴干逆流至左锁骨上淋巴结，可在左侧锁骨上窝处触摸到此肿大、质硬的淋巴结。

颈部淋巴结扫查时患者采取仰卧位，肩部垫高使头后仰，充分暴露颈部。为了使颈部淋巴结扫查更全面，可采用"S＋1" 4步扫查法（图 2-2-1）："S"形又分为 3 步，第 1 步，探头置于下颌体下方扫查颏下和下颌下淋巴结（Ⅰ区），向上侧动探头时需尽量使声束朝颅骨方向倾斜，以显示被下颌体掩盖的一些下颌下淋巴结；第 2 步，沿下颌横向和纵向扫查显示腮腺淋巴结，从腮腺下方开始，沿颈内静脉和颈总动脉走行自上而下横向扫查，直至颈内静脉与锁骨下静脉的汇合处，依次扫查颈内静脉淋巴链的上（Ⅱ区）、中（Ⅲ区）和下（Ⅳ区）

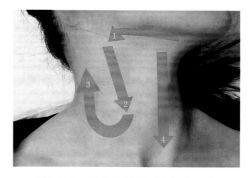

图 2-2-1 颈部淋巴结 "S＋1" 4步
扫查法示意图

注：1. 第 1 步；2. 第 2 步；3. 第 3 步；4. 第 4 步

3 个区域的淋巴结，并配合使用纵向和斜向扫查，评估淋巴结与颈总动脉和颈内静脉的关系；第 3 步，探头向后侧移，横向扫查锁骨上淋巴结，在胸锁乳突肌和斜方肌间，即沿副神经走行方向自下而上横向扫查，直至乳突，显示颈后三角淋巴结（Ⅴ区）；"S"形扫查结束后，把探头置于颈前区，舌骨上方。最后完成"1"的扫查即第 4 步，在颈前区舌骨上方向下至胸骨上窝扫查喉前淋巴结、气管前淋巴结和气管旁淋巴结（Ⅵ区）及部分胸骨上窝淋巴结（Ⅶ区）（图 2-2-2）。

检查时应注意：①探头对皮肤施压会引起淋巴结形态改变，L/S 比值变大，同时，又可使淋巴结内血管受压闭合造成彩色血流不易显示。因此，检查时应注意扫查力度，

分区	解剖	超声图像识别标志	体表标记	图示	超声图像
I	包括颏下和下颌下淋巴结，由二腹肌前腹与后腹围绕	颌下腺后缘之前，舌骨之上	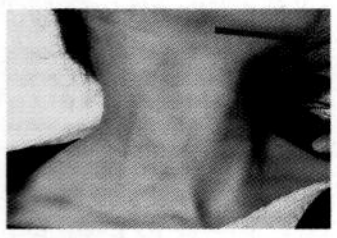	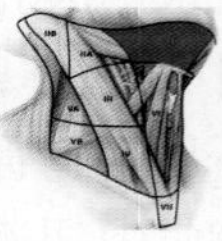	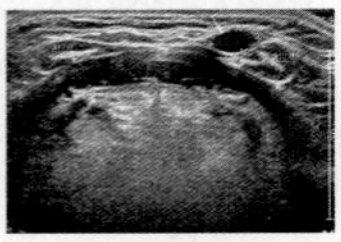
II	包含颈内静脉上组淋巴结，上界为颅底，下界为舌骨，胸锁乳突肌后缘之前，颌下腺后缘之后	颌下腺后缘之后，舌骨之下至颈动脉分叉上	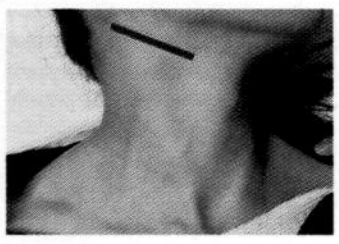	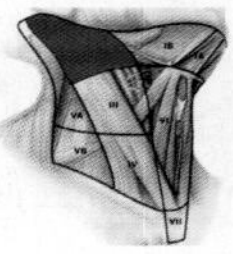	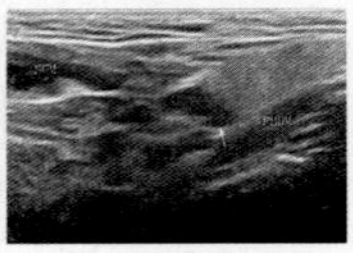
III	包含颈内静脉中组淋巴结，上界为舌骨下缘，下界为环状软骨下缘，胸锁乳突肌后缘之前，至颈总动脉	颈动脉分叉下至甲状腺峡部（肩胛舌骨肌与颈内静脉交叉）	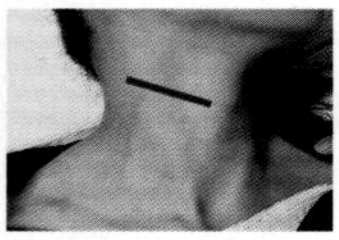	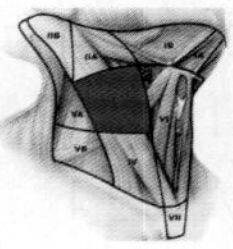	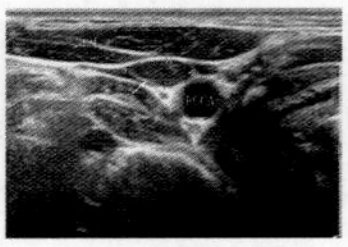
IV	包含颈内静脉下组淋巴结，上界为环状软骨下缘，下界为锁骨，胸锁乳突肌后缘和前斜角肌后外侧缘连线的内前方，向前至颈总动脉	甲状腺峡部水平（肩胛舌骨肌与颈内静脉交叉）至锁骨上	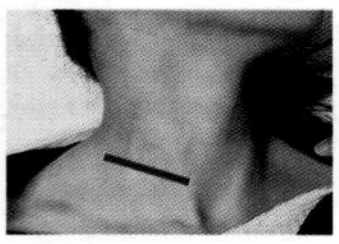	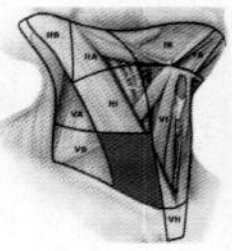	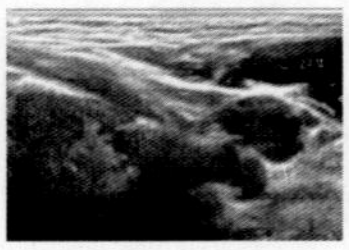
V	其后界为斜方肌前缘，前界为胸锁乳突肌后缘，下界为锁骨	胸锁乳突肌外侧缘后，斜方肌之前，锁骨之上	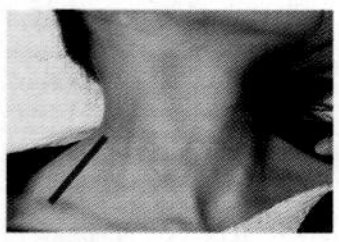	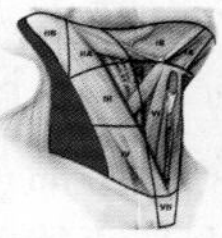	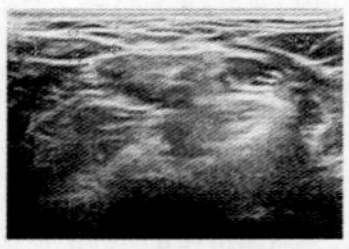
VI	为颈前中央区淋巴结，包括喉前淋巴结、气管前淋巴结和气管旁淋巴结，上界为舌骨下缘，下界为胸骨上切迹，外侧界为颈动脉鞘内侧缘	双侧胸锁乳突肌，舌骨之下至胸骨上窝之间	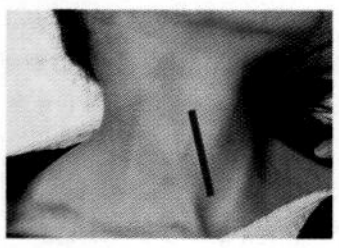	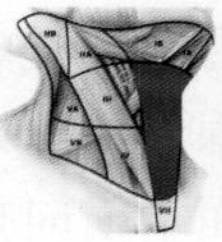	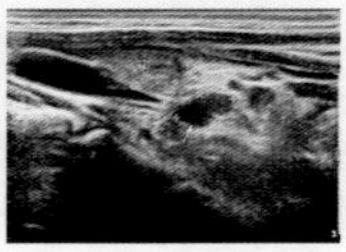
VII	位于胸骨上切迹下方的上纵隔淋巴结	胸骨上窝之下，两侧颈总动脉与主动脉弓水平围成的区域	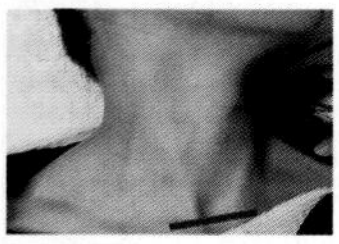	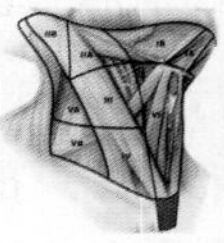	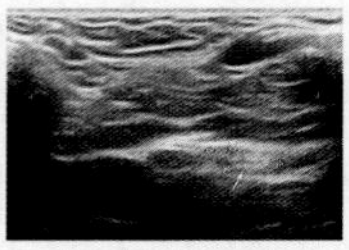

图 2-2-2　颈部淋巴结示意图

注：ABDM. 二腹肌前腹；PBDM. 二腹肌后腹；TH. 甲状腺；BCT. 头臂干；RSUBC. 右侧锁骨下动脉；RCCA. 右侧颈总动脉；SCM. 胸锁乳突肌；SC. 胸锁关节

可以多涂耦合剂，必要时用手指把探头"垫起"，避免重压。②目前高频超声对Ⅶ区淋巴结的识别能力有限，此时借助低频探头，可提高该区淋巴结的显示率。

第三节 / 腋淋巴结检查方法

腋淋巴结单侧有 15～20 个，收纳来自上肢、胸壁、背部和乳房的浅、深淋巴结。解剖学分为 5 个群组：外侧群、前群、后群（肩胛下淋巴结）、中央群、腋尖群，腋淋巴结的输出管形成锁骨下干，右侧汇入右淋巴导管，左侧汇入胸导管。

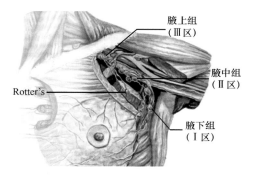

图 2-3-1 腋淋巴结分区

腋淋巴结以胸大肌、胸小肌以及腋静脉为定位标志分成腋下组（Ⅰ区）、腋中组（Ⅱ区）、腋上组（Ⅲ区）淋巴结（图 2-3-1）。腋下组为胸小肌外侧淋巴结，包括外侧组、肩胛下组、中央组及腋静脉淋巴结；腋中组为胸小肌外侧缘至胸小肌内侧缘之间的淋巴结，包括胸小肌背侧淋巴结及腹侧淋巴结、胸小肌深面的腋静脉淋巴结及胸大小肌间淋巴结；腋上组为胸小肌内侧缘至腋静脉入口处的淋巴结，即胸小肌内侧和锁骨下淋巴结，主要为腋淋巴结尖群。

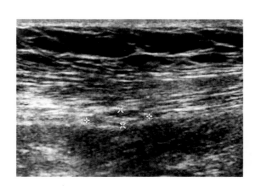

图 2-3-2 Rotter 淋巴结超声示意图

胸肌间淋巴结（IPNs），又称为 Rotter 淋巴结，位于胸大肌和胸小肌之间的肋喙突筋膜下方，沿胸肩峰血管的胸肌支和胸前神经分布，主要引流胸大、小肌和乳腺后部的淋巴液（图 2-3-2）。乳腺的淋巴引流除了经外侧的腋淋巴结及内乳淋巴结 2 条主要途径外，还有胸后途径和穿胸途径。穿胸途径起自乳房后疏松组织内的淋巴管，穿胸大肌进入 IPNs，沿胸肩峰血管注入中央组或锁骨下淋巴结。目前有学者认为把胸肌间淋巴结列入腋中组（Ⅱ区），也有观点认为根据解剖位置和淋巴引流该组淋巴结应单列为宜，但多数研究数据显示有 Rotter 淋巴结转移患者预后不佳。

检查时先将探头置于上臂内侧，沿腋静脉向腋窝顶部移动扫查外侧淋巴结和腋尖淋巴结，然后由顶部向腋窝内侧壁扫查中央淋巴结。最后以腋窝顶部为轴线侧向扫查腋窝前壁的前群淋巴结和后壁的肩胛下淋巴结。胸小肌位于胸大肌深面，呈三角形，其起自第 3～5 肋骨，止于肩胛骨的喙突，大体观体表红色标记为胸小肌体表投影（图 2-3-3）。

分区	解剖	超声图像识别标志	体表标记	图示	超声图像
I	为胸小肌外侧淋巴结，包括外侧组、肩胛下组、中央组及腋静脉淋巴结	胸小肌外侧缘			
II	为胸小肌外侧缘至胸小肌内侧缘之间的淋巴结	胸小肌			
III	胸小肌内侧缘至腋静脉入口处的淋巴结，即胸小肌内侧和锁骨下淋巴结	胸小肌内侧缘			

图 2-3-3　腋淋巴结示意图

第四节　腹股沟淋巴结检查方法

　　腹股沟淋巴结位于大腿根部，单侧数目多不超过 10 个，随年龄增长，数目可有所减少。腹股沟淋巴结收集会阴、腹前壁脐以下区域、外生殖器、臀部和下肢的淋巴液，其输出管注入髂外淋巴结。

　　腹股沟淋巴结以阔筋膜为界分为浅、深两群（图 2-4-1），腹股沟浅淋巴结分群尚未统一，本书以 Daseler 分群为例，Daseler 将腹股沟浅淋巴结分为 5 群，在大隐静脉注入股静脉处，作一相互垂直的水平线和垂直线，分出 4 个区，并将水平线与垂直线的交叉处视为第 5 区，各区内的淋巴结分别称为上外侧淋巴结、上内侧淋巴结、下内

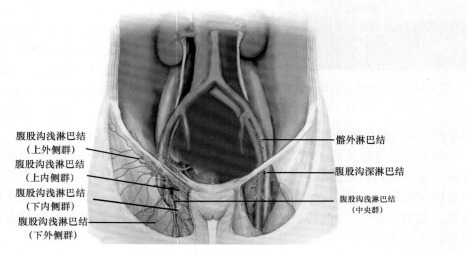

图 2-4-1　腹股沟淋巴结分区

侧淋巴结节、下外侧淋巴结及中央淋巴结。上外侧淋巴结有 0~8 个，上内侧淋巴结有 0~7 个，下内侧淋巴结节有 0~1 个，下外侧淋巴结有 2~3 个及中央淋巴结有 0~1 个（出现率为 15%）。

腹股沟深淋巴结也称为腹股沟下深淋巴结，位于髂耻窝内，在阔筋膜深面，股静脉根部周围，多沿股动、静脉的内侧面或前面排列，也可沿外侧面及后面分布。隐股角淋巴结为腹股沟深淋巴结中最恒定的淋巴结，位于大隐静脉注入股静脉处下方，即在大隐静脉末端与股静脉间的角内，出现率为 87.8%。

Cloquet 淋巴结也称克氏淋巴结，由外科医师 Cloquet 在股疝手术时发现，故得其名，是位于股管内的腹股沟深淋巴结，紧贴股静脉内侧壁，出现率为 39.8%。下肢及外阴部的淋巴在注入髂外淋巴结之前，多经过该淋巴结，因此在外阴癌、子宫颈癌、下肢黑色素瘤等根治术时必须清扫该淋巴结。

腹股沟淋巴结扫查方法：患者取仰卧位，大腿略微外展，充分暴露腹股沟区，沿腹股沟韧带至大隐静脉自上而下扫查（图 2-4-2）。

分区	解剖	超声图像识别标志	体表标记	图示	超声图像
股浅淋巴结	Daseler 法分 5 群，在大隐静脉注入股静脉处，作一相互垂直的水平线和垂直线，分出 4 个区，并将水平线与垂直线的交叉处视为第 5 区。	大隐静脉汇入股静脉处，阔筋膜	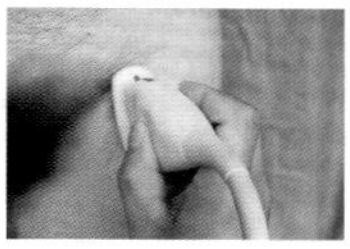	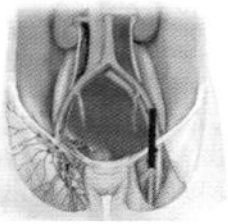	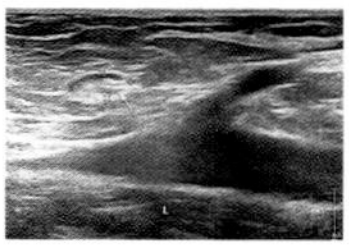
股深淋巴结	位与髂耻窝内，在阔筋膜深面，股静脉根部周围，多沿股动、静脉的内侧面或前面排列	股动静脉	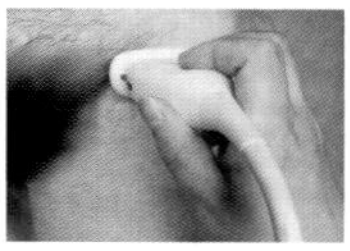	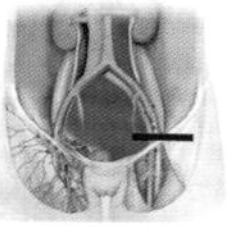	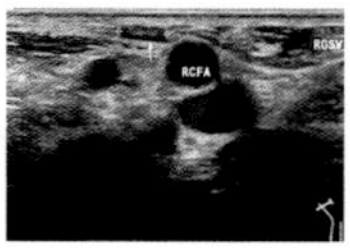
Cloquet 淋巴结	股管内的腹股沟深淋巴结，紧贴股静脉内侧壁	腹股沟管	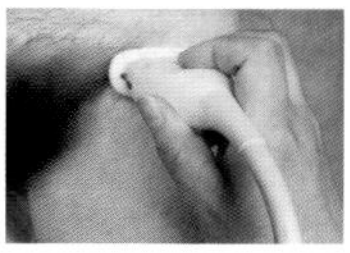	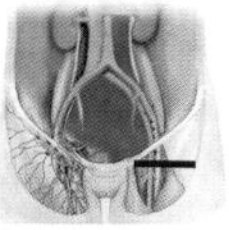	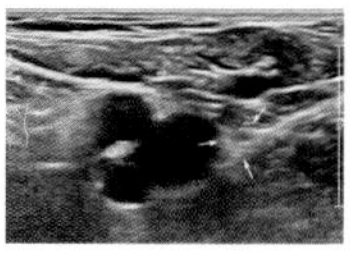
隐股角淋巴结	隐股角淋巴结位与大隐静脉注入股静脉处下方，即在大隐静脉末端与股静脉间的角内	大隐静脉、股静脉	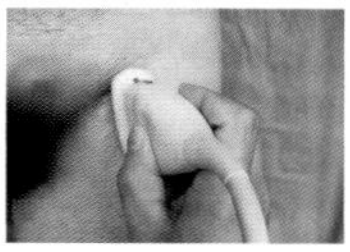	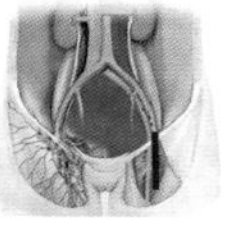	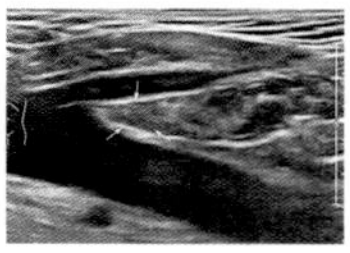

图 2-4-2 腹股沟淋巴结示意图

第五节 肘淋巴结检查方法

肘窝位于肘关节前面，为三角凹窝，外侧界为肱桡肌，内侧为旋前圆肌，上界为肱骨内、外上髁之间的连线，内主要结构有肱二头肌腱、肱动脉及其分支、正中神经等。肘淋巴结分为肘浅淋巴结与肘深淋巴结，肘深淋巴结位于肱动脉分叉处。肘浅淋巴结又称滑车上淋巴结，位于肘窝、肱骨内上髁及贵要静脉附近，主要引流范围包括第 3~5 手指和手掌的内侧部分，也包括部分前臂尺侧表浅部位，引流区域的炎症可能导致该处淋巴结增大，超声多可显示肘关节上方 1~2 个淋巴结，其输出管注入腋淋巴结。

肘淋巴结扫查方法：患者保持患侧手臂平展或曲肘，以淋巴结清晰显示为宜，探头置于肱骨内上髁上方、肘窝，多切面、多角度扫查（图 2-5-1）。

分区	解剖	超声图像识别标志	体表标记	图示	超声图像
肘浅淋巴结（滑车上淋巴结）	肘窝、肱骨内上髁及贵要静脉附近	肱骨内上髁、贵要静脉	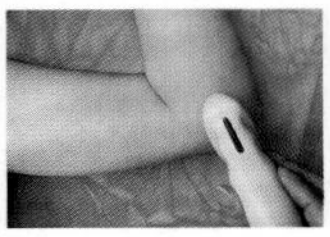	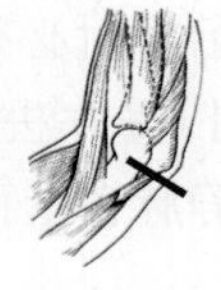	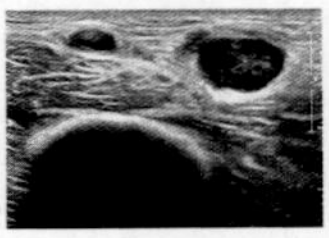
肘深淋巴结	肱动脉分叉处	肱动脉	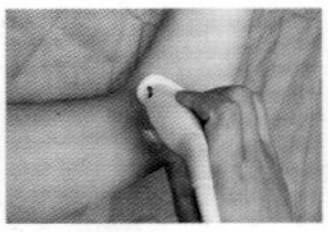	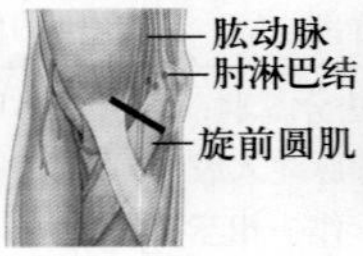 肱动脉 肘淋巴结 旋前圆肌	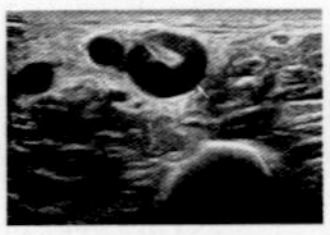

图 2-5-1　肘淋巴结示意图

第六节／ 腘淋巴结检查方法

腘窝为膝后区的菱形凹陷，外上界为股二头肌腱，内上界主要为半腱肌和半膜肌，下内和下外界分别为腓肠肌内、外侧头。腘淋巴结分为浅、深两群，分别沿小隐静脉末端及腘血管排列，收纳足外侧和小腿外侧部的浅淋巴管及足和小腿的深淋巴管（图 2-6-1）。

分区	解剖	超声图像识别标志	体表标记	图示	超声图像
腘浅淋巴结	沿小隐静脉末端排列	小隐静脉	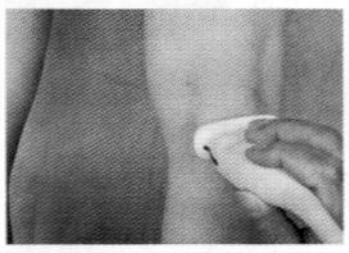	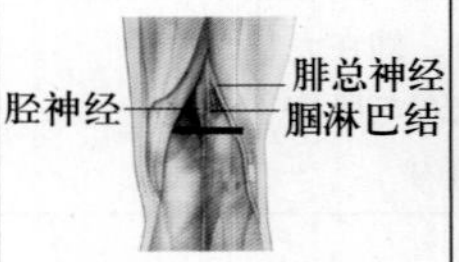 胫神经　腓总神经　腘淋巴结	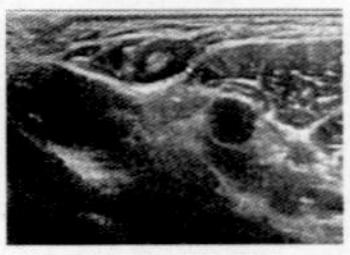
腘深淋巴结	沿腘动、静脉排列	腘动、静脉	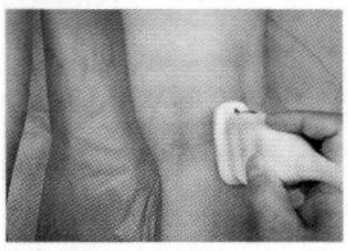	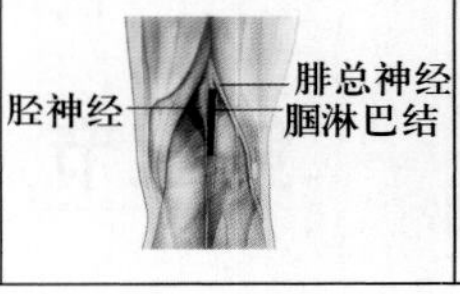 胫神经　腓总神经　腘淋巴结	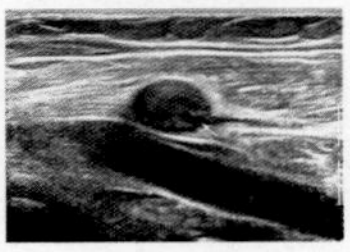

图 2-6-1　腘淋巴结示意图

体位常取俯卧位或侧卧位，充分暴露腘窝，首先横切面扫查，沿腘血管从股二头肌腱水平向下至腓肠肌水平移动扫查，再纵切面由内向外扫查腘深淋巴结，然后沿小隐静脉末端扫查腘浅淋巴结。

<h1 align="center">参 考 文 献</h1>

［1］ 周永昌，郭万学. 超声医学. 6版. 北京：人民军医出版社，2011：48-82.

［2］ 张文智，杨高怡，裴宇，等. 超声造影在颈部淋巴结结核穿刺活检术中的应用价值. 中华耳鼻咽喉头颈外科杂志，2014，49（3）：240-242.

［3］ 崔煜艳，谷京城，孙志丹，等. 彩超引导下穿刺活检对颈部包块诊断的临床价值. 锦州医学院学报，2006，27（3）：4-6.

［4］ 孙德胜，陈芸，钟洁愉，等. 超声造影引导浅表淋巴结穿刺活检的应用. 中国介入影像与治疗学，2012，9（4）：229-232.

［5］ 杨高怡，张莹，赵丹，等. 颈部淋巴结结核超声造影分析. 中华临床感染病杂志，2010，3（5）：277-279.

［6］ 艾红，尹益民，潘文倩，等. 彩色多普勒超声引导下穿刺活检技术的临床应用价值. 中国超声诊断杂志，2004，5（11）：843-845.

［7］ 张文智，杨高怡，孟君，等. 超声造影在颈部淋巴结结核粗针穿刺活检中的应用价值. 中国超声医学杂志，2015，31（3）：211-213.

［8］ 孟君，杨高怡，张文智，等. 超声造影引导颈部淋巴结结核穿刺活检与组织病理学的对比分析. 中国超声医学杂志，2015，31（2）：107-109.

［9］ 查长松，隋向梅，刘莹，等. 超声引导下浅表淋巴结穿刺活检的临床应用. 中华超声影像学杂志，2002，11（9）：571-572.

［10］ Yerli H, Yilmaz T, Kaskati T, et al. Qualitative and Semiquantitative evaluations of solid breast lesions by sonoelastography. J Ultrasound Med, 2011, 30(2):179-186.

［11］ El-Sherif DM, Wheatley MA. Development of a novel method for synthesis of a polymeric ultrasound contrast agent. J Biomed Mater Res A, 2003, 66(2):347-355.

［12］ Takegami K, Kaneko Y, Watanabe T, et al. Erythrocytes, as well as microbubble contrast agents, are important factors in improving thermal and therapeutic effects of high-intensity focused ultrasound. Ultrasound Med Biol, 2005, 31(3):385-390.

［13］ 张雪娇，程永清，李丽君，等. 包膜微泡超声造影剂的研究进展. 中国医学影像技术，2005，21（5）：819-821.

［14］ Døssing H, Bennedbæk FN, Hegedüs L. Long-term outcome following interstitial laser photocoagulation of benign cold thyroid nodules. Eur J Endocrinol, 2011, 165(1):123-128.

［15］ Valcavi R, Riganti F, Bertani A, et al. Percutaneous laser ablation of cold benign thyroid nodules:a 3-year follow-up study in 122 patients. Thyroid, 2010, 20(11):1253-1261.

［16］ Døssing H, Bennedbaek FN, Karstrup S, et al. Benign solitary solid cold thyroid nodules:US-guided interstitial laser photocoagulation-initial experience. Radiology, 2002, 225(1):53-57.

［17］ Pacella CM, Bizzarri G, Guglielmi R, et al. Thyroid tissue:US-guided percutaneous interstitial laser ablation-a feasibility study. Radiology, 2000, 217(3):673-677.

［18］ Gharib H, Papini E, Paschke R, et al. American Association of Clinical Endocrinologists, Associazione Medici Endocrinologi, and European Thyroid Association medical guidelines for clinical practice for the diagnosis and management of thyroid nodules. executive summary of recommendations. Endocr Pract, 2010, 16(3):468-475.

[19] Baek JH, Lee JH, Valcavi R, et al. Thermal ablation for benign thyroid nodules: radiofrequency and laser. Korean J Radiol, 2011, 12(5):525-540.

[20] Papini E, Guglielmi R, Gharib H, et al. Ultrasound-guided laser ablation of incidental papillary thyroid microcarcinoma:a potential therapeutic approach in patients at surgical risk. Thyroid, 2011, 21(8):917-920.

[21] Mauri G, Cova L, Tondolo T, et al. Percutaneous laser ablation of metastatic lymph nodes in the neck from papillary thyroid carcinoma:preliminary results. J Clin Endocrinol Metab, 2013, 98(7):E1203-E1207.

[22] 姚春晓, 杨斌. 靶向微泡造影技术在超声诊断与治疗中的进展. 中华超声影像学杂志, 2009, 18(1): 83-85.

[23] Lyshchik A, Higashi T, Asato R, et al. Thyroid gland tumor diagnosis at US elastography. Radiology, 2005, 237(1):202-211.

[24] Jalil BA, Yasufuku K, Khan AM. Uses, limitations, and complications of endobronchial ultrasound. Proc (Bayl Univ Med Cent). 2015, 28(3):325-330.

[25] 张文智, 杨高怡, 徐建平, 等. 超声造影后颈部淋巴结粗针与细针穿刺活检的结果比较. 中华耳鼻咽喉头颈外科杂志, 2016, 51(8): 615-617.

[26] Dillon MF, Advani V, Masterson C, et al. The value of level III clearance in patients with axillary and sentinel node positive breast cancer. Ann Surg, 2009, 249(5):834-839.

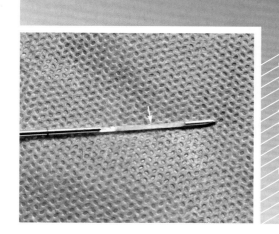

第三章 淋巴疾病超声诊断与介入

第一节 / 淋巴结超声解剖基础

淋巴结包膜在超声上多表现为线状高回声，边缘部分为皮质，呈低回声，中央为淋巴门，是由髓质淋巴窦、结缔组织、脂肪及出入淋巴门的动、静脉所形成，可呈较细的线状、条带状、团状、泪滴状或呈不规则形的高回声。组织学或解剖学上的淋巴门主要指血管出入和淋巴液流出的位置，和灰阶超声上的淋巴门并不完全对等（图3-1-1）。有学者研究认为，声像图上所显示的淋巴门实际为组织学髓质及出入淋巴门的结构，所显示的皮质实际为组织学皮质及部分组织学髓质。部分体积较小或位置较深的正常淋巴结，声像图上可整体呈低回声，不显示淋巴门。

灰阶超声很难发现输入、输出淋巴管，有学者在乳腺癌病灶周围注入造影剂，运用超声造影技术发现造影剂可显示淋巴管，通过淋巴管的引流寻找到腋窝前哨淋巴结。

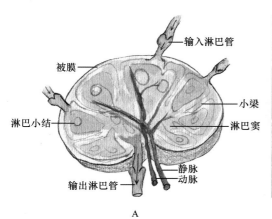

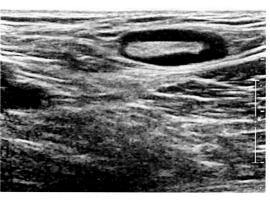

A   B

图 3-1-1　正常淋巴结解剖示意图及声像图

注：A. 淋巴结解剖示意图；B. 颈部正常淋巴结超声声像图，皮质呈低回声，中央见高回声淋巴门

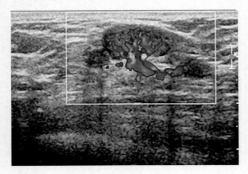

图 3-1-2　正常淋巴结彩色血流图

注：颈部正常淋巴结血流呈树枝状分布

彩色多普勒血流成像（CDFI）或彩色多普勒能量图（CDE）：正常淋巴结通常只能显示少量血流信号，多为淋巴门血管或是淋巴门血管的第一级分支，表现为从淋巴门向皮质分布的树枝状血流。正常淋巴结静脉的显示率要低于动脉，这与其流速较低有关，有些较小的淋巴结可以不显示血流信号（图 3-1-2）。

第二节　淋巴结超声评估

一、灰阶超声及彩色多普勒超声

（一）分布区域

浅表淋巴结增大多见于颈部、腋窝、腹股沟、肘窝及腘窝等区域。淋巴结反应性增生一般出现在急、慢性炎症组织的引流区域淋巴结，如牙龈炎、化脓性扁桃体炎、面部炎症常引起颏下、下颌下淋巴结增大。前臂感染可引起肘淋巴结增大，胸壁或乳腺炎症可引起腋淋巴结增大，会阴、下肢等感染可引起腹股沟淋巴结增大；转移性淋巴结的分布亦有一定区域特征性，对于原发灶未能确定的病例，已证实的转移性淋巴结所在区域可能为原发肿瘤的来源提供线索（图 3-2-1）。

原发肿瘤	常累及的浅表淋巴引流区域
鼻咽癌	颈部 Ⅱ、Ⅲ、Ⅳ、Ⅴ 区
鼻腔、鼻窦癌	同侧颈部 Ⅰ、Ⅱ、Ⅲ 区
口咽癌	同侧颈部 Ⅱ、Ⅲ、Ⅳ、Ⅴ 区
下咽癌	颈部 Ⅱ、Ⅲ、Ⅳ、Ⅴ、Ⅵ 区
喉癌	颈部 Ⅱ、Ⅲ、Ⅳ、Ⅵ 区
口腔癌	颈部 Ⅰ、Ⅱ、Ⅲ 区
颜面中部软组织恶性肿瘤	颈部 Ⅰ 区
甲状腺癌	颈部 Ⅲ、Ⅳ、Ⅴ、Ⅵ 区
中上段食管癌、胃癌	颈部 Ⅳ、Ⅵ 区
肺癌	颈部 Ⅲ、Ⅳ、Ⅴ 区
乳腺癌	腋窝 Ⅰ、Ⅱ、Ⅲ 区及胸骨旁，颈部 Ⅳ 区
外阴癌、盆腔恶性肿瘤	腹股沟区

图 3-2-1　肿瘤转移常累及的浅表淋巴引流区域

（二）淋巴结大小与形态

通过测量淋巴结最大长径（L）、最大短径（S）和长短径比值（L/S）来判断淋巴结大小及形态，其中 S 径和 L/S 比值是最主要的评估指标（图 3-2-2）。目前正常淋巴

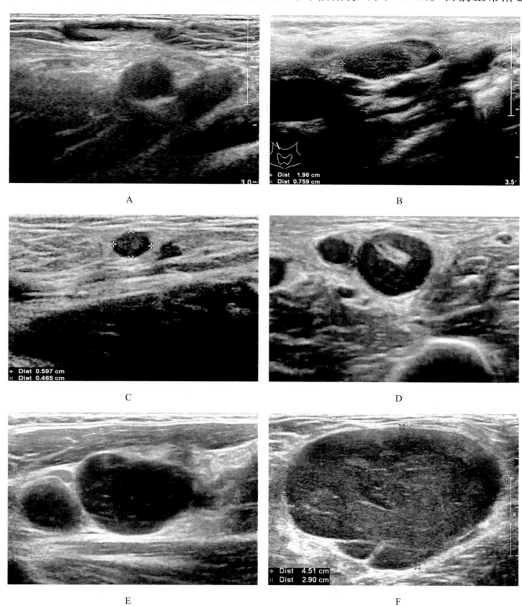

图 3-2-2　淋巴结大小与形态

注：A. 腹股沟淋巴结，大小 1.3cm×0.3cm，L/S＞4，呈细长形，病理提示为淋巴结反应性增生；B. 颈部淋巴结，大小约 1.9cm×0.7cm，L/S＞2，呈长椭圆形，病理提示为淋巴结反应性增生；C. 腹股沟淋巴结，大小约 0.6cm×0.4cm，L/S＜2，呈圆形，病理提示为淋巴结反应性增生；D. 肘淋巴结，大小约 1.2cm×1.2cm，L/S＜2，呈圆形，病理结果为猫抓病性淋巴结炎；E. 颈部淋巴结，L/S＜2，呈类圆形，病理提示为淋巴瘤；F. 腹股沟淋巴结，大小约 4.5cm×2.9cm，L/S＜2，呈类圆形，病理提示为淋巴瘤

结 S 径阈值尚有争论，研究表明正常淋巴结 S 径阈值为 0.5～0.8cm，以 0.5cm 为阈值，敏感性增加，特异性降低。若不分区域，95% 以上的颈部淋巴结短径均小于 0.8cm，而颈后区和中颈部的淋巴结小于 0.5cm。健康成人颈部以颌下区淋巴结最大，可能与该部位淋巴结经常受口腔和咽喉部的感染刺激有关。因此，判断淋巴结大小，除了参考测量数值外，还要考虑到不同区域淋巴结的特点。

正常淋巴结 L/S 常大于 2，发生病变时常导致 S 径增加明显，淋巴结增厚，形态上常呈近圆形，L/S 多<2。以 L/S=2 为临界值，超声区别正常反应性淋巴结和其他病理性淋巴结的敏感性为 81%～95%，特异性为 67%～96%。国内学者傅先水提出，应增加 L/S≥3 的分类，认为此类淋巴结出现在恶性淋巴结中概率极低，如以 L/S>4 为界限，则除外恶性的特异性为 100%。

测量淋巴结的注意事项：①多角度、多切面扫查，寻找淋巴结最大切面，测量最大长径（L）及最大短径（S）（图 3-2-3A），特别是淋巴结发生局部增大时，注意选择淋巴结最厚处测量最大短径（图 3-2-3B）。②为避免将融合或相互粘连的淋巴结判断为一个，尤其是淋巴结结核、淋巴瘤、转移性淋巴结治疗过程中，淋巴结大小的准确测量与否会影响疗效的评估。测量时需注意相连淋巴结间的切迹，以切迹一侧淋巴结包膜做延长线勾勒出淋巴结外形，再测量淋巴结的最大长径（L）（图 3-2-3C～E）。③探头对皮肤过度施压会引起淋巴结形态改变，特别是 S 径的改变，使 L/S 比值变大，因此，检查时应注意扫查力度，可以多涂耦合剂，必要时用手指把探头"垫起"，避免重压。

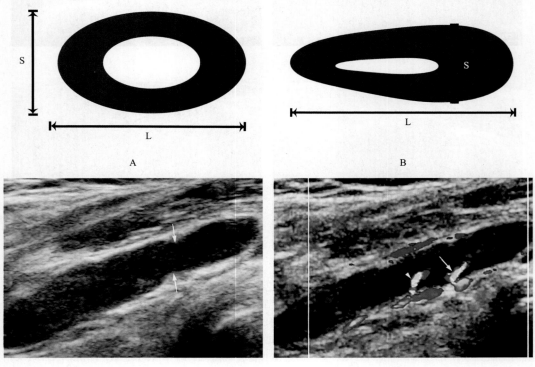

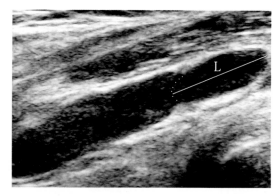

图 3-2-3　淋巴结测量

注：A. 寻找淋巴结最大切面，测量最大长径（L）和最大短径（S）；B. 淋巴结增大时，选择最厚处测量淋巴结最大短径；C. 右颈部淋巴结结核，多个淋巴结粘连，测量时寻找切迹（箭头），切迹为相邻淋巴结的分界；D. 2 枚淋巴结各自的血流信号，来源于淋巴门（箭头、三角形箭头）；E. 可沿其中 1 枚包膜勾勒出延长线，测量淋巴结最大长径（L）

E

（三）淋巴结内部回声

1. 淋巴门　正常淋巴结或良性病变时，淋巴结门结构多可显示，表现为位于淋巴结中央的高回声，轮廓规则，厚度常小于淋巴结厚度的 1/2，灰阶图像无法显示淋巴门时，CDFI 和 CDE 可为淋巴结门位置的判断提供重要信息。但腋窝、腹股沟及老年人淋巴结内脂肪组织多，淋巴门可宽于皮质，厚度占据淋巴结的 2/3 以上（图 3-2-4）。

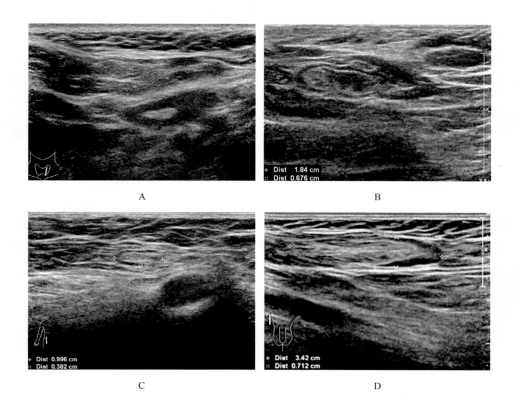

A

B

C

D

图 3-2-4　正常淋巴结

注：A. 颈部淋巴结纵断面显示皮质呈低回声，厚度大于淋巴门厚度；B～D. 腋及腹股沟淋巴结纵断面皮质较窄，淋巴门较宽，厚度大于皮质，占据整个淋巴结的 2/3 以上

转移性淋巴结、淋巴瘤等病变使淋巴门结构破坏或受压，变窄，凹陷，形态呈线状、锯齿状、虫噬状或不规则改变，偏心性分布甚至消失（图 3-2-5）。因此，传统观点认为淋巴门消失可作为诊断淋巴结恶性病变的依据。然而，早期的恶性病变，

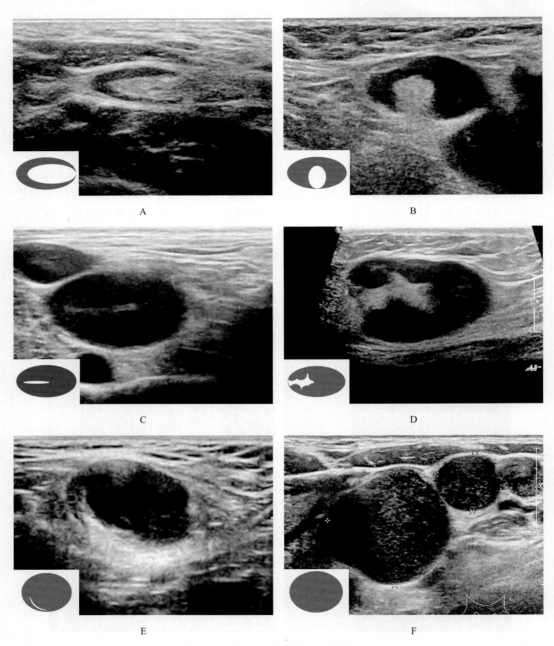

图 3-2-5　淋巴门示意图及声像图对比

注：A. 正常颈部淋巴结，淋巴门偏于一侧；B. 腋淋巴结皮质增厚，淋巴门偏心，病理提示为淋巴瘤；C. 淋巴门受压变窄，居中分布，病理提示为淋巴瘤；D. 淋巴门受压，呈虫噬样，病理提示为腹股沟前列腺癌转移性淋巴结；E. 淋巴门受压变窄，偏心分布，病理提示淋巴瘤；F. 淋巴门消失、淋巴结内回声不均匀，病理提示为淋巴瘤

当病灶较小，局限于皮质或包膜下时，淋巴门结构可能正常显示，而较小的正常颈部淋巴结、大量脂肪浸润的淋巴结及淋巴结结核等良性病变亦可不显示淋巴门。因此以淋巴结门结构的有无来作为鉴别淋巴结良恶性的指标，敏感性虽好，但特异性不高。有学者提出三维成像技术计算淋巴门容积与整个淋巴结容积的比值（Vm/Vt）可作为鉴别良恶性淋巴结的指标，以 0.13 为界值，诊断敏感性为 80.40%，特异性为 67.30%。

2. 淋巴结皮质 以邻近肌肉回声为参照，正常淋巴结的皮质呈均匀低回声，病变时可分为极低回声、低回声、等回声、高回声，可回声不均匀，如淋巴瘤病变时，纤维组织增生，低回声的皮质内可显示条状、网状高回声（图 3-2-6）。

除回声改变，淋巴结皮质多发生弥漫性增厚或局灶性增厚（图 3-2-7）。有文献报道，腋窝淋巴结皮质层厚度超过 3mm，提示恶性相关淋巴结，但不同区域淋巴结皮质厚度具有不同数值标准，皮质与淋巴门的厚度比可能更具参考意义。据报道，44 个局灶性皮质增厚的淋巴结有 13 个是转移癌，这其中以腋窝及腹股沟淋巴结发生比例较高，达 52.3% 及 43.2%，在颈部淋巴结中较少见。局灶性皮质增厚也可见于淋巴瘤及淋巴结结核。

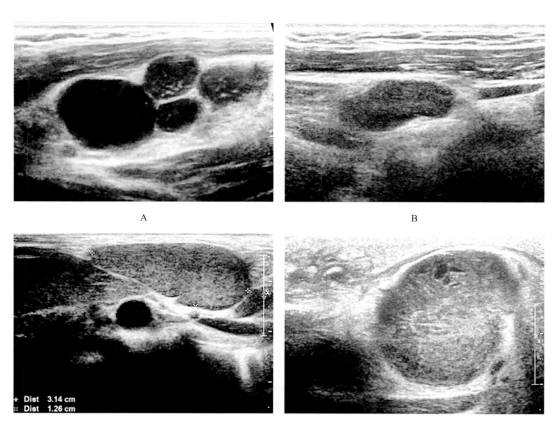

A

B

C

D

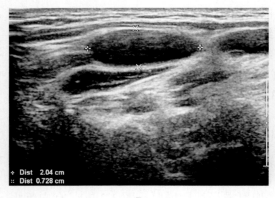
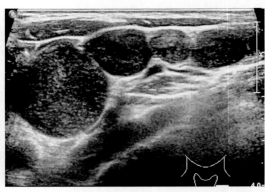

图 3-2-6　淋巴结皮质回声

注：A～D. 以邻近肌肉回声为参照，病变淋巴结皮质可分为极低回声、低回声、等回声、高回声；E. 淋巴结皮质增厚，呈均匀低回声；F. 淋巴结皮质增厚，回声不均匀，可见网状高回声

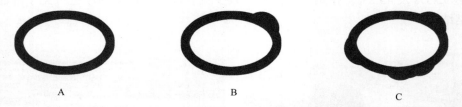

图 3-2-7　腋窝及腹股沟淋巴结正常皮质及皮质增厚示意图

注：A. 正常皮质；B. 局灶性增厚；C. 多发局灶性增厚

3. 淋巴结内无回声　淋巴结内的无回声区主要为出血或坏死，以及某些分泌性肿瘤转移到淋巴结后分泌的液体导致。头颈部恶性肿瘤的淋巴结转移中，甲状腺乳头状癌（papillary thyroid carcinoma，PTC）转移所致的囊性变的比例最高，国内外报道为30%～70%，其次是鳞状上皮癌，30% 左右。研究显示，74.5% 的 PTC 转移淋巴结内伴有囊性变，其中 24.5% 为显著囊性变（即囊性成分占一半以上），可在超声引导下穿刺活检，对穿刺液和组织冲洗液做甲状腺球蛋白测定，甲状腺球蛋白水平升高是诊断 PTC 转移的重要依据。

淋巴结内无回声除高度提示甲状腺乳头状癌转移外，同时不能忽视淋巴结结核的可能性，淋巴结结核发生干酪样坏死或合并细菌感染时，液化坏死也较为常见（图 3-2-8）。

4. 淋巴结内高回声　淋巴结内出现边界清晰、团状的高回声，是鉴别 PTC 转移性淋巴结的一个重要征象，与肿瘤高分化、低浸润的特点有关（图 3-2-9）。研究表明这些高回声岛是甲状腺球蛋白聚集体，转移至淋巴结内的肿瘤细胞具有合成甲状腺球蛋白的功能，但缺乏完整的滤泡结构，合成的甲状腺球蛋白不能及时利用，聚集成团，形成淋巴结低回声背景下的团状高回声。但部分放射治疗（放疗）后的其他肿瘤转移淋巴结发生凝固性坏死后，亦可出现高回声，通常在中心区域，结合病史有助鉴别。高回声还可出现在淋巴结结核，为凝固性坏死的表现。

5. 淋巴结内强回声（钙化）　某些淋巴结疾病可发生钙化，表现为淋巴结内强回声，研究表明钙化的大小对疾病鉴别有一定意义。微钙化常为转移性淋巴结的征象，呈点状强回声，据报道50%～69%的PTC转移性淋巴结内可见微钙化，微钙化同样也可见于甲状腺髓样癌、鼻咽癌、胃癌等转移性淋巴结。而粗大钙化常见于肉芽肿性疾病如淋巴结结核，以及放疗、化学药物治疗（化疗）后的转移性淋巴结，研究表明淋巴结结核的钙化多＞0.2cm，呈粗钙化，且大多出现在淋巴结中央区域，极少出现微钙化（图3-2-10）。

（四）淋巴结边界

正常淋巴结、大部分良性淋巴结及少数早期恶性淋巴结，由于起支撑作用的网状纤维未被破坏，可随淋巴结增大同时增生，故淋巴结的轮廓仍维持原有状态，边界清晰。而恶性淋巴结及部分特异性淋巴结炎，由于细胞呈浸润、破坏性生长，网状纤维破坏使得淋巴结的包膜趋向不平整，边界凹凸不平，可相互粘连或融合（图3-2-11）。融合是指2个或者多个淋巴结相邻处包膜破坏，淋巴结内物质可有相互渗透。

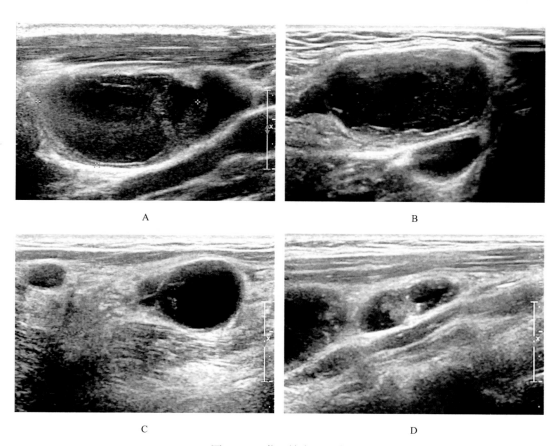

A

B

C

D

图 3-2-8　淋巴结内无回声

注：A、B. 淋巴结内见无回声，病理证实为淋巴结结核；C. 淋巴结内以无回声为主，病理证实为鼻咽癌转移淋巴结；D. 淋巴结内无回声、高回声、强回声并存，病理证实为甲状腺癌转移性淋巴结

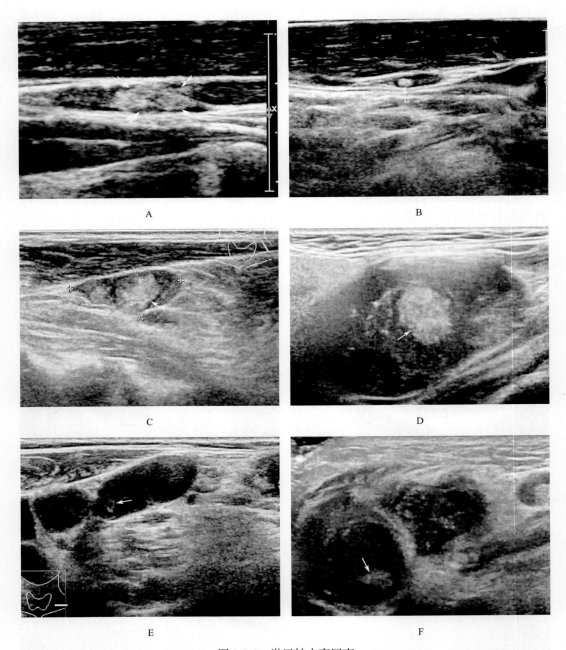

图 3-2-9 淋巴结内高回声

注：A～C. 甲状腺乳头状癌转移性淋巴结内团状高回声（箭头）；D～F. 淋巴结结核内团状高回声（箭头）

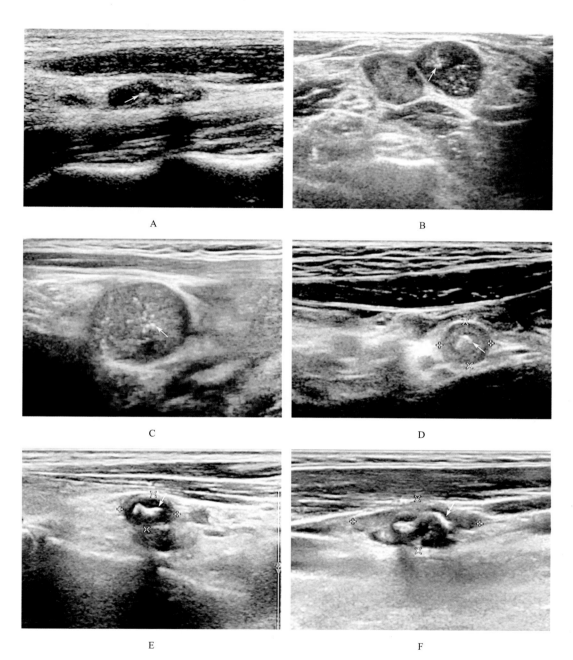

图 3-2-10 淋巴结钙化

注：A、B. 甲状腺乳头状癌转移性淋巴结内见微钙化（箭头）；C. 鼻咽癌转移淋巴结内见微钙化（箭头）；D～F. 淋巴结结核内见＞0.2cm 的粗钙化（箭头）

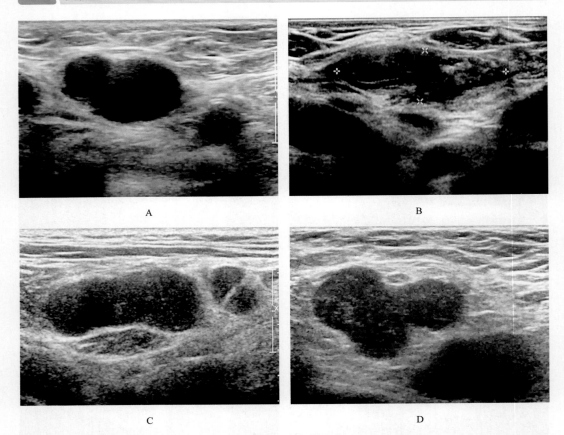

图 3-2-11　淋巴结融合

注：A. 腋窝淋巴结，两枚融合在一起，边界不规整，周围组织回声不均匀，病理证实为淋巴结结核；B. 颈部见 2 枚淋巴结融合，病理证实为淋巴结结核；C. 颈部 2 枚淋巴结融合，形态不规则，病理证实为鼻咽癌转移淋巴结；D. 腋窝多发淋巴结，其中 3 枚淋巴结融合，病理证实为乳腺癌腋淋巴结转移

　　恶性淋巴结中的锐利边缘被认为是肿瘤浸润及淋巴结周边脂肪沉积减少所致，增加了淋巴结和周围组织之间的声阻差，已证实恶性淋巴结出现边界不清或融合提示有包膜外浸润。

（五）淋巴结周围组织、皮肤

　　正常淋巴结及大部分良性淋巴结周围组织层次清晰，而淋巴结结核时由于结核性肉芽肿引起周边软组织水肿、炎性浸润，周围软组织可增厚，回声可增强不均，可见不规则无回声区。转移性淋巴结周围软组织出现回声增高时常考虑为浸润，或为肿瘤转移"土壤学说"的依据，肿瘤在转移至靶器官之前，微环境可能会改变，为肿瘤细胞种植提供条件，增大的淋巴结挤压周围软组织，血管壁可受到破坏而不完整，推挤移动度小（图 3-2-12）。

　　窦道形成多为浅表淋巴结结核的特征性超声表现之一，尤以颈部多见。淋巴结结核周围脓肿穿透皮肤后形成窦道，皮肤表面可有瘢痕。窦道呈不均低回声、无回声或混合回声，以后者多见，可呈条状、烟斗状、"工"字形，边界不清晰，病灶内有时可见形态多样的强回声钙化（图 3-2-13）。

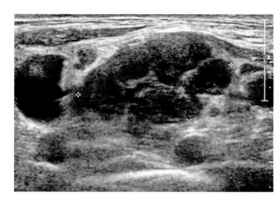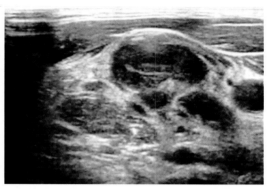

图 3-2-12　淋巴结周围软组织

注：A. 颈部淋巴结结核周围软组织回声增强；B. 肺癌颈部转移性淋巴结周围软组织回声增强

（六）淋巴结血流

根据淋巴结内血管位置分布把淋巴结的血流分为 6 型：①淋巴门型（Ⅰ型），出入淋巴门的正常走行血管，血管无受压移位现象，呈树枝状或放射状分布（图 3-2-14A）；如灰阶超声淋巴门未显示，但 CDFI 显示血流信号从中央处进入淋巴门血管，主干呈放射状分布，亦考虑为淋巴门型。②偏心的门样血流型（Ⅱ型），血流自淋巴门进入后偏心或扭曲走行，伴或不伴放射状离心分支（图 3-2-14B、C）。③边缘型（Ⅲ型），沿淋巴结包膜或周边

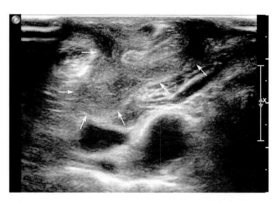

图 3-2-13　颈部淋巴结结核窦道形成

注：颈部淋巴结结核破溃，向皮下组织延伸，形成"V"字形窦道（箭头）

区显示血流信号，伴或不伴有向心性分支（图 3-2-14D、E）。④点状血流型（Ⅳ型），淋巴结内不分区域的数个点状血流信号，多切面扫查不能追踪血管来源于淋巴门或包膜（图 3-2-14F、G）。⑤混合型（Ⅴ型），淋巴结内血流信号分布无规律，不能归为以上 4 种血流类型中的 1 种，而是同时显示 2 种以上（图 3-2-14H）。⑥无血流型（Ⅵ型），多切面扫查淋巴结内未显示血流信号（图 3-2-14I、J）。

淋巴结血流特点在良恶性淋巴结病变中有部分交叉重叠。研究表明，71.9% 的良性淋巴结表现为Ⅰ型，但也可见于淋巴瘤早期阶段；76.1% 的恶性淋巴结表现为Ⅲ、Ⅳ、Ⅴ型血流信号，血管分布特点是由淋巴结内囊状坏死或肿瘤浸润引起。以血流类型作为诊断淋巴结良恶性的指标，准确性为 80.5%。当转移性淋巴结或淋巴结结核所致淋巴结大范围坏死后，表现为Ⅳ型或Ⅵ型，也可见于较小的正常淋巴结。

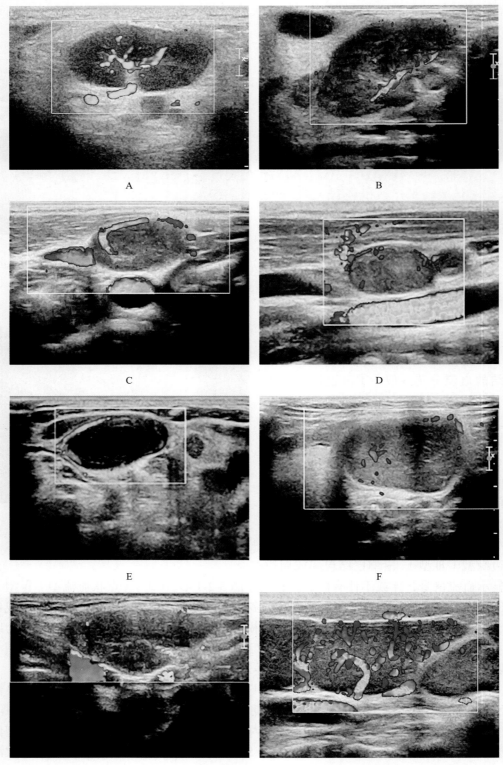

A

B

C

D

E

F

G

H

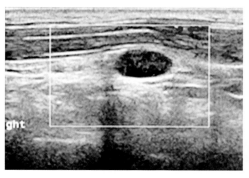

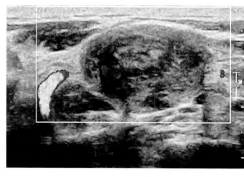

I	J

图 3-2-14　淋巴结血流分型

注：A. 淋巴门型；B、C. 偏心的门样血流型；D、E. 边缘型；F、G. 点状血流型；H. 混合型；I、J. 无血流型

　　阻力指数（resistive index，RI）和搏动指数（pulsatility index，PI）在鉴别良、恶性淋巴结方面目前还存在争议（图 3-2-15）。有研究报道转移性淋巴结的 RI 和 PI 值较良性淋巴结高。Ahuja 研究显示，28 例鼻咽癌转移性淋巴结 RI 均≥0.7，而 42 例颈部淋巴结结核中 RI≥0.7 占 56%。然而也有研究表明 RI 和 PI 在良、恶性淋巴结中并无显

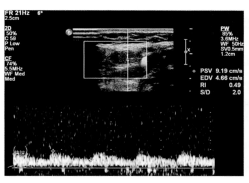

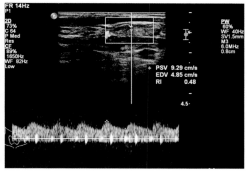

A	B

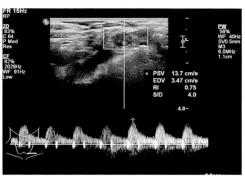

图 3-2-15　淋巴结血流频谱

注：A～C. 测得淋巴结内动脉频谱

C

著差异，多普勒测定血流的 RI 和 PI 在良、恶性之间有很大重叠。RI、PI 的常用测量方法为同一根血管多次取样或不同部位多次取样，然后取所得参数的平均值进行分析，由此可见淋巴结多普勒测量方法规范及标准化的重要性。国内有学者推荐采取多点测量，选择最高 RI 和 PI 做分析。

二、超声造影

（一）淋巴结超声造影增强方式及增强程度

1. 增强方式 常分为向心性增强和非向心性增强。向心性增强为自淋巴结周边向中心增强；非向心性增强表现为淋巴结整体弥漫性增强或由淋巴门开始向四周增强。向心性增强多见于转移性淋巴结或结核，非向心性增强多见于正常淋巴结、反应性增生及淋巴瘤。

增强过程中可显示搏动性增强、雪花样增强、烟花样增强等。搏动性增强为淋巴结增强过程中随着心律有节奏的增强，直至增强达峰，为淋巴结内血流阻力较高的表现，多见于恶性淋巴结。有学者报道鼻咽癌转移性淋巴结在造影过程中，造影剂随着心动周期有规律的搏动性充填，而颈部淋巴结结核无此表现。雪花样增强为造影剂灌注过程中星点状增强，直至增强达峰。烟花样增强为造影剂自淋巴门血管到达后呈烟花样多点增强，直至增强达峰，多见于淋巴瘤，与淋巴组织增生导致的血管扩张血流量增多有关。

有学者认为良性病变和淋巴瘤早期超声造影表现为淋巴门血管显示并由淋巴门开始向四周增强较多见。如淋巴门血管显示不清，增强方式为向心性增强、淋巴结整体弥漫性增强，则首先考虑转移性淋巴结和淋巴结结核，因为这两种病变均易导致淋巴门结构破坏，淋巴门血流消失。

2. 增强强度 以周围正常软组织为参照标准可分为高增强、等增强、低增强、无增强，与淋巴结内部结构血管数目有关（图 3-2-16）。增强程度可分为均匀增强型、不均匀增强型及整体无增强型。

（1）均匀增强型：是指淋巴结内均一的弥漫增强，增强强度基本一致，常见于淋巴结反应性增生等良性病变以及淋巴瘤（图 3-2-17）。研究表明淋巴结内坏死灶＜2mm 时超声造影不能显示，因此该类型也可见于部分转移性淋巴结、淋巴结结核的早期阶段。

（2）不均匀增强型：是指淋巴结内各增强区分布不均一，强度不一致，可伴或不伴无增强区，呈蜂窝样、分隔样、环形增强等表现（图 3-2-18）。不均匀增强型多见于转移性淋巴结、淋巴结结核以及经放疗、化疗的淋巴结，由于肿瘤新生血管的不稳定性及动静脉瘘的形成，常导致不均匀增强，国外研究报道淋巴结内不均匀增强，出现局灶性无增强坏死区常可作为判断恶性淋巴结的一个重要征象，但在我国淋巴结结核发病率较高，需对两者进行鉴别。

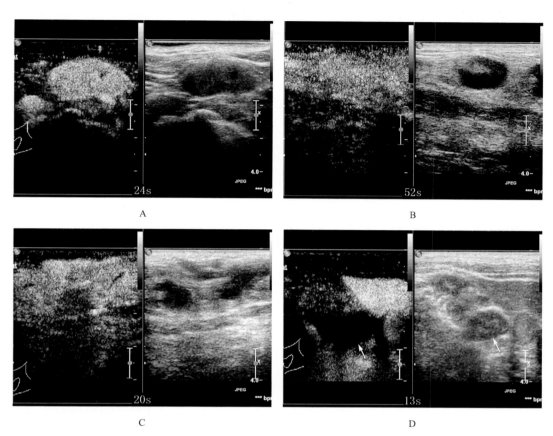

图 3-2-16　超声造影增强强度

注：A. 淋巴结呈高增强；B. 淋巴结呈等增强；C. 淋巴结呈低增强；D. 淋巴结呈无增强（箭头）

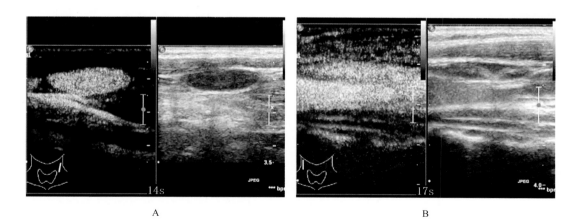

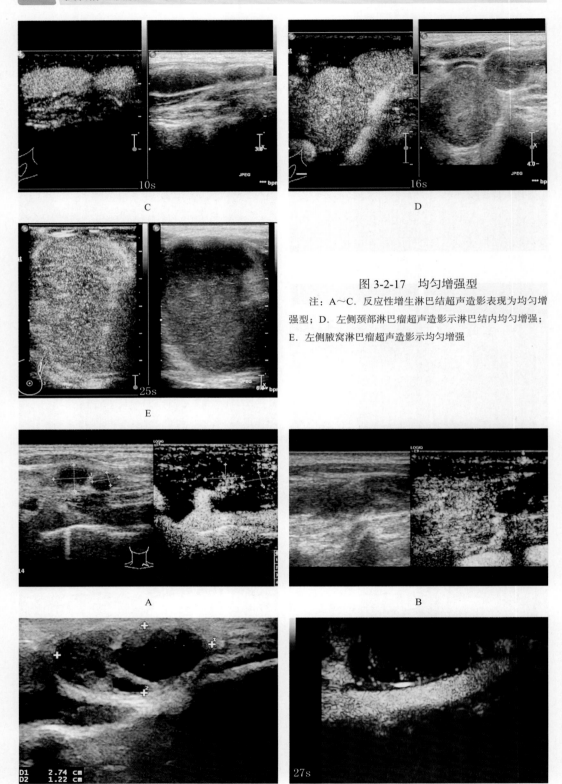

C

D

E

图 3-2-17　均匀增强型
注：A～C. 反应性增生淋巴结超声造影表现为均匀增强型；D. 左侧颈部淋巴瘤超声造影示淋巴结内均匀增强；E. 左侧腋窝淋巴瘤超声造影示均匀增强

A

B

C

D

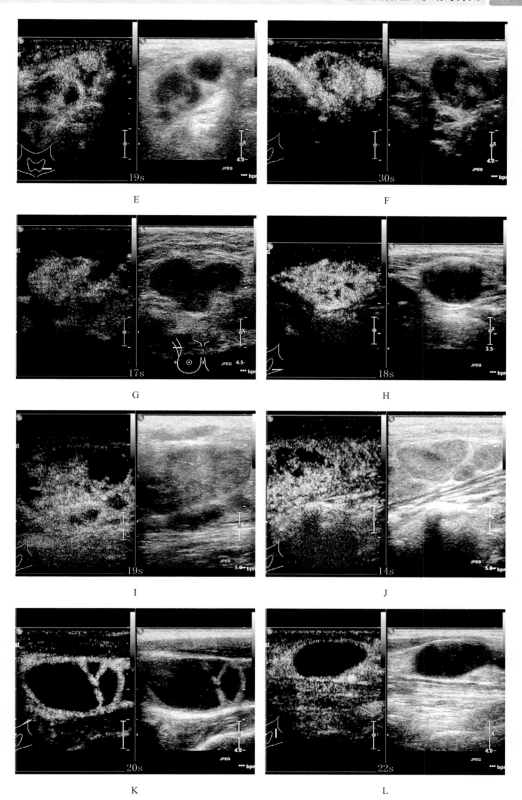

E

F

G

H

I

J

K

L

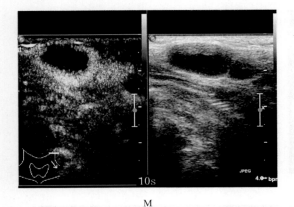

M

图 3-2-18　不均匀增强型

注：A. 子宫颈癌放疗、化疗后颈部淋巴结内呈不均匀增强，内可见无增强区；B. 鼻咽癌放疗、化疗后颈部淋巴结内呈不均匀增强，内可见无增强区；C、D. 左侧颈部鼻咽癌转移性淋巴结，内部回声不均匀，可见不规则无回声及分隔样回声，超声造影淋巴结内不均匀增强；E. 左侧颈部肝癌转移性淋巴结超声造影表现为淋巴结内不均匀增强，内部可见无增强区；F. 右侧颈部肺癌转移性淋巴结超声造影表现为不均匀增强，内可见不规则无增强区；G. 右侧腋窝乳腺癌转移性淋巴结超声造影表现为淋巴结内不均匀增强，内部可见无增强区；H～J. 颈部淋巴结结核超声造影不均匀增强，呈蜂窝样；K. 颈部淋巴结结核超声造影不均匀增强，呈分隔样；L、M. 颈部淋巴结结核超声造影不均匀增强，呈环形增强

（3）无增强型：是指淋巴结无造影剂灌注，整体呈未增强（图 3-2-19）。导致淋巴结整体坏死的病变均可能显示为无增强，如淋巴结结核、化脓性淋巴结炎或放疗、化疗后的淋巴结。

3. 增强后淋巴结大小变化及边界情况　恶性淋巴结受肿瘤细胞分泌的血管生成因子诱导，产生畸变的新生血管，导致淋巴结周边血流量增加或发生包膜外侵犯时，淋巴结增强后大小可较灰阶超声径线增大，此现象亦可见于淋巴结结核，与周边软组织对结核性肉芽肿产生免疫应答，而发生的炎性反应有关；增强后淋巴结边界不清常代表包膜外侵犯（图 3-2-20）。

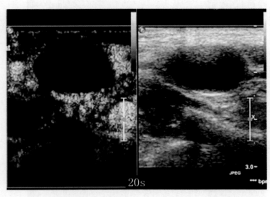

A

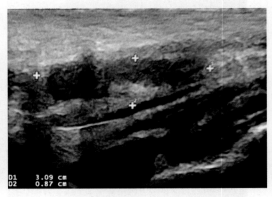

B

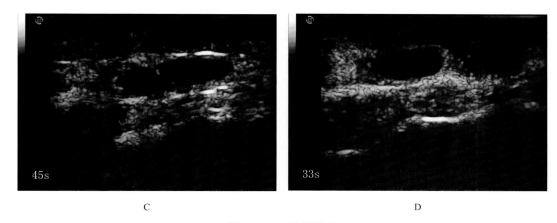

图 3-2-19　无增强型

注：A. 颈部淋巴结结核超声造影见淋巴结整体无造影剂灌注，呈无增强；B～D. 颈部鼻咽癌转移性淋巴结放疗化疗后，包膜不清，似融合，淋巴门消失，超声造影示多个淋巴结内无增强

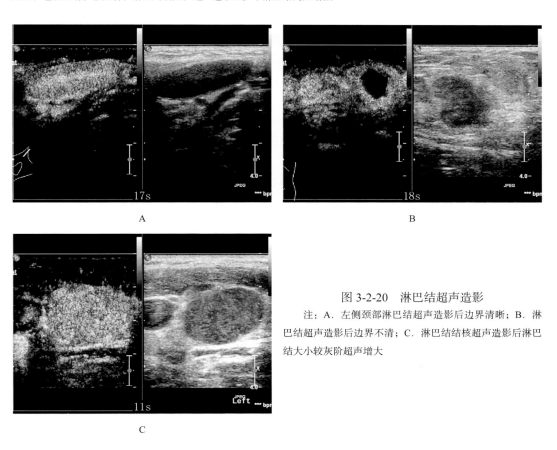

图 3-2-20　淋巴结超声造影

注：A. 左侧颈部淋巴结超声造影后边界清晰；B. 淋巴结超声造影后边界不清；C. 淋巴结结核超声造影后淋巴结大小较灰阶超声增大

（二）时间 - 强度曲线

利用超声造影定量软件对团注法获得的超声造影连续图像进行分析，自动描绘感兴趣区组织每一瞬间灰阶或声阶随时间的变化，获得所定义时间段内的感兴趣区灰阶

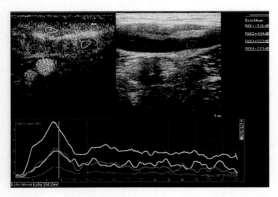

图 3-2-21　淋巴结超声造影时间 - 强度曲线（TIC）

或声阶的变化曲线，称为时间 - 强度曲线（TIC）（图 3-2-21）。

1. 开始增强时间（arrival time，AT）常指注射造影剂后，造影剂开始进入感兴趣区的时间，即造影剂到达的时间。如有病变时，开始增强时间常不同于周围的正常组织。Yin 等研究发现造影剂到达转移性淋巴结中央区域的时间明显晚于淋巴瘤和反应性增生（$P<0.05$），淋巴结边缘增强时间与中央增强时间的差值可作为鉴别转移性淋巴结与淋巴结结核、反应性增生的指标，以 2.75 为截断值，诊断敏感性为 78.9%，特异性为 64.7%。

2. 达峰时间（time to peak，TTP）　指时间强度曲线开始出现上升支到曲线达到峰值所需的时间，即曲线的上升支所占的时间。达峰时间可反映造影时间强度曲线灌注的速率，达峰时间越长意味着灌注受到的阻力越大。有研究表明达峰时间是鉴别不同淋巴结病变的有效指标。转移性淋巴结造影剂灌注的达峰时间较长。感染性或传染性疾病侵袭的淋巴结（如结核性淋巴结炎）达峰时间较短。从淋巴结血管的病理学或可解释上述达峰时间的差异。

3. 零基线距峰值的高度　可定量分析增强强度的变化。

4. 增强持续时间　指造影剂从出现增强到基本消失所需要的时间。不同的病变其增强的持续时间可有不同。

5. 降半时间（time of half bubble wash out，T1/2）　从曲线峰值下降到峰值和基础值之和一半所需的时间。研究发现降半时间在转移性淋巴结和淋巴瘤淋巴结虽然有显著性差异，但是经过 ROC 曲线分析发现，其用于鉴别转移性淋巴结和淋巴瘤淋巴结无显著性意义。

6. 曲线的斜率　包括曲线上升支斜率（wash-in rate，WIR）及曲线下降支斜率（wash-out rate，WOR）。Cui 等通过分析淋巴结结核及转移淋巴结超声造影 TIC 发现，淋巴结结核具有动脉期高度增强，TIC 曲线下降支陡峭以及显示一个明显缺口（类似于颈动脉 TIC）的特征，与转移性淋巴结浅缓下降的曲线相比，差异具有统计学意义（$P<0.01$）。

7. 曲线下面积（area under the curve，AUC）　曲线下面积被认为是最有价值的一个参数，直接与造影剂分布容积、血流速度及平均渡越时间密切相关。以 TIC 计算为基础的定量法，有较高的临床应用价值。

三、弹性成像

（一）淋巴结的弹性图分级

弹性成像根据不同颜色将淋巴结弹性图分为 1～4 级，以飞利浦公司的色阶标示为例（绿色较软，蓝色较硬，红色或黄色为主，多见于囊性病变）：1 级，病灶区与周围组织呈均匀的绿色；2级，病灶区以绿色为主或呈蓝绿相间的马赛克状（绿色区域面积50%～90%）；3级，病灶区以蓝色为主（蓝色区域面积50%～90%）；4级，病灶区几乎为蓝色（蓝色区域面积＞90%）（图3-2-22）。一般多以≥3级作为判断淋巴结恶性的分界线，但并不绝对符合这一规律。转移性淋巴结的分级通常较高，发生坏死时分级可降低。有研究表明淋巴瘤病变也可能弹性分级较低，与病程长短有关，而淋巴结结核早期肉芽肿增生阶段弹性分级可较高。

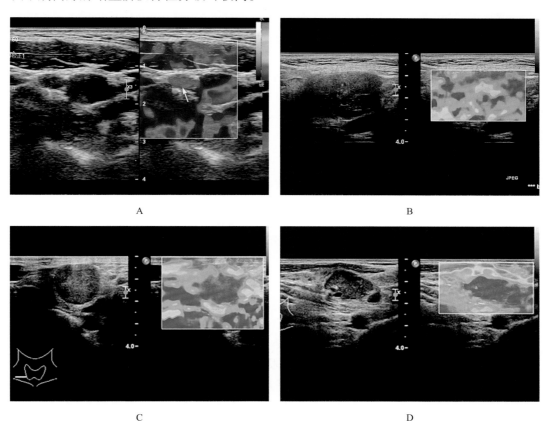

图 3-2-22　淋巴结弹性图分级

注：A. 弹性分级1级，弹性图显示正常颈部淋巴结内为均匀的绿色（箭头）；B. 弹性分级2级，弹性图显示淋巴结内为蓝绿相间的马赛克状，病理证实为淋巴结结核；C. 弹性分级3级，弹性图显示淋巴结近皮肤区域显示为绿色，其余大部分显示为蓝色，病理证实为鳞状细胞癌转移性淋巴结；D. 弹性分级4级，弹性图显示淋巴结整体显示为蓝色，病理证实为甲状腺乳头状癌转移性淋巴结

（二）应变指数

通过测量肌肉-淋巴应变比（muscle-to-lymph node strain index），即应变指数（strain index），可获得最佳的诊断准确性。尽管不同仪器计算所得数值有所不同，但对于鉴别诊断转移性淋巴结和良性淋巴结，其平均应变指数的总体趋势仍有显著差异。有研究表明转移性淋巴结的应变指数高于淋巴瘤淋巴结和反应性淋巴结，转移性淋巴结内转移灶的应变指数也大于残余正常淋巴结组织。

四、三维成像

灰阶超声只能单平面测量淋巴结大小，特别是当淋巴结形态不规则时，常不能准确反映淋巴结体积，而三维成像技术可以通过获取感兴趣区的容积数据，在 3 个正交平面上对图像进行重建，观察淋巴结大体形态，测算出淋巴结容积（图 3-2-23）。

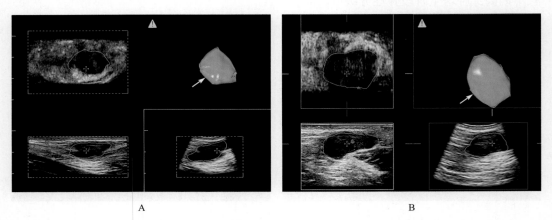

A   B

图 3-2-23　淋巴结三维超声

注：A、B. 为颈部淋巴结结核三维成像（箭头），在 3 个平面（横切面、纵切面及冠状切面）用轨迹法勾勒淋巴结面积，测得淋巴结容积值分别为 1.10ml 及 0.96ml

五、淋巴结疾病超声综合评估分级系统

超声在浅表淋巴结的检查中可提供较丰富的信息，是目前临床用于淋巴结疾病诊断及鉴别诊断的重要方法，其应用的局限性主要在于图像的描述易受超声医师的主观性影响，超声报告在临床上不能被很好地解读，而这一现象在乳腺及甲状腺超声检查中已得到解决。乳腺影像报告与数据系统（breast imaging report and data system，BI-RADS）及甲状腺影像报告与数据系统（thyroid imaging report and data system，TI-RADS）在临床中应用广泛，发挥了重要作用，体现在报告标准化，统一影像解读和临床处理原则，病例随访与数据收集等诸多方面。鉴于其规范性和临床应用有效性，有学者提出建立颈部淋巴结影像报告与数据系统（cervical lymph node imaging reporting and data system，CLN-RADS）。

韩国学者 Ryu 对 291 例颈部淋巴结疾病患者的超声图像进行了回顾性分析，以淋巴结形态、边界、内部回声、淋巴门、坏死、钙化、融合、血流模式、弹性分级、应变率为指标，结合淋巴结的病理结果，提出 CLN-RADS 的初步雏形，其研究显示淋巴结的形态、钙化、弹性评分 3 个指标 Kappa 值最高。边界、回声强度、淋巴门、坏死、血流类型这 5 个指标 Kappa 值适中。Kappa 值最差的指标是融合（图 3-2-24）。

巴西学者 Machado 对 118 例患者的 1976 个淋巴结进行分析，结果表明数目≥2、L≥11mm、L/S＜2（除外 I 区淋巴结）、边界毛糙、淋巴门消失、皮质增厚、内部回声

分级	恶性风险	超声表现	可疑恶性征象
1	3.3%（可能良性）	0 个可疑恶性征象	a. 圆形（L/S＜2） b. 边界不清
2	10.9%（低度可疑）	1 个可疑恶性征象	c. 高回声 d. 淋巴门缺失
3	26.7%（中度可疑）	2 个可疑恶性征象	e. 存在坏死 f. 有钙化
4	51.8%～74.4%（高度可疑）	3～4 个可疑恶性征象	g. 周围型或混合型血供模式 h. 高弹性分数（3 分或 4 分）
5	90.6%～98.8%（极高度可疑）	5 个及以上可疑恶性征象	i. 高应变率（邻近肌肉应变值/目标淋巴结应变值＞2.41）

图 3-2-24　颈部淋巴结影像报告与数据系统（CLN-RADS）

不均匀、内部呈极低回声、有微钙化、非门型血流可作为恶性淋巴结的特征性单变量指标，而囊性变不能作为恶性特征单变量指标，联合 4 个及以上指标，诊断恶性淋巴结的特异性为 85.7%、敏感性为 96.4%，诊断效能为 91%。

第三节／淋巴结介入性超声

一、浅表淋巴结介入性超声概述

浅表淋巴结介入性超声指应用超声导向穿刺技术对淋巴结进行的各种诊断和治疗，主要包括超声引导下淋巴结穿刺针吸细胞学检查及组织活检、淋巴结消融治疗、注药治疗（如治疗淋巴结结核注入异烟肼等）等。

1. 适应证　临床需明确性质，且有安全进针路径的浅表淋巴结均为适应证。

2. 禁忌证　①浅表淋巴结过小，易穿透淋巴结，损伤周围脏器及大血管且不可避免；②血常规示严重感染、严重出血倾向、有严重凝血机制障碍的患者，最近使用阿司匹林、非甾体消炎药（NSAIDs）或抗血小板类药物；③严重心肺功能异常患者；④不能配合淋巴结穿刺检查者；⑤穿刺部位皮肤感染且不能避开者；⑥麻醉药物过敏患者。

3. 注意事项

（1）对患者进行相应体格检查，询问病史，有无高血压、糖尿病史以及相应的控制情况，了解药物过敏史及抗凝药物服用情况，正在服用抗凝剂者需停药 1 周。

（2）充分告知患者或其法定代理人患者疾病情况、操作目的、操作风险，并签署知情同意书。

（3）术前检查血常规及凝血功能以了解有无出血倾向等。

（4）在术前应用 CDFI 或超声造影观察血流状况，分析最佳的穿刺途径及穿刺取材部位。选择目标淋巴结及取材区（即增强区）进行穿刺活检术，特异性高，能有效提高病理诊断的阳性率，对于大部分淋巴结疾病穿刺活检可替代手术切除活检。但是淋巴瘤的病理分型较为复杂，当取材量较少时，不宜做出病理组织学分型，中华医学会血液病学分会、中国抗癌协会淋巴瘤专业委员会在《中国弥漫大B细胞淋巴瘤诊断与治疗指南》中指出，细针穿刺或粗针穿刺活检一般不适用于初发淋巴瘤的诊断。在特定情况下，无法对可疑淋巴结进行切除活检时，细针或粗针穿刺活检联合其他辅助技术可以对淋巴瘤进行诊断。

（5）浅表淋巴结穿刺活检时根据淋巴结大小，与周围器官的关系选择适合取样长度及合适规格的穿刺活检枪、活检针，并调节到合适取样长度。组织活检多选择18G或16G的穿刺针，以取得更多的淋巴结组织，穿刺针吸细胞学选择25G或24G的穿刺针为宜，尽量使用负压活检针，要持续负压，并调整角度。但富血供的淋巴结，当进行细针抽吸细胞学检查时，尽量不要接入负压装置，以免淋巴结出血，导致标本涂片上红细胞过多而影响病理诊断。

（6）严格执行无菌技术操作规程，防止感染。注射麻醉药物前一定要排尽气体，以免影响图像质量。选择粗针穿刺组织学检查时，每个淋巴结推荐穿刺3针以上，多点、多方向为首选，穿刺针与淋巴结长轴尽量平行，靶区多选择皮质，在淋巴结发生坏死时，可适当调整角度以避开坏死区。目标淋巴结包膜破溃时，如穿刺路径安全，可选择包膜中断处穿刺进入淋巴结。必要时可选择多个淋巴结穿刺。

（7）邻近大血管的目标淋巴结，穿刺针不宜与血管垂直，可适当下压或上挑调整进针角度，与血管平行为宜，避免切割血管（图3-3-1A）。目标淋巴结邻近大血管、气管、食管等重要结构时，可注入隔离液分离淋巴结与重要结构，保证穿刺路径的安全性（图3-3-1B）。

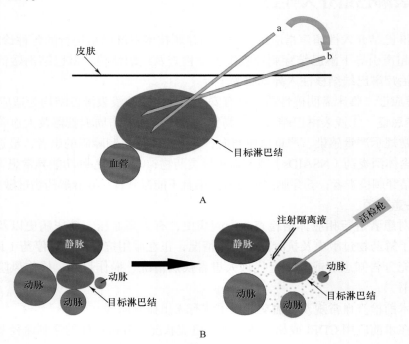

图3-3-1　淋巴结穿刺活检示意图

注：A. 实时调整穿刺针角度（a、b），避免血管位于穿刺路径；B. 对邻近血管、神经的目标淋巴结注射隔离液后进行穿刺活检

（8）术中应密切观察患者，如有头晕、心悸、恶心、气短、脉搏增快及面色苍白等，应立即停止操作，并做适当处理。术中应对穿刺针具的位置进行密切观察，对穿刺过程进行存图，记录病灶声像图在术前、术中、术后的变化。

（9）穿刺术后应局部压迫 5～10min（病灶血流丰富者尤其要注意，可适当延长压迫时间）。穿刺后密切观察病情，如患者出现心慌、头晕、胸闷等情况应立即通知医师，并积极处理。穿刺后应嘱患者定期复查。

（10）介入治疗术后应注意随访。将活检穿刺的病理结果与手术后的病理结果进行对照。如果所取的组织其检查结果无法帮助临床医师对疾病做出诊断，应该再次进行活检。

二、介入性超声在淋巴结疾病诊断中的应用

淋巴结超声引导下穿刺活检已成为确诊浅表淋巴结性质最直接、最简便的方法，包括粗针组织活检（图 3-3-2～图 3-3-6）及针吸细胞学检查（图 3-3-7）。病理诊断率与取材标本有直接关系，因此穿刺靶区的选择至关重要。

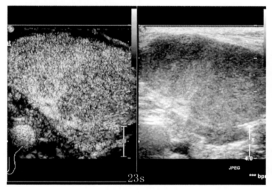

A

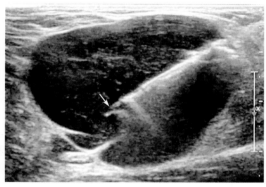

B

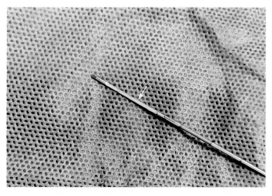

C

图 3-3-2　弥漫大 B 细胞淋巴瘤穿刺活检术

注：A. 运用超声造影观察淋巴结内血流情况；B. 对淋巴结进行穿刺，箭头示穿刺针针尖；C. 穿刺组织条为灰白色鱼肉样（箭头）

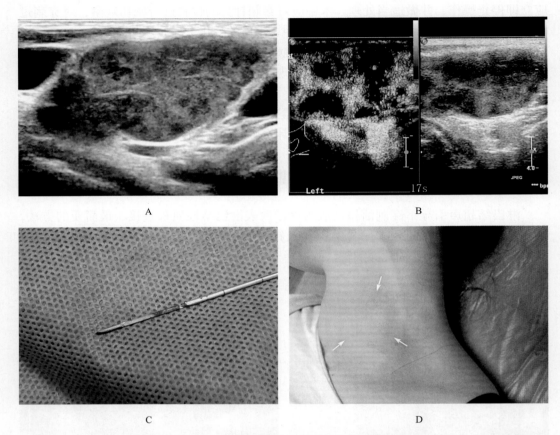

A

B

C

D

图 3-3-3　肠癌颈部淋巴结转移穿刺活检术

注：A. 颈部淋巴结增大伴结构异常，可见局灶性低回声区，不能明确是否为坏死；B. 超声造影显示淋巴结内可见多处无增强区域；C. 对增强区域进行活检的穿刺组织条；D. 颈部大体观（箭头所示为体表肿块）

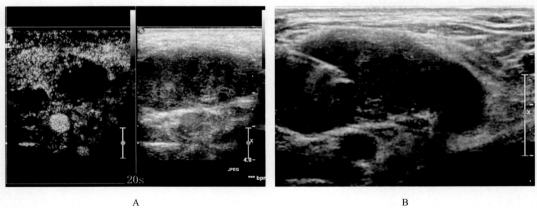

A

B

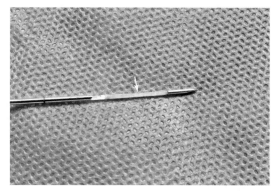

图 3-3-4　肺癌颈部淋巴结转移穿刺活检术

注：A. 运用超声造影选择淋巴结内增强区域为穿刺目标；B. 对目标区域进行穿刺；C. 穿刺组织条为灰白色鱼肉样（箭头）

C

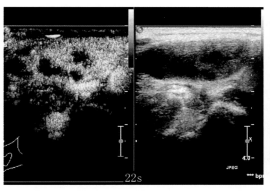

A

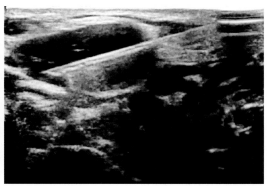

B

图 3-3-5　颈部淋巴结结核穿刺活检术

注：A. 颈部淋巴结超声造影见淋巴结不均匀增强，可见局灶无增强区；B. 对超声造影淋巴结增强区进行穿刺活检，C. 穿刺组织条中间可见黄色脓液（箭头）

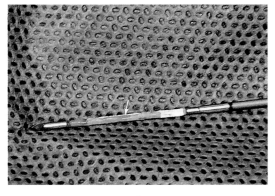

C

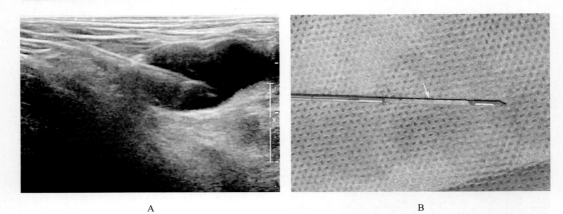

A   B

图 3-3-6　腋窝淋巴瘤穿刺活检术

注：A. 左侧腋淋巴结粗针穿刺活检；B. 取出鱼肉样条状组织（箭头）

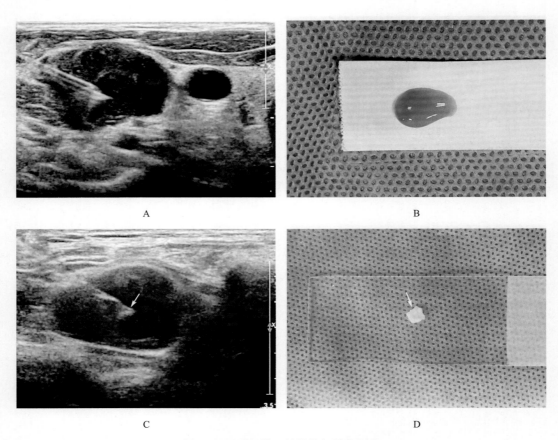

A   B

C   D

图 3-3-7　颈部淋巴结结核细针穿刺术

注：A. 颈部淋巴结细针穿刺活检术；B. 抽出脓液，病理结果考虑淋巴结结核，Gene X-pert MTB/RIF（＋）；C. 超声引导下颈部淋巴结结核细针穿刺抽吸活检（箭头示穿刺针）；D. 抽出淡黄色干酪样脓性物（箭头）

三、介入性超声在淋巴结疾病治疗中的应用

1. 超声引导下注药治疗　以淋巴结结核注药为例。淋巴结结核较易形成液化坏死，因有完整的纤维包膜，加之淋巴结肿大后淋巴管运输路径受阻，口服或静脉给药很难在淋巴结内聚集达到杀菌浓度。与此同时，淋巴结中坏死物质的排出和吸收也受到一定影响。超声实时引导下可精准地将穿刺针穿入淋巴结内，抽出脓液，并可注入抗结核药物（如异烟肼100～200mg）进行局部治疗，结合全身抗结核治疗常可加快病灶吸收。如淋巴结内或淋巴结周围脓肿内液体较浓稠，可使用静脉置管针，直径为2mm，应尽可能抽净脓液，再注入抗结核药物，一周内治疗1～2次，视反应程度适当调整治疗周期（图3-3-8）。对包膜完整的淋巴结结核也可应用封闭式注药治疗，围绕其周边封闭，药物不向中心注入，注意不要遗漏淋巴结深部的周边位置。如有包膜破坏可先沿病灶边缘注入药物，后向中心注入适量药物。封闭间隔时间常为5d，据病变吸收情况可封闭2～5次。

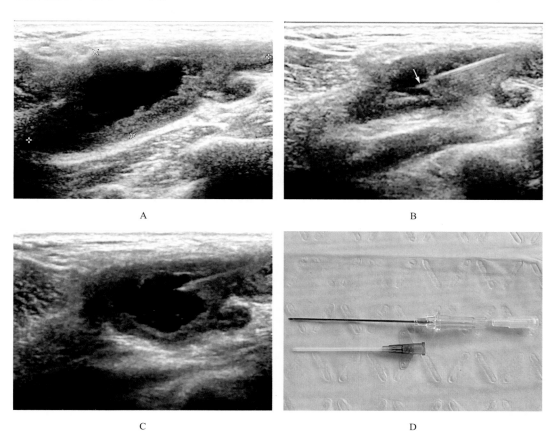

A

B

C

D

图 3-3-8　颈部淋巴结结核抽液注药治疗术

注：A. 淋巴结内无回声；B. 针尖（箭头）位于无回声内，将脓液抽尽；C. 向淋巴结内缓慢注入异烟肼100mg；D. 穿刺抽液所用的静脉留置针

2. 经皮热消融技术在淋巴结疾病中的应用 微波、射频和激光均属于局部热消融治疗，都是通过高温将肿瘤细胞灭活。目前临床上并非所有实体肿瘤都适合根治术，有些年龄较大、合并其他比较严重疾病者，或者晚期癌症患者等都不适合手术治疗。以较小的创伤达到同样切除肿瘤的疗效是人们追求的目标，微创医学顺应了这一发展趋势，肿瘤不予切除而采用原位灭活是现代微创治疗的一个重要思想。

微波消融主要依靠偶极分子的旋转来产生热量。微波是一种波长为 1mm～1m，频率为 300MHz～300GHz 的高频电磁波。水分子是偶极分子并且有不平衡的电荷分布，在微波震荡电场中通过水分子的剧烈运动摩擦生热导致细胞凝固坏死。微波聚能凝固灭活组织过程是组织内的极性分子在微波场的作用下高速运动摩擦产生热量，当温度升高到 60℃以上时，蛋白质变性凝固，导致其不可逆性坏死。灭活的组织可生产热休克蛋白，刺激机体免疫系统，提高机体免疫功能，起到抑制肿瘤细胞扩散的作用。具有热效率高、升温速度快、热场均匀等优点。

激光消融术是通过激光束发出的能量将组织加热，使组织凝固坏死以达到杀灭肿瘤的目的，消融过程中组织受热所产生的强回声气化区是术中判断消融范围的简便方法，可初步判定消融范围（图 3-3-9）。此外，激光消融术所释放的热能是非常精确、可预测的，热消融的范围较小，可减少周围组织受损的风险（图 3-3-10）。

射频消融治疗是指在超声引导下经皮穿刺将消融电极针准确刺入目标淋巴结内，射频消融仪在电子计算机控制下将射频脉冲能量通过电极针传导到淋巴结组织中。发出射频波，激发淋巴结组织细胞进行等离子震荡，产生的热量可使局部温度达到高温（70～95℃），从而使淋巴结组织凝固性坏死，在原位被机化或吸收（图 3-3-11、图 3-3-12）。在治疗中，主机采用连续输出模式和自动阻抗控制，进行移动消融，将淋巴结明显肿大的病变，如转移性淋巴结或淋巴瘤等，设想为多个小的消融单位，电极针自淋巴结近端送至淋巴结远端，消融过程中由远端开始消融，边退针边消融。

消融技术作为一种新兴的治疗方法，具有微创无刀口、美容、操作简便、安全有效、治疗时间短、副作用小、并发症少等特点，为淋巴结疾病的治疗或减瘤治疗提供了一种新的选择。

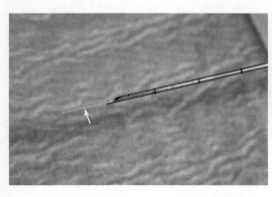 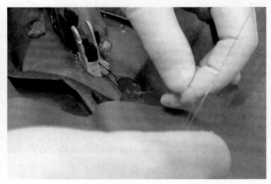

A   B

图 3-3-9 激光消融

注：A. 激光消融套管针与光纤（箭头示光纤）；B. 光纤放置过程

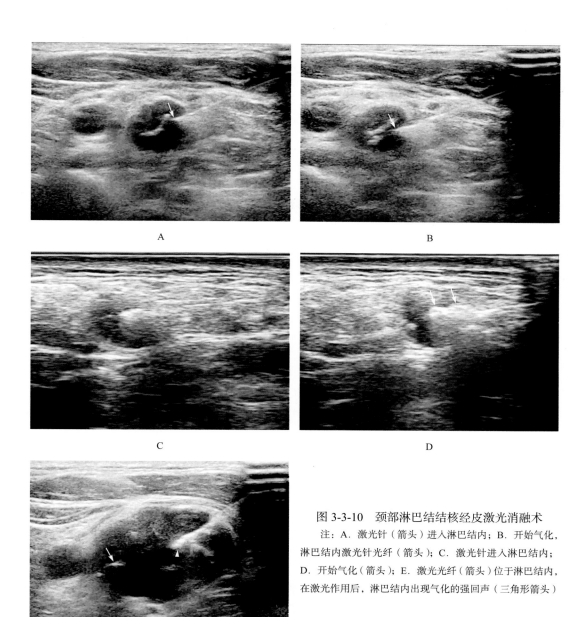

图 3-3-10 颈部淋巴结结核经皮激光消融术

注：A. 激光针（箭头）进入淋巴结内；B. 开始气化，淋巴结内激光针光纤（箭头）；C. 激光针进入淋巴结内；D. 开始气化（箭头）；E. 激光光纤（箭头）位于淋巴结内，在激光作用后，淋巴结内出现气化的强回声（三角形箭头）

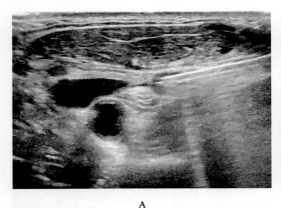
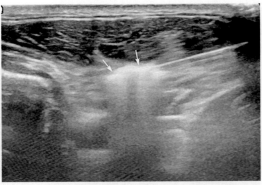

A B

图 3-3-11 颈部转移性淋巴结射频消融术

注：A. 射频针经皮肤穿刺进入淋巴结内；B. 射频过程中产生的气体（箭头）覆盖病变淋巴结

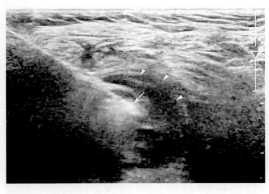
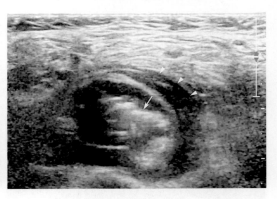

A B

图 3-3-12 乳腺癌腋窝转移性淋巴结射频消融术

注：A. 射频针经皮肤穿刺进入淋巴结内（箭头示针尖），周边为隔离液（三角形箭头）；B. 射频过程中产生的气体覆盖病变淋巴结（箭头），周边为隔离液（三角形箭头）

参 考 文 献

［1］ 李兰娟. 我国感染病的现状及防治策略. 中华临床感染病杂志，2008，1（1）：1-6.

［2］ 朱莉贞. 加强对肺外结核病的协作研究. 中华结核和呼吸杂志，2008，31（2）：81-82.

［3］ 王振常，鲜军舫，兰宝森. 中华影像医学 - 头颈部卷. 2 版. 北京：人民卫生出版社，2011.

［4］ 杨高怡，张莹，赵丹，等. 颈部淋巴结结核超声造影分析. 中华临床感染病杂志，2010，3（5）：277-279.

［5］ 杨海英，冯斌，樊安华，等. 彩色多普勒超声在诊断颈部淋巴结核及手术定位中的应用. 中国介入影像与治疗学，2009，6（4）：349-351.

［6］ 洪玉蓉，刘学明，张闻，等. 超声造影在浅表淋巴结疾病鉴别诊断中的应用研究. 中华超声影像学杂志，2006，15（11）：849-852.

［7］ 洪玉蓉，刘学明. 颈部转移性淋巴结的超声造影表现分析. 中国超声医学杂志，2008，24（6）：

520-522.

［8］ 韩峰，邹如海，林僖，等. 常规超声和超声造影在浅表淋巴结良恶性鉴别诊断中的价值. 中华超声影像学杂志，2010，19（3）：234-237.

［9］ 冀鸿涛，朱强，荣雪余，等. 超声造影在头颈部淋巴结良恶性病变鉴别诊断中的应用. 中华医学超声杂志（电子版），2011，8（7）：1549-1557.

［10］ 李广阔，陈俊，邓开，等. 腹腔广泛淋巴结结核钙化导致脾静脉阻塞综合征一例. 中华临床医师杂志（电子版），2012，6（21）：7016-7017.

［11］ 王子函，韩威，刘军，等. 胰头囊性肿瘤表现的腹腔淋巴结结核一例. 中华消化外科杂志，2014，13（7）：573-574.

［12］ 蒋珺，陈亚青，李文英，等. 超声对乳腺癌腋窝淋巴结的诊断价值. 中华医学超声杂志（电子版），2011，8（6）：1234-1240.

［13］ 蓝珂，覃善芳，岳静. 获得性免疫缺陷综合征合并奴卡菌病误诊为结核病复发一例. 中华结核和呼吸杂志，2012，35（8）：623-624.

［14］ 湛瑛，吴秀娟，曹洪艳. 超声弹性成像在艾滋病相关淋巴结病变良恶性鉴别诊断中的应用价值. 中国临床医学影像杂志，2014，25（2）：139-141.

［15］ 周伟，周建桥，周春，等. 超声评估 Kikuchi-Fujimoto 病患者的浅表淋巴结. 中国医学影像技术，2012，28（7）：1303-1306.

［16］ 张武. 浅表淋巴结超声检查及进展. 中华医学超声杂志（电子版），2008，5（1）：16-27.

［17］ 晋红，姚兰辉，王晓荣，等. 三维超声鉴别颈部不典型良恶性淋巴结. 中国医学影像技术，2011，27（10）：2002-2005.

［18］ 李泉水. 浅表器官超声医学. 2 版. 北京：科学出版社，2017：263-284.

［19］ 张文智，杨高怡，于天琢，等. 超声造影后细针穿刺活检术在颈部淋巴结结核诊断中的应用. 中国全科医学，2015，18（15）：1845-1848.

［20］ 张文智，杨高怡，裴宇，等. 超声造影在颈部淋巴结结核穿刺活检术中的应用价值. 中华耳鼻咽喉头颈外科杂志，2014，49（3）：240-242.

［21］ 孟君，杨高怡，张文智，等. 超声造影引导颈部淋巴结结核穿刺活检与组织病理学的对比分析. 中国超声医学杂志，2015，31（2）：107-109.

［22］ 张文智，杨高怡，孟君，等. 超声造影在颈部淋巴结结核粗针穿刺活检中的应用价值. 中国超声医学杂志，2015，31（3）：211-213.

［23］ 王大力，杨高怡，邵亚勤，等. 腋窝淋巴结结核超声造影的初步研究. 医学研究杂志，2013，42（5）：187-189.

［24］ 杨高怡，张文智，李军，等. 超声造影在肠系膜淋巴结结核诊断中的应用价值. 中华医学超声杂志（电子版），2015，12（7）：531-535.

［25］ 徐建平，张莹，杨高怡，等. 超声造影对颈部淋巴结结核与鼻咽癌转移性淋巴结的鉴别诊断. 中华医学超声杂志（电子版），2018，15（7）：497-501.

［26］ 徐栋，钱超文，姜锋，等. 鼻咽癌颈部转移性淋巴结的超声造影特征及时间强度曲线分析. 中华超声影像学杂志，2009，18（6）：510-513.

［27］ 中华医学会血液学分会，中国抗癌协会淋巴瘤专业委员会. 中国弥漫大 B 细胞淋巴瘤诊断与治疗指南（2013 年版）. 中华血液学杂志，2013，34（9）：816-819.

［28］ Xin L, Yan Z, Zhang X, et al. Parameters for Contrast-Enhanced Ultrasound (CEUS) of Enlarged Superficial Lymph Nodes for the Evaluation of Therapeutic Response in Lymphoma: A Preliminary Study. Med Sci Monit, 2017, 23: 5430-5438.

［29］ Pehme L, Hollo V, Rahu M, et al. Tuberculosis during fundamental societal changes in Estonia with special reference to extrapulmonary manifestations. Chest, 2005, 127(4): 1289-1295.

[30] Wu CH, Chang YL, Hsu WC, et al. Usefulness of Doppler spectral analysis and power Doppler sonography in the differentiation of cervical lymphadenopathies. AJR Am J Roentgenol, 1998, 171(2): 503-509.

[31] Noertjojo K, Tam CM, Chan SL, et al. Extra-pulmonary and pulmonary tuberculosis in Hong Kong. Int J Tuberc Lung Dis, 2002, 6(10): 879-886.

[32] Barreiros AP, Braden B, Schieferstein-Knauer C, et al. Characteristics of intestinal tuberculosis in ultrasonographic techniques. Scand J Gastroenterol, 2008, 43(10): 1224-1231.

[33] Rubaltelli L, Khadivi Y, Tregnaghi A, et al. Evaluation of lymph node perfusion using continuous mode harmonic ultrasonography with a second-generation contrast agent. J Ultrasound Med, 2004, 23(6): 829-836.

[34] Yu M, Liu Q, Song HP, et al. Clinical application of contrast-enhanced ultrasonography in diagnosis of superficial lymphadenopathy. J Ultrasound Med, 2010, 29(5): 735-740.

[35] Rubaltelli L, Corradin S, Dorigo A, et al. Automated quantitative evaluation of lymph node perfusion on contrast-enhanced sonography. AJR Am J Roentgenol, 2007, 188(4): 977-983.

[36] Cui XW, Jenssen C, Saftoiu A, et al. New ultrasound techniques for lymph node evaluation. World J Gastroenterol, 2013, 19(30): 4850-4860.

[37] American Joint Committee on Cancer . Introduction to head and neck sites//Greene FL, Compton CC, Fritz AG, et al. AJCC cancer staging atlas.New York: Springer, 2006: 13-18.

[38] Krestan C, Herneth AM, Formanek M, et al. Modern imaging lymph node staging of the head and neck region. Eur J Radiol, 2006, 58(3): 360-366.

[39] Centers for Disease Control and Prevention(CDC). Emergence of Mycobacterium tuberculosis with extensive resistance to second-line drugs--worldwide, 2000-2004. MMWR, 2006, 55(11): 301-305.

[40] Golden MP, Vikram HR. Extrapulmonary tuberculosis: an Overview. Am Fam Physician, 2005, 72(9): 1761-1768.

[41] Khanna R, Sharma AD, Khanna S, et al. Usefulness of ultrasonography for the evaluation of cervical lymphadenopathy. World J Surg Oncol, 2011, 9: 29.

[42] Yin SS, Cui QL, Fan ZH, et al. Diagnostic Value of Arrival Time Parametric Imaging Using Contrast-Enhanced Ultrasonography in Superficial Enlarged Lymph Nodes. J Ultrasound Med, 2018, doi: 10.1002/jum.14809.

[43] Cui QL, Yin SS, Fan ZH, et al. Diagnostic Value of Contrast-Enhanced Ultrasonography and Time-Intensity Curve in Differential Diagnosis of Cervical Metastatic and Tuberculous Lymph Nodes. J Ultrasound Med, 2018, 37(1): 83-92.

[44] Stramare R, Scagliori E, Mannucci M, et al. The role of contrast-enhanced gray-scale ultrasonography in the differential diagnosis of superficial lymph nodes. Ultrasound Q, 2010, 26(1): 45-51.

[45] Ying M, Ahuja AT, Evans R, et al. Cervical lymphadenopathy: sonographic differentiation between tuberculous nodes and nodal metastases from non-head and neck carcinomas. J Clin Ultrasound, 1998, 26(8): 383-389.

[46] Ahuja AT, Ying M, Ho SY, et al. Ultrasound of malignant cervical lymph nodes. Cancer Imaging, 2008, 8: 48-56.

[47] Choi EC, Moon WJ, Lim YC. Case report. Tuberculous cervical lymphadenitis mimicking metastatic lymph nodes from papillary thyroid carcinoma. Br J Radiol, 2009, 82(982): e208-e211.

[48] Ahuja A, Ying M. An overview of neck node sonography. Invest Radiol, 2002, 37(6): 333-342.

［49］ Mäurer J, Willam C, Schroeder R, et al. Evaluation of metastases and reactive lymph nodes in Doppler sonography using an ultrasound contrast enhancer. Invest Radiol, 1997, 32(8): 441-446.

［50］ Ahuja A, Ying M, Yuen YH, et al. Current status of power Doppler sonography to differentiate tuberculous cervical lymphadenopathy from nasopharyngeal carcinoma. AJNR, 2001, 22(4): 735-740.

［51］ Ahuja A, Ying M, Evans R, et al. The application of ultrasound criteria for malignancy in differentiating tuberculous cervical adenitis from metastatic nasopharyngeal carcinoma. Clin Radiol, 1995, 50(6): 391-395.

［52］ Sakaguchi C, Hama Y, Kadota Y. et al. Castleman's disease arising from the accesssory spleen: uhrasonography, computed tomography, and magnetic resonance imaging findings. Clin Imaging, 2005, 29(5): 352-355.

［53］ Kaneko T, Takahashi S, Takeuchi T, et al. Castleman's disease in theretroperitoneal space. J Urol, 2003, 169(1): 265-266.

［54］ Chang SD, Thoeni RF. Castleman's disease presenting as an adnexal mass: ultrasound, CT and MRI features. Br J Radiol, 2004, 77(914): 161-163.

［55］ Dillon MF, Advani V, Masterson C, et al. The value of level III clearance in patients with axillary and sentinel node positive breast cancer. Ann Surg, 2009, 249(5): 834-839.

［56］ Mueller PR, Ferrucci JT Jr, Harbin WP, et al. Appearance of lymphomatous involvement of the mesentery by ultrasonography and body computed tomography: the "sandwich sign". Radiology, 1980, 134(2): 467-473.

［57］ Ryu KH, Lee KH, Ryu J, et al. Cervical Lymph Node Imaging Reporting and Data System for Ultrasound of Cervical Lymphadenopathy: A Pilot Study. AJR Am J Roentgenol, 2016, 206(6): 1286-1291.

［58］ Machado MR, Tavares MR, Buchpiguel CA, et al. Ultrasonographic Evaluation of Cervical Lymph Nodes in Thyroid Cancer. Otolaryngol Head Neck Surg, 2017, 156(2): 263-271.

［59］ Saidha NK, Aggarwal R, Sen A. Identification of Sentinel Lymph Nodes Using Contrast-Enhanced Ultrasound in Breast Cancer. Indian J Surg Oncol, 2018, 9(3): 355-361.

［60］ Nielsen MA, Bull J, Culpan AM, et al. Preoperative sentinel lymph node identification, biopsy and localisation using contrast enhanced ultrasound (CEUS) in patients with breast cancer: a systematic review and meta-analysis. Clin Radiol, 2017, 72(11): 959-971.

［61］ Acu L, Oktar SÖ, Acu R, et al. Value of Ultrasound Elastography in the Differential Diagnosis of Cervical Lymph Nodes: A Comparative Study With B-mode and Color Doppler Sonography. J Ultrasound Med, 2016, 35(11): 2491-2499.

［62］ Choi YJ, Ko EY, Han BK, et al. High-resolution ultrasonographic features of axillary lymph node metastasis in patients with breast cancer. Breast, 2009, 18(2): 119-122.

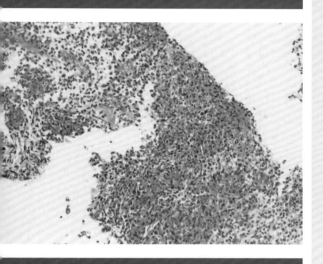

第 二 篇
各 论

Ultrasonic Diagnosis of Superficial Lymphatic Diseases

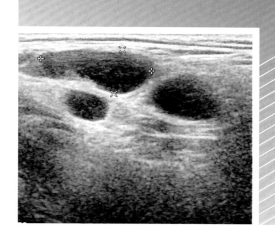

第四章
淋巴结反应性增生

【病因及病理】

各种损伤和刺激引起的淋巴结内的淋巴细胞和组织细胞反应性增生，导致淋巴结肿大称为淋巴结反应性增生（reactive hyperplasia of lymph node）。常见的原因有细菌、病毒、各种理化因子、变性的组织成分等，如化脓性扁桃体炎、牙龈炎引起的颈部淋巴结肿大。抗原刺激 B 细胞产生体液免疫，主要病理生理过程为淋巴滤泡增生，生发中心扩大。抗原刺激 T 细胞产生细胞免疫，主要病理生理过程为淋巴滤泡旁区淋巴细胞增生。

【临床表现】

颈部、腋窝、腹股沟等处触及肿物，初期质软、有压痛、表面光滑，与周围组织无粘连，活动度好，可有酸胀感，可生长迅速，但肿大到一定程度时即停止。慢性者较硬，活动度好，最终可缩小或消失。部分患者可出现反复低热。

【超声检查】

1. 淋巴结多呈外形规则的椭圆形，约 85% 的淋巴结长短径比值（L/S）>2。

2. 淋巴结包膜完整且规则，淋巴结无融合。

3. 淋巴结皮质部呈均匀低回声，回声强度低于毗邻的肌肉组织回声，多无钙化，通常可见淋巴门，仅 8% 淋巴门回声消失。

4. 彩色多普勒血流成像（CDFI）：以淋巴门型血供多见，血管无移位，呈树枝状、放射状对称分布。

5. 频谱多普勒：显示血流速度明显增高，常呈低阻力状态。

6. 超声造影：造影剂由淋巴门向四周快速增强呈非向心性增强，均匀增强多见。

【典型病例】

病例 1

病史：患者，女性，37 岁，因"发现左侧颈部多发肿块 1 周"就诊。体格检查：

左侧颈部可触及多个蚕豆大小淋巴结，活动度好，质地中等，无压痛。辅助检查：白细胞计数 $6.3 \times 10^9/L$，红细胞沉降率 9mm/h；胸部 CT 未见明显异常。

视频 1　淋巴结反应性增生灰阶超声（病例 1）

灰阶及多普勒超声：左侧颈部Ⅱ区及Ⅲ区探及多个淋巴结增大，较大者约 1.8cm×0.8cm，L/S＞2，边界清晰，包膜可见，淋巴结无融合，皮质均匀性增厚，回声减低（视频 1）。CDFI：内部彩色血流信号丰富，呈淋巴门型血供，脉冲多普勒（PW）：测得动脉频谱（图 4-0-1A～C）。

超声弹性成像：较大的淋巴结中央蓝色，边缘绿色，3 级（图 4-0-1D）。

超声造影：团注超声造影剂后 27s 增强达峰，由淋巴门向四周均匀增强，33s 淋巴结内增强持续，81s 淋巴结内造影剂廓清，与周围组织等增强（图 4-0-1E～G）。

超声提示：左侧颈部多发淋巴结增大，淋巴结反应性增生可能性大。

病理结果：淋巴结反应性增生（图 4-0-1H～I）。

分析：颈部Ⅱ区、Ⅲ区淋巴结增大，无压痛，活动度好，L/S＞2，淋巴门清，CDFI 示彩色血流信号较丰富，呈淋巴门型血供，超声造影呈非向心性增强，造影剂由淋巴门向四周均匀增强，廓清时间较长，81s 后仍可见淋巴结内有造影剂灌注，淋巴结轮廓清晰，应首先考虑淋巴结反应性增生。

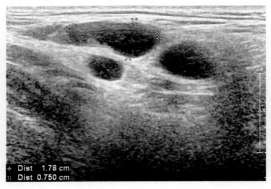

A

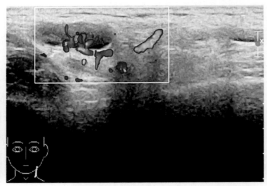

B

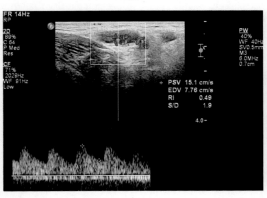

C

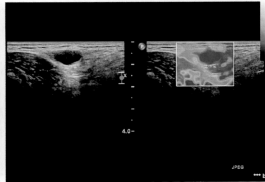

D

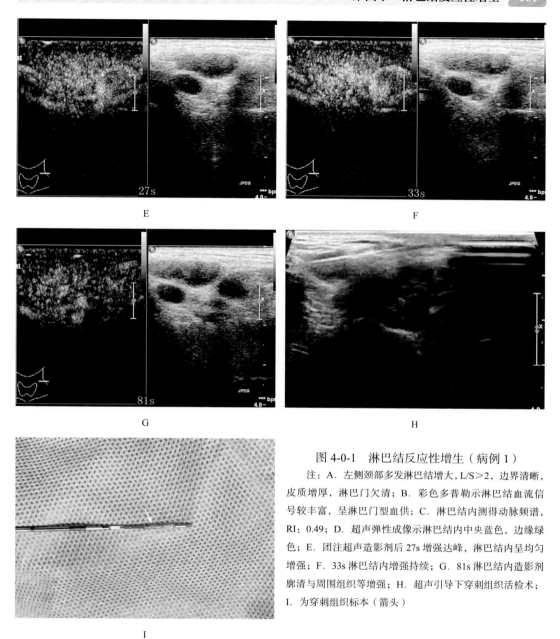

图 4-0-1 淋巴结反应性增生（病例 1）

注：A. 左侧颈部多发淋巴结增大，L/S＞2，边界清晰，皮质增厚，淋巴门欠清；B. 彩色多普勒示淋巴结血流信号较丰富，呈淋巴门型血供；C. 淋巴结内测得动脉频谱，RI：0.49；D. 超声弹性成像示淋巴结内中央蓝色，边缘绿色；E. 团注超声造影剂后 27s 增强达峰，淋巴结内呈均匀增强；F. 33s 淋巴结内增强持续；G. 81s 淋巴结内造影剂廓清与周围组织等增强；H. 超声引导下穿刺组织活检术；I. 为穿刺组织标本（箭头）

病例 2

病史：患者，男性，27 岁，因"左侧颈部、颌下触及多个肿块 2d"入院。体格检查：左侧颌下可触及多发肿块，较大者约鸽蛋大小，触诊活动度好，质地中等，无压痛。辅助检查：白细胞计数 $6.5 \times 10^9/L$；红细胞沉降率 14mm/h；胸部 CT 未见异常。

灰阶及多普勒超声：左侧颌下探及多个增大淋巴结，较大者位于 I 区，约 2.8cm× 1.3cm，淋巴结边界清晰，包膜完整，淋巴结无融合，皮质增厚，回声减低，淋巴门清晰。CDFI：淋巴结内部彩色血流信号不丰富，PW：测得淋巴结内动脉频谱（图 4-0-2A～C）。

超声弹性成像：淋巴结内呈蓝绿相间的马赛克状，2级（图 4-0-2D）。

超声造影：团注超声造影剂后 9s 淋巴结开始增强，14s 增强达峰，表现为由淋巴门向四周增强，呈树枝状进入皮质，呈快速均匀增强，25s 淋巴结内造影剂廓清，38s 淋巴结内造影剂持续廓清，增强强度与周围组织相似（图 4-0-2E～H，视频 2）。

超声提示：左侧颈部多发淋巴结增大，淋巴门型血供，反应性增生

视频 2 淋巴结反应性增生超声造影（病例 2）

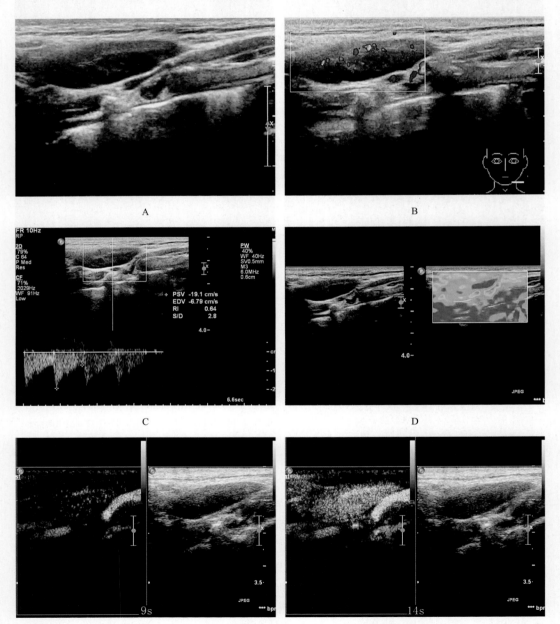

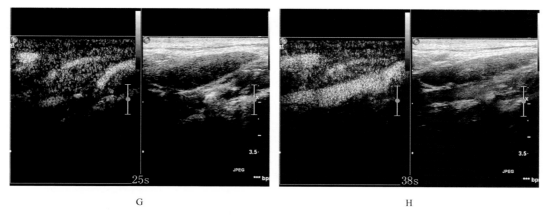

图 4-0-2　淋巴结反应性增生（病例 2）

注：A. 左侧颌下淋巴结增大，淋巴门清晰；B. 淋巴结内彩色血流信号不丰富，呈淋巴门型血供；C. 淋巴结内测得动脉频谱，RI：0.64；D. 弹性超声示淋巴结内呈蓝绿相间的马赛克状；E. 团注超声造影剂后 9s 淋巴结开始增强；F. 14s 增强达峰，内部均匀增强；G. 25s 淋巴结内造影剂廓清；H. 38s 淋巴结内造影剂持续廓清

可能性大。

病理结果：淋巴结反应性增生。

分析：颈部多发淋巴结增大，皮质增厚，淋巴门清晰，淋巴结内未见钙化及液化，超声造影呈淋巴门向四周均匀增强，首先考虑淋巴结反应性增生。

病例 3

病史：患者，女性，21 岁，因"发现左侧颈部肿块伴左颈部胀满不适 2d"就诊。体格检查：左侧颈部触及多个蚕豆大小肿块，活动度好，质地中等，无明显压痛，局部无皮肤红肿。辅助检查：白细胞计数 $5.6 \times 10^9/L$，C 反应蛋白（CRP）4.0mg/L，红细胞沉降率 6.4mm/h。

灰阶及多普勒超声：左侧颈部 Ⅰ 区、Ⅱ 区探及多发淋巴结增大，较大者位于 Ⅰ 区，约 2.1cm×0.6cm，边界清晰，淋巴结无融合，皮质均匀性增厚，回声减低，淋巴门不清，CDFI 及彩色多普勒能量图（CDE）：内部彩色血流信号不丰富（图 4-0-3A～C）。

超声造影：团注超声造影剂后 9s，由淋巴门向四周增强，17s 增强达峰，大小无变化，52s 造影剂廓清明显，强度与周围组织相似，83s 造影剂廓清，强度低于周围组织（图 4-0-3D～G）。

超声提示：左侧颈部多发淋巴结增大，反应性增生可能性大，建议超声引导下穿刺活检。

病理结果：淋巴结反应性增生（图 4-0-3H）。

分析：颈部 Ⅰ 区、Ⅱ 区增大淋巴结，边界清晰，L/S＞2，但淋巴结内回声偏高且血流稀少，不排除转移性淋巴结，但超声造影呈非向心性增强，由淋巴门向四周均匀增强，增强后大小也无变化，符合良性淋巴结表现。

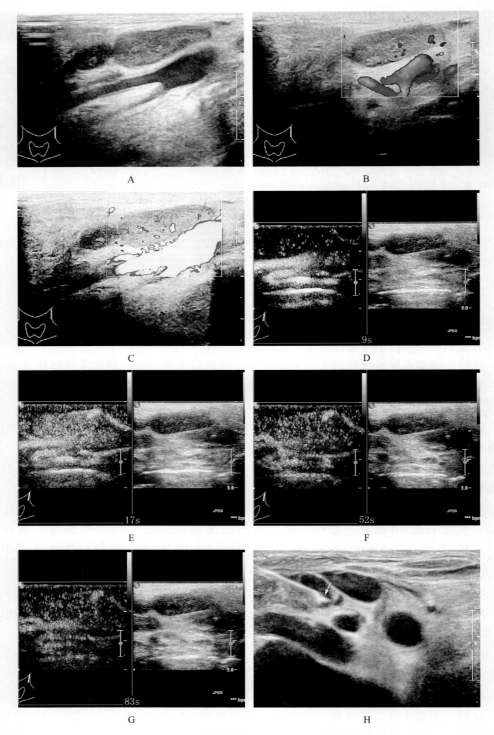

图 4-0-3　淋巴结反应性增生（病例3）

注：A. 左侧颌下淋巴结增大，淋巴门不清晰；B. 彩色血流信号不丰富；C. 能量多普勒显示点状彩色血流信号；D. 团注超声造影剂后9s，由淋巴门向四周增强；E.17s淋巴结内增强达峰，内部均匀增强；F.52s造影剂廓清明显，强度与周围组织相似；G. 83s造影剂廓清，强度低于周围组织；H. 超声引导下穿刺活检术（箭头示活检针针尖）

病例 4

病史：患者，女性，45岁，因"右侧颈部胀满不适1周"就诊。体格检查：右侧颈部可触及多个花生米大小淋巴结，活动度好，质地较硬。辅助检查：白细胞计数 $5.6×10^9/L$，C反应蛋白 5.0mg/L。

灰阶及多普勒超声：右侧颈部Ⅰ区、Ⅱ区探及多发淋巴结增大，较大者位于Ⅱ区，2.4cm×0.6cm，L/S>2，边界清晰，包膜完整，皮质回声减低，淋巴门清晰，无变形。CDFI：内部彩色血流信号不丰富，呈淋巴门型血供，淋巴结内部测得其中2支动脉频谱，阻力指数（RI）：0.54，RI：0.59（图4-0-4A～D）。

超声弹性成像：淋巴结呈蓝绿相间，以蓝色为主，3级（图4-0-4E）。

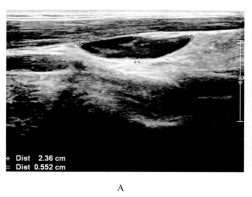

A

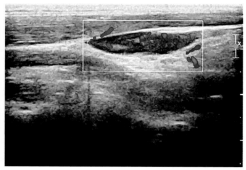

B

C

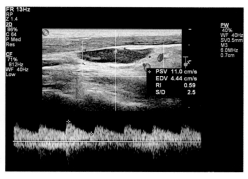

D

E

图 4-0-4 淋巴结反应性增生（病例4）

注：A. 右侧颈部淋巴结增大，边界清晰，L/S>3，皮质回声减低，淋巴门清晰；B. 增大淋巴结内彩色血流信号不丰富；C、D. 淋巴结内测得动脉血流频谱RI：0.54，RI：0.59；E. 超声弹性成像示显示蓝绿相间，以蓝色为主，3级

超声提示：右侧颈部多发淋巴结增大，反应性增生可能性大，建议短期随访。

病理结果：淋巴结反应性增生。

分析：颈部Ⅰ区、Ⅱ区多发淋巴结增大，L/S>4，包膜清晰，淋巴门清晰，淋巴门型血供，首先考虑淋巴结反应性增生。有学者认为，当淋巴结 L/S≥4 时，为恶性淋巴结的概率极低。

病例 5

病史：患者，男性，69 岁，因"右侧腹股沟处皮肤溃疡 3 个月"入院。体格检查：右侧腹股沟处皮肤溃疡，质地较硬，周围可扪及多个黄豆大小淋巴结，活动度好，质地较软（图 4-0-5A）。辅助检查：白细胞计数 $16.3×10^9$/L，C 反应蛋白 5.0mg/L，红细胞沉降率 6.6mm/h。

灰阶及多普勒超声：右侧腹股沟区皮肤溃疡处可见形态不规则的低回声，周边可见条状彩色血流信号。右侧腹股沟区多发淋巴结增大，较大者 2.4cm×0.7cm，边界清晰，部分表面不规则，无融合，皮质略增厚，淋巴门尚清。CDFI：内部彩色血流信号不丰富（图 4-0-5B～G）。

超声造影：团注超声造影剂后 10s 淋巴结内开始增强，由淋巴门向四周增强，16s 增强达峰，36s 造影剂开始廓清，52s 持续廓清，仍有增强，强度较周围组织略高（图 4-0-5H～K）。

超声提示：右侧腹股沟多发淋巴结增大，反应性增生可能性大。

病理结果：右侧腹股沟皮下组织慢性炎伴淋巴结反应性增生（图 4-0-5 L、M）。

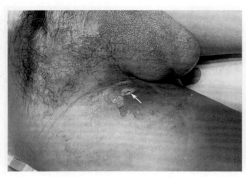

A

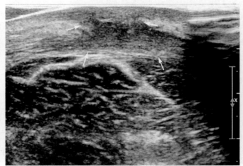

B

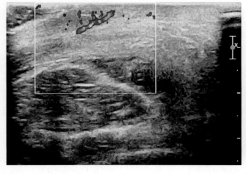

C

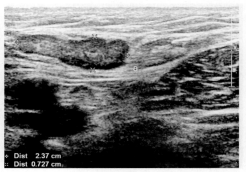

D

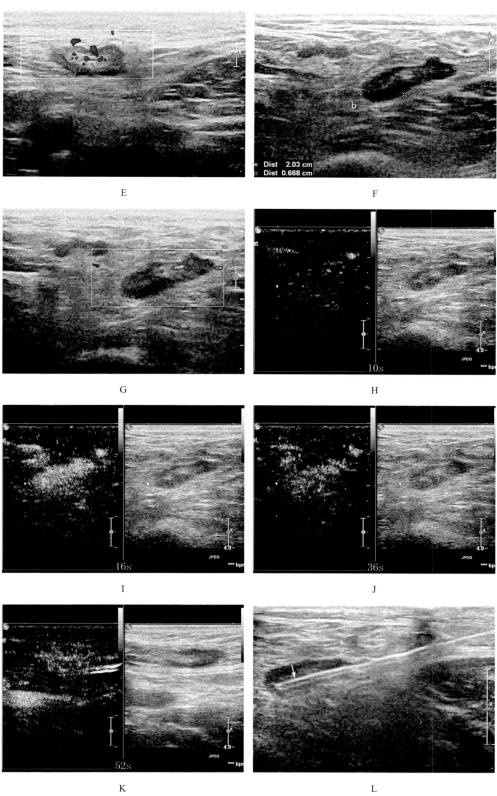

E

F

Dist 2.03 cm
Dist 0.668 cm

G

H

10s

I

16s

J

36s

K

52s

L

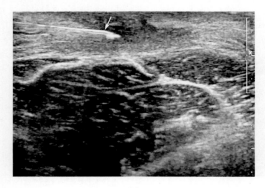

M

图 4-0-5　淋巴结反应性增生（病例 5）

注：A. 患者右侧腹股沟区皮肤溃疡（箭头）；B. 溃疡深部软组织内低回声（箭头）；C. 低回声周边可见条状彩色血流信号；D. 右侧腹股沟淋巴增大中的一枚（a），E. 增大淋巴结（a）内彩色血流信号不丰富，为淋巴门型血流信号；F. 右侧腹股沟增大淋巴结中的另一枚（b），G. 右侧腹股沟增大淋巴结（b）内血流信号不丰富，为淋巴门型血流信号；H. 团注超声造影剂后 10s 淋巴结内开始增强；I. 16s 淋巴结内增强达峰，内部均匀增强；J. 36s 造影剂开始廓清；K. 52s 持续廓清，仍有增强，强度较周围组织略高；L. 超声引导下淋巴结穿刺活检术（箭头所示为活检针），M. 超声引导下溃疡处低回声穿刺活检术（箭头所示为活检针）

分析：腹股沟区淋巴结增大，有明显皮损，应排除淋巴结结核破溃形成窦道、梅毒性硬下疳等感染性病变。故除仔细询问病史外，超声检查应重点观察皮肤破损处与淋巴结有无明显分界，两者如有一定距离则能排除淋巴结结核伴窦道形成。此患者皮肤破损处低回声边界不清，与淋巴结分界清晰，腹股沟淋巴结增大，L/S＞2，淋巴门清，超声造影呈均匀增强，应首先考虑淋巴结反应性增生。

参 考 文 献

［1］ 彭泽华，蒲红，白林，等. 血管滤泡性淋巴结增生症的影像学表现与临床病理特点. 临床放射学杂志，2009，28（2）：242-246.

［2］ Marchal G, Oyen R, Verschakelen J, et al. Sonographic appearance of normal lymph nodes. J Ultrasound Med, 1985, 4(8):417-419.

［3］ Ying M, Ahuja A, Brook F. Gray scale and power Doppler sonography of normal cervical lymph nodes: comparison between Chinese and white subjects. J Ultrasound Med, 2002, 21(1):59-65.

［4］ Brnić Z, Hebrang A. Usefulness of Doppler waveform analysis in the differential diagnosis of cervical lymphadenopathy. Eur Radiol, 2003, 13(1):175-180.

［5］ 李瑞芬，李晓庆，耿晓妍，等. 颈部浅表淋巴结反应性增生的超声表现. 中国全科医学，2013，16（33）：4001-4003.

［6］ 杨先，程文，孙一欣，等. 高频超声鉴别良恶性浅表淋巴结的应用价值. 中华医学超声杂志（电子版），2011，8（10）：2171-2178.

［7］ 张缙熙，姜玉新. 浅表器官及组织超声诊断学. 2 版. 北京：科学技术文献出版社，2010：288-301.

［8］ 杨梅，夏明银，彭凤翔，等. 颈部淋巴结彩色多普勒超声显像及病理基础. 临床超声医学杂志，2001，3（5）：277-278.

［9］ Kessler A, Rappaport Y, Blank A, et al. Cystic appearance of cervical lymph nodes is characteristic of metastatic papillary thyroid carcinoma. J Clin Ultrasound, 2003, 31(1):21-25.

［10］ 周建桥，詹维伟. 彩色多普勒超声在颈部淋巴结疾病诊断中的应用. 中华超声影像学杂志，2005，14（7）：529-532.

［11］ 张龙方，段云友，张铁山，等. 彩色多普勒超声检测转移淋巴结血流分布及其频谱改变. 中华超声影像学杂志，2003，12（2）：124-125.

［12］ Gadre A, Briner W, O'Leary M.A scanning electron microscope study of the human cervical lymph node. Acta Otolaryngol, 1994, 114(1):87-90.

［13］ 张武. 浅表淋巴结超声检查及进展. 中华医学超声杂志（电子版），2008，5（1）：16-27.

［14］ 冀鸿涛，朱强，荣雪余，等. 超声造影在头颈部淋巴结良恶性病变鉴别诊断中的应用. 中华医学超声杂志（电子版），2011，8（7）：1549-1557.

第五章
细菌性淋巴结炎

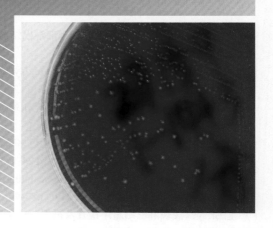

第一节 非特异性细菌性淋巴结炎

【病因及病理】

细菌性淋巴结炎的病因主要是致病菌从损伤破裂的皮肤、黏膜或从其他感染病灶，侵入其引流部位的淋巴结所致。引发本病的细菌常为金黄色葡萄球菌和溶血性链球菌。长期营养不良、贫血及其他慢性疾病使抵抗力明显下降时，容易诱发本病。淋巴结炎常有特定发病规律，例如龋齿继发感染或急性扁桃体炎时伴颈部淋巴结炎，手部感染后常伴同侧腋淋巴结炎，下肢感染常伴发腹股沟淋巴结炎等。

受累淋巴结早期内部结构完整，淋巴窦扩张，内含弱酸性蛋白液，并混有大量巨噬细胞及中性粒细胞。后期可形成微脓肿，微脓肿进一步增大融合，形成化脓性淋巴结炎，最终可发展为脓肿或窦道。

【临床表现】

急性淋巴结炎多见于头颈部、腋窝及腹股沟，淋巴结增大，有痛感，压痛明显，局部皮肤可见红、肿、热、痛等急性炎性表现，实验室检查以白细胞计数增高最为明显。慢性淋巴结炎病程长，症状轻，淋巴结质地较硬，可活动，压痛不明显。

【超声检查】

1. 淋巴结增大，常呈椭圆形，长短径比值（L/S）可<2，探头挤压时肿块处常有压痛。

2. 淋巴结包膜多完整，部分可皱缩，部分淋巴结破溃后包膜中断，形成淋巴结周围脓肿或窦道。

3. 淋巴结皮质增厚，呈低回声，当淋巴结内出现坏死时，可见小片状、片状无回声，内透声差。淋巴门受压变窄，偏心或消失。

4. 彩色多普勒血流成像（CDFI）：血流信号稍丰富多见，亦可不丰富，以淋巴门型血供为主。

5．淋巴结周围组织可有炎性表现：周围皮下组织增厚伴回声增强、不均匀，有时可出现细线状或条状无回声，增厚的组织内彩色血流信号较正常组织丰富。

6．超声造影（CEUS）：以非向心性增强为主，表现为由淋巴门向四周增强，内部脓肿形成后，淋巴结呈不均匀增强或环形增强。

【典型病例】

病例 6

病史：患者，男性，45 岁，因"鱼刺刺伤咽喉 3d，左侧颌下疼痛 2d"就诊。体格检查：体温 38.2℃，左侧颌下可触及多个蚕豆大小淋巴结，质软，活动度可，皮肤红肿；辅助检查：白细胞计数 19.3×10^9/L，C 反应蛋白（CRP）28mg/L。

灰阶及多普勒超声：左侧颈部Ⅱ区多发淋巴结增大，较大者约 1.4cm×0.9cm，包膜连续完整，形态规则，皮质增厚，呈低回声，内部可见点状无回声，淋巴门受压移位，与周边淋巴结粘连，分界不清。CDFI：内部彩色血流信号丰富，呈淋巴门型血供，脉冲多普勒（PW）测得动脉频谱，阻力指数（RI）：0.47（图 5-1-1A～F）。

超声弹性成像：淋巴结呈蓝绿相间，2 级（图 5-1-1G）。

超声提示：左侧颌下多发淋巴结增大伴无回声，结合病史考虑为细菌性淋巴结炎。

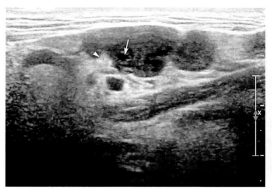

A

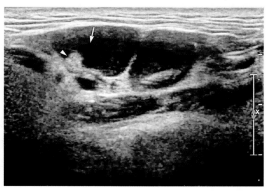

B

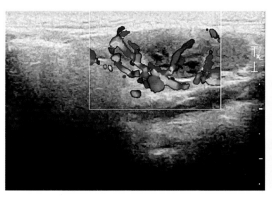

C

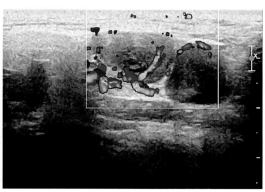

D

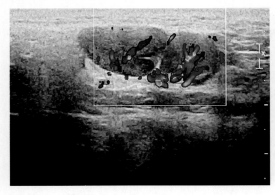

E

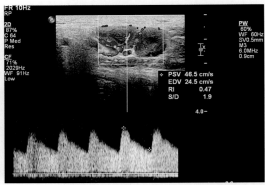

F

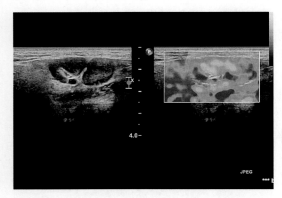

G

图 5-1-1　左侧颌下细菌性淋巴结炎（病例 6）

注：A、B. 不同切面显示左侧颌下Ⅱ区多发淋巴结增大，淋巴结之间分界不清，较大淋巴结内部回声不均匀，内可见少许无回声（箭头），淋巴门受压偏心（三角形箭头）；C~E. 淋巴结内彩色血流信号丰富；F. 淋巴结内动脉频谱，RI：0.47；G. 超声弹性成像淋巴结呈蓝绿相间，2 级

病理结果：穿刺涂片见大量中性粒细胞及混合性淋巴细胞，细菌培养结果为金黄色葡萄球菌感染。

分析：左侧颌下多发淋巴结增大，包膜连续完整，形态规则，内可见无回声，淋巴门受压移位，呈淋巴门型血供，结合异物（鱼刺）卡入咽喉史及发热、颌下疼痛等表现以及血常规白细胞增高、CRP 增高，首先考虑细菌性淋巴结炎。

病例 7

病史：患者，男性，25 岁，因"右侧颌下疼痛伴发热 2d"就诊。体格检查：体温 39℃，右侧颌下可触及一蚕豆大小肿块，质软，活动度差，局部皮肤红肿。辅助检查：白细胞计数 16.3×10⁹/L，CRP 23mg/L。

灰阶及多普勒超声：右侧颈部Ⅱ区多发淋巴结增大，其中一个约 1.4cm×0.8cm，皮质增厚，呈低回声，包膜明显增厚、连续完整，淋巴门细窄不规则。CDFI：内部彩色血流信号丰富，呈淋巴门型血供。其下方另一增大淋巴结，边界欠清，包膜中断，淋巴结内见少许无回声，彩色血流信号不丰富，呈乏血供，淋巴结周围组织增厚、回声增强，内可见细线状无回声，血流信号较正常组织丰富（图 5-1-2A~F）。

超声提示：右侧颌下多发淋巴结增大，结合病史考虑为感染性病变。

病理结果：穿刺涂片见大量中性粒细胞及混合性淋巴细胞，细菌培养结果为金黄色葡萄球菌感染（图 5-1-2G）。

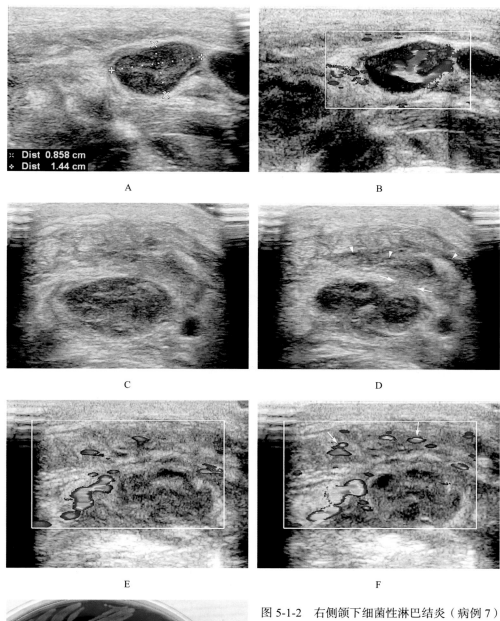

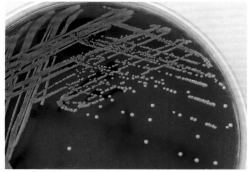

图 5-1-2　右侧颌下细菌性淋巴结炎（病例 7）

注：A. 右侧颌下Ⅱ区淋巴结增大，包膜明显增厚、连续完整，淋巴门细窄；B. 淋巴结内彩色血流信号丰富，呈淋巴门型血供；C、D. 另一增大淋巴结，边界欠清，包膜中断（箭头），内见少许无回声，淋巴结周围软组织增厚伴回声不均匀，可见细条状无回声（三角形箭头）；E、F. 增厚的软组织内彩色血流信号较正常组织丰富（箭头），淋巴结内呈乏血供；G. 穿刺液细菌培养后培养基内葡萄球菌菌落

　　分析：右侧颌下多发淋巴结增大，其中一个包膜明显增厚、连续完整，淋巴门型彩色血流信号，符合良性淋巴结表现。另一个淋巴结包膜破裂，周围软组织增厚及出现无回声等水肿表现，血常规、CRP 等实验室检查均提示感染性疾病，结合周围皮肤有红、肿、热、痛等表现，考虑细菌性淋巴结炎。

病例 8

　　病史：患者，男性，35 岁，因"左侧腹股沟肿胀 5d"就诊。体格检查：左侧腹股沟可触及多个大小不等肿块，质软，活动度可，有压痛，皮肤红肿。辅助检查：白细胞计数 $19.3×10^9$/L，CRP 28mg/L。

　　灰阶及多普勒超声：左侧腹股沟多发淋巴结增大，较大者约 2.1cm×0.9cm，包膜中断，形态不规则，皮质增厚，回声减低，内部可见片状无回声，透声差，淋巴门欠清，周围软组织增厚，内部回声不均匀，见细线状无回声。CDFI：内部见条状彩色血流信号，呈淋巴门型血供。其旁另一淋巴结边界清，包膜完整，CDFI：内部彩色血流信号丰富，呈淋巴门型血供（图 5-1-3A～E）。

　　超声弹性成像：淋巴结大部分显示为绿色，2 级（图 5-1-3F）。

　　超声提示：①左侧腹股沟多发淋巴结增大；②左侧腹股沟皮下软组织增厚伴回声异常，结合临床考虑感染性病变可能性大，建议穿刺活检或抗感染治疗后复查。

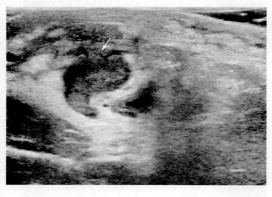

A

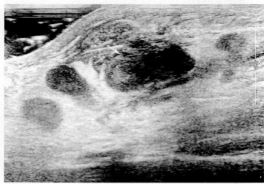

B

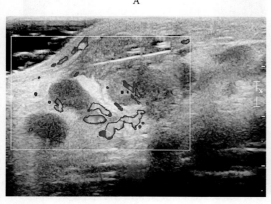

C

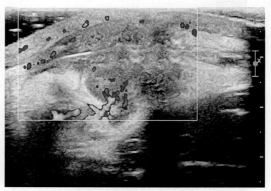

D

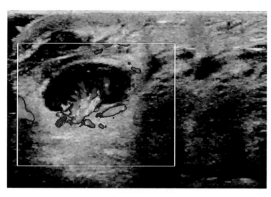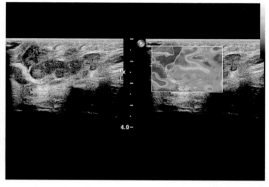

E　　　　　　　　　　　　　　　　　　F

图 5-1-3　左侧腹股沟细菌性淋巴结炎（病例 8）

注：A、B. 多切面显示左侧腹股沟多发淋巴结增大，较大淋巴结包膜中断（箭头），形态不规则，内部回声不均匀，周围软组织增厚伴回声增强、不均匀；C、D. 淋巴结内见条状彩色血流信号；E. 另一淋巴结内彩色血流信号丰富，呈淋巴门型血供；F. 超声弹性成像，淋巴结大部分显示为绿色，2 级

病理结果：穿刺涂片见大量中性粒细胞及混合性淋巴细胞，细菌培养结果为金黄色葡萄球菌感染。

分析：腹股沟多发淋巴结增大，皮质明显增厚，包膜破裂，见淋巴门型血流信号，周围软组织增厚、回声不均及出现无回声等水肿表现，结合患处皮肤有红、肿、痛等表现及实验室检查结果，考虑为淋巴结炎，细菌培养结果为金黄色葡萄球菌感染。

病例 9

病史：患者，女性，53 岁，因"竹签刺伤左足 1 个月，左侧腹股沟肿胀 7d，伴发热 3d"就诊。体格检查：体温 39℃，左侧腹股沟可扪及鸡蛋大小肿块，质硬，活动度可，触诊轻压痛。辅助检查：白细胞计数 $20.1×10^9$/L，CRP 31mg/L。

灰阶及多普勒超声：左侧腹股沟多发淋巴结增大，较大者约 4.8cm×2.9cm，包膜连续完整，形态欠规则，皮质增厚，呈不均匀低回声，淋巴结内见条索状高回声，淋巴门消失，淋巴结周围组织回声增强。CDFI 及彩色多普勒能量图（CDE）：仅于淋巴结周边见少许条状彩色血流信号，为边缘型血供，PW：淋巴结周边可测及动脉频谱，RI：0.69（图 5-1-4A～H）。

超声弹性成像：淋巴结显示为蓝绿相间，2 级（图 5-1-4I）。

超声造影：团注超声造影剂后 8s 周边开始增强，20s 增强达峰，淋巴结中央始终无造影剂灌注，边缘可见环形增强，39s 开始廓清，56s 廓清明显（图 5-1-4J～M，视频 3）。

超声提示：左侧腹股沟多发淋巴结增大，超声造影见环形增强，细菌性淋巴结炎？结核？

病理结果：超声引导下左侧腹股沟淋巴结穿刺活检为化脓性炎伴凝固性坏死（图 5-1-4N、O，视频 4），细菌培养结果为链球菌感染（图 5-1-4P）。

视频 3　左侧腹股沟细菌性淋巴结炎超声造影（病例 9）

视频 4　细菌性淋巴结炎左侧腹股沟淋巴结穿刺活检（病例 9）

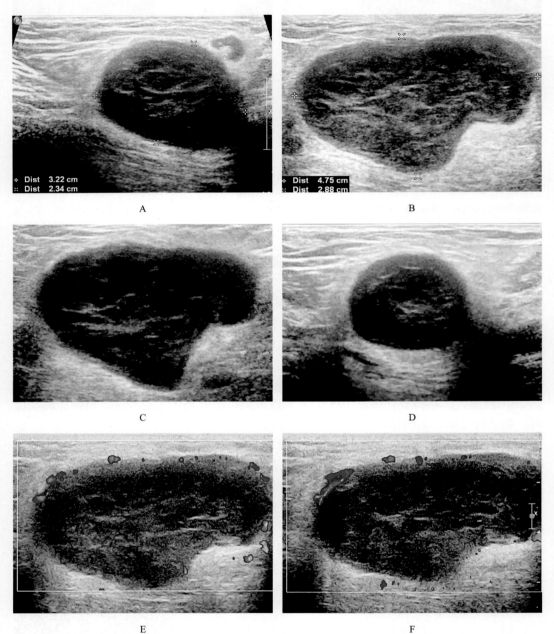

A

B

C

D

E

F

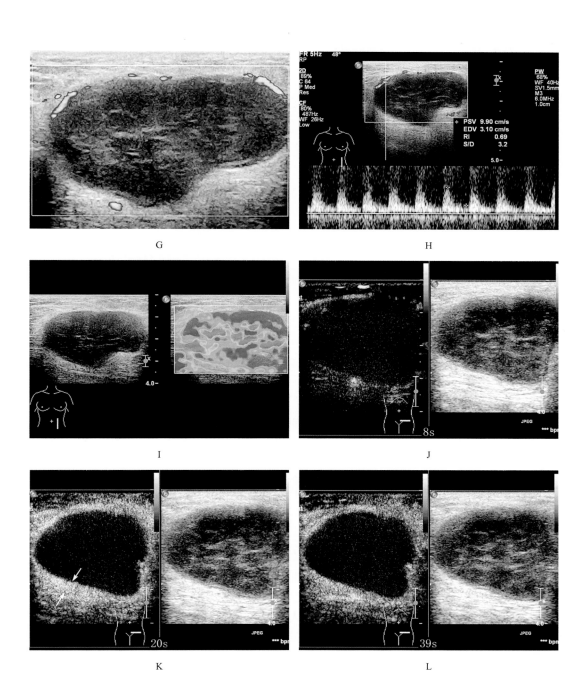

G

H

I

J

K

L

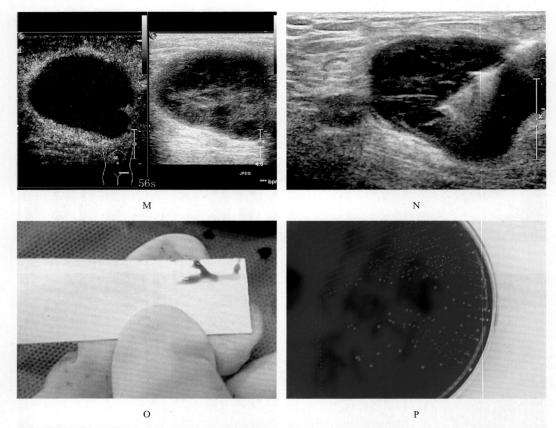

M

N

O

P

图 5-1-4 左侧腹股沟细菌性淋巴结炎（病例 9）

注：A～D. 多切面显示左侧腹股沟淋巴结增大，包膜连续完整，形态欠规则，内部呈不均匀低回声，淋巴结周围组织回声增强；E～G. 淋巴结内未见明显彩色血流信号，仅周边可见少许条状彩色血流信号；H. 淋巴结周边测得动脉频谱，RI：0.69；I. 超声弹性成像 2 级；J. 8s 周边开始增强；K. 20s 增强达峰，中央无增强，周边可见环形增强（箭头）；L. 39s 开始廓清；M. 56s 廓清明显；N. 超声引导下增大淋巴结穿刺组织活检术；O. 穿刺物体为液性成分，呈水滴状，为陈旧性带血性脓液；P. 穿刺液培养后培养基内为链球菌菌落

分析：左侧腹股沟淋巴结增大，包膜连续完整，内有条索状高回声，灰阶超声表现与淋巴瘤相似，极易误诊，但淋巴结内部无血流信号及超声造影提示淋巴结中央无灌注，血供表现与淋巴瘤表现不符。与淋巴结结核又难以鉴别，但淋巴结结核出现条索状高回声较少见。此患者结合"竹签刺入左足"病史，发热等感染症状应首先考虑细菌性淋巴结炎。

病例 10

病史：患者，男性，8 岁，因"左侧脸颊部肿胀 4d，伴发热 2d"就诊。体格检查：体温 39℃，左侧脸颊部及左侧颌下可扪及多个鸽蛋大小肿块（图 5-1-5A），质硬，活动度差，触诊压痛明显。辅助检查：白细胞计数 $19.5×10^9/L$，CRP 34mg/L。

灰阶及多普勒超声：左侧腮腺旁可见一约 3.1cm×2.1cm 的混合回声，边界不清，内可见不规则无回声，透声差。CDFI：混合回声周边见条状彩色血流信号（图 5-1-5B、C）。左侧颌下可见多个增大淋巴结回声，较大者约 2.7cm×1.6cm，增大淋巴结皮质增厚，呈不均匀低回声，淋巴门受压偏心，淋巴结局部包膜回声中断，包膜外可见 1.8cm×1.2cm 的混合回声，其形态欠规则，与包膜中断处相连。CDFI：淋巴结内可见条状彩色血流信号，呈异常走行的淋巴门型血供（图 5-1-5D～F）。

超声造影：团注造影剂后 7s 淋巴结周边开始增强，呈非向心性增强，9s 淋巴结轮廓清晰，15s 增强达峰，淋巴结呈均匀增强，周围混合回声呈无增强，22s 淋巴结开始廓清，40s 淋巴结内仍有增强（图 5-1-5G～K）。

超声提示：左侧腮腺旁混合回声，左侧颌下多发淋巴结增大伴周围混合回声，结合临床考虑为左侧腮腺旁脓肿伴左侧颌下淋巴结炎可能性大。

病理结果：超声引导下左侧腮腺旁病灶、左侧颌下淋巴结穿刺活检证实为化脓性炎伴凝固性坏死（图 5-1-5L）；穿刺脓液细菌培养结果为链球菌感染。

分析：左侧颌下淋巴结增大，包膜连续中断，淋巴门受压偏心，彩色血流信号呈异常走形的淋巴门型血供，淋巴结包膜中断处周围可见混合回声，内见无回声，加之此患者发热、疼痛、白细胞及 CRP 明显增高等症状应首先考虑细菌性淋巴结炎。

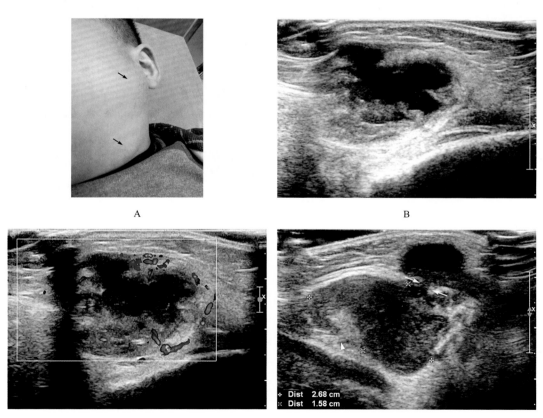

A

B

C

D

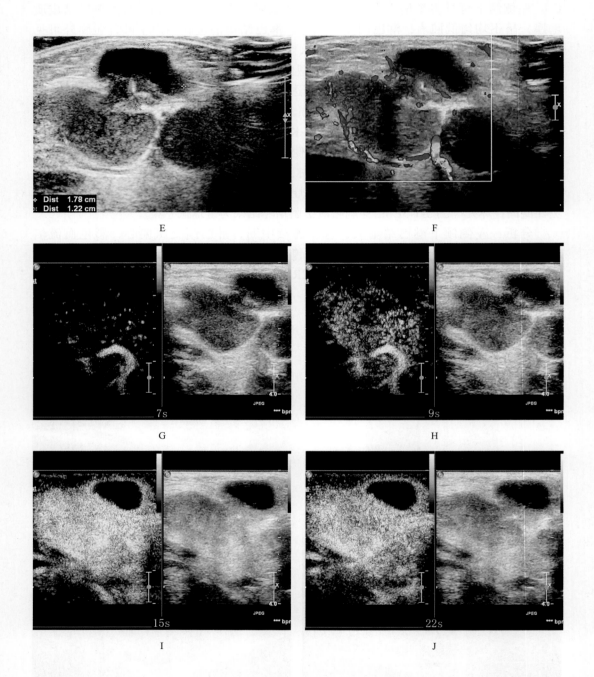

E

F

G

H

I

J

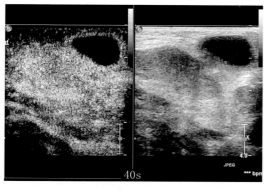
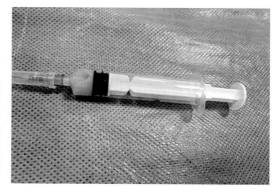

K   L

图 5-1-5　左侧颌下细菌性淋巴结炎（病例 10）

注：A. 左侧腮腺旁及同侧颌下多发肿块（箭头）；B. 左侧腮腺旁混合回声，边界不清，内可见不规则无回声，透声差；C. CDFI 示混合回声周边见条状彩色血流信号；D、E. 左侧颌下多个增大淋巴结，较大者约 2.7cm×1.6cm，局部包膜回声中断（箭头），增大淋巴结皮质增厚，呈不均匀低回声，淋巴门偏心（三角形箭头），包膜外可见一混合回声，内可见无回声，其形态欠规则，与包膜中断处相连；F. CDFI 示淋巴结内可见条状彩色血流信号，呈异常走行的淋巴门型血供，无回声区未见明显彩色血流信号；G. 团注造影剂后 7s 淋巴结周边开始增强；H. 9s 淋巴结轮廓清晰；I. 15s 增强达峰，淋巴结呈均匀增强，混合回声呈无增强；J、K. 22s、40s 淋巴结开始廓清；L. 左侧颌下淋巴结周围混合回声内穿刺抽出脓性液体

病例 11

病史：患儿，女性，3 岁，因"发热 3d 后右侧腋窝肿块 1 周"就诊。近半年来饮用家养自产鲜羊奶。体格检查：体温 37.8℃，右侧腋窝可扪及鸡蛋大小肿块，质硬，活动度差，触诊轻度压痛。辅助检查：白细胞计数 $3.4×10^9$/L，CRP 0.48mg/L，血乳酸脱氢酶 299U/L，血 IgG 176U/ml（临界值 10U/ml），IgM 231U/ml（临界值 10U/ml）。服用复方磺胺甲噁唑（SMZ）和利福平，1 个月后复查：淋巴结及周围脓肿缩小，6 个月后淋巴结明显缩小，淋巴结周围脓肿消失。

灰阶及多普勒超声：右侧腋窝可见多个淋巴结回声，较大者 1.6cm×1.5cm，皮质增厚，淋巴门可见，部分淋巴结包膜连续性中断，破裂包膜的浅侧可见 2.4cm×1.0cm 的混合回声（淋巴结周围脓肿），边界不清，与周围淋巴结分界不清，内可见不规则无回声，透声差，探头挤压后可见点状回声移动。CDFI：血流信号丰富，以淋巴门型血供为主，PW 测得淋巴结包膜处动脉血流频谱，RI：0.57。混合回声周边见条状彩色血流信号（图 5-1-6A～E）。左侧腋窝未见明显增大淋巴结回声。

超声弹性成像：淋巴结显示为蓝绿相间，2 级（图 5-1-6F）。

超声提示：右侧腋窝多发淋巴结增大伴周围脓肿，淋巴结炎可能。

病理结果：超声引导下右侧腋窝混合回声穿刺，脓液细菌培养及血清抗体结果为布鲁杆菌感染（图 5-1-6G）。

服药治疗 1 个月后复查：右侧腋淋巴结缩小，较大者 1.9cm×0.8cm，淋巴结浅侧的混合回声（淋巴结周围脓肿）范围明显缩小，CDFI：血流信号不丰富，以淋巴门型血供为主（图 5-1-6H～L）。6 个月后复查：右侧腋淋巴结多个淋巴结明显缩小，较大者 1.1cm×0.4cm，淋巴门清，周围脓肿消失（图 5-1-6M～O）。

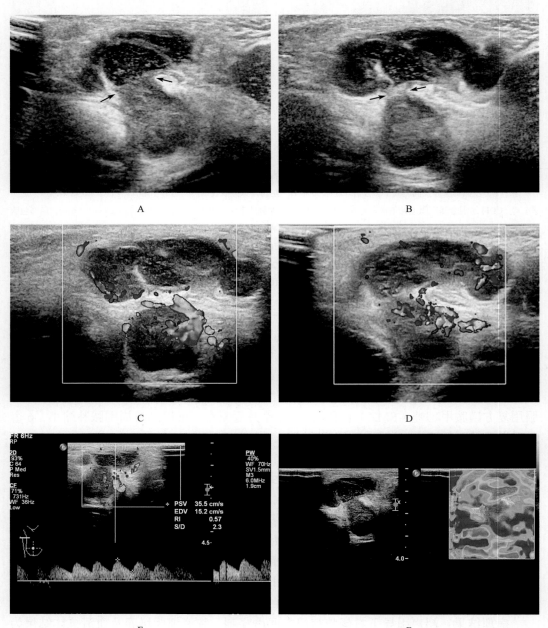

A

B

C

D

E

F

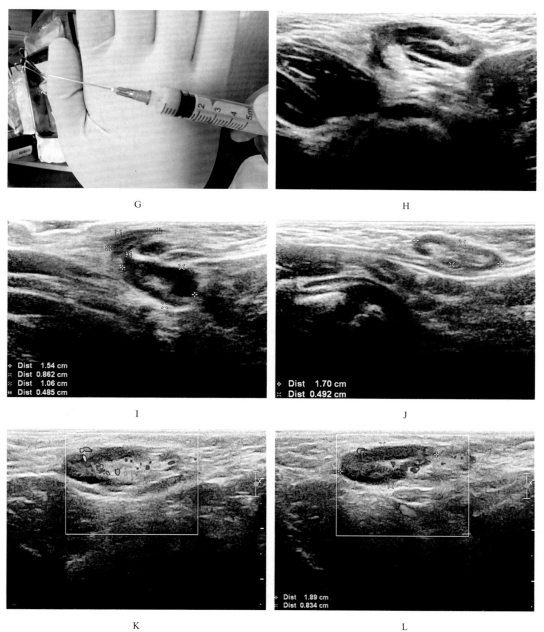

G

H

I

Dist　1.54 cm
Dist　0.862 cm
Dist　1.06 cm
Dist　0.485 cm

J

Dist　1.70 cm
Dist　0.492 cm

K

L

Dist　1.89 cm
Dist　0.834 cm

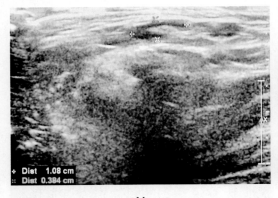
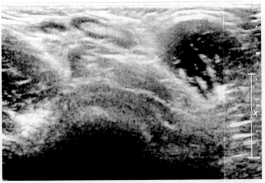

M

N

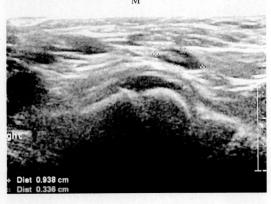

O

图 5-1-6　右侧腋窝布鲁杆菌淋巴结炎（病例 11）

注：A、B. 右侧腋窝多个淋巴结，部分淋巴结包膜连续性中断，皮质增厚，较大者 1.6cm×1.5cm，淋巴结浅侧可见 2.4cm×1.0cm 的混合回声，与周围淋巴结包膜中断处相连（箭头），边界清，内可见不规则无回声，透声差；C、D. CDFI 示血流信号丰富，以淋巴门型血供为主，混合回声周边见条状彩色血流信号；E. PW 淋巴结包膜处测得动脉频谱，RI：0.57；F. 超声弹性成像：淋巴结显示为蓝绿相间，2 级；G. 右侧腋窝混合回声内穿刺抽出黄白色脓性液体；H～J. 治疗后 1 个月复查：右侧腋淋巴结缩小，较大者 1.9cm×0.8cm，淋巴结浅侧的混合回声（淋巴结周围脓肿）范围亦明显缩小；K、L. CDFI：血流信号不丰富，以淋巴门型血供为主；M～O. 治疗 6 个月后复查：右侧腋淋巴结明显缩小，较大者 1.1cm×0.4cm，淋巴门清，周围混合回声消失

分析：右侧腋淋巴结增大，包膜连续中断伴周围混合回声，挤压后可见点状回声移动，考虑淋巴结包膜破裂伴周围脓肿。对于腋淋巴结肿大伴脓肿的小儿，应该仔细询问有无猫、狗等小动物抓伤的病史，需排除猫抓病性淋巴结炎。如患者是左侧腋窝病灶，还需考虑卡介苗接种所致淋巴结结核的可能，但该患者为右侧腋窝病灶，穿刺抽液后，结合血 IgG、IgM 指标异常，诊断为布鲁杆菌感染性淋巴结炎。此病例在临床中较少见，超声引导下穿刺活检为快速诊断此疾病提供了方法。

布鲁杆菌（Brucella）是一种革兰阴性菌，细胞内寄生，可以在很多种家畜体内存活。布氏杆菌属有 6 种：马耳他布氏杆菌（羊型布氏杆菌）、流产布氏杆菌（牛型布氏杆菌）、猪布氏杆菌和狗布氏杆菌、林鼠布氏杆菌、绵羊布氏杆菌。其中引起人类疾病的有羊、牛、猪和狗布鲁杆菌。人通常因接触受感染动物的分泌物或者食用其制成且灭菌不充分的肉类和奶制品而患病。未经治疗的患者血清抗体最先是 IgM 升高，随后是 IgG 升高，IgA 在其后呈低水平上升，持续约 1 年后下降，此后每当病情反复加重时，IgG 又可迅速回升。

第二节 / 猫抓病性淋巴结炎

【病因及病理】

猫抓病（cat-scratch disease，CSD）又名猫抓热或良性淋巴网状细胞增多症，是一种以人局部淋巴结炎为主要特征的自限性疾病，以儿童、青少年多见，患者多有被猫、狗抓伤史。猫抓病根据病变部位及个体免疫力的不同而具有广泛的多样性，分为典型猫抓病和非典型猫抓病，典型猫抓病又称猫抓病性淋巴结炎，是最常见的猫抓病表现形式。

目前多数研究认为猫抓病由汉赛巴尔通体（bartonella henselae）引起，以亚急性局部肉芽肿性淋巴结炎为主要特征的人畜共患的感染性疾病。病理变化主要为慢性炎症性改变，包括炎症细胞浸润或坏死性肉芽肿形成，皮质区反应性增生等，猫抓病淋巴组织镜检为化脓性肉芽肿性炎，但无特异性。

目前猫抓病的实验室诊断主要靠抗体检测和分子生物学检测，血清学检查方便快捷、创伤少，是目前诊断的主要方法。

【临床表现】

猫抓病的临床表现多种多样，其严重程度主要取决于宿主的免疫状态，主要临床表现为皮肤抓伤处引流区域的淋巴结增大，好发区域为颈部及腋窝，可伴或不伴疼痛，部分患者可有发热或全身各系统受累的症状。

初期在猫抓伤部位（如手部、前臂、小腿等处）出现皮肤红斑、丘疹、脓疱或硬结，患者多因触及包块或局部疼痛就诊，2～4 周后引流区淋巴结增大，常为单个、单侧或小群淋巴结增大，2 个区域同时出现淋巴结增大时，淋巴结增大更为显著。其次为发热、乏力，肌肉、关节疼痛，肝、脾肿大等，但全身症状多不严重。通常当淋巴结增大时伤口已完全愈合，在皮肤上仅见纤细的白色纤维性瘢痕，多数患者就诊时肢体并未发现伤口，但绝大多数有猫抓伤史。

由于此病为自限性疾病，多数患者在 6～8 周内自愈，少数免疫功能低下者，可导致多脏器受累，如肉芽肿性结膜炎、血小板减少性紫癜等。

【超声检查】

1. 受累淋巴结常位于抓伤或咬伤部位的引流区域，增大的淋巴结形态多呈类圆形，L/S＜2 多见，皮质增厚，呈均匀低回声，厚薄不均，后方回声多增强，淋巴结皮质增厚，淋巴门增宽，可呈"靶样"表现。

2. 淋巴结内脓肿形成时呈混合回声，包膜不规则，甚至破裂，淋巴结后方回声增强，周边软组织回声多增强。

3. 多普勒超声：淋巴结多呈丰富的淋巴门型血供，呈树枝状，血流阻力较低，阻力指数（RI）<0.6多见。脓肿型猫抓病性淋巴结炎淋巴结内多无血流信号，淋巴结周边及包膜处仍可探及血流信号。

4. 超声弹性成像：淋巴结质地较软。

5. 超声造影以非向心性增强为主，多由淋巴门向四周增强，也可呈弥漫性高增强，以均匀高增强为主。

【典型病例】

病例12

病史：患者，男性，45岁，因"猫抓破右小腿后3周，发现右侧腹股沟包块1周"就诊。体格检查：右侧腹股沟区可扪及鸽蛋大小淋巴结，活动度差，局部皮肤无红肿、压痛，右小腿见猫抓瘢痕。辅助检查：血常规未见明显异常。

灰阶及多普勒超声：右侧腹股沟淋巴结增大，约2.3cm×1.7cm，皮质呈均匀低回声，皮质增厚且厚薄不均，淋巴门可见，周围软组织回声增强。彩色多普勒血流成像（CDFI）及彩色多普勒能量图（CDE）：淋巴结内部彩色血流信号丰富，呈淋巴门型血供，周边可见点状血流信号（图5-2-1）。

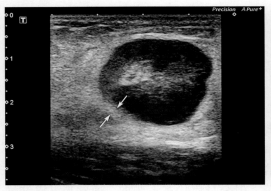

A

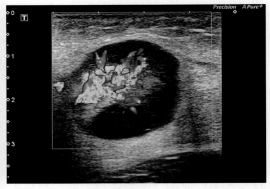

B

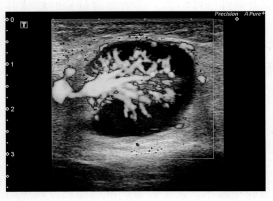

C

图5-2-1　猫抓病性淋巴结炎（病例12）

注：A. 右侧腹股沟淋巴结增大，皮质呈均匀低回声，皮质增厚且厚薄不均，淋巴门可见，周围软组织回声增强（箭头）；B、C. 淋巴结内部彩色血流信号丰富，呈淋巴门型血供，周边可见点状血流信号

超声提示：右侧腹股沟淋巴结增大，结合病史，考虑猫抓病性淋巴结炎。

病理结果：右侧腹股沟淋巴结穿刺可见肉芽肿性浸润灶，中央见坏死灶，周围上皮样细胞呈栅栏状排列，并有致密的淋巴细胞包绕，考虑猫抓病。

分析：猫抓病性淋巴结炎误诊率较高，原因主要是该病在临床上无特异性表现，且具有自限性，大多数患者未经治疗便已自愈，少数引起淋巴结增大，此患者右侧腹股沟区淋巴结增大，皮质呈均匀低回声，皮质增厚且厚薄不均，淋巴门可见，且为淋巴门型血供，周围软组织回声增强，结合患者有右小腿被猫抓伤病史，故应首先考虑猫抓病性淋巴结炎。

病例 13

病史：患者，男性，51 岁，因"发现左肘部及左侧腋窝包块 2 周"就诊。体格检查：左侧肘部及腋窝皮肤隆起，无红肿（图 5-2-2A），可扪及鹌鹑蛋大小肿块，活动度差，有轻压痛，1 个月前被猫抓伤左手手指，现已愈合。辅助检查：白细胞计数 12.1×10^9/L，中性粒细胞计数 8.6×10^9/L。

灰阶及多普勒超声：左侧肘部见多发淋巴结增大，较大者约 1.6cm×0.9cm，L/S＜2，椭圆形，边界清晰，包膜连续，皮质增厚呈均匀低回声，周边软组织回声增强（图 5-2-2B）。CDFI：淋巴结内血供丰富，呈混合型血供，频谱多普勒测得动脉频谱，RI：0.67（图 5-2-2C、D）。

左侧腋窝见多发淋巴结增大，较大者约 1.9cm×1.3cm，L/S＜2，椭圆形，边界清晰，包膜连续，皮质增厚，呈不均匀低回声，内可见条索状高回声，淋巴门清，周边软组织回声增强，淋巴结无融合（图 5-2-2E、F）。CDFI 及 CDE 提示淋巴结内血供丰富，呈混合型血供（图 5-2-2G、H）。

超声造影：团注造影剂后 17s 左侧腋窝较大淋巴结由淋巴门开始呈非向心性增强，22s 淋巴结轮廓清晰，30s 淋巴结内增强达峰，呈均匀高增强，42s 淋巴结内造影剂廓清，52s 淋巴结内造影剂持续廓清，62s 淋巴结内造影剂廓清，轮廓清晰（图 5-2-2I～O，视频 5）。

视频 5 猫抓病性淋巴结炎超声造影（病例 13）

超声提示：左侧肘窝及腋窝淋巴结增大，结构异常，首先考虑猫抓病性淋巴结炎。

病理结果：左侧腋淋巴结穿刺活检，淋巴结肉芽肿性炎，肉芽肿内见脓肿形成，首先考虑猫抓病性淋巴结炎（图 5-2-2P、Q）。

分析：猫抓伤左手手指，同侧上肢肘部及腋淋巴结增大，皮质增厚，呈不均匀低回声，内可见条索状高回声，上述表现需要与淋巴瘤鉴别。淋巴瘤在极低回声背景下也可出现条索状高回声，多因淋巴结内间质硬化所致。但此患者有猫抓伤左手手指病史，故应该首先考虑猫抓病，最终确诊仍建议穿刺活检病理诊断。

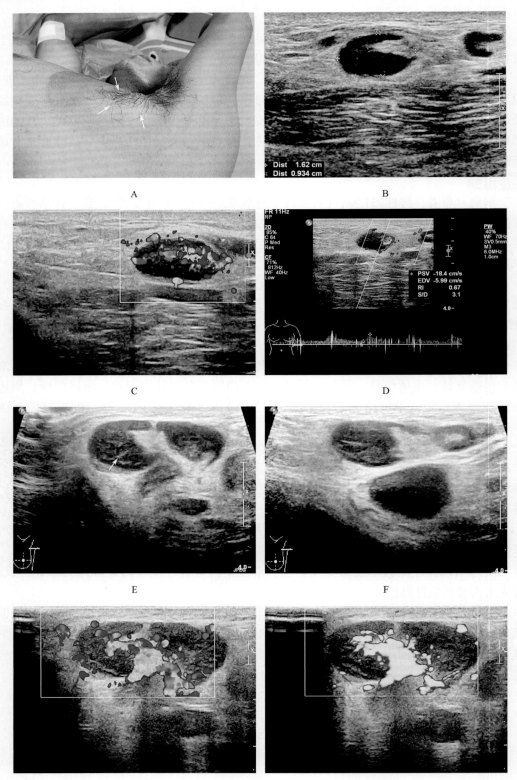

A

B

C

D

E

F

G

H

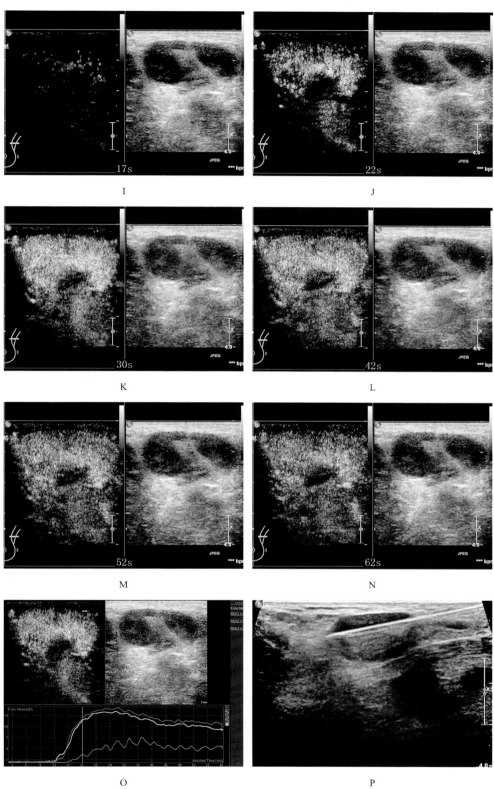

I   J

K   L

M   N

O   P

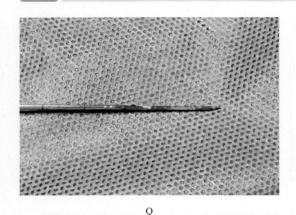

Q

图 5-2-2　猫抓病性淋巴结炎（病例 13）

注：A. 左侧腋窝体表观，腋窝局部肿块，皮肤无红肿（箭头）；B. 左侧肘部见多发淋巴结，椭圆形，边界清晰，包膜连续，皮质增厚呈均匀低回声，周边软组织回声增强；C. CDFI 提示淋巴结内血供丰富，呈混合型血供；D. 频谱多普勒测得动脉频谱，RI：0.67；E、F. 左侧腋窝见多发淋巴结增大，较大者约 1.9cm×1.3cm，椭圆形，边界清晰，包膜连续，皮质增厚，呈不均匀低回声，内可见条索状高回声（箭头），淋巴门清，周边软组织回声增强，淋巴结无融合；G、H. CDFI 及 CDE 提示淋巴结内血供丰富，呈混合型血供；I. 团注造影剂后 17s 左侧腋窝淋巴结由淋巴门开始呈非向心性增强，J. 22s 淋巴结轮廓清晰；K. 30s 淋巴结内增强达峰，呈均匀高增强；L. 42s 淋巴结内造影剂廓清；M. 52s 淋巴结内造影剂持续廓清；N. 62s 淋巴结内造影剂廓清，轮廓清晰；O. 时间强度曲线示淋巴不同部位增强强度对比；P. 超声引导下淋巴活检术；Q. 淋巴结活检穿刺条

病例 14

病史：患者，男性，7 岁，因"发现左侧腋窝包块半月余"就诊。体格检查：左侧腋窝可扪及核桃大小肿块，压痛明显，活动度差，局部皮肤无红肿。1 月前曾被猫抓伤左手手指。辅助检查：白细胞计数 $13.5×10^9/L$，中性粒细胞计数 $9.4×10^9/L$。

灰阶及多普勒超声：左侧腋窝见多发淋巴结增大，较大者约 3.5cm×2.1cm，边界欠清晰，形态不规则，包膜连续性中断，内部回声不均匀，后方回声增强，淋巴门消失。CDFI：淋巴结边缘可见点状血流信号，呈边缘型血供（图 5-2-3A～D）。

超声提示：左侧腋淋巴结增大，结构异常，首先考虑细菌性淋巴结炎。

病理结果：左侧腋淋巴结穿刺提示淋巴结呈化脓性肉芽肿性炎症，部分伴坏死。

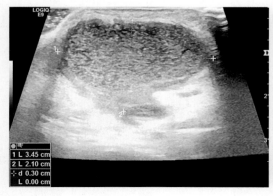

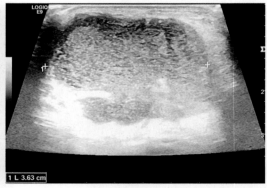

A   B

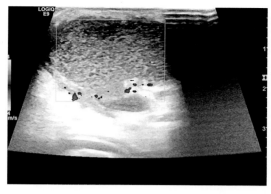
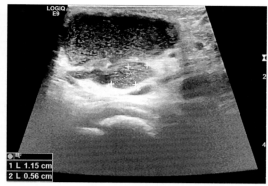

C   D

图 5-2-3 猫抓病性淋巴结炎（病例 14）

注：A、B. 左侧腋淋巴结增大，最大者约 3.5cm×2.1cm，不同切面显示最大淋巴结形态失常，回声不均匀，皮质呈高回声，淋巴门消失，后方回声增强；C. CDFI 示增大淋巴结内血流信号不丰富；D. 深部另一个淋巴结，与较大淋巴结相互融合

分析：此患者左侧腋淋巴结增大，形态不规则，淋巴结包膜连续性中断，部分突入周围软组织，内部呈不均匀高回声，淋巴门不清，淋巴结周围软组织回声增高，患者中性粒细胞增高，考虑化脓性炎症，需要与细菌性淋巴结炎鉴别。追问病史，此患者 1 个月前有被猫抓伤病史，符合猫抓病性淋巴结炎。

病例 15

病史：患者，男性，6 岁，因"发现左侧颈部包块 3 周"就诊。体格检查：左侧颈部可扪及鹌鹑蛋大小肿块，活动度差，有压痛，局部皮肤无红肿，既往曾被猫抓伤。辅助检查：白细胞计数 12.1×10⁹/L，中性粒细胞计数 8.6×10⁹/L。

灰阶及多普勒超声：左侧颈部见多发淋巴结，较大者约 2.6cm×2.0cm，类圆形，边界清晰，皮质呈低回声，增厚且厚薄不均，淋巴门增宽呈靶环样，后方回声增强（图 5-2-4A～D），CDFI 提示淋巴门型血供（图 5-2-4E、F）。

超声提示：左侧颈部淋巴结增大，结构异常。

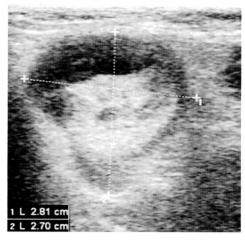
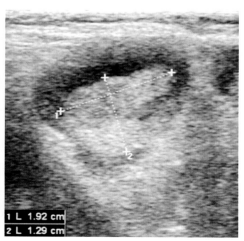

A   B

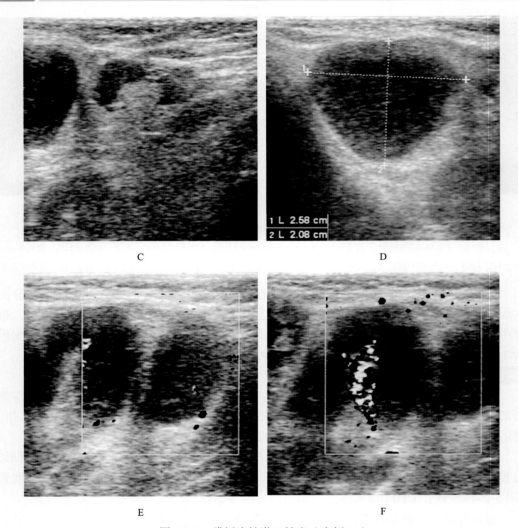

图 5-2-4　猫抓病性淋巴结炎（病例 15）

注：A～C. 左侧颈部淋巴结增大，类圆形，边界清晰，皮质呈低回声、增厚且厚薄不均，淋巴门增宽呈靶环样，后方回声增强，淋巴门清；D. 淋巴结短轴切面，皮质呈低回声，边界清，后方回声增强；E、F. CDFI 示淋巴门型血供

病理结果：左侧颈部淋巴结穿刺提示淋巴结呈化脓性肉芽肿性炎症。

分析：超声示左侧颈部淋巴结增大，边界清，皮质呈低回声，皮质厚薄不均匀，淋巴门增宽呈靶环样表现，结合猫抓伤病史考虑猫抓病性淋巴结炎。

病例 16

病史：患者，男性，47 岁，因"发现右侧肘关节内侧肿块 1 周"就诊。体格检查：右侧肘部内侧可扪及鸽蛋大小的淋巴结，活动度尚可，局部皮肤无红肿、无压痛（图 5-2-5A）。3 周前右手无名指被猫抓伤（图 5-2-5B）。辅助检查：血常规未见异常。

灰阶及多普勒超声：右侧肘关节内侧多发淋巴结回声，较大者约 1.5cm×1.1cm，包膜连续，皮质增厚呈均匀低回声，周边软组织回声增强，边界清晰，淋巴门清（图 5-2-5C）。CDFI：淋巴结内血供丰富，呈淋巴门型血供。脉冲多普勒（PW）测得动脉频谱，RI：0.57（图 5-2-5D、E）。

超声弹性成像：淋巴结显示为蓝绿相间，2 级（图 5-2-5F）。

超声造影：团注造影剂后 18s 右侧肘部内侧淋巴结由淋巴门开始呈非向心性增强，21s 淋巴结轮廓清晰，32s 淋巴结内增强达峰，呈均匀高增强，42s 淋巴结内造影剂廓清，62s 及 72s 淋巴结内造影剂廓清，轮廓清晰（图 5-2-5G～M）。

超声提示：右侧肘淋巴结增大，结合病史首先考虑猫抓病性淋巴结炎。

病理结果：右侧肘淋巴结穿刺活检，淋巴结肉芽肿性炎，部分肉芽肿纤维化，部分肉芽肿伴有坏死（图 5-2-5N、O）。

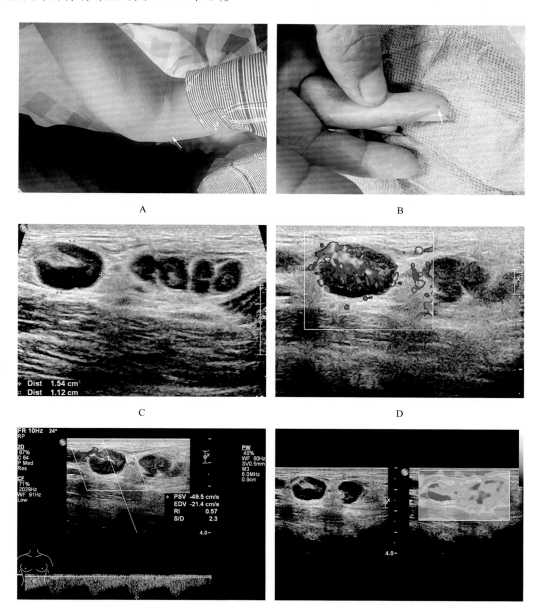

A

B

C

D

E

F

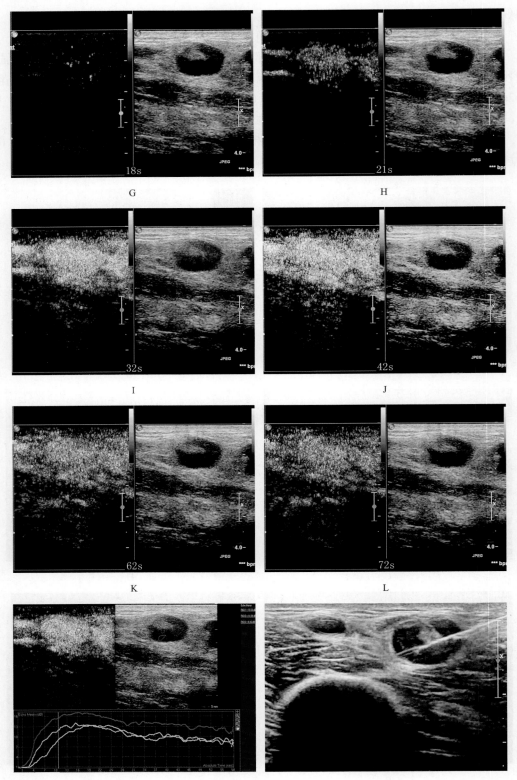

G

H

I

J

K

L

M

N

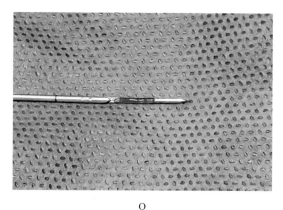

O

图 5-2-5　猫抓病性淋巴结炎（病例 16）

注：A. 右侧肘关节内侧肿块（箭头）；B. 右手无名指被猫抓伤（箭头）；C. 右侧肘关节内侧多发淋巴结回声，包膜连续，边界清晰，皮质增厚呈均匀低回声，淋巴门清，周边软组织回声增强；D. CDFI 示淋巴结内血供丰富，呈淋巴门型血供；E. PW 测得动脉频谱，RI：0.57；F. 超声弹性成像示淋巴结显示为蓝绿相间，2 级；G. 团注造影剂后 18s 右侧肘关节内侧淋巴结由淋巴门开始呈非向心性增强；H. 21s 淋巴结轮廓清晰；I. 32s 淋巴结内增强达峰，呈均匀高增强；J. 42s 淋巴结内造影廓清；K、L. 62s、72s 淋巴结内造影剂廓清，轮廓清晰；M. 时间强度曲线示淋巴结内不同部位造影剂强度对比；N. 超声引导下淋巴结穿刺活检术；O. 淋巴结穿刺活检组织条标本

分析：右侧肘淋巴结增大，皮质增厚，淋巴门清，周边软组织回声增强，超声造影由淋巴门向四周呈非向心性高增强，内部呈均匀增强，增强后边界清楚，大小未见明显变化，提示良性淋巴结，结合患者有猫抓伤右手无名指病史，首先考虑猫抓病性淋巴结炎。

参 考 文 献

［1］ 顾鹏，张敏惠，曹礼庭，等. 颈部淋巴结转移性肿瘤与炎性肿大的声像图特征. 中国超声诊断杂志，2005，6（8）：567-569.

［2］ 李治安. 临床超声影像学. 北京：人民卫生出版社，2003：1720-1725.

［3］ 王怡，张欢，唐蕾，等. 常规超声、钼靶和磁共振对腋窝淋巴结状态的诊断价值评估. 中国超声医学杂志，2014，30（5）：391-394.

［4］ 燕山. 浅表淋巴结的超声诊断. 中国超声医学杂志，2000，16（3）：230-233.

［5］ 刘明瑜，万力，樊文峰. 浅淋巴结病变的超声诊断. 中国超声医学杂志，2002，18（6）：462-464.

［6］ 徐京团，于龙华，陈秀慧，等. 颈部淋巴结肿大的彩色多普勒超声诊断与鉴别分析. 中国超声医学杂志，2007，23（12）：21-24.

［7］ 孙彬，陶静，初洪钢，等. 浅表淋巴结病变的声像图特征及病因病理分析. 中华超声影像学杂志，2001，10（11）：679-681.

［8］ 周建桥，詹维伟. 彩色多普勒超声在颈部淋巴结疾病诊断中的应用. 中华超声影像学杂志，2005，14（7）：529-532.

［9］ 傅先水，唐杰，苏莉，等. 彩色多普勒血流显像在浅表肿大淋巴结鉴别诊断中的应用. 中华超

声影像学杂志，2003，12（7）：420-422．

[10] 杨先，程文，孙一欣，等．高频超声鉴别良恶性浅表淋巴结的应用价值．中华医学超声杂志（电子版），2011，8（10）：2171-2178．

[11] 龚玉姣，和鹏，姚细安，等．2012-2014 年广州市布鲁氏菌病疑似患者血清学检测结果分析．中华医院感染学杂志，2016，26（18）：4119-4121．

[12] 王侠，张剑平，李天君，等．布鲁氏菌病在献血者征询筛查中的应用需求．临床输血与检验，2017，19（5）：439-442．

[13] Cochrane HR, May FE, Ashcroft T, et al.Enteroviruses and idiopathic dilated cardiomyopathy. J Pathol, 1991, 163(2): 129-131.

[14] Huang YT, Hung CC, Liao CH, et al. Detection of circulating galactomannan in serum samples for diagnosis of Penicillium marneffei infection and cryptococcosis among patients infected with human immunodeficiency virus. J Clin Microbiol, 2007, 45(9):2858-2862.

[15] Ebell MH, Call M, Shinholser J, et al. Does This Patient Have Infectious Mononucleosis？ : The Rational Clinical Examination Systematic Review. JAMA, 2016, 315(14): 1502-1509.

[16] Cao C, Liu W, Li R, et al. In vitro interactions of micafungin with amphotericin B, itraconazole or fluconazole against the pathogenic phase of Penicillium marneffei. J Antimicrob Chemother, 2009, 63(2): 340-342.

[17] 丁洪基．猫抓病研究进展．中华病理学杂志，2004，33（5）：475-477．

[18] 徐剑波，张帆，曹志敏，等．面颈部猫抓病的临床表现和治疗．中国耳鼻咽喉头颈外科，2004，11（6）：353-354．

[19] 黄娟，李甘地．猫抓病的临床病理学研究进展．临床与实验病理学杂志，2011，27（3）：293-297．

[20] 陈健，孙乐栋，周再高，等．猫抓病 40 例临床分析．中国麻风皮肤病杂志，2003，19（5）：450．

[21] 吴包金，徐炜．猫抓病 15 例临床病理特征．中国航天工业医药杂志，2000，2（4）：13-15．

[22] García CJ, Varela C, Abarca K, et al. Regional lymphadenopathy in cat-scratch disease: ultrasonographic findings. Pediatr Radiol, 2000, 30 (9)：640-643．

[23] 魏育今，娄卫华，刘涛，等．颈部猫抓病性淋巴结炎临床诊疗分析．中华耳鼻咽喉头颈外科杂志，2006，41（8）：626-627．

[24] 陈南山，代希勇，刘琳，等．猫抓病性淋巴结炎 22 例临床分析．中华内科杂志，2005,44(8)：620．

[25] Zangwill KM, Hamilton DH, Perkins BA, et al. Cat scratch disease in Connecticut. Epidemiology, risk factors, and evaluation of a new diagnostic test. N Engl J Med, 1993, 329(1): 8-13.

[26] Szelc-Kelly CM, Goral S, Perez-Perez GI, et al. Serologic responses to Bartonella and Afipia antigens in patients with cat scratch disease. Pediatrics, 1995, 96(6): 1137-1142.

[27] Mainardi JL, Figliolini C, Goldstein FW, et al. Cat scratch disease due to Bartonella henselae serotype Marseille (Swiss cat) in a seronegative patient. J Clin Microbiol, 1998, 36(9): 2800.

[28] Deschasse C, Bielefeld P, Muselier A, et al. Eye and cat scratch disease: A case series. J Fr Ophtalmol, 2016, 39(2): 164-170.

[29] Meininger GR, Nadasdy T, Hruban RH, et al. Chronic active myocarditis following acute Bartonella henselae infection (cat scratch disease). Am J Surg Pathol, 2001, 25(9): 1211-1214.

[30] Bass JW, Vincent JM, Person DA. The expanding spectrum of Bartonella infections: II. Cat-scratch disease. Pediatr Infect Dis J, 1997, 16(2): 163-179.

［31］ Margileth AM. Antibiotic therapy for cat-scratch disease: clinical study of therapeutic outcome in 268 patients and a review of the literature. Pediatr Infect Dis J, 1992, 11(6): 474-478.

［32］ Melville DM, Jacobson JA, Downie B, et al. Sonography of cat scratch disease. J Ultrasound Med, 2015, 34(3): 387-394.

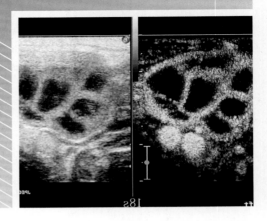

第六章
淋巴结结核

【病因及病理】

淋巴结结核是结核分枝杆菌（mycobacterium tuberculosis，MTB）感染导致的一种特异性感染疾病，全身各区域淋巴结均可受累发病，其中尤以颈部区域发病居首位。淋巴结结核多继发于原发性肺结核血行播散，亦可由邻近脏器的原发结核病灶经淋巴管播散或直接蔓延。颈部淋巴结结核也可由饮食或呼吸时，从外界侵入的 MTB 在口腔、鼻腔黏膜下形成病灶，继而通过输入淋巴管到达淋巴结而引起。腋窝淋巴结结核发生于婴幼儿时，多为卡介苗接种导致。

病理常分 3 型：干酪型、增殖型和混合型。根据演变过程，淋巴结结核可分为 4 个病理阶段：第 1 个阶段为单核细胞及淋巴细胞增生，形成结核性肉芽肿，病灶主要由上皮样细胞及淋巴细胞构成；第 2 个阶段为淋巴结干酪样坏死物质形成期，其中心为无结构的干酪样坏死，边缘由淋巴细胞、上皮样细胞、朗格汉斯细胞及纤维组织构成；第 3 个阶段为淋巴结包膜破坏，互相融合并与周围结外组织粘连，活动受限，主要为淋巴结结内、结外结核性肉芽肿及慢性非特异性炎性反应；第 4 个阶段为淋巴结内干酪样坏死、组织液化，形成结核脓肿，可致皮肤破溃产生窦道，脓液及窦道分泌物 Gene X-pert MTB/RIF 检测阳性率高。

Gene X-pert MTB/RIF 检测技术是集标本处理、DNA 提取、核酸扩增、MTB 特异核酸检测及 RIF 耐药基因 rpoB 突变检测于一体的结核病和耐药结核病快速诊断方法，目前全过程只需约 2h。2010 年 12 月，WHO 批准了 Gene X-pert MTB/RIF 检测技术的应用，推荐 Gene X-pert MTB/RIF 检测技术用于肺结核的诊断，目前在国内外应用广泛，可应用于脓液、穿刺液及组织等。

【临床表现】

淋巴结结核好发于儿童及青壮年，尤其以年轻女性多见。浅表淋巴结结核主要表现为单侧或双侧区域大小不一的肿块，常为多发。患者多无自觉症状，或仅有压迫导致的不适感。触诊时可触及质硬结节，有时活动度差，发生液化形成脓肿时则有波动感。如继发感染可表现为皮肤红、肿、热、痛。形成窦道时，可在皮肤表面见窦道口，挤压可有淡黄色脓液溢出，愈合后常形成瘢痕，并伴有色素沉着（图 6-0-1）。部分患者有全身结核中毒症状，如低热、盗汗、乏力、体质量减轻等。

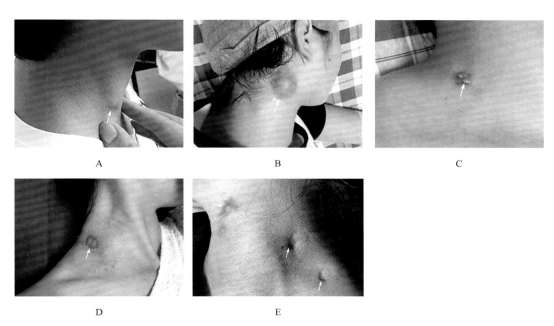

图 6-0-1　淋巴结结核大体观

注：A. 颈部类圆形的肿块（箭头），隆起处皮肤颜色无改变；B. 颈部类圆形的肿块（箭头），隆起处皮肤呈暗红色；C. 颈部皮肤红色隆起（箭头），局部呈黄色；D. 右颈部皮肤破溃（箭头），表面可见少量脓性分泌物；E. 颈部淋巴结结核窦道愈合后形成皮肤瘢痕（箭头），伴有色素沉着

【超声检查】

1. 淋巴结大小不一，可串珠状、簇状似"葡萄"分布，形态常呈圆形或类圆形，病程早期长短径比值（L/S）≥2，后期 L/S＜2 多见。

2. 淋巴结皮质增厚，内部结构杂乱，以低回声为主，淋巴门结构破坏或受压，变窄，凹陷，形态呈线状、锯齿状、虫噬状或不规则改变，偏心性分布或消失。液化坏死发生时可出现无回声，常位于中央，淋巴结中央无回声伴边缘环状低回声是淋巴结结核的特征性超声表现之一。淋巴结边缘环状低回声厚薄不一，厚度多在 1～3mm 之间，环状低回声是一层结核性肉芽肿，由增殖的上皮样细胞、朗格汉斯细胞、淋巴细胞和浆细胞构成。当整个淋巴结发生坏死时，整体呈无回声；当发生干酪样坏死及纤维化形成时可出现高回声，大小形态各异；较易出现强回声钙化，呈点状、片状、弧形或团状，多为长径＞2mm 的粗钙化，偶见微钙化。

3. 淋巴结边界模糊，常出现周围组织炎性反应，表现为周围组织回声增强，有时可见炎性渗出形成的不规则无回声。包膜破溃时可见连续性中断，坏死物经破溃包膜侵犯至软组织时常形成皮下脓肿，如穿透皮肤形成窦道，为淋巴结结核常见征象之一。多发淋巴结可相互粘连，如粘连处包膜破溃则出现融合。

4. 淋巴结血流分布以边缘型、乏血流型为主，上述类型与淋巴门型、异常走行的淋巴门型、混合型、无血流型可同时在同一病例中的不同淋巴结内出现。当淋巴结中央出现液化坏死时，淋巴结内的门型血流可出现移位现象，当多发淋巴结发生粘连时，血流沿相邻淋巴结间的隔膜走行是其特征性表现。

5. 超声造影多呈非向心性增强，少部分由淋巴门向周围增强，无搏动感。以不均匀增强居多，表现为蜂窝状增强、分隔样增强及环形增强，均匀增强及无增强较少见。环形增强是淋巴结结核常见的造影表现，淋巴结的边缘及周边呈环形增强，厚薄不均。淋巴结结核窦道的超声造影视其病程而表现多样，常为不均匀增强，内见散在分布的无增强区，形态各异，呈片状、类圆形或不规则形。

【典型病例】

病例 17

病史：患者，男性，53 岁，因"发现双颈部肿块 1 周"就诊。体格检查：双侧颈部触及多个肿块，鸽蛋大小及花生大小，以左侧为主，无压痛，皮肤无红肿、破溃，辅助检查：血常规示白细胞计数为 $7.3×10^9/L$；胸部 CT 见右侧肺多发结节影。

灰阶及多普勒超声：左侧颈部多发淋巴结增大，较大的约为 3.4cm×2.1cm，淋巴结边界欠清，皮质增厚，呈稍低回声，内回声欠均，淋巴门不清。彩色多普勒血流成像（CDFI）示淋巴结内呈混合型血供（图 6-0-2A、B），脉冲多普勒（PW）测得淋巴结内动脉频谱，阻力指数（RI）：0.75（图 6-0-2C）。

超声弹性成像：淋巴结蓝绿相间，2 级（图 6-0-2D）。

超声造影：团注造影剂后，13s 淋巴结开始增强，呈弥漫性增强，16s 轮廓清晰，23s 淋巴结增强达峰，内部均匀增强；34s 开始廓清，44s 持续廓清（图 6-0-2E～I）。

视频 6　淋巴结结核颈部淋巴结穿刺活检（病例 17）

超声提示：右侧颈部淋巴结增大，首先考虑恶性淋巴结，建议活检。

病理结果：病理结果提示淋巴结结核，抗酸染色（＋），实验室提示 Gene X-pert MTB/RIF（＋）（图 6-0-2J，视频 6）。

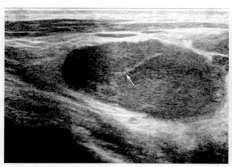

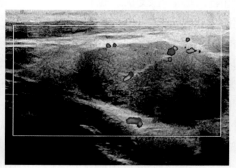

A　　　　　　　　　　　　　　　　B

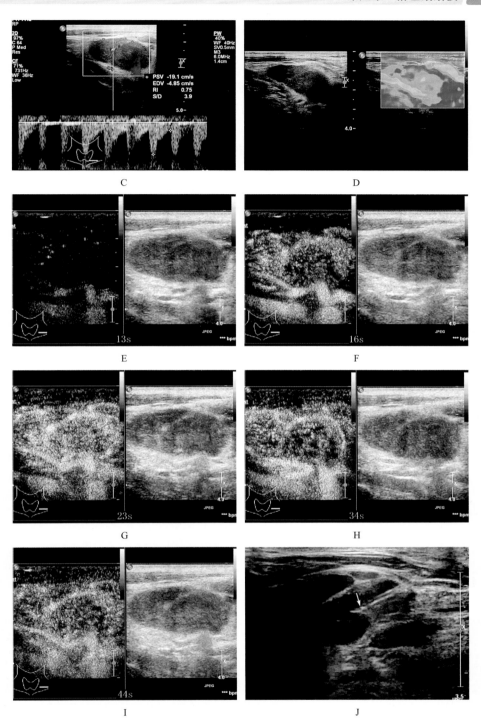

图 6-0-2 颈部淋巴结结核（病例 17）

注：A、B. 左侧颈部多发淋巴结增大，较大的约 3.4cm×2.1cm，边界欠清，淋巴结呈偏高回声，内回声欠均，淋巴门受压移位（箭头）。CDFI 示淋巴结内彩色血流信号呈点状型；C. PW 测得淋巴结内动脉频谱，RI 为 0.75；D. 超声弹性成像：淋巴结蓝绿相间，2 级；E. 团注造影剂后，13s 淋巴结开始增强，呈弥漫性增强；F. 16s 轮廓清晰；G. 23s 淋巴结增强达峰，内部均匀增强；H. 34s 开始廓清；I. 44s 持续廓清；J. 超声引导下穿刺活检术（箭头为活检针）

分析：双侧颈部淋巴结增大，以左侧为著，淋巴结皮质增厚，回声略偏高，不均匀，淋巴门受压移位，CDFI 呈混合型血供，超声造影显示淋巴结呈弥漫性均匀增强，与典型的淋巴结结核不均匀增强的模式不相符，误诊为恶性淋巴结。淋巴结结核表现为均匀增强较为少见，可能与淋巴结结核病程早期，液化坏死区范围较小有关，有研究表明直径小于 2mm 坏死灶超声造影不易显示，可表现为均匀增强。

病例 18

病史：患者，男性，28 岁，因 "发现右侧颈部肿块 2 周" 就诊。体格检查：右侧颈部触及鸽蛋大小肿块，无压痛，皮肤无红肿、破溃；辅助检查：血常规示白细胞计数为 $5.6 \times 10^9/L$；胸部 CT 见右肺增殖灶，提示陈旧性肺结核。

灰阶及多普勒超声：右侧颈部多发淋巴结增大，边界欠清，部分淋巴结可见融合，较大的约 3.1cm×1.2cm，皮质呈稍高回声，内回声欠均，淋巴门清，受压变窄，CDFI 示淋巴结内彩色血流信号呈淋巴门型，PW 测得淋巴结内动脉频谱，RI：0.62（图 6-0-3A～C）。

超声弹性成像：淋巴结蓝绿相间，2 级（图 6-0-3D）。

超声造影：团注造影剂后，8s 造影剂由淋巴门开始向四周增强，9s 轮廓清晰，16s 淋巴结增强达峰，呈中央高增强，边缘可见不规则无增强区；25s 造影剂开始廓清；55s 持续廓清（图 6-0-3E～I）。

超声提示：右侧颈部淋巴结增大，首先考虑转移性淋巴结，建议活检。

病理结果：病理结果为慢性肉芽肿性炎伴干酪样坏死，符合淋巴结结核，抗酸染色（＋），实验室提示 Gene X-pert MTB/RIF（＋）（图 6-0-3J）。

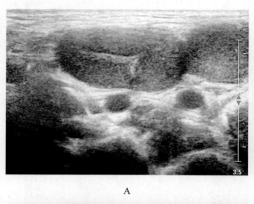

A

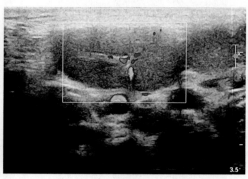

B

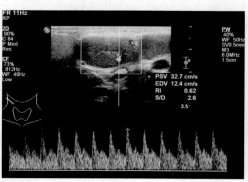

C

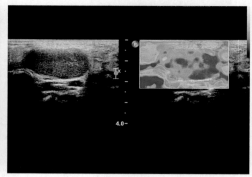

D

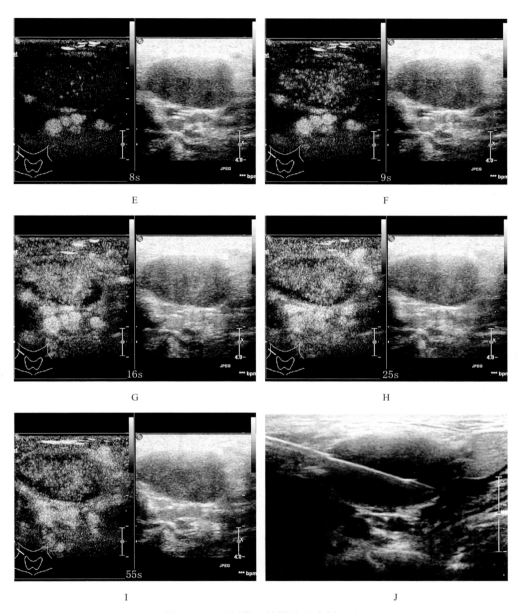

图 6-0-3　颈部淋巴结结核（病例 18）

注：A、B. 右侧颈部多发淋巴结增大，边界欠清，可见融合，较大的约 3.1cm×1.2cm，淋巴结整体呈稍高回声，内回声欠均，淋巴门清，受压变窄，CDFI 示淋巴结内彩色血流信号呈淋巴门型；C. PW 测得淋巴结内动脉频谱，RI：0.62；D. 超声弹性成像：淋巴结蓝绿相间，2 级；E. 团注造影剂后，8s 淋巴结开始增强，由淋巴门开始向四周增强；F. 9s 轮廓清晰；G. 16s 淋巴结增强达峰，呈中央高增强，边缘可见部分不规则无增强区；H. 25s 造影剂开始廓清；I. 55s 持续廓清；J. 超声引导下淋巴结活检术

分析：右侧颈部多发淋巴结增大，L/S＞2，呈稍高回声，超声造影淋巴结由淋巴门向四周不均匀增强，边缘区可见多处无增强区，应首先考虑淋巴结结构破坏的疾病，如转移性淋巴结与淋巴结结核，两者均易破坏淋巴结结构而出现无增强区，此病例仅为边缘的弧形无增强，范围较小，穿刺前误诊为转移性淋巴结。

病例 19

病史：患者，男性，30 岁，因"右侧颈部渐进性肿胀 1 个月"就诊。体格检查：触诊右侧颈部软组织肿胀明显，质地偏硬，局部有硬结。辅助检查：血常规示白细胞计数为 6.1×10^9/L；CT 示右侧胸腔积液伴胸膜增厚，提示结核性胸膜炎。

灰阶及多普勒超声：右侧颈部Ⅱ区、Ⅲ区多发淋巴结增大，较大一个淋巴结 L/S＜2，内呈低回声，欠均匀，边界不清，与周边淋巴结呈融合趋势，淋巴门受压凹陷，变窄，周边组织回声增强，CDFI 示淋巴结内彩色血流信号为混合型（图 6-0-4A～D）。PW 测得动脉频谱，RI：0.63（图 6-0-4E）。

超声弹性成像：淋巴结整体为蓝色，3～4 级（图 6-0-4F）。

超声造影：团注造影剂后，11s 淋巴结中央区可见一粗大血管首先显影，14s 淋巴结轮廓显示，17s 淋巴结内增强达峰，轮廓清晰，呈不均匀增强，内可见不规则无增强区，多数位于边缘区域，24s 淋巴结内造影剂开始廓清，43s 造影剂持续廓清，轮廓尚清晰（图 6-0-4G～K）。

超声提示：右侧颈部淋巴结增大伴内部坏死区，考虑淋巴结结核可能性大，建议穿刺活检。

病理结果：病理结果为慢性肉芽肿性炎伴凝固性坏死，首先考虑结核，抗酸染色（－），实验室检查提示 Gene X-pert MTB/RIF（＋）（图 6-0-4L）。

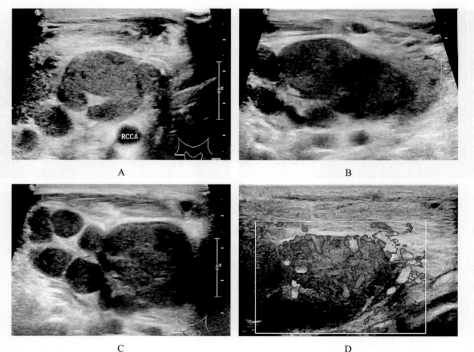

A

B

C

D

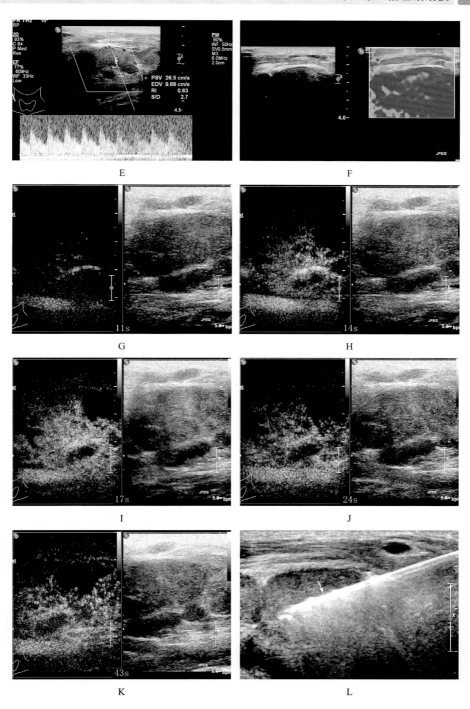

图 6-0-4 颈部淋巴结结核（病例 19）

注：A～D. 右侧颈部多个淋巴结呈低回声或不均匀回声，部分相互粘连、融合，淋巴门受压变窄或消失，周边软组织回声增强，CDFI 示淋巴结内彩色血流信号较丰富，为混合型；E. 淋巴结内动脉血流频谱，RI：0.63；F. 超声弹性成像显示淋巴结整体为蓝色，4 级；G. 团注造影剂后，11s 淋巴结中央区可见一粗大血管；H. 14s 淋巴结轮廓显示；I. 17s 淋巴结增强达峰，整体不均匀增强，内可见不规则无增强区（箭头），多数位于边缘区域；J. 24s 淋巴结内造影剂开始廓清；K. 43s 造影剂持续廓清，轮廓尚清晰；L. 超声引导下淋巴结穿刺活检术（箭头为活检针）

分析：淋巴结增大，边界不清，部分融合，彩色血流呈混合型，难以确定其性质。超声造影示淋巴结呈不均匀增强，可见范围不一的无增强区，无搏动性增强，提示淋巴结结核伴坏死。

病例 20

病史：患者，男性，30岁，因"左侧颈部渐进性肿胀1个月"就诊。体格检查：触诊左侧颈部局部皮肤隆起，质地偏硬，活动度差。辅助检查：血常规示白细胞计数为 6.1×10^9/L；CT 示右侧胸腔积液伴胸膜增厚，提示结核性胸膜炎。

灰阶及多普勒超声：左侧颈部多区域淋巴结增大，较大一个淋巴结 L/S＜2，内见分隔及无回声呈蜂窝样，淋巴结边界清，淋巴门消失，CDFI 示淋巴结内彩色血流信号为点状型（图 6-0-5A、B）。PW 测得动脉频谱，RI：0.63（图 6-0-5C）。

超声弹性成像：淋巴结呈蓝绿相间的"马赛克"状，2级（图 6-0-5D）。

超声造影：团注造影剂后，12s 淋巴结边缘及分隔可见造影剂微泡，18s 淋巴结内增强达峰，轮廓清晰，周边呈环形增强，分隔可见增强，内可见多处无增强区，35s 淋巴结内造影剂开始廓清，45s、56s 造影剂持续廓清，轮廓清晰（图 6-0-5E～I）。

超声提示：左侧颈部淋巴结增大伴内部坏死区，考虑可能为淋巴结结核。

病理结果：病理结果为慢性肉芽肿性炎伴干酪样坏死，淋巴结结核，抗酸染色（＋），实验室检查结果 Gene X-pert MTB/RIF（＋），BACTEC MGIT960 液体培养：结核分枝杆菌（图 6-0-5J、K）。

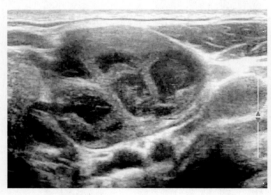

A

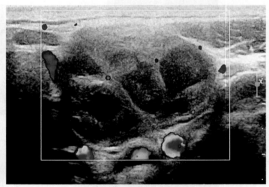

B

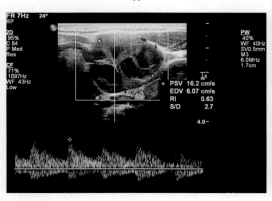

C

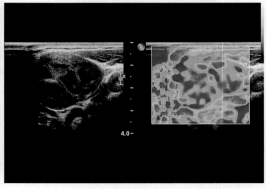

D

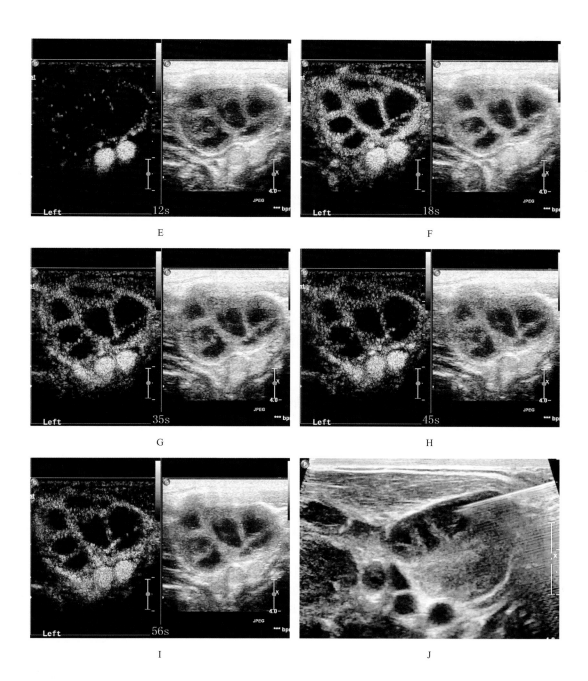

E

F

G

H

I

J

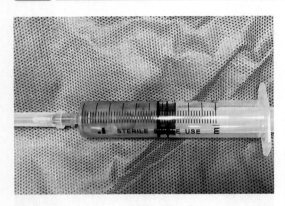

K

图 6-0-5　颈部淋巴结结核（病例 20）

注：A、B. 左侧颈部淋巴结 L/S＜2，内见多条分隔样回声及无回声，边界清，淋巴门消失，CDFI 示淋巴结分隔可见点状彩色血流信号；C. 淋巴结内动脉血流频谱，RI：0.63；D. 超声弹性成像淋巴结呈蓝绿相间的"马赛克"状，2 级；E. 团注造影剂后，12s 造影剂到达淋巴结；F. 18s 淋巴结增强达峰，轮廓清晰，呈蜂窝状增强区，内可见多处无增强区；G. 35s 淋巴结内造影剂开始廓清；H、I. 45s、56s 造影剂持续廓清；J. 超声引导下淋巴结穿刺活检术；K. 脓血性液体

分析：淋巴结增大伴回声不均，内见多处无回声区，超声造影提示向心性增强，无搏动性增强，淋巴内大部分为无增强呈蜂窝样，提示淋巴结结构破坏，患者左侧颈部无痛性肿块，无发热，考虑淋巴结结核。

病例 21

病史：患者，女性，26 岁，因"午后低热、盗汗 1 个月，发现左侧颈部肿块半个月"就诊。体格检查：体温为 37.2℃，左侧颈部触及多个蚕豆大小肿块，触诊无压痛，活动度尚可。辅助检查：血常规示白细胞计数为 $6.3×10^9$/L；胸部 CT 示左侧胸腔积液伴胸膜增厚。

灰阶及多普勒超声：左侧颈部Ⅰ、Ⅱ、Ⅲ区多发淋巴结增大，最大一个淋巴结大小 2.8cm×1.6cm，L/S＜2，淋巴门消失，内回声不均匀，局部边界欠清。CDFI 示淋巴结仅在包膜上见点状彩色血流信号，为边缘型（图 6-0-6A、B）。PW 测得动脉频谱，RI：0.58（图 6-0-6C）。

超声弹性成像：淋巴结显示为蓝绿相间，2 级（图 6-0-6D）。

超声造影：团注造影剂后，9s 淋巴结边缘及内部均见造影剂灌注，12s 淋巴结轮廓清晰，内部条状增强；19s 淋巴结内增强达峰，边缘环状形增强，中央见粗细不等的分隔样增强；30s 淋巴结内造影剂开始廓清，53s 造影剂持续廓清，68s 淋巴结与周边组织等增强（图 6-0-6E～J，视频 7）。

超声提示：左侧颈部淋巴结增大伴坏死区，首先考虑淋巴结结核，建议穿刺活检。

病理结果：病理结果为慢性肉芽肿性炎伴干酪样坏死，符合淋巴结结核，抗酸染色（＋），实验室检查提示 Gene X-pert MTB/RIF（＋）（图 6-0-6K、L）。

视频 7　颈部淋巴结结核超声造影（病例 21）

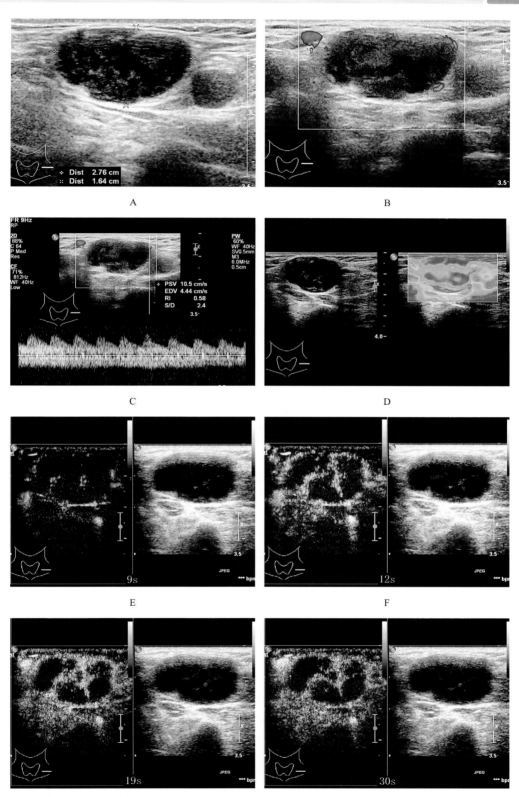

A

B

C

D

E

F

G

H

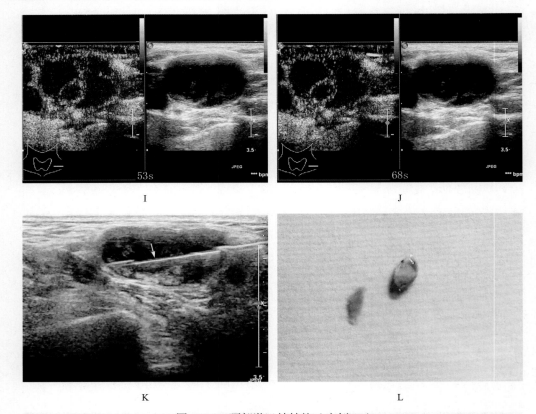

I   J

K   L

图 6-0-6 颈部淋巴结结核（病例 21）

注：A、B. 左侧颈部Ⅲ区淋巴结，L/S＜2，淋巴门消失，呈不均匀低回声，CDFI 显示血流信号为边缘型；C. PW 测得动脉频谱，RI：0.58；D. 超声弹性成像显示淋巴结蓝绿相间，2 级；E. 团注造影剂后，9s 淋巴结边缘及内部均见造影剂灌注；F. 12s 淋巴结轮廓清晰，内部条状增强；G. 19s 淋巴结增强达峰，边缘环状增强，中央见粗细不等的分隔样增强；H. 30s 淋巴结内造影剂开始廓清；I. 53s 造影剂持续廓清；J. 68s 淋巴结与周边组织等增强；K. 超声引导下淋巴结穿刺活检术（箭头示活检针）；L. 穿刺抽出脓液

分析：淋巴结呈不均匀低回声，血流信号边缘型，超声造影提示淋巴结环状增强伴分隔样增强，坏死范围较广泛，较符合淋巴结结核的表现，结合患者有午后低热、盗汗等症状，应首先考虑淋巴结结核。

病例 22

病史：患者，男性，20 岁，因"反复低热伴左颈部肿胀不适 1 个月"就诊。体格检查：体温为 37.5℃，左侧颈部多发蚕豆大小肿块，触诊质地偏硬，活动性差。辅助检查：血常规示白细胞计数为 6.2×10^9/L。

灰阶及多普勒超声：左侧颈部多区域淋巴结增大，较大一个约 3.0cm×1.8cm，L/S＜2，淋巴门消失，呈极低回声，边缘可见环状低回声，边界不清，周围组织回声增强，CDFI 示呈偏心的门样血流信号（图 6-0-7A、B）。

超声弹性成像：淋巴结显示为中央绿色，边缘蓝色，3 级（图 6-0-7C）。

超声造影：团注造影剂后，9s 淋巴结边缘首先增强，10s 淋巴结轮廓清晰，18s 淋巴结增强达峰，边缘环形增强，内见分隔样增强，呈"豆角样"，24s 淋巴结内造影剂开始廓清，83s 造影剂持续廓清，92s 淋巴结依然轮廓清晰（图 6-0-7D～G）。

超声提示：左侧颈部淋巴结增大伴内部坏死区，符合淋巴结结核。

病理结果：病理结果为慢性肉芽肿性炎伴干酪样坏死，符合淋巴结结核，抗酸染色（＋），实验室检查提示 Gene X-pert MTB/RIF（＋）。

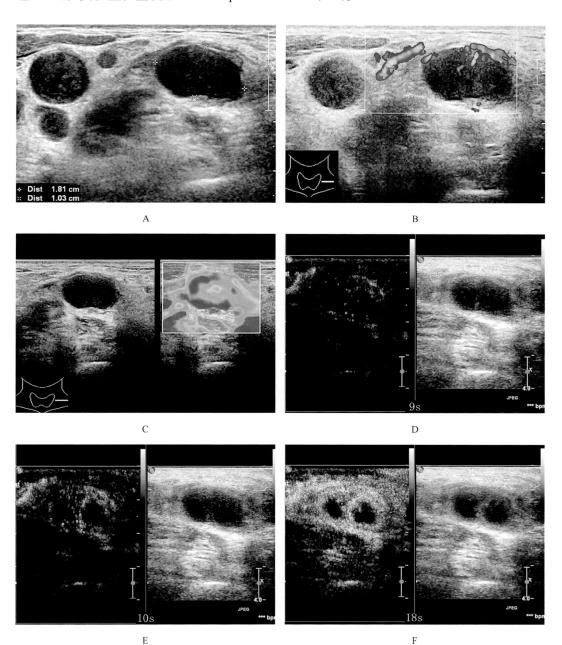

A

B

C

D

E

F

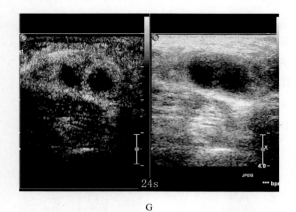

G

图 6-0-7　颈部淋巴结结核（病例 22）

注：A、B. 左侧颈部淋巴结，呈极低回声，淋巴门消失，边缘可见环状低回声，周边软组织回声增高，CDFI 示淋巴结内彩色血流信号较丰富，呈异常走行的门型；C. 超声弹性成像显示淋巴结中央为绿色，边缘蓝色，3 级；D. 团注造影剂后，9s 淋巴结首先增强；E. 10s 淋巴结轮廓清晰；F. 18s 淋巴结增强达峰，边缘环形增强，内见分隔样增强；G. 24s 淋巴结内造影剂开始廓清

分析：单侧颈部多发淋巴结增大，部分淋巴结边缘见环状低回声，周边组织回声增强，均符合淋巴结结核的征象，但较大淋巴结呈极低回声，需与淋巴瘤相鉴别，而超声造影示淋巴结呈"豆角样"增强，此征象在淋巴瘤中少见而多见于淋巴结结核。

病例 23

病史：患者，女性，44 岁，因"发现右侧颈部包块伴颈部活动受限 1 个月余"就诊。体格检查：右侧颈部可触及多个大小不等肿块，无压痛，活动度欠佳。辅助检查：血常规示白细胞计数为 $6.0×10^9/L$。

灰阶及多普勒超声：右侧颈部 V 区多发淋巴结增大，多数 L/S＜2，淋巴门消失，可见无回声，透声差，内见点状回声随探头加压而移动，周边组织回声增强，淋巴结边界不清。CDFI 示淋巴结内血流呈边缘型（图 6-0-8A～B）。

超声弹性成像：淋巴结显示大部分为蓝色，中央为绿色，3 级（图 6-0-8C）。

超声造影：团注造影剂后，8s 淋巴结边缘开始见造影剂灌注，12s 淋巴结内造影剂持续增强，17s 淋巴结增强达峰，边缘环形增强，中央无增强，26s 淋巴结边缘造影剂开始廓清，71s 淋巴结边缘与周边组织等增强（图 6-0-8D～H）。

超声提示：右侧颈部淋巴结增大伴坏死，符合淋巴结结核。

病理结果：病理结果为慢性肉芽肿性炎伴干酪样坏死，淋巴结结核，抗酸染色（＋），实验室检查提示 Gene X-pert MTB/RIF（＋）（图 6-0-8I）。

分析：灰阶超声显示淋巴结 L/S＜2，内见透声较差的无回声区，多普勒超声显示血流信号为边缘型，超声造影示淋巴结环形增强伴中央大片坏死区，高度提示淋巴结

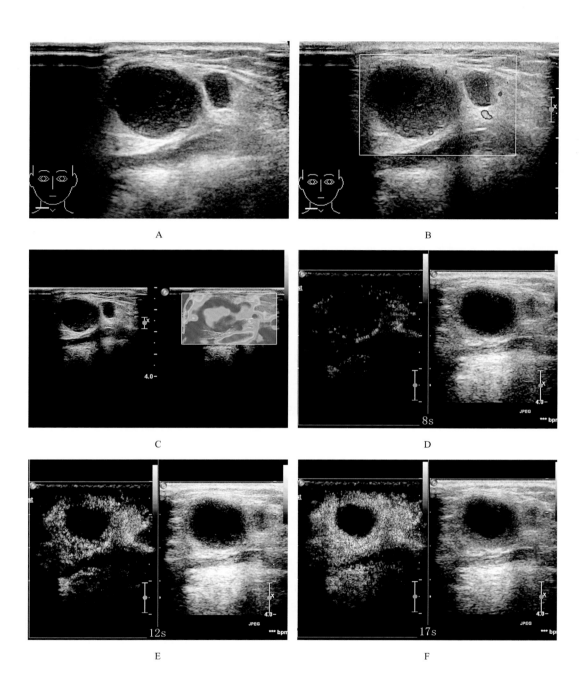

A

B

C

D

E

F

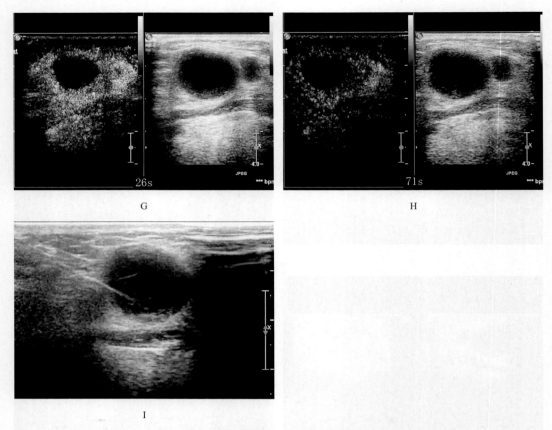

图 6-0-8　颈部淋巴结结核（病例 23）

注：A、B. 右侧颈部 V 区较大一个淋巴结，L/S＜2，呈均匀低回声，淋巴门消失，淋巴结内未探及彩色血流信号；C. 超声弹性成像示淋巴结大部分为蓝色，中央为绿色，3 级；D. 团注造影剂后，8s 淋巴结边缘开始见造影剂灌注；E. 12s 淋巴结内造影剂持续增强；F. 17s 淋巴结增强达峰，边缘呈环形增强；G. 26s 淋巴结边缘造影剂开始廓清；H. 71s 淋巴结边缘与周边组织等增强；I. 超声引导下淋巴结穿刺活检术

结核。环形增强为淋巴结结核的特征性超声造影表现之一，其形成原因可能为：①结核分枝杆菌首先聚集在围绕淋巴门的髓质淋巴窦内，发生干酪样或液化坏死时破坏了此处正常的血管结构，导致淋巴结中央为乏血供区；②未被完全破坏的淋巴结边缘有大量肉芽组织，内含丰富的新生毛细血管；③淋巴结边缘区肉芽肿的形成使周边软组织产生免疫应答，炎性细胞浸润所致的炎性反应使毛细血管扩张。

病例 24

病史：患者，女性，29 岁，因"发现右侧颈部肿块 3 周"就诊。体格检查：右侧颈部可触及多个蚕豆大小肿块，质地硬，活动度差，无压痛。辅助检查：血常规示白细胞计数为 6.3×10^9/L。

灰阶及多普勒超声：右侧颈部多发淋巴结增大，多数 L/S＜2，较大一个淋巴结，边界尚清，呈低回声，内可见局灶性无回声区及点状强回声，淋巴门消失。CDFI 示点状型血流信号（图 6-0-9A、B）。

　　超声弹性成像：淋巴结显示为中央绿色，周边蓝色，3 级（图 6-0-9C）。

　　超声造影：团注造影剂后，7s 淋巴结边缘开始增强，9s 淋巴结轮廓部分显示，14s 淋巴结增强达峰，轮廓清晰，边缘不规则环形增强，厚薄不均，内呈无增强，21s 淋巴结内造影剂开始廓清，61s 造影剂廓清明显，轮廓欠清（图 6-0-9D～I）。

　　超声提示：右侧颈部淋巴结增大伴坏死及细小钙化，淋巴结结核？转移性淋巴结？

　　病理结果：病理结果为慢性肉芽肿性炎伴凝固性坏死，淋巴结结核可能，抗酸染色（－），实验室检查提示 Gene X-pert MTB/RIF（＋）（图 6-0-9J）。

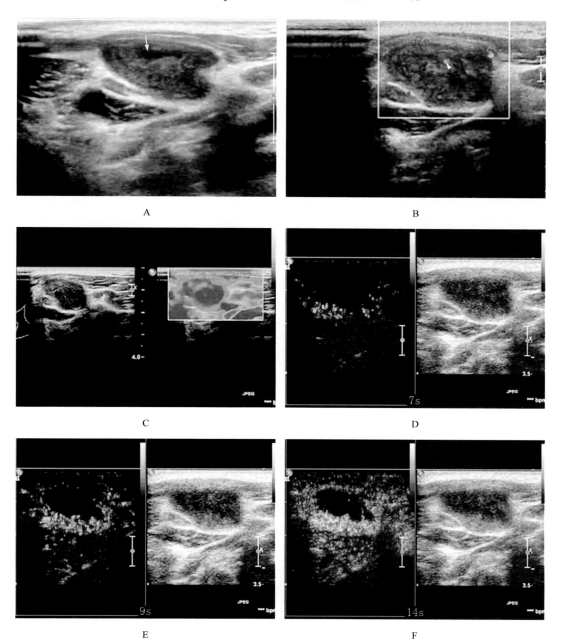

A

B

C

D

E

F

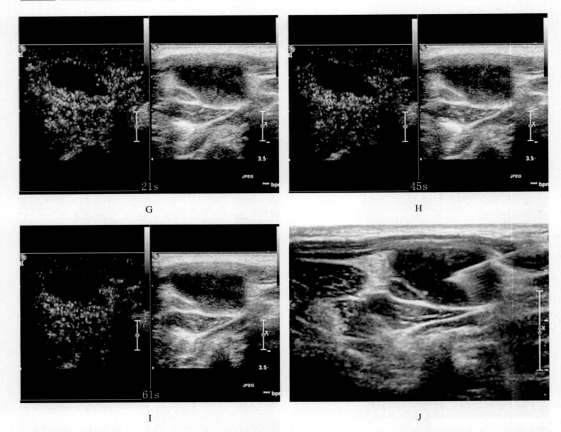

图 6-0-9　颈部淋巴结结核（病例 24）

注：A、B. 右颈部淋巴结呈椭圆形低回声，淋巴门消失，内部回声不均匀，内可见局灶性无回声区（箭头）及点状强回声（三角形箭头），彩色血流信号不丰富；C. 超声弹性成像示淋巴结内蓝绿相间，以蓝色为主，3 级；D. 团注造影剂后，7s 淋巴结边缘开始增强；E. 9s 淋巴结轮廓部分显示；F. 14s 淋巴结增强达峰，边缘不规则环形增强，厚薄不均，中央无增强；G. 21s 淋巴结内造影剂持续廓清；H. 45s 淋巴结内造影剂持续廓清；I. 61s 造影剂廓清明显，轮廓欠清；J. 淋巴结穿刺活检术

　　分析：本例淋巴结结构杂乱，内见点状钙化及局灶性无回声区，弹性评分较高，超声造影显示淋巴结呈环形增强，厚薄不均，淋巴结结核与转移性淋巴结难以鉴别，确诊需超声引导下穿刺活检。

病例 25

　　病史：患者，女性，26 岁，因"午后低热、盗汗 1 个月，发现右侧颈部肿块半个月"就诊。体格检查：体温为 37.2℃，右侧颈部触及鸽蛋大小肿块，触诊无压痛，活动度差。辅助检查：血常规示白细胞计数为 $6.3×10^9/L$；胸部 CT 示双侧胸腔积液伴胸膜增厚。

　　灰阶及多普勒超声：右侧颈部Ⅰ、Ⅱ、Ⅲ区多发淋巴结增大，较大一个大小 2.5cm×1.7cm，L/S<2，淋巴门消失，呈低回声，内可见强回声及不规则高回声，边界清晰，CDFI 示血流信号为无血流型（图 6-0-10A～D）。

　　超声弹性成像：淋巴结显示为蓝绿相间，以蓝色为主，3 级（图 6-0-10E）。

　　超声造影：团注造影剂后，14s 淋巴结边缘见造影剂灌注，22s 增强达峰，呈环状增强，内部无增强，30s 淋巴结内造影剂开始廓清，82s 淋巴结边缘尚可见环形增强，内部始终无增强（图 6-0-10F～I）。

　　超声提示：右侧颈部淋巴结增大伴少许坏死区，淋巴结结核不能除外，建议穿刺活检。

　　病理结果：病理结果为慢性肉芽肿性炎伴干酪样坏死，符合淋巴结结核，抗酸染色（＋），实验室检查提示 Gene X-pert MTB/RIF（＋）（图 6-0-10J、K）。

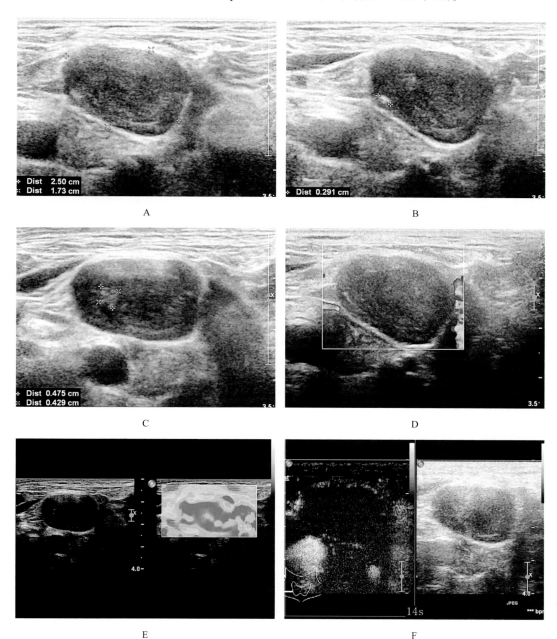

A

B

C

D

E

F

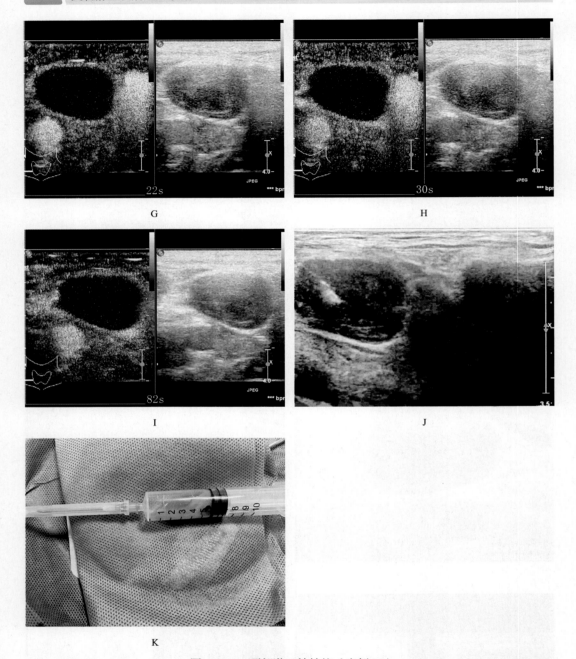

图 6-0-10　颈部淋巴结结核（病例 25）

注：A～D. 右侧颈部增大淋巴结，L/S＜2，淋巴门消失，呈低回声，内可见强回声及不规则高回声；CDFI 示血流信号为无血流型；E. 超声弹性成像显示淋巴结蓝绿相间，3 级；F. 团注造影剂后，14s 淋巴结边缘见造影剂灌注；G. 22s 淋巴结增强达峰，呈环形增强；H. 30s 淋巴结内造影剂开始廓清；I. 82s 淋巴结边缘尚可见环形增强；J. 超声引导下淋巴结穿刺活检术；K. 抽出质稠的黄色脓性液体

分析：淋巴结呈低回声，内见钙化及不规则高回声，需鉴别淋巴结结核及甲状腺乳头状癌转移性淋巴结，前者与干酪样坏死纤维化有关，后者为转移至淋巴结的癌细胞分泌的甲状腺球蛋白聚集形成，常不易鉴别。但后者钙化多为砂砾样钙化，本例淋巴结内钙化 0.29cm，为粗钙化，超声造影显示淋巴结环形增强，结合其粗钙化的特点更符合淋巴结结核。灰阶图像未发现坏死，说明以干酪样坏死为主，超声引导下穿刺仅抽出少量脓液也证实了这一点，弹性分级较高的原因与此有关。

病例 26

病史：患者，女性，29 岁，因"发现右侧颈部肿块 3 周"就诊。体格检查：右侧颈部可触及多个蚕豆大小肿块，质地硬，活动度差，无压痛。辅助检查：血常规示白细胞计数为 $6.3×10^9$/L。

灰阶及多普勒超声：右侧颈部多发淋巴结增大，较大一个淋巴结 L/S<2，淋巴门消失，呈不均匀低回声，可见无回声及条状高回声，边界不清，CDFI 示血流信号无血流型（图 6-0-11A、B）。

超声弹性成像：淋巴结显示为蓝绿相间，以蓝色为主，3 级（图 6-0-11C）。

超声造影：团注造影剂后淋巴结全程无增强（图 6-0-11D～H）。

超声提示：右侧颈部淋巴结增大伴坏死，淋巴结结核可能。

病理结果：病理结果为慢性肉芽肿性炎伴干酪样坏死，符合淋巴结结核，抗酸染色（＋），实验室检查提示 Gene X-pert MTB/RIF（＋）（图 6-0-11I）。

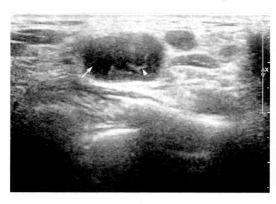

A

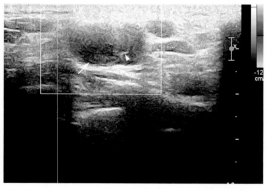

B

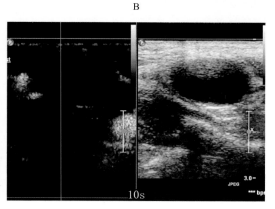

C

D

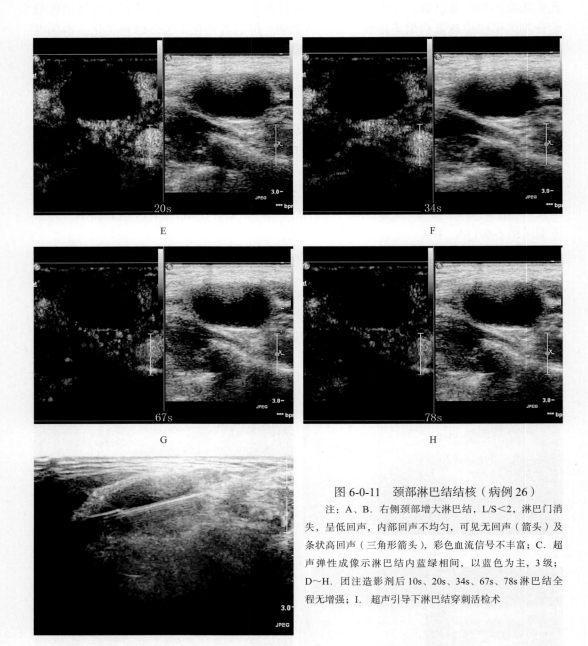

图 6-0-11　颈部淋巴结结核（病例 26）

注：A、B. 右侧颈部增大淋巴结，L/S＜2，淋巴门消失，呈低回声，内部回声不均匀，可见无回声（箭头）及条状高回声（三角形箭头），彩色血流信号不丰富；C. 超声弹性成像示淋巴结内蓝绿相间，以蓝色为主，3 级；D～H. 团注造影剂后 10s、20s、34s、67s、78s 淋巴结全程无增强；I. 超声引导下淋巴结穿刺活检术

　　分析：右侧颈部增大淋巴结虽 L/S<2，质地偏硬，弹性分级为 3 级，但超声造影显示淋巴结全程无增强，提示发生彻底坏死，符合淋巴结结核的特点，穿刺活检为坏死物，经 Gene X-pert MTB/RIF 及结核菌培养证实为结核分枝杆菌感染。

病例 27

　　病史：患者，女性，40 岁，因"左侧腋窝肿胀不适半个月余"就诊。体格检查：左侧腋窝触及鸽蛋大小肿块，无压痛，左乳未触及肿块。辅助检查：血常规示白细胞计数为 $6.3×10^9$/L；胸部 CT 见右侧肺尖部钙化灶，提示陈旧性肺结核。

　　灰阶及多普勒超声：左侧腋窝多发淋巴结增大，较大约 1.6cm×1.2cm，L/S<2，边界欠清，呈低回声，内回声欠均，淋巴门消失，部分淋巴结相互粘连，呈融合趋势。CDFI 示点状彩色血流信号（图 6-0-12A、B），PW 测得淋巴结内动脉频谱，RI：0.76（图 6-0-12C）。左侧乳腺声像图未见异常。

　　超声弹性成像：淋巴结整体显示为蓝色，4 级（图 6-0-12D）。

　　超声造影：团注造影剂后，12s 相邻两个淋巴结边缘见造影剂微泡进入，14s 两个淋巴结轮廓显示，20s 淋巴结增强达峰，一个呈边缘环形增强，内无增强，另一个呈均匀增强；30s 造影剂各区域廓清程度不等。60s 两个淋巴结造影剂廓清明显，轮廓欠清（图 6-0-12E～I）。

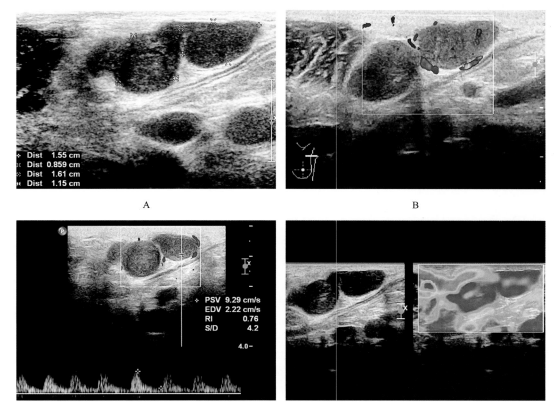

A

B

C

D

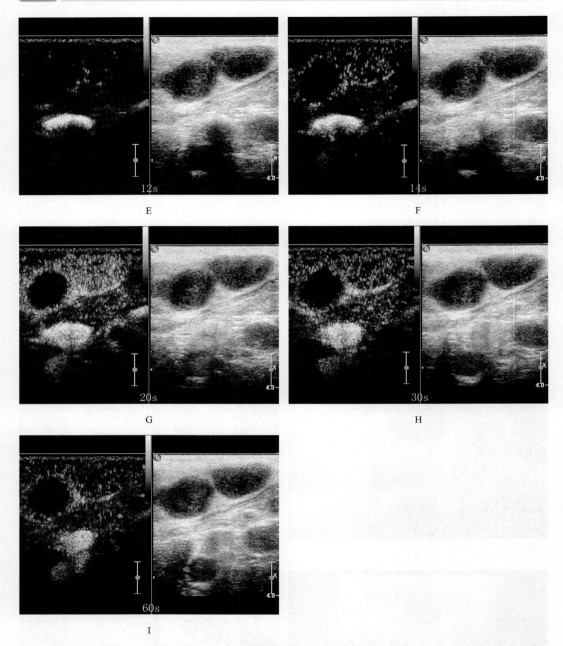

E

F

G

H

I

图 6-0-12　腋窝淋巴结结核（病例 27）

注：A、B. 左侧腋窝多发淋巴结增大，呈低回声，内回声欠均，淋巴门消失，部分可见融合，CDFI 示淋巴结血流一个为点状型，一个为无血流型；C. PW 示淋巴结内动脉血流频谱，RI：0.76；D. 超声弹性成像显示淋巴结整体为蓝色，4 级；E. 团注造影剂后，12s 相邻两个淋巴结边缘见造影剂微泡进入；F. 14s 两个淋巴结轮廓显示；G. 20s 淋巴结增强达峰，一个为边缘环形增强，中央无增强，另一个为均匀增强；H. 30s 造影剂各区域廓清程度不等；I. 60s 持续廓清

超声提示：左侧腋窝淋巴结增大，部分伴坏死，考虑淋巴结结核可能性大，建议活检。

病理结果：病理结果为慢性肉芽肿性炎伴干酪样坏死，符合淋巴结结核，抗酸染色（＋），实验室检查提示 Gene X-pert MTB/RIF（＋）。

分析：患者为中年女性，淋巴结增大伴结构异常，呈融合趋势，质地偏硬，首先应警惕恶性淋巴结的可能性。超声造影示相邻淋巴结增强表现不一，一个为均匀增强，一个为环形增强伴中央坏死，较符合淋巴结结核造影多样性的特点，结合此患者乳腺内未见肿块回声，CT 示陈旧性肺结核，考虑腋窝淋巴结结核可能性较大，确诊需穿刺活检。

病例 28

病史：患者，女性，32 岁，因"发现左侧颈部多发肿块 2 周"就诊。体格检查：左侧颈部软组织质地硬，局部有结节感，无压痛，活动性差。辅助检查：胸部 CT 显示肺内感染性病灶，结核倾向。

灰阶及多普勒超声：超声发现左侧颈部Ⅲ、Ⅳ区多发淋巴结增大，较大一个淋巴结 L/S＜2，淋巴门不清，呈不均匀低回声，边界清，与邻近淋巴结粘连。CDFI 及彩色多普勒能量（color Doppler energy，CDE）示较大淋巴结内血流信号较丰富，为混合型（图 6-0-13A～C）。

超声造影：团注造影剂后，8s 较大一个淋巴结弥漫性增强，其邻近较小一个淋巴结边缘见造影剂灌注，10s 两个淋巴结轮廓清晰显示，20s 两个淋巴结内增强达峰，较大者呈不均匀增强，可见不规则无增强区，较小者呈边缘环形增强，中央无增强，25s 淋巴结内造影剂开始缓慢廓清，112s 淋巴结轮廓欠清，呈低增强（图 6-0-13D～J）。

超声提示：左侧颈部淋巴结增大伴坏死，淋巴结结核可能性大。

病理结果：病理结果为慢性肉芽肿性炎伴干酪样坏死，符合淋巴结结核，抗酸染色（＋），实验室检查提示 Gene X-pert MTB/RIF（＋），BACTEC MGIT960 液体培养：结核分枝杆菌（图 6-0-13K）。

分析：多发淋巴结增大，呈串珠状排列，CDFI 及 CDE 示混合型血流信号，较丰

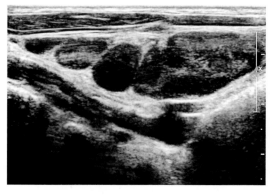

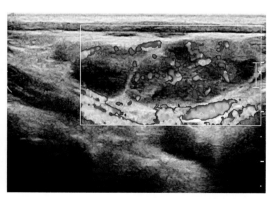

A　　　　　　　　　　　　　　　　　　　B

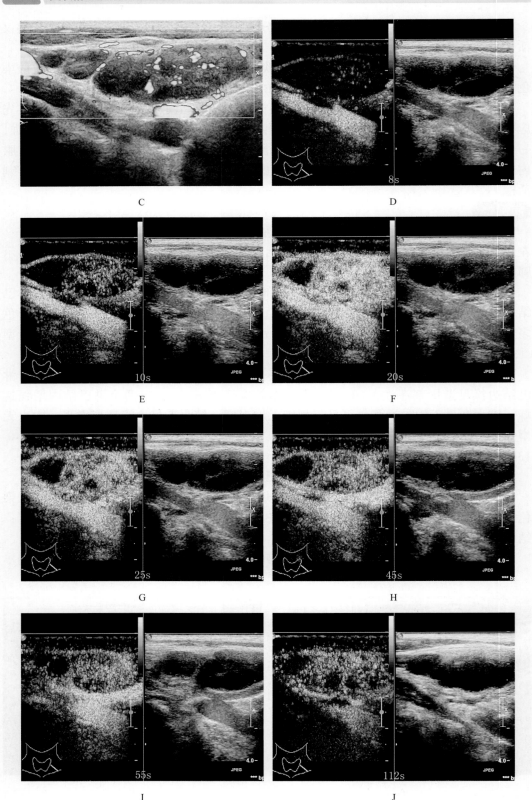

C

D

E

F

G

H

I

J

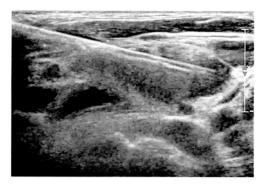

K

图 6-0-13 淋巴结结核（病例 28）

注：A~C. 左侧颈部多个淋巴结增大，淋巴门不清，呈不均匀低回声，部分相互粘连，CDFI 及 CDE 示淋巴结内混合型彩色血流信号；D. 团注造影剂后，8s 较大一个淋巴结弥漫性增强，其临近较小一个淋巴结边缘见造影剂灌注；E. 10s 两个淋巴结轮廓清晰显示；F. 20s 淋巴结增强达峰，较大一个淋巴结呈不均匀增强，可见不规则无增强区，较小一个淋巴结呈边缘环形增强，中央无增强；G. 25s 淋巴结内造影剂开始廓清；H、I. 45s 55s 造影剂持续廓清；J. 112s 淋巴结轮廓欠清，呈低增强；K. 超声引导下淋巴结穿刺活检术

富，超声造影一个淋巴结呈不均匀蜂窝样增强，另一个呈环形增强，均有无增强区的存在，提示淋巴结内部坏死，灰阶及造影表现的多样性倾向于淋巴结结核的诊断。

病例 29

病史：患者，女性，21 岁，因"右侧颌下肿胀 2 个月，疼痛 1 周"就诊。体格检查：触诊右侧颌下软组织饱满，质地韧，轻微压痛，未扪及明显增大淋巴结。辅助检查：血常规示白细胞计数为 $5.9 \times 10^9/L$。

灰阶及多普勒超声：右侧颈部 I 区多发淋巴结增大，较大的两个大小分别约 1.6cm×1.1cm 和 1.5cm×1.3cm，L/S＜2，呈不均匀低回声，内可见条状粗钙化，淋巴结边界不清，淋巴门消失。CDFI 示淋巴结仅边缘可见点状彩色血流信号，为点状型（图 6-0-14A、B）。PW 测得动脉频谱，RI：0.57（图 6-0-14C）。

超声弹性成像：淋巴结显示为中央绿色，边缘蓝色，3 级（图 6-0-14D）。

超声造影：团注造影剂后，14s 淋巴结边缘开始增强，呈不均匀快速增强，16s 淋巴结轮廓显示，29s 淋巴结内增强达峰，轮廓清晰，呈不均匀增强，内可见不规则无增强区，48s 淋巴结内造影剂开始廓清，68s 淋巴结与周边软组织等增强，边界不能分辨，85s 强度低于周边软组织，至 103s，造影剂廓清明显，淋巴结呈低增强（图 6-0-14E~K）。

超声提示：右侧颈部淋巴结增大伴内部粗钙化及坏死区，首先考虑淋巴结结核。

病理结果：病理结果为慢性肉芽肿性炎伴凝固性坏死、钙化，符合淋巴结结核，抗酸染色（＋），实验室检查提示 Gene X-pert MTB/RIF（＋）（图 6-0-13L、M）。

分析：年轻女性患者，颌下淋巴结结构异常伴粗大条状、团状钙化，CDFI 显示为乏血流型，造影显示淋巴结内可见不规则无增强区，提示淋巴结内坏死的存在，符合淋巴结结核超声表现。需注意在超声造影时，淋巴结内的钙化可能对后方区域造影剂

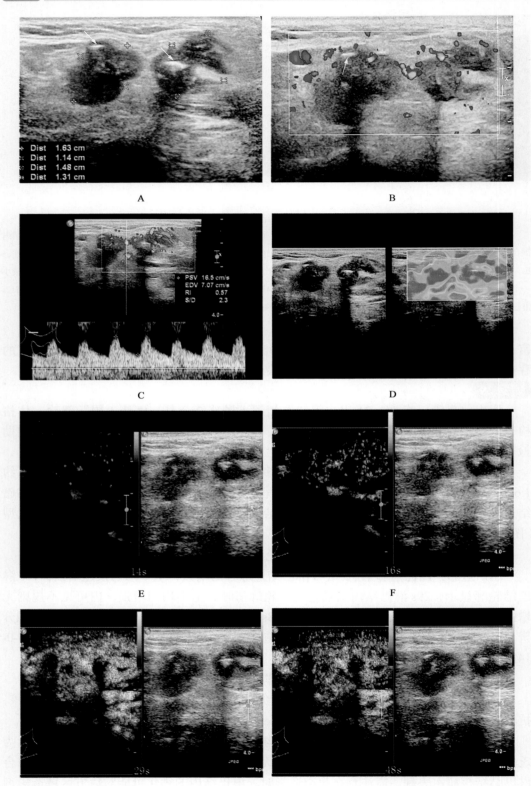

A

B

C

D

E

F

G

H

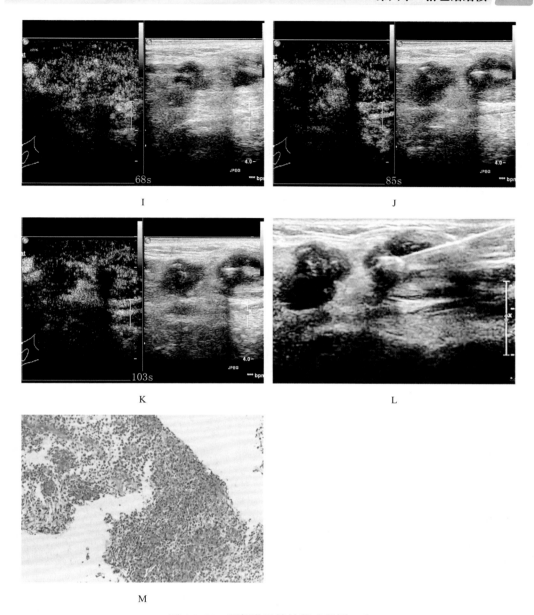

I

J

K

L

M

图 6-0-14 颈部淋巴结结核（病例 29）

注：A、B. 右侧颈部颌下腺旁淋巴结增大，形态不规则，L/S<2，呈低回声，内可见条状、团状强回声钙化，淋巴门消失，边缘可见点状彩色血流信号；C. PW 测得淋巴结边缘动脉血流频谱，RI：0.57；D. 超声弹性成像显示淋巴结蓝绿相间，3 级；E. 团注造影剂后，14s 淋巴结边缘开始增加；F. 16s 淋巴结轮廓显示；G. 29s 淋巴结增强达峰，呈不均匀增强，内可见不规则无增强区；H. 48s 淋巴结内造影开始廓清；I. 68s 淋巴结与周围软组织等增强；J. 85s 强度低于周边软组织；K. 103s 造影剂廓清明显；L. 超声引导下淋巴结穿刺活检术；M. 粗针穿刺病理检查：小片淋巴组织内见上皮样细胞及朗格汉斯细胞，符合肉芽肿性炎（HE 染色，×100）

灌注情况的判断造成影响，即使为有血供的增强区域，也可因钙化声影遮挡而表现为无造影剂灌注。

病例 30

病史：患者，女性，46 岁，因"发现左侧颈部肿块 2 周"就诊。体格检查：左侧颈部皮肤局部隆起，颜色呈淡红色，触之有波动感，轻压痛。辅助检查：血常规示白细胞计数为 $6.8×10^9$/L，胸片未见明显异常。

灰阶及多普勒超声：左侧颈部隆起处皮下可见形态不规则的不均回声区，边界欠清，内见细密点状回声随探头加压而移动，周边可见多个增大淋巴结。CDFI 示不均回声区边缘可见点状彩色血流信号（图 6-0-15A～C）。

超声造影：团注造影剂后，13s 不均回声区内部见造影剂微气泡出现，17s 不均回声病灶轮廓基本显示，其深部淋巴结边缘增强，20s 不均回声区增强达峰，整体呈不均匀增强，内见不规则无增强区，24s 造影剂开始廓清，64s 持续廓清，病灶强度略强于周边组织（图 6-0-15D～G）。

超声提示：左侧颈部淋巴结增大伴皮下不均回声区，首先考虑淋巴结结核伴周围皮下脓肿形成。

病理结果：病理结果为慢性肉芽肿性炎伴干酪样坏死，考虑淋巴结结核，抗酸染色（＋），实验室检查提示 Gene X-pert MTB/RIF（＋）（图 6-0-15H）。

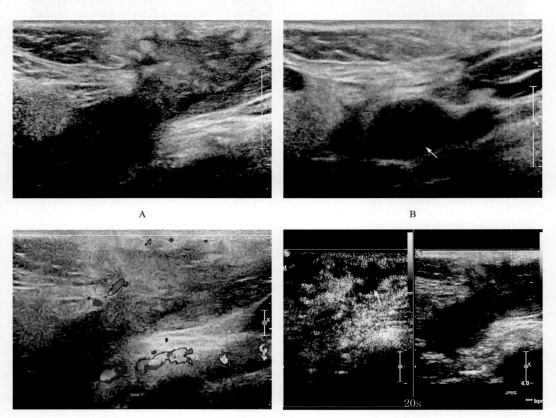

A   B

C   D

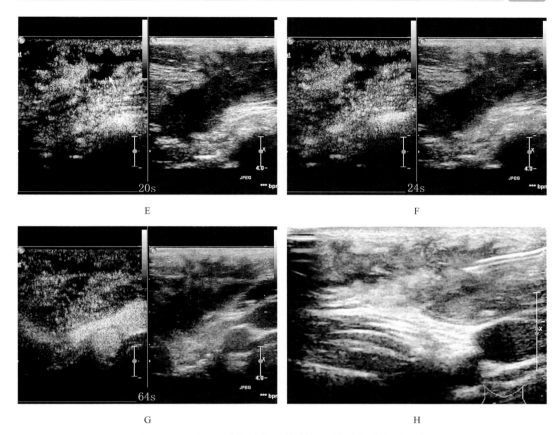

图 6-0-15　颈部淋巴结结核伴皮下脓肿形成（病例 30）

注：A、B. 左侧颈部皮下软组织内可见形态不规则的不均回声区，内部为低回声及无回声，边界欠清，局部见细密点状回声随探头加压而移动，与深部一个增大淋巴结相邻（箭头）；C. CDFI 示其边缘可见点状彩色血流信号；D. 团注造影剂后，13s 不均回声区内部见造影剂微气泡出现；E. 20s 病灶增强达峰，整体不均匀增强，内见不规则无增强区（箭头）；F. 24s 造影剂开始廓清；G. 64s 持续廓清；H. 超声引导下穿刺活检术

分析：淋巴结增大伴皮下不均回声病灶，CDFI 示病灶边缘点状彩色血流信号，首先考虑感染性病变。超声造影示不均回声病灶内血供丰富，呈不均匀增强，内见不规则无增强区，结合其窦道形成趋势应首先考虑淋巴结结核，需活检后进行多种实验室检查确诊，对增强区域可行超声引导下组织活检术，对无增强区行穿刺抽液术，术后穿刺组织条及穿刺液结核菌、细菌培养，并送病理检查，以免误诊。

病例 31

病史：患者，女性，28 岁，因"发现右侧颈部肿块 2 周"就诊。体格检查：右侧颈部可触及多个鸽蛋大小肿块，表面皮肤轻微红，无压痛，质地偏硬，活动度差。辅助检查：血常规示白细胞计数为 $5.0 \times 10^9/L$；胸部 CT 未见明显异常。

灰阶及多普勒超声：右侧颈部 Ⅲ、Ⅳ 区多发淋巴结增大，呈低回声，内回声不均匀，淋巴门消失，皮肤隆起处可见皮下软组织内范围约 2.8cm×1.6cm 低回声病灶，形态欠规则，局部边界欠清，未达皮肤表面，与周边一枚淋巴结相邻。CDFI 示低回声内未见明显彩色血流信号（图 6-0-16A～C）。

超声弹性成像：低回声病灶显示为中央绿色，边缘蓝色，3 级（图 6-0-16D）。

超声造影：团注造影剂后，6s 病灶边缘开始增强，呈向心性增强，8s 轮廓基本显示，内见造影剂不规则灌注，17s 增强达峰，轮廓清晰，整体不均匀增强，内可见不规则无增强区呈裂隙状，20s 造影剂开始廓清，60s 病灶与周边组织等增强，后与周边同步廓清，至 131s 病灶轮廓不清（图 6-0-16E～M）。

超声提示：右侧颈部淋巴结增大伴周边低回声，考虑淋巴结结核伴皮下脓肿形成。

病理结果：病理结果为慢性肉芽肿性炎伴干酪样坏死，符合淋巴结结核，抗酸染色（＋），实验室检查提示 Gene X-pert MTB/RIF（＋）（图 6-0-16N）。

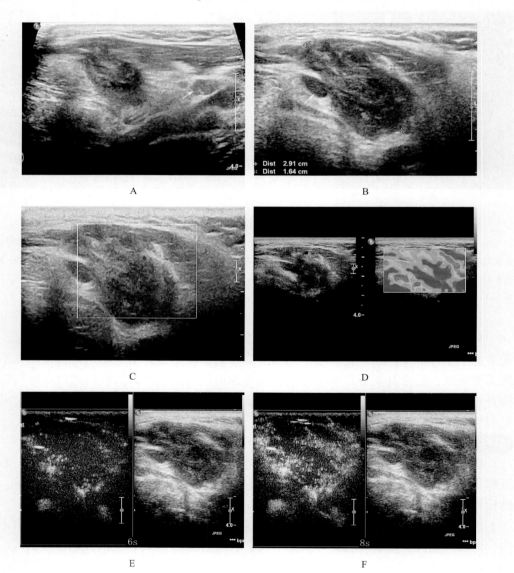

A　　　　　　　　　　B

C　　　　　　　　　　D

E　　　　　　　　　　F

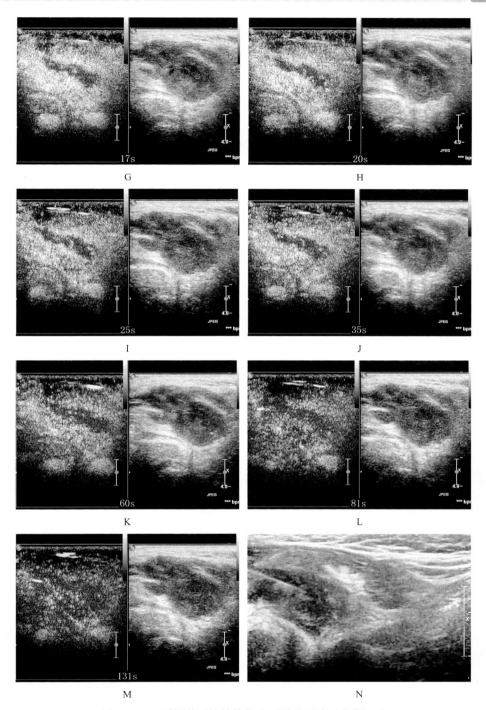

图 6-0-16 颈部淋巴结结核伴皮下脓肿形成（病例 31）

注：A～C. 右侧颈部软组织内见范围约 2.8cm×1.6cm 低回声，与周边一个淋巴结相邻（箭头），形态欠规则，局部边界欠清，内回声不均匀，以低回声为主，CDFI 示低回声内未见明显彩色血流信号；D. 超声弹性成像示低回声蓝绿相间，以蓝色为主，3 级；E. 团注造影剂后，6s 病灶边缘开始增强；F. 8s 轮廓基本显示；G. 17s 病灶增强达峰，整体不均匀增强，内可见不规则无增强区呈裂隙状（箭头）；H. 20s 造影剂开始廓清；I、J. 25s、35s 造影剂持续廓清；K. 60s 病灶与周边组织等增强；L. 81s 淋巴结内造影剂与周边组织同步廓清；M. 131s 病灶轮廓不清；N. 超声引导下穿刺活检术

分析：淋巴结增大伴周边皮下软组织内的形态不规则低回声，未达皮肤表面，超声造影示低回声内血供丰富，呈不均匀增强，可见无增强坏死区，患者无压痛，白细胞未升高，淋巴结结核伴皮下脓肿形成可能性较大。

病例 32

病史：患者，男性，30岁，因"左侧腋下皮肤隆起半个月"就诊，左侧颈部淋巴结结核病史5个月，间断性服用抗结核药。体格检查：触诊左侧颈部未及明显肿块，局部皮肤表面破溃流脓。左侧腋窝隆起处触之有波动感，皮肤色微红。辅助检查：血常规示白细胞计数为 $5.7 \times 10^9/L$。

灰阶及多普勒超声：左侧腋窝多发淋巴结增大，大小不一，淋巴门不清，内可见条状强回声钙化，分布以中央区域为主。另可见一大小约4.5cm×1.2cm囊实混合性回声，内回声不均，中央为无回声，边缘呈不规则环状低回声，边界尚清（图6-0-17A～C）。

超声弹性成像：左侧腋窝及颈部淋巴结均显示整体为蓝色，4级（图6-0-17D）。

灰阶及多普勒超声：左侧颈部见多个淋巴结增大，内见形态不规则的强回声钙化，周边可见条状低回声延伸至皮肤表面破溃处。CDFI示条状低回声内点状彩色血流信号（图6-0-17E～I）。

超声弹性成像：左侧腋窝及颈部淋巴结均显示整体为蓝色，4级（图6-0-17J）。

超声提示：①左侧颈部淋巴结结核伴窦道形成；②左侧腋窝淋巴结增大伴部分钙化、液化，结合病史考虑淋巴结结核。

病理结果：病理结果为慢性肉芽肿性炎伴干酪样坏死、钙化，符合淋巴结结核，抗酸染色（＋），实验室检查提示Gene X-pert MTB/RIF（＋）。

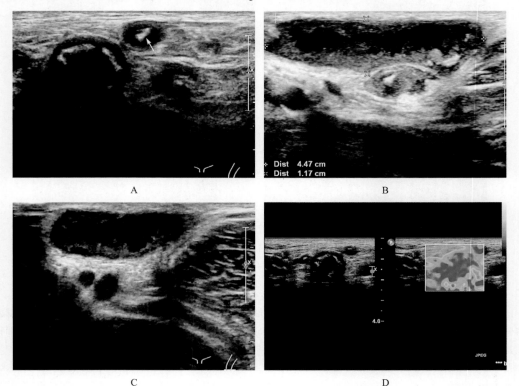

A　　　　　　　　　　　B

C　　　　　　　　　　　D

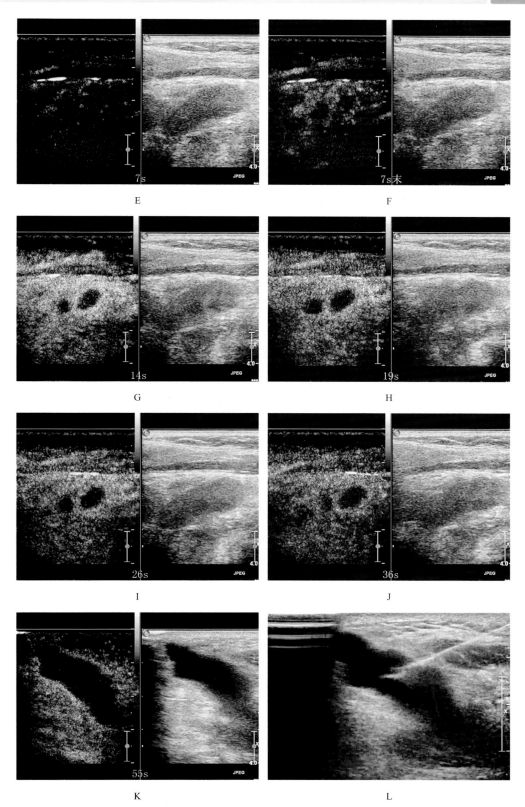

E

F

G

H

I

J

K

L

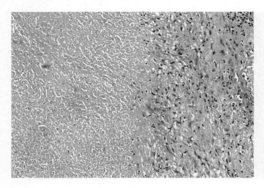

M

图 6-0-18　颈部淋巴结结核皮下脓肿形成（病例 33）

注：A～D. 右侧颈部多个淋巴结增大，内呈低回声，周边见较宽的条状无回声区延伸至皮肤表面，CDFI 示淋巴结及条状无回声内未见彩色血流信号；E. 团注造影剂后，7s 淋巴结内部见造影剂微气泡出现；F. 7s 末淋巴结轮廓基本显示；G. 14s 淋巴结增强达峰，整体不均匀增强，中央见分隔样增强；H. 19s 淋巴结内造影剂逐渐廓清；I. 26s 淋巴结内造影剂持续廓清；J. 36s 淋巴结轮廓依然清晰；K. 55s 皮下脓肿呈无增强；L. 超声引导下穿刺活检术；M. 粗针穿刺病理检查：可见嗜伊红无结构的凝固性坏死区，周边围绕上皮样细胞（HE 染色，×200）

　　分析：淋巴结增大伴皮下脓肿形成，有窦道形成趋势，是淋巴结结核的特征性超声表现之一，超声造影示淋巴结环形增强伴中央分隔样增强，符合淋巴结结核，此患者应尽早行淋巴结穿刺活检病理检查，穿刺物结核菌及细菌培养，以免延误治疗，确诊淋巴结结核后，应尽早手术切除。

病例 34

　　病史：患者，女性，22 岁，因"发现右侧颈部肿块 1 个月余"就诊。体格检查：右侧颈部触及多个花生米大小肿块，质地偏硬，活动性差。辅助检查：血常规示白细胞计数为 6.3×10^9/L，胸片未见明显异常。

　　灰阶及多普勒超声：右侧颈部多区域淋巴结增大，淋巴门消失，呈低回声及等回声，内回声不均匀，其中一个淋巴结周边可见条状低回声向皮肤表面延伸，距表面约 0.15cm，边界不清，内回声不均匀，CDFI 示条状低回声内彩色血流信号较丰富，边缘为主（图 6-0-19A～D）。

　　超声弹性成像：条状低回声显示为蓝红相间，以蓝色为主，3 级（图 6-0-19E）。

　　超声造影：团注造影剂后，8s 病灶边缘开始增强，11s 轮廓清晰，19s 增强达峰，整体不均匀增强，内可见不规则无增强区，与弹性成像红色区域相对应，30s、40s、50s 缓慢持续廓清，149s 病灶强度与周边组织相近，轮廓不清（图 6-0-19F～K）。

　　超声提示：右侧颈部淋巴结伴皮下脓肿形成，窦道形成趋势，首先考虑淋巴结结核。

　　病理结果：病理结果为慢性肉芽肿性炎伴干酪样坏死，符合淋巴结结核，抗酸染色（＋），实验室检查提示 Gene X-pert MTB/RIF（＋）。

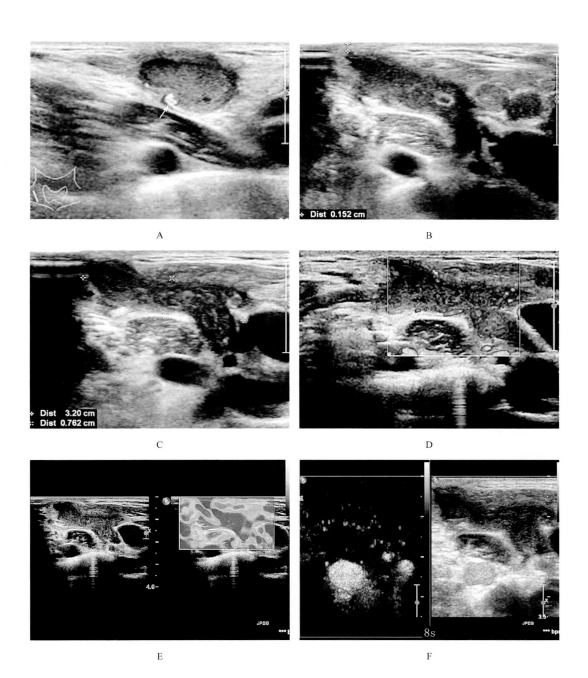

A

B

C

D

E

F

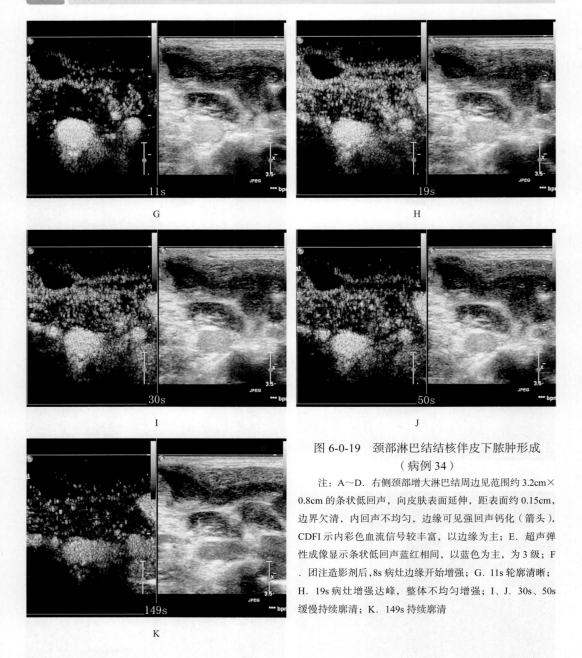

图 6-0-19　颈部淋巴结结核伴皮下脓肿形成
（病例 34）

注：A～D. 右侧颈部增大淋巴结周边见范围约 3.2cm×
0.8cm 的条状低回声，向皮肤表面延伸，距表面约 0.15cm，
边界欠清，内回声不均匀，边缘可见强回声钙化（箭头），
CDFI 示内彩色血流信号较丰富，以边缘为主；E. 超声弹
性成像显示条状低回声蓝红相间，以蓝色为主，为 3 级；F
. 团注造影剂后，8s 病灶边缘开始增强；G. 11s 轮廓清晰；
H. 19s 病灶增强达峰，整体不均匀增强；I、J. 30s、50s
缓慢持续廓清；K. 149s 持续廓清

　　分析：淋巴结结核常破溃导致皮下脓肿形成，本例皮下脓肿距皮肤表面 0.15cm，
有窦道形成趋势，是诊断淋巴结结核的重要征象之一。本例超声造影示皮下脓肿呈不
均匀增强，内含丰富的肉芽肿，未完全坏死即可表现为不均匀增强，完全坏死时则为
无增强。此病例确诊后抗结核药物治疗 2 周，颈部皮下脓肿处皮肤破溃，窦道形成。
对此类患者穿刺时，不宜在包块表面进针，应在周围正常皮肤处进针，在皮下软组织
内潜行后进入病灶。

病例 35

病史：患者，男性，26 岁，因"右侧颈部皮肤破溃流脓 3d"就诊。体格检查：右侧颈部皮肤破溃，有淡黄色脓液溢出（图 6-0-20A），触及多个花生米大小肿块，质地偏硬，活动性差。辅助检查：血常规示白细胞计数为 6.9×10^9/L，胸片未见明显异常。

灰阶及多普勒超声：右侧颈部多区域淋巴结增大，其中一个淋巴结的一侧可见形态不规则的低回声，向皮肤延伸，与皮肤表面相通，内回声不均匀，可见不规则强回声，边界不清。CDFI 示不均低回声内彩色血流信号不丰富（图 6-0-20B、C）。

超声造影：团注造影剂后，9s 病灶边缘开始增强，11s 轮廓清晰，15s 增强达峰，整体不均匀增强，内可见类圆形无增强区，18s 开始廓清，24s 呈不均匀低增强（图 6-0-20D～H）。

超声提示：右侧颈部淋巴结增大伴窦道形成，首先考虑淋巴结结核。

病理结果：病理结果为慢性肉芽肿性炎伴干酪样坏死，符合淋巴结结核，抗酸染色（＋），实验室检查提示 Gene X-pert MTB/RIF（＋）。

分析：窦道形成是诊断淋巴结结核的重要征象之一，诊断并不困难。本例超声造影示窦道呈不均匀增强，增强区域为含有丰富毛细血管的结核性肉芽肿，无增强区域为脓液形成。此病例窦道内脓液实验室检查 Gene X-pert MTB/RIF（＋）。

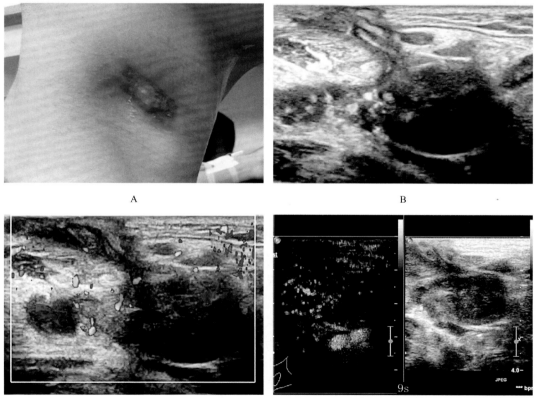

A

B

C

D

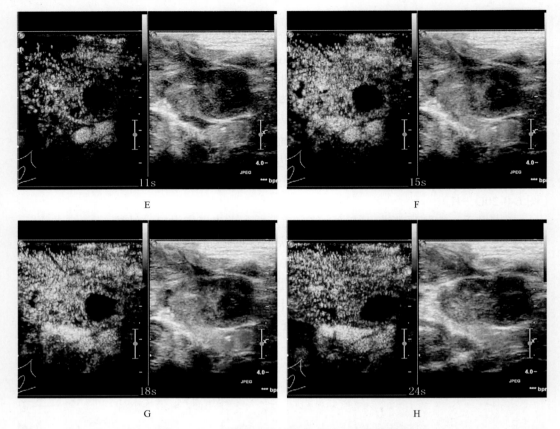

E   F

G   H

图 6-0-20　颈部淋巴结结核窦道形成（病例 35）

注：A～C. 右侧颈部多区域淋巴结增大，其中一个淋巴结的一侧可见形态不规则的低回声，向皮肤延伸，与皮肤表面相通，内回声不均匀，可见不规则强回声，边界不清。CDFI 示不均低回声内彩色血流信号不丰富；D. 团注造影剂后，9s 病灶边缘开始增强；E. 11s 轮廓清晰；F. 15s 病灶增强达峰，整体不均匀增强，内可见类圆形无增强区；G. 18s 开始廓清；H. 24s 呈不均匀低增强

病例 36

病史：患者，男性，22 岁，因"发现右侧颈部包块 1 周"就诊。体格检查：右侧颈部可触及一鹅蛋大小肿块，表面皮色泛红，触诊质地软，有波动感。辅助检查：血常规示白细胞计数为 5.3×10^9/L；胸部 CT 未见明显异常。

灰阶及多普勒超声：右侧颈部可见一囊性病灶，大小约 5.7cm×3.9cm×3.5cm，壁厚，不光整。CDFI 示囊壁可见点状、条状彩色血流信号（图 6-0-21A）。

超声造影：团注造影剂后，8s 病灶边缘开始增强，14s 增强达峰，呈环形增强，内部无增强，45s 病灶边缘环形增强，强度与周边组织相近，内部始终无增强（图 6-0-21B～D）。超声引导下穿刺抽液、注药（图 6-0-21E～J）。

超声提示：右侧颈部囊实性病灶，首先考虑淋巴结结核性伴周围脓肿。

病理结果：脓液抗酸染色（＋），实验室检查提示 Gene X-pert MTB/RIF（＋）。

分析：本例经病理及 Gene X-pert MTB/RIF 检查证实为淋巴结结核。超声引导下穿刺抽液注药治疗是治疗淋巴结结核伴脓肿的有效辅助手段之一，本病例在规程抗结核治疗并经超声引导下抽液注药治疗 6 次后，至 3 个月复查时淋巴结体积明显缩小。

淋巴结结核较易形成脓肿，超声实时引导下可精准的将穿刺针穿入淋巴结内，抽出脓液，并可注入抗结核药物（如：异烟肼 100～200mg）进行局部治疗，结合全身抗结核治疗常可加快病灶吸收。脓液较浓稠时，可使用内径较粗的静脉置管针，应

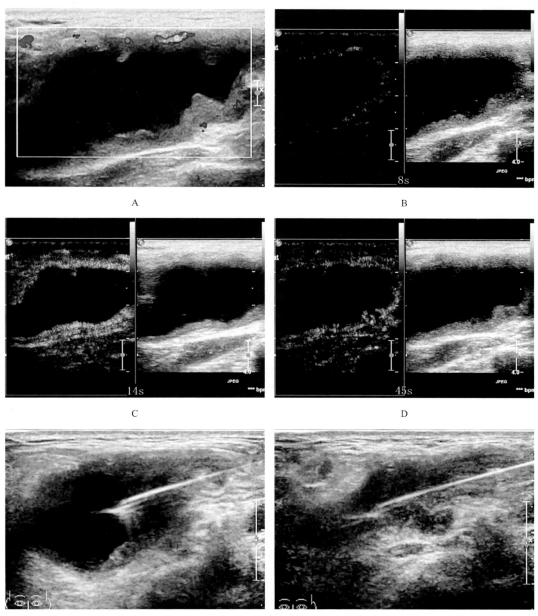

A   B

C   D

E   F

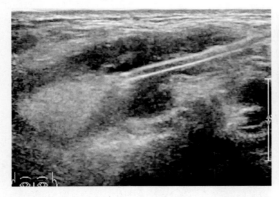

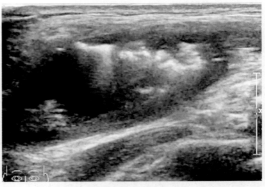

G

H

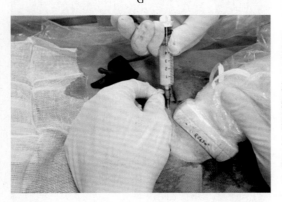

图 6-0-21　颈部淋巴结结核伴周围脓肿（病例 36）
注：A. CDFI 示病灶边缘点状、条状彩色血流信号；
B. 团注造影剂后，8s 病灶边缘开始增强；C. 14s 病灶边
缘增强达峰，呈环形增强，内部无增强；D. 45s 病灶边缘
环形增强；E、F. 超声引导下抽吸囊液，直至无回声区消
失；G、H. 超声引导下注入抗结核药物；I. 手术过程中抽
吸囊液，针筒内为乳白色脓液

I

尽可能抽尽脓液，再注入抗结核药物，1 周内治疗 1～2 次，视反应程度适当调整治疗
周期。

病例 37

病史：患者，女性，20 岁，因"颈部淋巴结结核术后 1 年，发现右侧颈部包块
1 周"就诊。体格检查：右侧颈部可见手术瘢痕，瘢痕周围触及数个花生米大小肿块，
质地硬，活动性差。辅助检查：血常规示白细胞计数为 6.3×10^9/L；胸部 CT 示左侧
胸膜局部增厚。

灰阶及多普勒超声：右侧颈部可见多发淋巴结增大，L/S＜2，边界清，呈低回声，
淋巴门不清，CDFI 示彩色血流信号略丰富，呈混合型（图 6-0-22A）。

超声造影：团注造影剂后，11s 淋巴结边缘开始增强，呈非向心性增强，20s 增
强达峰，呈不均匀增强，增强强度不一，25s 开始廓清，至 58s 淋巴结内造影剂仅部
分廓清（图 6-0-22B～E）。超声引导下穿刺活检（图 6-0-22F），超声引导下淋巴结消
融（图 6-0-22G、H），术后造影淋巴结呈无增强（图 6-0-22I、J）。

超声提示：右侧颈部多发淋巴结增大，呈富血供表现，建议穿刺活检。

病理结果：术前病理结果为慢性肉芽肿性炎伴干酪样坏死，符合淋巴结结核，抗
酸染色（＋），实验室检查提示 Gene X-pert MTB/RIF（＋）。

　　分析：淋巴结边界清楚，回声均匀，未见液化及钙化，CDFI 显示为淋巴门血流，超声造影呈不均匀增强，未见无增强区，与淋巴结反应性增生相似，确诊需病理诊断，可见无坏死的淋巴结结核诊断较为困难。

　　热消融术是通过热能使组织凝固坏死以达到杀灭病灶的目的，可作为淋巴结结核内科药物治疗无效或手术后复发的一种补充治疗方法。超声造影在消融术前可评估淋巴结内坏死区，术中可准确判断消融范围及彻底性，术后超声造影随访可依据增强情况评判是否复发。

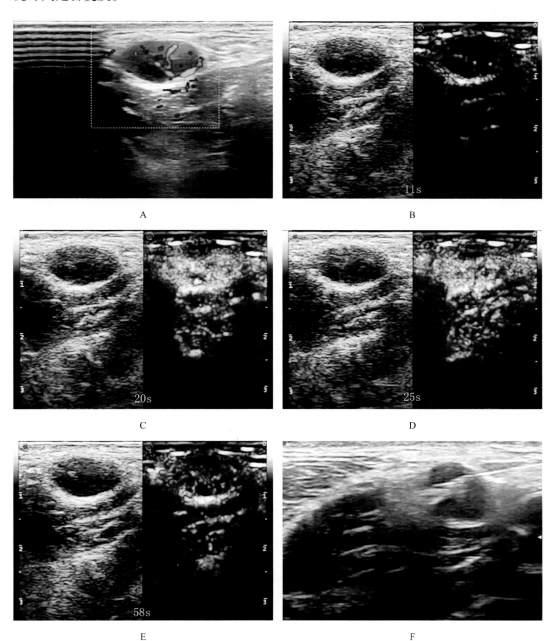

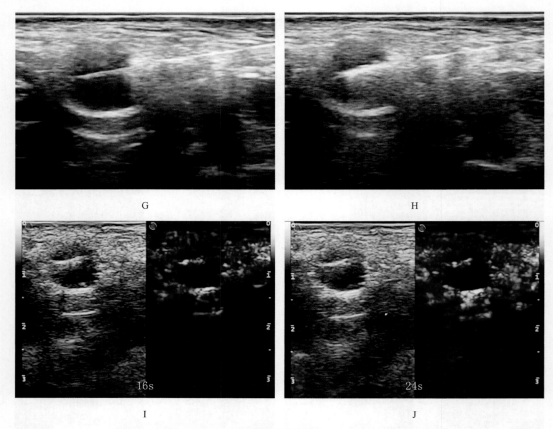

图 6-0-22   颈部淋巴结结核消融（病例 37）

注：A. CDFI 示淋巴结边缘及中央均可见彩色血流信号，为混合型；B. 团注造影剂后，11s 淋巴结边缘开始增强；C. 20s 淋巴结增强达峰，呈不均匀增强，可见低增强区；D. 25s 开始廓清；E. 58s 淋巴结内造影剂仅部分廓清；F. 超声引导下细针穿刺活检；G. 消融术中见气体样回声；H. 气体样回声随消融时间延长而增多；I、J. 消融术后超声造影显示淋巴结内无增强

参 考 文 献

［1］李兰娟. 我国感染病的现状及防治策略. 中华临床感染病杂志，2008，1（1）：1-6.

［2］朱莉贞. 加强对肺外结核病的协作研究. 中华结核和呼吸杂志，2008，31（2）：81-82.

［3］杨高怡. 临床结核病超声诊断. 北京：人民卫生出版社，2016：260-298.

［4］杨高怡，张莹，赵丹，等. 颈部淋巴结结核超声造影分析. 中华临床感染病杂志，2010，3（5）：277-279.

［5］洪玉蓉，刘学明，张闻，等. 超声造影在浅表淋巴结疾病鉴别诊断中的应用研究. 中华超声影像学杂志，2006，15（11）：849-852.

［6］洪玉蓉，刘学明. 颈部转移性淋巴结的超声造影表现分析. 中国超声医学杂志，2008，24（6）：520-522.

［7］韩峰，邹如海，林僖，等. 常规超声和超声造影在浅表淋巴结良恶性鉴别诊断中的价值. 中华超声影像学杂志，2010，19（3）：234-237.

［8］ 冀鸿涛，朱强，荣雪余，等. 超声造影在头颈部淋巴结良恶性病变鉴别诊断中的应用. 中华医学超声杂志（电子版），2011，8（7）：1549-1557.

［9］ 蒋珺，陈亚青，李文英，等. 超声对乳腺癌腋窝淋巴结的诊断价值. 中华医学超声杂志（电子版），2011，8（6）：1234-1240.

［10］ 张武. 浅表淋巴结超声检查及进展. 中华医学超声杂志（电子版），2008，5（1）：16-27.

［11］ 张文智，杨高怡，于天琢，等. 超声造影后细针穿刺活检术在颈部淋巴结结核诊断中的应用. 中国全科医学，2015，18（15）：1845-1848.

［12］ 张文智，杨高怡，裴宇，等. 超声造影在颈部淋巴结结核穿刺活检术中的应用价值. 中华耳鼻咽喉头颈外科杂志，2014，49（3）：240-242.

［13］ 孟君，杨高怡，张文智，等. 超声造影引导颈部淋巴结结核穿刺活检与组织病理学的对比分析. 中国超声医学杂志，2015，31（2）：107-109.

［14］ 张文智，杨高怡，孟君，等. 超声造影在颈部淋巴结结核粗针穿刺活检中的应用价值. 中国超声医学杂志，2015，31（3）：211-213.

［15］ 王大力，杨高怡，邵亚勤，等. 腋窝淋巴结结核超声造影的初步研究. 医学研究杂志，2013，42（5）：187-189.

［16］ Pehme L, Hollo V, Rahu M, et al. Tuberculosis during fundamental societal changes in Estonia with special reference to extrapulmonary manifestations. Chest, 2005, 127(4): 1289-1295.

［17］ Noertjojo K, Tam CM, Chan SL, et al. Extra-pulmonary and pulmonary tuberculosis in Hong Kong. Int J Tuberc Lung Dis, 2002, 6(10): 879-886.

［18］ Barreiros AP, Braden B, Schieferstein-Knauer C, et al. Characteristics of intestinal tuberculosis in ultrasonographic techniques. Scand J Gastroenterol, 2008, 43(10): 1224-1231.

［19］ Baatenburg de Jong RJ, Rongen RJ, Laméris JS, et al. Ultrasound in the diagnosis of cervical tuberculous adenitis. Auris Nasus Larynx, 1998, 25(1): 67-72.

［20］ Greene FL, Compton CC, Fritz AG, et al .American Joint Committee on Cancer. Introduction to head and neck sites. AJCC cancer staging atlas. New York: Springer, 2006: 13-18.

［21］ Krestan C, Herneth AM, Formanek M, et al. Modern imaging lymph node staging of the head and neck region. Eur J Radiol, 2006, 58(3): 360-366.

［22］ Iademarco MF, Castro KG. Epidemiology of tuberculosis. Semin Respir Infect, 2003, 18(4): 225-240.

［23］ Centers for Disease Control and Prevention(CDC). Emergence of Mycobacterium tuberculosis with extensive resistance to second-line drugs-worldwide, 2000-2004. MMWR, 2006, 55(11): 301-305.

［24］ Golden MP, Vikram HR. Extrapulmonary tuberculosis: an Overview. Am Fam Physician, 2005, 72(9): 1761-1768.

［25］ Khanna R, Sharma AD, Khanna S, et al. Usefulness of ultrasonography for the evaluation of cervical lymphadenopathy. World J Surg Oncol, 2011, 9: 29.

［26］ Asai S, Miyachi H, Suzuki K, et al. Ultrasonographic differentiation between tuberculous lymphadenitis and malignant lymph nodes. J Ultrasound Med, 2001, 20(5): 533-538.

［27］ Stramare R, Scagliori E, Mannucci M, et al. The role of contrast-enhanced gray-scale ultrasonography in the differential diagnosis of superficial lymph nodes. Ultrasound Q, 2010, 26(1): 45-51.

［28］ Ying M, Ahuja AT, Evans R, et al. Cervical lymphadenopathy: sonographic differentiation between tuberculous nodes and nodal metastases from non-head and neck carcinomas. J Clin Ultrasound, 1998, 26(8): 383-389.

［29］ Ahuja AT, Ying M, Ho SY, et al. Ultrasound of malignant cervical lymph nodes. Cancer Imaging, 2008, 8: 48-56.

[30] Choi EC, Moon WJ, Lim YC. Case report.Tuberculous cervical lymphadenitis mimicking metastatic lymph nodes from papillary thyroid carcinoma. Br J Radiol, 2009, 82(982): e208-211.

[31] Ahuja A, Ying M. An overview of neck node sonography.Invest Radiol, 2002, 37(6): 333-342.

[32] Yu M, Liu Q, Song HP, et al. Clinical application of contrast-enhanced ultrasonography in diagnosis of superficial lymphadenopathy. J Ultrasound Med, 2010, 29(5): 735-740.

[33] Rubaltelli L, Khadivi Y, Tregnaghi A, et al. Evaluation lymph node perfusion using continuous mode harmonic ultrasonography with a second-generation contrast agent. J Ultrasound Med, 2004, 23(6): 829-836.

[34] Rubaltelli L, Corradin S, Dorigo A, et al. Automated quantitative evaluation of lymph node perfusion on contrast-enhanced sonography. Am J Roentgenol, 2007, 188(4): 977-983.

[35] Dillon MF, Advani V, Masterson C, et al. The value of level Ⅲ clearance in patients with axillary and sentinel node positive breast cancer. Ann Surg, 2009, 249(5): 834-839.

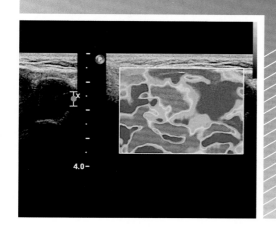

第七章
非结核分枝杆菌性
淋巴结炎

【病因及病理】

非结核分枝杆菌（non-tuberculous mycobacteria，NTM），曾称为非典型分枝杆菌，是指除结核分枝杆菌复合群（mycobacterium tuberculosis complex，MTBC）和麻风分枝杆菌以外的分枝杆菌。NTM在环境中普遍存在，以土壤和水中最为常见，通常属于机会性致病菌，水源性NTM与人类感染的关系最为密切，极少数通过动物传播给人，我国分离最多的NTM菌种为胞内分枝杆菌。

由于NTM与结核分枝杆菌的菌体成分和抗原有共同性，仅毒力较结核分枝杆菌弱，所以NTM病的病理所见与结核病很难鉴别。淋巴结坏死组织及窦道分泌物培养为最常见的检查方法，细菌学检查及菌种鉴定是NTM病确诊的金标准。

【临床表现】

NTM病具有与结核病临床表现相似的表现，主要侵犯肺，大多无全身症状及体征，仅有局部淋巴结受累的表现，亦可有全身中毒症状和局部损害。NTM淋巴结炎多见于儿童，最常累及的部位是上颈部和下颌下淋巴结，耳部、腹股沟、腋窝淋巴结也可受累。单侧累及多见，双侧少见。无或有轻度压痛，可迅速软化、破溃形成慢性窦道。

【超声检查】

1. 淋巴结大小不一，以类圆形常见，长短径比值（L/S）多<2。

2. 淋巴结皮质增厚，以低回声为主，淋巴门受压、变窄或消失，易出现液化坏死的无回声及钙化的强回声。

3. 淋巴结边界模糊，常出现周围组织炎性反应，表现为周围组织回声增强，包膜破溃时连续性中断，坏死物侵至软组织时常形成皮下脓肿，如穿透皮肤形成窦道，为NTM淋巴结炎常见征象之一。多发淋巴结可相互粘连、融合。

4. 多普勒超声：淋巴结内血流信号以边缘型、点状血流型为主。

5. 超声造影：以不均匀增强居多，内部可见大片状无增强区呈环形增强，亦可为均匀增强。

【典型病例】

病例 38

病史：患者，女性，56 岁，因"右侧颈部肿块 1 个月余"就诊，外院疑似淋巴结结核。体格检查：右侧颈部触及鸽蛋大小肿块，无压痛，活动度差。辅助检查：血常规示白细胞计数为 $6.2×10^9/L$；胸部 CT 未见明显异常。

灰阶及多普勒超声：右侧颈部多发淋巴结增大，较大约 2.7cm×2.4cm，呈类圆形，边界欠清，淋巴结整体呈低回声，内回声不均，淋巴门消失，彩色多普勒血流成像（CDFI）示淋巴结周边可见点状彩色血流信号，内部无彩色血流信号（图 7-0-1A～C）。

超声弹性成像：淋巴结边缘蓝色，中央绿色红色，2 级（图 7-0-1D）。

超声造影：团注造影剂后，11s 淋巴结开始增强，17s 淋巴结增强达峰，呈环形增强，内部无增强，其旁一淋巴结不均匀增强，26s 造影剂开始廓清，34s 多切面观察较大淋巴结内一条状增强区，呈"豆芽样"，62s 及 120s 廓清明显，增强范围无明显变化（图 7-0-1E～J，视频 8）。

视频 8 颈部非结核分枝杆菌淋巴结炎超声造影（病例 38）

超声提示：右侧颈部淋巴结增大，超声造影示部分伴坏死，考虑淋巴结结核可能性大，建议活检。

病理结果：（淋巴结穿刺活检）淋巴结肉芽肿性炎。结核及 NTM DNA 测定后结果为 NTM 淋巴结炎（图 7-0-1K）。

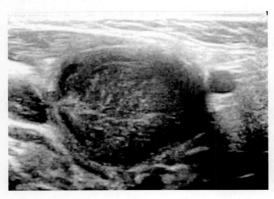

A

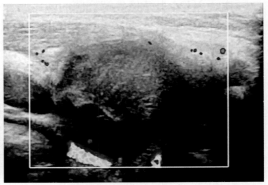

B

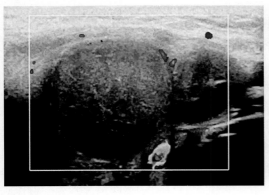

C

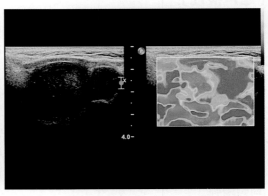

D

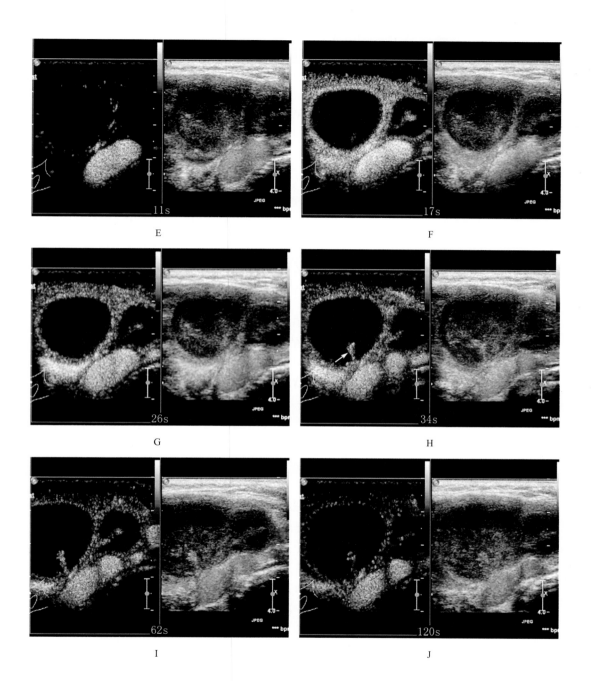

E　　　　　　　　　　　　　　F

G　　　　　　　　　　　　　　H

I　　　　　　　　　　　　　　J

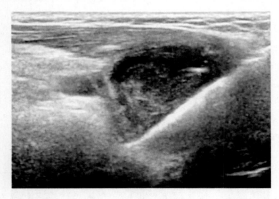

K

图 7-0-1　颈部非结核分枝杆菌淋巴结炎（病例 38）

注：A. 右侧颈部多发淋巴结增大，较大约 2.7cm×2.4cm，呈类圆形，边界欠清，淋巴结整体呈低回声，内回声不均，淋巴门消失；B、C. 多切面观察淋巴结周边可见点状彩色血流信号；D. 超声弹性成像示淋巴结边缘蓝色，中央绿色红色，2 级；E. 团注造影剂后，11s 淋巴结开始增强；F. 17s 淋巴结增强达峰，呈环形增强，内呈无增强，其旁一淋巴结不均匀增强，内部小部分增强；G. 26s 造影剂开始廓清；H. 34s 多切面观察较大淋巴结内可见一条状增强区，呈"豆芽样"（箭头）；I、J. 62s、120s，廓清明显，增强范围无明显变化；K. 淋巴结穿刺活检术

分析：单侧颈部淋巴结增大，内部回声不均匀，淋巴门消失，内未见明显血流信号，应考虑淋巴结结核、转移性淋巴结等结构破坏的疾病，超声造影表现为淋巴结环形增强，首先考虑淋巴结结核，因 NTM 淋巴结炎与淋巴结结核超声极难鉴别，故需要对淋巴结进行穿刺，对其脓液或组织进行结核及 NTM DNA 测定。

病例 39

病史：患者，女性，33 岁，"发现右侧颈部淋巴结增大半个月余"就诊，体格检查：体温为 37.3℃，右侧颈部可扪及蚕豆大小肿块，活动度差，轻触痛。辅助检查：胸部 CT 示两肺多发弥漫气囊影，朗格汉斯细胞组织细胞增生症？两下肺少许间质性改变，纵隔淋巴结肿大。

灰阶及多普勒超声：右侧颈部可见多个淋巴结增大，较大位于Ⅳ区，大小约 1.1cm×0.8cm，边界清，内回声均匀，淋巴门消失（图 7-0-2A）。

超声弹性成像：淋巴结蓝绿相间，2 级（图 7-0-2B）。

超声造影：团注造影剂后，11s 淋巴结开始增强，13s 非向心性增强，由淋巴门向四周增强，淋巴结中心增强，17s 淋巴结增强达峰，呈均匀高增强；28s 造影剂开始廓清，45s 及 61s 廓清明显，增强范围无明显变化（图 7-0-2C～H）。

超声提示：右侧颈部淋巴结增大，建议活检。

病理结果：淋巴结内见散在成片细胞坏死区伴多量细胞坏死核碎片形成，部分组织胞质内见均匀细颗粒样物（似病原微生物）。免疫组化结果：CD14（＋单核），CD35（＋滤泡树突网状细胞），CD163（＋组织细胞），CD30（＋个别细胞）Fasoin（＋个别细胞）；特殊染色结果：抗酸染色（－），过碘酸 -Schiff 染色（PAS）（＋细颗粒状），六胺银染色（PAM）（＋细颗粒状），吉姆萨染色（＋细颗粒状），结果提示特异性感染（病原体请结合实验室检查）（图 7-0-2I）。细菌培养及菌株鉴定结果：鸟分枝杆菌淋巴结炎。

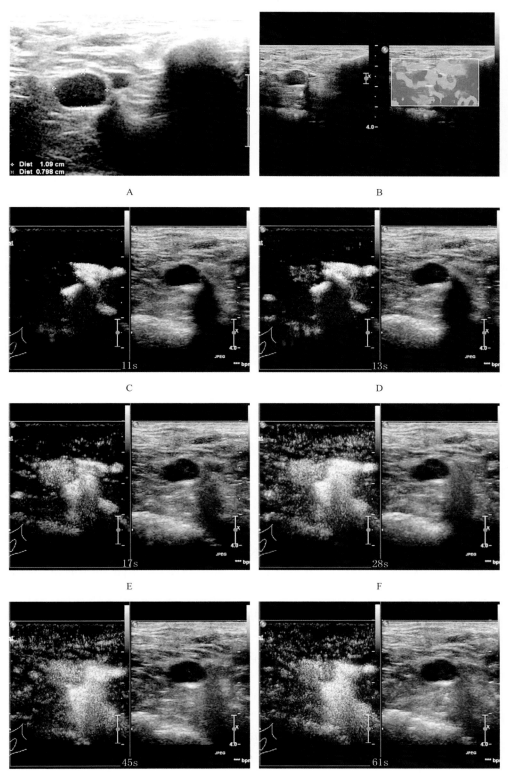

A

B

C

D

E

F

G

H

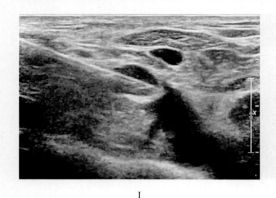

I

图 7-0-2　颈部非结核分枝杆菌淋巴结炎（病例 39）

注：A. 右侧颈部可见多个淋巴结增大，较大位于Ⅳ区，大小约 1.1cm×0.8cm，边界清，内回声均匀，淋巴门消失；B. 超声弹性成像：淋巴结蓝绿相间，2 级；C. 团注造影剂后，11s 淋巴结开始增强；D. 13s 非向心性增强，由淋巴门向四周增强，淋巴结中心增强；E. 17s 淋巴结增强达峰，均匀高增强；F. 28s 造影剂开始廓清；G、H. 45s 及 61s，增强范围无明显变化；I. 淋巴结穿刺活检术

分析：右侧颈部可见多个淋巴结增大，边界清，内回声均匀，超声造影示淋巴结呈非向心性增强，由淋巴门向四周均匀增强，因淋巴结位于Ⅳ区，淋巴结皮质回声低，淋巴门消失，故淋巴瘤及转移性淋巴结均需考虑，由于该患者肺部病灶考虑朗格汉斯细胞组织细胞增生症，纵隔淋巴结增大等，又不能排除血液系统疾病，最终确诊仍需病理及病原学检查。

病例 40

病史：患者，男性，49 岁，"发现右侧颈部包块 2 个月余"就诊，体格检查：体温为 37.8℃，右侧颈部可扪及鸽蛋大小肿块，质地软，活动度差，轻触痛，局部皮肤隆起伴肤色深红。辅助检查：胸部 CT 示右肺上叶感染性病变；肺门及纵隔淋巴结钙化肿大，考虑陈旧性淋巴结结核。

灰阶及多普勒超声：右侧颈部可见多个增大淋巴结，较大的位于Ⅲ区，大小约 1.9cm×1.0cm，淋巴结包膜中断，内回声不均匀，可见少许无回声及点状强回声，淋巴门消失，该淋巴结浅侧可见一 3.8cm×1.0cm 的混合回声，内可见无回声，边界欠清，透声差，与皮肤深红处相连，CDFI 示淋巴结周边彩色血流信号较丰富，混合回声周边可见点状彩色血流信号。左侧颈部亦可见多个与右侧颈部淋巴结回声相似的增大淋巴结，彩色血流信号不丰富（图 7-0-3A～E）。

超声造影：右侧颈部混合回声大部分呈无增强，边缘见少许高增强区，呈不完整的环状（图 7-0-3F）。

超声提示：①双侧颈部淋巴结增大伴钙化、液化，首先考虑淋巴结结核。②右侧颈部混合回声，结核性脓肿可能性大。

病理结果：（右侧颈部肿块穿刺）少量破碎组织呈慢性肉芽肿性炎伴坏死，结核性炎（图 7-0-3G）。特殊染色结果：抗酸染色（−），PAS（−），PAM（−），瑞姬染色（−）。结核及 NTM DNA 测定：NTM。

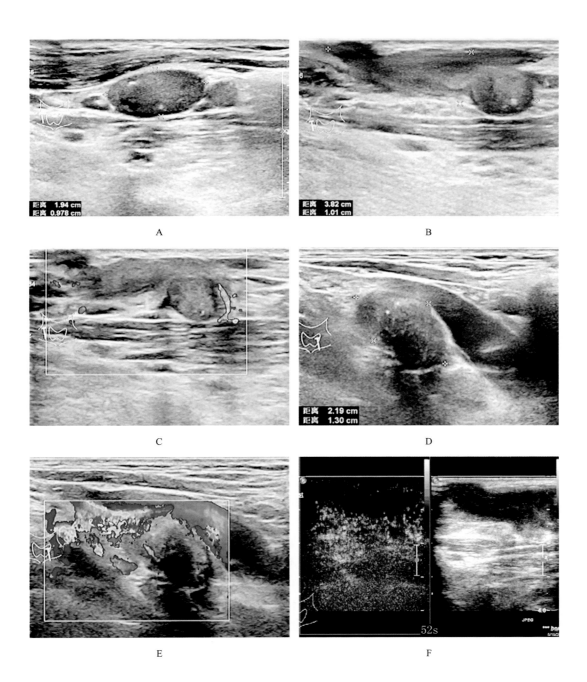

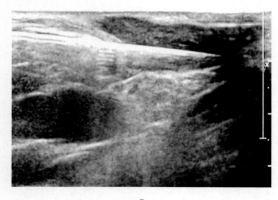

G

图 7-0-3 颈部非结核分枝杆菌淋巴结炎（病例 40）

注：A. 右侧颈部可见多个淋巴结增大，大小约 1.9cm× 1.0cm，内回声不均匀，可见少许无回声及点状强回声，淋巴门消失；B. 淋巴结浅侧可见一 3.8cm×1.0cm 的混合回声，内可见无回声，边界欠清，透声差；C. CDFI 示淋巴结周边彩色血流信号较丰富，混合回声周边可见点状彩色血流信号；D、E. 左侧颈部可见与右侧颈部回声相似的淋巴结，可见点状强回声，淋巴门消失，CDFI 示彩色血流信号不丰富；F. 团注造影剂后，52s 右侧颈部混合回声不完整的环状增强，内可见片状无增强区；G. 超声引导下右侧颈部肿块活检术

分析：双侧颈部可见多个增大淋巴结，内回声不均匀，可见液化及钙化，淋巴门消失，彩色血流信号不丰富。右侧颈部可见混合回声，与皮肤深红处相连，结合 CT 右肺上叶感染性病变、肺门及纵隔淋巴结肿大伴钙化，首先考虑淋巴结结核伴周围脓肿形成，对超声造影示混合回声内无增强区脓液抽吸细菌培养，增强区穿刺取材病理检查，最后经脓液细菌培养及菌株鉴定为 NTM 感染。

病例 41

病史：患者，男性，17 岁，"抗结核治疗 2 年后，发现右侧腹股沟肿块半个月余"就诊，体格检查：体温为 37.5℃，右侧腹股沟区可扪及鸡蛋大小肿块，活动度差，轻触痛，皮肤颜色略深，可见皮肤溃疡，表面有脓性分泌物。辅助检查：血常规、胸部平片未见明显异常。

灰阶及多普勒超声：双侧腹股沟均可见几个增大淋巴结回声，较大的位于右侧，大小约 2.0cm×1.0cm，皮质增厚，内回声不均匀，可见少许无回声区，淋巴门尚清，CDFI 示淋巴门见条状彩色血流信号（图 7-0-4A～C）。

右侧腹股沟区可见一大小约 3.7cm×1.4cm 的混合回声，边界欠清，内见不规则无回声区，紧贴浅表皮肤，形成窦道，周边软组织回声增高、不均匀（图 7-0-4D、E）；该混合回声区周边见多个淋巴结，较大的 1.6cm×0.8cm，内见两枚强回声，淋巴结包膜局部外凸、中断，淋巴门不清（图 7-0-4F、G）。

超声提示：①右侧腹股沟混合回声包块，首先考虑炎性病灶。②右侧腹股沟淋巴结增大，首先考虑细菌性淋巴结炎。

病理结果：右侧腹股沟肿块及淋巴结针吸，涂片内见大片凝固性坏死似干酪样物及散在类上皮细胞，首先考虑结核性炎。抗酸染色（－）。结核及 NTM DNA 测定：NTM。

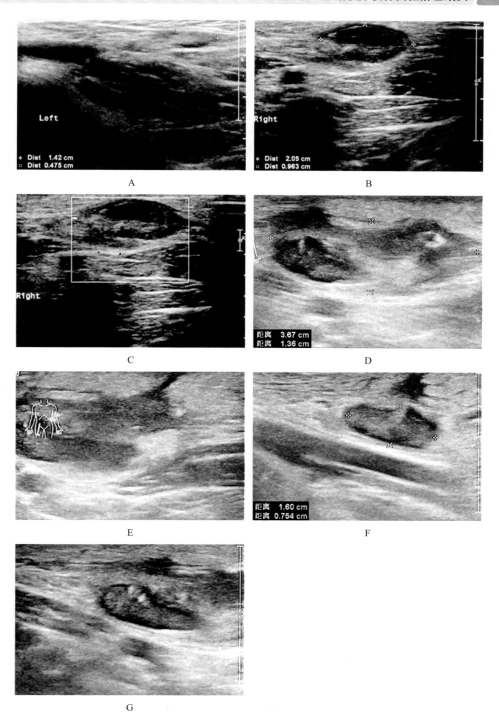

图 7-0-4　腹股沟非结核分枝杆菌淋巴结炎（病例 41）

注：A、B. 双侧腹股沟区多个淋巴结增大，较大的位于右侧，大小约 2.0cm×1.0cm，皮质增厚，回声不均匀，可见少许无回声区，淋巴门尚清；C. 右侧腹股沟淋巴结内可见条状彩色血流信号；D、E. 右侧腹股沟可见一大小约 3.7cm×1.4cm 的混合回声，边界欠清，内见不规则无回声区，周边软组织回声增高、不均匀；F、G. 混合回声区周边可见增大淋巴结，较大的 1.6cm×0.8cm，内见两枚强回声，包膜局部外凸、中断，淋巴门不清

　　分析：患者有"右侧腹股沟淋巴结结核"病史，抗结核治疗 2 年，右侧腹股沟区出现混合回声包块，边界欠清，内见不规则无回声区，紧贴浅表皮肤，形成窦道，内彩色血流信号不丰富，周边软组织肿胀，考虑结核性脓肿形成，该混合回声区周边可见多个淋巴结样回声，局部包膜中断，皮质部见钙化灶，淋巴门不清，似乎符合淋巴结结核超声诊断。此患者抗结核治疗 2 年，仍未能控制疾病发展，诊断为淋巴结结核需谨慎，应考虑：①耐药结核菌株感染；② NTM 感染，而两者超声无法鉴别。此患者经穿刺后结核及 NTM DNA 测定为 NTM 感染。

参 考 文 献

［1］ 中华医学会结核病学分会，非结核分枝杆菌病实验室诊断专家共识编写组. 非结核分枝杆菌病实验室诊断专家共识. 中华结核和呼吸杂志，2016，39（6）：438-443.

［2］ 吴琪茵，黎友伦. 非结核分枝杆菌病的流行趋势、诊断及治疗. 中国人兽共患病学报，2010，26（5）：491-494.

［3］ 中华医学会结核病学分会，《中华结核和呼吸杂志》编辑委员会. 非结核分枝杆菌病诊断与治疗专家共识. 中华结核和呼吸杂志，2012，35（8）：572-580.

［4］ 王巍. 重视非结核分枝杆菌病诊断和治疗的研究. 传染病信息，2009，22（1）：14-17.

［5］ 王洪生，吴勤学. 非结核分枝杆菌感染与艾滋病. 国外医学（皮肤性病学分册），2005，31（3）：166-168.

［6］ 孙勤，沙巍. 非结核分枝杆菌肺病与肺结核患者的临床特征对比分析. 中国防痨杂志，2011，33（2）：120-122.

［7］ 唐神结，沙巍，肖和平，等. 非结核分枝杆菌病的研究进展. 中华结核和呼吸杂志，2012，35（7）：527-531.

［8］ 唐神结. 非结核分枝杆菌病诊断与治疗专家共识解读. 中国医刊，2016，51（3）：21-24.

［9］ 夏焙，李长钢，李成荣. 手术切口非结核分枝杆菌病的声像图表现. 中华超声影像学杂志，2000，9（6）：360-361.

［10］ 李子玲，张方，李南云，等. 非结核分枝杆菌性淋巴结炎病理学改变的初步研究. 中华结核和呼吸杂志，2008，31（10）：756-760.

［11］ 贺伟，潘纪戍，周新华. 非结核分枝杆菌肺病的影像学表现. 中华结核和呼吸杂志，2004，27（8）：553-556.

［12］ 张烈光，刘晋新，江松峰，等. 艾滋病合并非结核分枝杆菌感染的腹部 CT 表现. 中国 CT 和 MRI 杂志，2012，10（2）：55-57.

［13］ Shrestha NK, Tuohy MJ, Hall GS, et al. Detection and differentiation of Mycobacterium tuberculosis and nontuberculous mycobacterial isolates by real-time PCR. J Clin Microbiol, 2003, 41(11): 5121-5126.

［14］ Bownds SE, Kurzynski TA, Norden MA, et al. Rapid susceptibility testing for nontuberculosis mycobacteria using flow cytometry. J Clin Microbiol, 1996, 34(6): 1386-1390.

［15］ Porteous NB, Redding SW, Jorgensen JH. Isolation of non-tuberculosis mycobacteria in treated dental unit waterlines. Oral Surg Oral Med Oral Pathol Oral Radiol Endod, 2004, 98(1): 40-44.

［16］ Tellis CJ, Putnam JS. Pulmonary disease caused by nontuberculosis mycobacteria. Med Clin North Am, 1980, 64(3): 433-446.

［17］ dos Santos RP, Scheid KL, Willers DM, et al. Comparative radiological features of disseminated disease due to Mycobacterium tuberculosis vs non-tuberculosis mycobacteria among AIDS patients in Brazil. BMC Infect Dis, 2008, 8: 24.

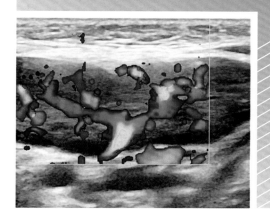

第八章
病毒性淋巴结炎

【病因及病理】

病毒是指一群体积微小、结构简单、只含有一种类型核苷酸（DNA 或 RNA）、只能在易感的活细胞内以复制方式增殖的非细胞型微生物。以人类疱疹病毒 4 型（human herpes virus 4,HHV-4）病毒为例，又称 EB 病毒，病毒从口腔进入易感者，在疾病早期，病毒先在咽扁桃体环的 B 淋巴细胞复制繁殖，受感染的 B 细胞中带有 EB 病毒基因组，被 T 杀伤细胞所识别，T 杀伤细胞因被刺激而增殖，造成全身淋巴结增大，内脏器官浸润。组织学上的显著特点就是有免疫母细胞增生，偶尔可见 R-S 样细胞，易误诊为淋巴瘤，但淋巴结的结构常保存完整、边缘窦开放等特点提示为病毒性淋巴结炎。

【临床表现】

病毒性淋巴结炎，多发于儿童或青少年，以头颈部为主，常有上呼吸道感染、咽痛等前驱症状，无发热或低热。体格检查：颈部触及多发肿块，质地较硬，触痛不明显，压之不适或轻微胀痛，活动度差，抗病毒治疗后肿块可缩小，质地变软。如 EB 病毒感染全身各脏器都可受累，小儿患者临床症状表现多样。

实验室检查以淋巴细胞增高多见，少数可无明显异常。有些病毒有特异性指标，如 EB 病毒感染、血柯萨奇病毒 B2 抗体 IgM 阳性可确诊。

【超声检查】

1. 淋巴结增大，常为双侧颈部受累，类圆形或椭圆形常见，L/S 多＜2，如为传染性单核细胞增多症所致小儿淋巴结增大，淋巴结体积多明显增大，长径甚至可达 3cm 以上。

2. 淋巴结包膜多连续完整，形态规则，皮质增厚，可呈中等或偏低回声，内部回声不均匀，EB 病毒所致的淋巴结炎中，多数淋巴结增大呈类圆形，淋巴门增大，局部回声减低，有学者称之为"门中门"样改变。

3. 彩色普勒血流成像（CDFI）示彩色血流信号多较丰富，以淋巴门型血供多见，呈树枝状分布。

4. 超声造影以非向心性增强多见，多由淋巴门向四周快速高增强，部分淋巴结内可见无增强区。

【典型病例】

病例 42

病史：患者，男性，17岁，因"双侧颈部肿块1周"就诊。体格检查：体温为37.0℃，双侧颈部可触及多个鸡蛋大小肿块，质硬，活动度差，皮肤无红肿；辅助检查：血常规示白细胞计数为 2.5×10^9/L，淋巴细胞计数为 1.7×10^9/L，中性粒细胞计数为 0.6×10^9/L，血红蛋白含量为125g/L，血小板计数为 157×10^9/L。EB病毒抗体 IgM（EBVCA-IgM）2.52U/ml↑，EB病毒抗体 IgG（EBVCA-IgG）47.41U/ml↑。

灰阶及多普勒超声：左侧颈部Ⅱ区及Ⅲ区多发淋巴结增大，其中较大的约3.8cm×2.3cm，包膜连续完整，形态规则，皮质增厚，呈不均匀低回声，淋巴门受压变窄，内见低回声区，CDFI内部彩色血流信号丰富，呈淋巴门型血供，脉冲多普勒（PW）测得淋巴结内动脉频谱，阻力指数（RI）：0.55（图8-0-1A～E）。

超声弹性成像：左侧颈部增大淋巴结呈蓝绿相间，2级（图8-0-1F）。

超声造影：团注超声造影剂后，左侧淋巴结6s开始增强，由淋巴门开始增强，14s增强达峰，呈非向心性、不均匀性增强，由淋巴门向四周增强，包膜完整，内可见少许无增强区，21s廓清明显，淋巴结轮廓清晰（8-0-1G～I，视频9）。

右侧颈部Ⅱ区多发淋巴结增大，较大的约3.1cm×1.4cm，包膜连续完整，形态规则，皮质增厚，呈低回声，淋巴门受压变窄，CDFI示内部彩色血流信号不丰富（图8-0-1J、K），周围淋巴结皮质增厚，淋巴门受压变窄，内部彩色血流信号略丰富（图8-0-1L、M）。

超声提示：双侧颈部多发淋巴结增大，考虑为炎性病变。

治疗1个月后复查：左侧较大淋巴结明显变小，大小约2.9cm×1.1cm（图8-0-1N、O），该淋巴结与邻近淋巴结弹性成像呈蓝绿相间，2级（图8-0-1P、Q），右侧较大淋巴结缩小，大小约2.4cm×1.0cm（图8-0-1R、S）。

诊断：传染性单核细胞增多症淋巴结病。

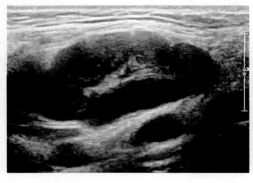

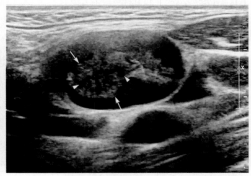

A   B

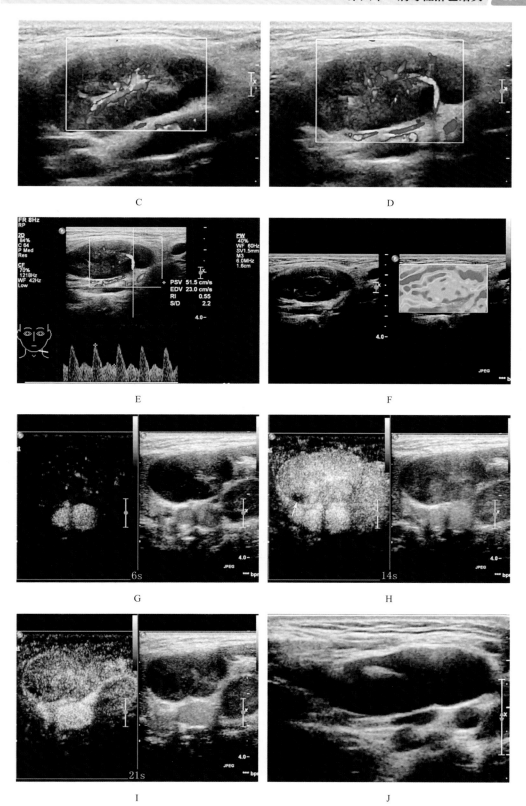

C

D

E

F

G

H

I

J

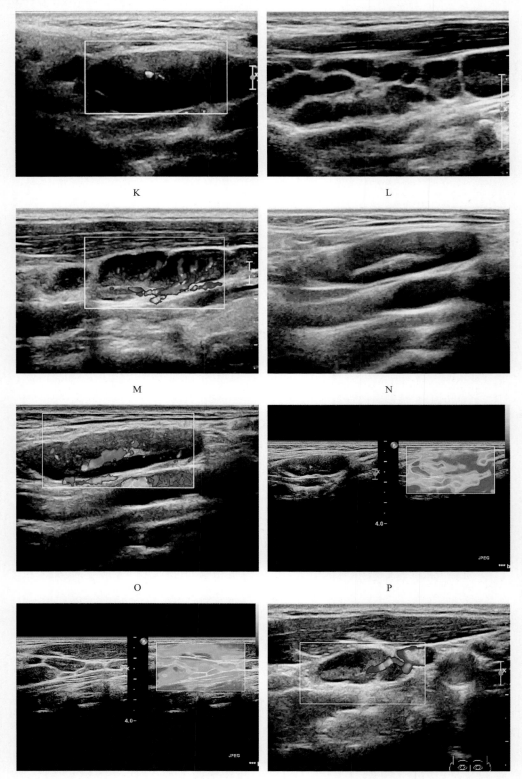

K

L

M

N

O

P

Q

R

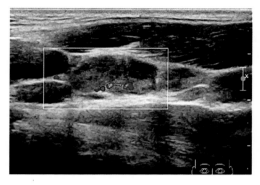

S

图 8-0-1 病毒性淋巴结炎（病例 42）

注：A、B. 左侧颈部淋巴结增大，不同切面观察皮质增厚，呈不均匀回声，淋巴门增宽（箭头），局部回声减低（三角形箭头），呈"门中门"样改变；C、D. 淋巴结内彩色血流信号丰富，呈淋巴门型血供；E. 测得动脉频谱，RI：0.55；F. 超声弹性成像示淋巴结蓝绿相间，2 级；G. 团注超声造影剂后，6s 开始增强，淋巴门显影；H. 14s 到达高峰，呈不均匀增强，包膜下局部呈无增强区（箭头）；I. 21s 明显廓清；J. 右侧颈部多发淋巴结增大，皮质增厚，呈低回声，淋巴门受压变窄；K. 淋巴结内彩色血流信号不丰富；L、M. 周边多发淋巴结，内部彩色血流信号丰富；N. 治疗 1 个月后，左侧较大淋巴结明显变小；O. 内部彩色血流信号较丰富；P、Q. 超声弹性成像示较大淋巴结及周边淋巴结蓝绿相间，2 级；R、S. 右侧较大淋巴结变小，较大淋巴结及周边淋巴结血流信号不丰富

分析：双侧颈部多发淋巴结增大，包膜连续完整，形态规则，淋巴门受压变窄，回声减低，呈"门中门"样改变，是由于某些病毒感染后增大淋巴结的门结构会相对扩大并变得疏松导致，在扩大的高回声门结构中出现低回声的结构。淋巴结血供丰富，呈淋巴门型血供，超声造影呈非向心性增强，表现为由淋巴门向四周不均匀高增强，包膜下局部可见无增强区，淋巴结增强后边界清楚，增强范围较灰阶无明显增大，符合良性淋巴结病变表现。抗病毒治疗后淋巴结大小明显缩小，血流信号减少，EB 病毒抗体检测：EB 病毒抗体 IgM（EBVCA-IgM）↑，EB 病毒抗体 IgG（EBVCA-IgG）↑，符合传染性单核细胞增多症淋巴结病。

病例 43

病史：患者，男性，5 岁 5 个月，因"发现颈部肿块 3d"就诊。体格检查：体温为 37.0℃，双侧颈部可扪及多个鸽蛋大小肿块，质硬，活动度差，无明显压痛，皮肤无红肿；辅助检查：血常规示白细胞计数为 $2.9×10^9$/L，淋巴细胞占比 68.5%，中性粒细胞占比 29.3%。EB 病毒抗体检测：EB 病毒抗体 IgM（EBVCA-IgM）46.54U/ml↑，EB 病毒 -DNA（－）。

灰阶及多普勒超声：右侧颈部Ⅱ区～Ⅲ区多发淋巴结增大，相互融合，较大的约 2.5cm×1.4cm，包膜连续完整，形态规则，皮质增厚，呈低回声，淋巴门受压变窄，CDFI 示内部彩色血流信号丰富，呈淋巴门型血供，PW 测得淋巴结内动脉频谱，RI：0.54（图 8-0-2A～F）。

超声弹性成像：右侧颈部增大淋巴结红绿为主，2 级（图 8-0-2G）。

灰阶及多普勒超声：左侧颈部多发淋巴结增大，相互融合，较大的约 2.4cm×0.8cm，包膜连续完整，形态规则，皮质增厚，呈低回声，淋巴门受压变窄，CDFI：内部彩色血流信号丰富，呈淋巴门型血供（图 8-0-2H～L）。

超声弹性成像：左侧颈部增大淋巴结呈均匀蓝色，4 级（图 8-0-2M）。

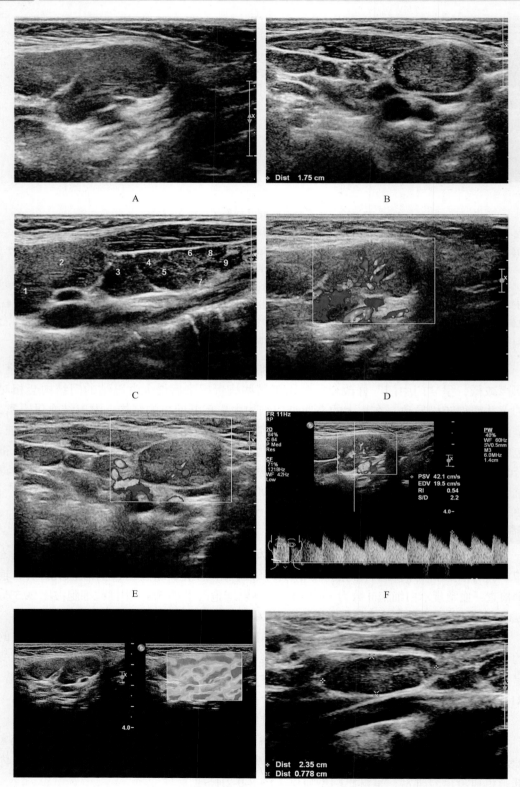

A

B

C

D

E

F

G

H

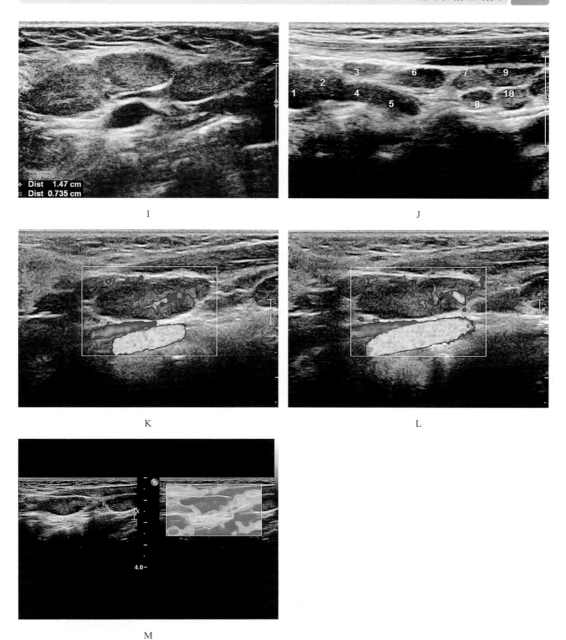

图 8-0-2 病毒性淋巴结炎（病例 43）

注：A、B. 右侧颈部多发淋巴结增大，包膜连续完整，形态规则，皮质增厚，呈低回声，淋巴门受压变窄；C. 周边多发淋巴结；D、E. 淋巴结内彩色血流信号丰富，呈淋巴门型血供；F. 测得淋巴结内动脉频谱，RI：0.54；G. 右侧超声弹性成像 2 级；H、I. 左侧颈部多发淋巴结增大，包膜连续完整，形态规则，皮质增厚，呈低回声，淋巴门受压变窄；J. 周边多发淋巴结；K、L. 淋巴结内彩色血流信号丰富，呈淋巴门型血供；M. 超声弹性成像示左侧淋巴结呈均匀蓝色，4 级

超声提示：双侧颈部多发淋巴结增大，结合病史考虑为感染性病变。

诊断：传染性单核细胞增多症淋巴结病。

分析：患儿双侧颈部淋巴结增大，相互融合，包膜连续完整，形态规则，丰富的淋巴门型血供，符合良性淋巴结病变表现，结合此患者血常规（白细胞低，淋巴细胞高，中性粒细胞低），EB病毒抗体IgM（EBVCA-IgM）↑，考虑为EB病毒感染。治疗过程中应密切随访，确诊需要综合判断（血常规、EB病毒抗体、临床表现及动态转归、影像学特征等）。

病例 44

病史：患者，男性，4岁7个月，因"发现颈部肿块1周"就诊。体格检查：体温为37.0℃，双侧颈部可扪及多个蚕豆大小肿块，质硬，活动度差，皮肤无红肿。辅助检查：血常规示白细胞计数为$3.4×10^9$/L，淋巴细胞占比为70.7%，中性粒细胞占比为24.6%，外周血EB病毒-DNA为$1.8×10^9$copies/L↑。

灰阶及多普勒超声：右侧颈部Ⅱ区及Ⅲ区多发淋巴结增大，较大的约2.2cm×1.0cm，包膜连续完整，形态规则，皮质增厚，呈不均匀低回声，淋巴门受压变窄，淋巴门尚清，CDFI示内部彩色血流信号丰富，呈淋巴门型血供，PW测得淋巴结内动脉频谱，RI：0.77（图8-0-3A～D）。

超声弹性成像：右侧颈部淋巴结呈蓝绿相间，2级（图8-0-3E）。

灰阶及多普勒超声：左侧颈部Ⅱ区及Ⅲ区多发淋巴结增大，较大的约2.4cm×0.7cm，包膜连续完整，形态规则，皮质增厚，呈低回声，淋巴门受压变窄，回声减低，CDFI示内部彩色血流信号丰富，呈淋巴门型血供，PW测得淋巴结内动脉频谱，RI：0.63（图8-0-3F～H）。

超声弹性成像：左侧颈部淋巴结呈蓝绿相间，2级（图8-0-3I）。

超声提示：双侧颈部多发淋巴结增大，结合病史，考虑为感染性病变。

诊断：病毒性淋巴结炎，淋巴结穿刺病理结果淋巴组织旺盛，见核碎片（图8-0-3J）。

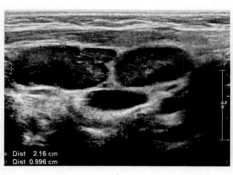

A   B

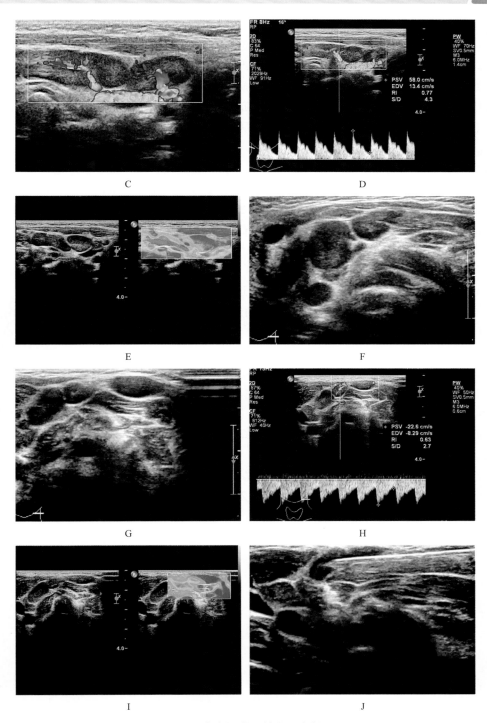

图 8-0-3　病毒性淋巴结炎（病例 44）

注：A、B. 右侧颈部多发淋巴结增大，皮质增厚，呈不均匀低回声，淋巴门受压变窄，回声减低；C. 淋巴结内彩色血流信号丰富，呈淋巴门型血供；D. 右侧淋巴结内动脉频谱，RI：0.77；E. 超声弹性成像示右侧淋巴结呈蓝绿相间，2 级；F、G. 左侧颈部多发淋巴结增大，皮质增厚，呈低回声，淋巴门受压变窄；H. 左侧淋巴结内动脉频谱，RI：0.63；I. 超声弹性成像示左侧淋巴结蓝绿相间，2 级；J. 超声引导下淋巴结穿刺

分析：患儿双侧颈部淋巴结增大，L/S＞2，包膜连续完整，形态规则，血流丰富，呈淋巴门型血供，可考虑为良性淋巴结病变，结合病程短及实验室检查，血常规示白细胞降低，淋巴细胞增高，中性粒细胞降低，首先考虑病毒感染性疾病。此患儿颈部淋巴结淋巴门受压变窄，回声减低，是该病的显著特点，是由于髓质区淋巴窦破坏，但淋巴结的中央型动脉并未破坏，因此灰阶的淋巴门消失，但淋巴门内血管的回声仍然存在。最终确诊仍需结合临床表现、EB 病毒抗体检测。

病例 45

病史：患者，男性，50 岁，因"发现右侧腹股沟肿物 4d"就诊。体格检查：右侧腹股沟触及多个蚕豆大小肿块，质地中等，活动度可，无压痛。辅助检查：血常规示白细胞计数为 $5.1×10^9$/L，中性粒细胞计数为 $3.4×10^9$/L，淋巴细胞计数为 $1.0×10^9$/L，血红蛋白含量为 128g/L，血小板 $103×10^9$/L，C- 反应蛋白含量为 30mg/L，梅毒抗体阴性，外周血 EB 病毒 -DNA 为 $1.6×10^9$copies/L ↑。

灰阶及多普勒超声：右侧腹股沟区可见多发淋巴结增大，较大一个约 1.8cm×1.2cm，形态不规则，包膜中断不连续，周边可见渗出，周围组织回声增强不均匀，可见细线状无回声，淋巴门消失，彩色血流信号丰富，呈淋巴门型血供，PW 测得淋巴结内动脉频谱（图 8-0-4A～C）。

超声弹性成像：淋巴结蓝绿相间，2 级（图 8-0-4D）。

超声造影：团注造影剂后，29s 开始增强（图 8-0-4E），36s～47s呈非向心性增强，60s 达峰，呈不均匀性增强，内见少许无增强区（图 8-0-4F～H），73s 廓清明显（图 8-0-4I，视频 10）。

视频 10　EB 病毒感染性淋巴结炎超声造影（病例 45）

超声提示：右侧腹股沟淋巴结增大，结构异常，考虑恶性淋巴结可能。

诊断：EB 病毒感染性淋巴结炎，病理结果可见淋巴滤泡，部分核碎片。

分析：右侧腹股沟淋巴结增大，L/S＜2，包膜中断不连续，形态不规则，内部回声欠均匀，彩色血流信号丰富，超声造影呈非向心性不均匀高增强，内可见少许无增强区，考虑恶性病变，转移癌及淋巴瘤可能性大。说明少数情况下病毒感染后亦可导致淋巴结结构改变。

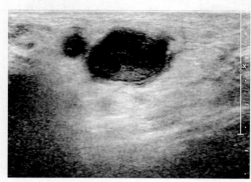

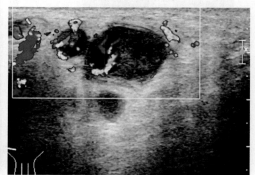

A　　　　　　　　　　　　　　　　B

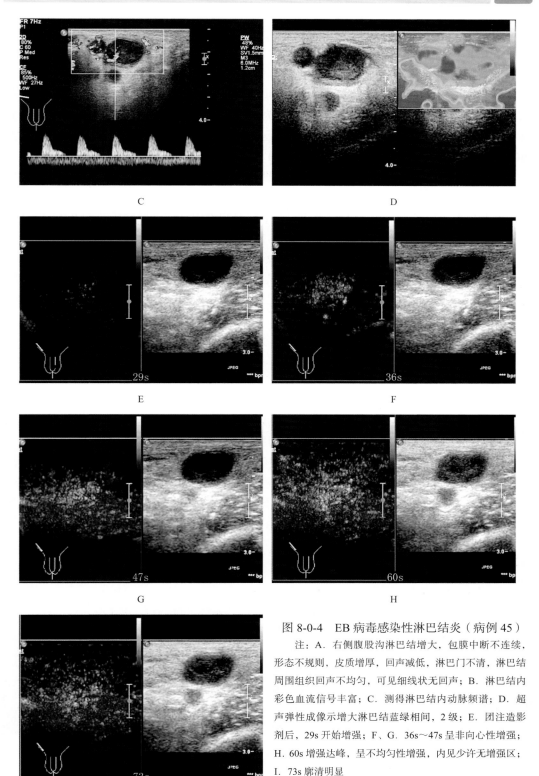

图 8-0-4　EB 病毒感染性淋巴结炎（病例 45）

注：A. 右侧腹股沟淋巴结增大，包膜中断不连续，形态不规则，皮质增厚，回声减低，淋巴门不清，淋巴结周围组织回声不均匀，可见细线状无回声；B. 淋巴结内彩色血流信号丰富；C. 测得淋巴结内动脉频谱；D. 超声弹性成像示增大淋巴结蓝绿相间，2 级；E. 团注造影剂后，29s 开始增强；F、G. 36s～47s 呈非向心性增强；H. 60s 增强达峰，呈不均匀性增强，内见少许无增强区；I. 73s 廓清明显

病例 46

病史：患者，男性，3 岁 8 个月，因"发热 3d"就诊。体格检查：体温为 39.6℃，全身无皮疹，双侧颈部可及多个黄豆大小肿块，质软，活动度可，无压痛；咽红，扁桃体Ⅱ°增大，有少许白色分泌物，心肺听诊无殊，肝脾肋下未及。辅助检查：血常规示白细胞计数为 $15×10^9$L，淋巴细胞占比为 67.4%，异型淋巴细胞占比为 12%，EB 病毒抗体检测：EB 病毒抗体 IgM（EBVCA-IgM）0.71U/ml，EB 病毒抗体 IgG（EBVCA-IgG）23.65U/ml↑，EB 病毒 -DNA 8.60×10³ copies/L↑。

灰阶及多普勒超声：右侧颈部Ⅱ区及Ⅲ区多发淋巴结增大，呈团簇状，较大的约 2.2cm×0.8cm，包膜连续完整，形态规则，皮质增厚呈低回声，淋巴门受压变窄，CDFI 示内部彩色血流信号丰富，呈淋巴门型血供，PW 测得淋巴结内动脉频谱（图 8-0-5A～D）。

超声弹性成像：增大淋巴结蓝绿相间，2 级（图 8-0-5E）。

灰阶及多普勒超声：左侧颈部Ⅱ区及Ⅲ区多发淋巴结增大，较大的约 2.8cm×1.0cm，包膜连续完整，形态规则，皮质增厚，呈低回声，淋巴门清晰，受压变窄，CDFI 示内部彩色血流信号丰富，呈淋巴门型血供，PW 测得淋巴结内动脉频谱（图 8-0-5F～J）。

超声弹性成像：增大淋巴结蓝绿相间，2 级（图 8-0-5K）。

超声提示：双侧颈部多发淋巴结增大，结合病史考虑可能为感染性病变。

诊断：传染性单核细胞增多症淋巴结病。

分析：患儿双侧颈部淋巴结增大，L/S＞2，包膜完整，皮质增厚，呈低回声，淋巴门回声减低，边缘模糊，呈淋巴门型血供，为典型良性淋巴结表现，此为 EB 病毒感染的淋巴结炎重要的声像图特征之一，其原因为淋巴结内髓索和髓窦的扩张以及淋巴细胞的增生，使反射减少而致淋巴门回声减低。结合实验室检查考虑为感染性病变。传染性单核细胞增多症好发于青少年，主要临床表现为发热、咽痛、颈部及其他部位淋巴结增大，肝脾大、皮疹等，明确诊断需结合实验室检查：血常规示异型淋巴细胞计数、IgM（EBVCA-IgM）抗体、IgG（EBVCA-IgG）抗体等。

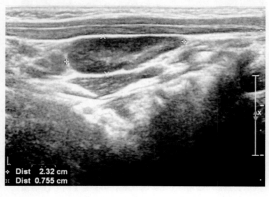

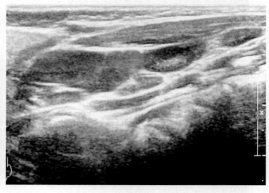

A B

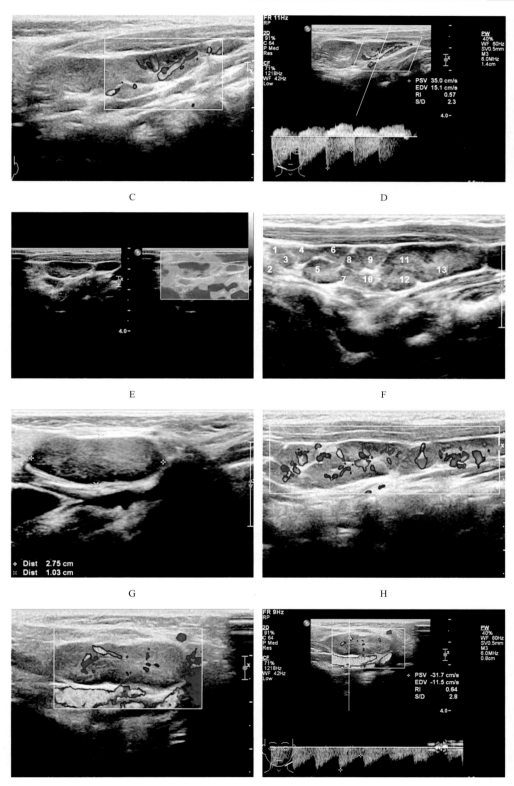

C

D

E

F

G

H

I

J

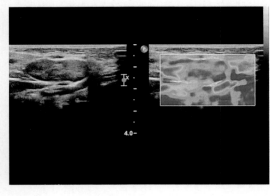

K

图 8-0-5 传染性单核细胞增多症淋巴结病
（病例 46）

注：A、B. 右侧颈部多发淋巴结增大，包膜连续完整，形态规则，皮质增厚，呈低回声，淋巴门受压变窄，回声减低，边界模糊；C. 增大淋巴结内彩色血流信号丰富，呈淋巴门型；D. 测得右侧淋巴结内频谱多普勒，RI：0.57；E. 超声弹性成像 2 级；F、G. 左侧颈部多发淋巴结增大，其中较大的约 2.8cm×1.0cm，皮质增厚，呈低回声，淋巴门受压变窄；H、I. 增大淋巴结内彩色血流信号丰富，呈淋巴门型；J. 测得左侧淋巴结内动脉频谱，RI：0.64；K. 超声弹性成像 2 级

病例 47

病史：患者，男性，5 岁 1 个月，因"发热 3d"就诊。体格检查：体温为 40.1℃，全身无皮疹，右侧颈部可扪及鸽子蛋大小肿块数个，质软，活动度可，无压痛；咽红，扁桃体Ⅱ°。肿大，有少许白色分泌物，心肺听诊无殊，肝脾肋下未及。辅助检查：血常规示白细胞计数为 $16×10^9/L$，淋巴细胞占比为 72%，异型淋巴细胞占比为 7%，EB 病毒抗体检测：EB 病毒抗体 IgM（EBVCA-IgM）0.75U/ml，EB 病毒抗体 IgG（EBVCA-IgG）53.79U/ml ↑，EB 病毒 -DNA $1.00×10^3$ copies/L ↑。

灰阶及多普勒超声：右侧颈部Ⅱ区及Ⅲ区多发淋巴结增大，相互融合，边界模糊，较大的约 3.1cm×1.8cm，包膜连续完整，形态规则，皮质增厚，呈低回声，淋巴门回声疏松、减低，内可见条状高回声，CDFI 示内部彩色血流信号丰富，呈淋巴门型血供（图 8-0-6A～E）。

超声提示：右侧颈部多发淋巴结增大，考虑为炎性病变。

诊断：传染性单核细胞增多症淋巴结病。

分析：淋巴结增大，L/S<2，相互融合，边界模糊，皮质增厚，呈不均匀低回声，淋巴门不清，彩色血流信号丰富，该病例二维超声表现与血管滤泡性淋巴组织增生（Castleman 病）较为相似，但 Castleman 病多见于成人，皮质回声较高，体积较大

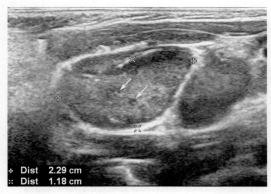

Dist 2.29 cm
Dist 1.18 cm

A

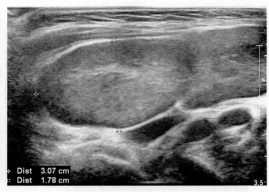

Dist 3.07 cm
Dist 1.78 cm

B

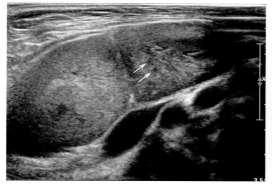

C

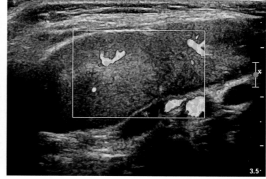

D

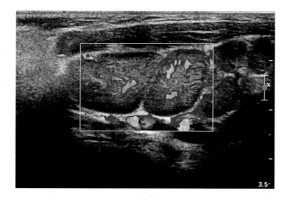

E

图 8-0-6 传染性单核细胞增多症淋巴结病
（病例 47）

注：A～C. 右侧颈部多发淋巴结增大，相互融合，包膜连续完整，形态规则，皮质增厚，呈低回声，淋巴门模糊，内见低回声区（箭头）；D、E. 增大淋巴结内彩色血流信号丰富，呈淋巴门型

（详见第十五章）。结合该患儿实验室检查血常规示白细胞增高，白细胞分类淋巴细胞增多，异型淋巴细胞计数增高，EBVCA-IgM ↑高度考虑为 EB 病毒感染。传染性单核细胞增多症好发于儿童，有发热、咽痛、颈部及其他部位淋巴结增大，肝脾大，肝功能损害等，EB 病毒抗体阳性及 DNA 明显增高等有助于该病诊断。

病例 48

病史：患者，男性，6 岁 10 个月，因"咽痛 3d"就诊。体格检查：全身无皮疹，双侧颈部可扪及鸽子蛋大小肿块数个，质软，活动度可，无压痛；咽红，扁桃体 I° 肿大，左侧少许白色分泌物，心肺听诊无殊，肝脾肋下未及。辅助检查：血常规示白细胞计数为 14.9×10^9/L，淋巴细胞占比为 75.6%，异型淋巴细胞占比为 5%。EB 病毒抗体检测：EB 病毒抗体 IgM（EBVCA-IgM）2.72U/ml，EB 病毒抗体 IgG（EBVCA-IgG）92.89U/ml ↑，EB 病毒 -DNA 1.26×10^4 copies/L ↑。

灰阶及多普勒超声：双侧颈部 II 区多发淋巴结增大，较大的约 2.6cm×1.8cm，形态规则，皮质增厚，呈不均匀低回声，内可见小片状无回声，淋巴门回声减低，边界模糊，部分淋巴门消失，CDFI 示内部彩色血流信号丰富，呈淋巴门型血供（图 8-0-7A～F）。

超声提示：双侧颈部多发淋巴结增大，性质待定。

诊断：传染性单核细胞增多症淋巴结病。

分析：患儿，双侧颈部淋巴结增大、融合，L/S<2，皮质增厚，回声不均匀，内可

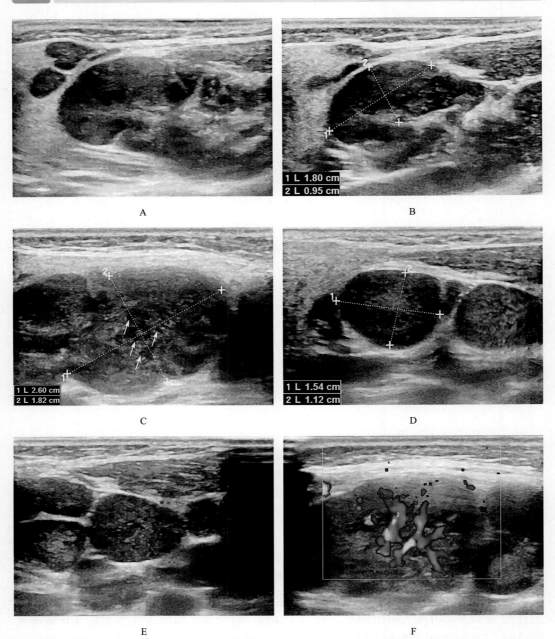

图 8-0-7　传染性单核细胞增多症淋巴结病（病例 48）

注：A～E. 双侧颈部多发淋巴结增大，可见融合，形态规则，皮质增厚，呈不均匀低回声（箭头），淋巴门回声减低，边界模糊；F. 淋巴结内彩色血流信号丰富，呈淋巴门型

见小片状无回声，淋巴门不清，内血流信号丰富，门型血流信号，需排除淋巴瘤等富血供病变，但淋巴瘤内无回声少见。双侧颈部淋巴结相互融合，淋巴门不清，边界模糊，淋巴门型血流信号等是传染性单核细胞增多症淋巴结炎的特征性超声表现。结合患儿有咽痛，实验室检查血常规白细胞增高，白细胞分类淋巴细胞增多，异型淋巴细

胞计数增高，IgM（EBVCA-IgM）阳性，EB病毒-DNA明显增高，可诊断为EB病毒感染，该患儿抗病毒治疗后复查，淋巴结体积缩小，进一步证实该诊断。

病例 49

病史：患者，男性，8岁9个月，因"发热、咽痛3d"就诊。体格检查：体温为38.8℃，全身无皮疹，双侧颈部可扪及鹌鹑蛋大小肿块数个，质软，活动度可，无压痛，咽红，扁桃体Ⅱ°肿大，双侧见少许白色分泌物，心肺无殊，肝脾肋下未及。辅助检查：血常规示白细胞计数为16.5×10⁹/L，淋巴细胞占比为73.7%，异型淋巴细胞占比为6%，EB病毒抗体IgM（EBVCA-IgM）1.83U/ml↑，EB病毒抗体IgG（EBVCA-IgG）61.19U/ml↑。

灰阶及多普勒超声：双侧颈部Ⅰ区及Ⅱ区多发淋巴结增大，较大的约2.3cm×1.1cm，包膜连续完整，形态规则，皮质增厚，呈不均匀低回声，淋巴门与皮质分界不清，回声减低，CDFI示内部彩色血流信号丰富，呈淋巴门型血供（图8-0-8A～D）。

超声提示：双侧颈部多发淋巴结增大，结合病史考虑为感染性淋巴结炎。

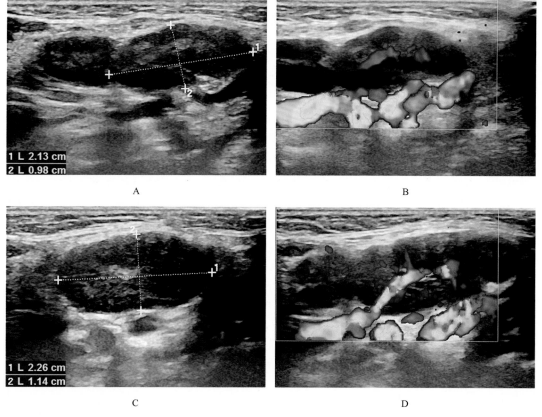

图8-0-8 传染性单核细胞增多症淋巴结病（病例49）

注：A、B. 左侧颈部多发淋巴结增大，相互融合，包膜连续完整，形态规则，皮质增厚，呈不均匀低回声，淋巴门与皮质分界不清，回声减低，CDFI示淋巴内彩色血流信号丰富，呈淋巴门型血供；C、D. 右侧颈部多发淋巴结增大，包膜连续完整，形态规则，皮质增厚，回声增强，淋巴门受压变窄，CDFI示淋巴内彩色血流信号丰富

诊断：传染性单核细胞增多症淋巴结病。

分析：患儿，双侧颈部淋巴结增大相互融合，边界模糊，皮质呈不均匀低回声，淋巴门与皮质分界不清，回声减低，内血流信号丰富，呈淋巴门型血供，为传染性单核细胞增多症淋巴结炎的特征表现，结合患儿有咽痛病史，实验室检查血常规示白细胞增高，白细胞分类淋巴细胞增多，异型淋巴细胞计数增高，抗体 IgM（EBVCA-IgM）阳性，可考虑为 EB 病毒感染，经临床诊断性抗病毒治疗 1 周后淋巴结缩小证实。

病例 50

病史：患者，男性，5 岁 11 个月，因"发热、咽痛 3d"就诊。体格检查：体温为 38.7℃，全身无皮疹，双侧颈部可扪及鹌鹑蛋大小肿块多个，质软，活动度可，无压痛；咽红，扁桃体Ⅱ°肿大，未见分泌物，心肺听诊无殊，肝脾肋下未及。辅助检查：血常规示白细胞计数为 15.5×10⁹/L，淋巴细胞占比为 67.3%，异型淋巴结细胞占比为 15%。EB 病毒抗体检测：EB 病毒抗体 IgM（EBVCA-IgM）2.11U/ml ↑，EB 病毒抗体 IgG（EBVCA-IgG）44.39U/ml ↑，EB 病毒 -DNA 5.14×10⁴ copies/L ↑。

灰阶及多普勒超声：双侧颈部Ⅱ区及Ⅲ区多发淋巴结增大，相互融合，边界模糊，较大的约 3.8cm×1.5cm，包膜连续完整，形态规则，皮质增厚，呈不均匀低回声，淋巴门与皮质分界不清，回声减低，CDFI 示内部彩色血流信号丰富，呈淋巴门型血供（图 8-0-9A～F）。

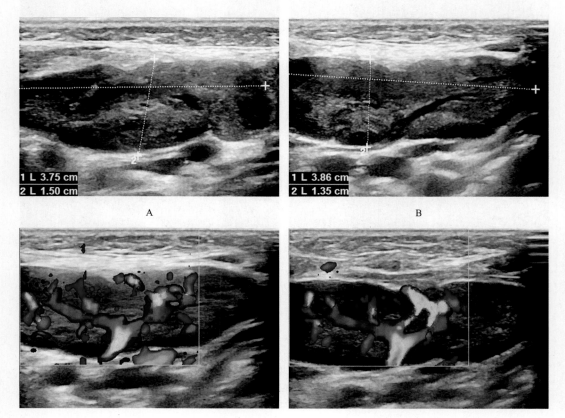

A   B

C   D

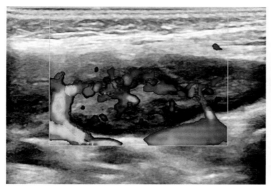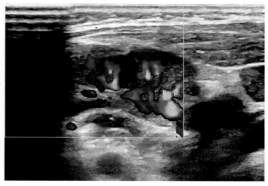

E   F

图 8-0-9 传染性单核细胞增多症淋巴结病（病例 50）

注：A、B. 双侧颈部多发淋巴结增大，皮质增厚，回声减低，淋巴门与皮质分界不清，回声减低；C～F. 增大淋巴结内彩色血流信号丰富，呈淋巴门型

超声提示：双侧颈部多发淋巴结增大，结合病史，考虑感染性淋巴结炎。

诊断：传染性单核细胞增多症淋巴结病。

分析：患儿，双侧颈部淋巴结增大，相互融合，皮质呈不均匀低回声，淋巴门与皮质分界不清，回声减低，彩色血流信号丰富，符合良性淋巴结病变表现，结合实验室检查血常规（白细胞计数高，白细胞分类淋巴细胞增多，异型淋巴细胞计数增高），抗体 IgM（EBVCA-IgM）阳性，EB 病毒 -DNA 明显增高，可考虑为 EB 病毒感染，抗病毒治疗 10d 后缩小证实。

病例 51

病史：患者，女性，39 岁，因"发现右侧颈部肿块 1 个月"就诊，为艾滋病患者（HIV 感染者）。体格检查：体温为 37.0℃，全身多部位可触及浅表淋巴结，以右侧颈部淋巴结增大明显，约鸽蛋大小，质地硬，活动度可，无触痛，肝脾无肿大。辅助检查：HIV 抗体检测阳性；淋巴细胞亚群：辅助 / 诱导 T 细胞 CD_4 410/µl，$CD_4/CD_8 < 1.0$。

灰阶及多普勒超声：右侧颈部 Ⅱ 区可见多个淋巴结，较大的约 1.5cm×1.2cm，淋巴结间相互融合，融合的淋巴结形态欠规则，皮质增厚，淋巴门消失，CDFI 示 PW 测得动脉频谱，呈高阻，彩色血流信号稍丰富（图 8-0-10A～C）。

超声弹性成像：淋巴结显示为蓝绿相间，2 级（图 8-0-10 D）。

超声提示：右侧颈部淋巴结增大，结构异常，结合病史，首先考虑 HIV 感染相关性淋巴结，建议活检。

诊断：艾滋病相关性淋巴结炎。

分析：右侧颈部淋巴结增大，包膜不连续，淋巴结间相互融合，皮质增厚，淋巴门消失，CDFI 示内部彩色血流信号稍丰富，符合恶性淋巴结病变表现，此患者为艾滋病患者，首先考虑艾滋病相关性淋巴结、淋巴结转移癌等结构破坏的疾病以及艾滋病合并细菌、真菌感染，需活检病理、细菌培养明确诊断。

HIV 感染后临床表现以发热最为常见，多伴呼吸道、消化道症状，病程持续时间

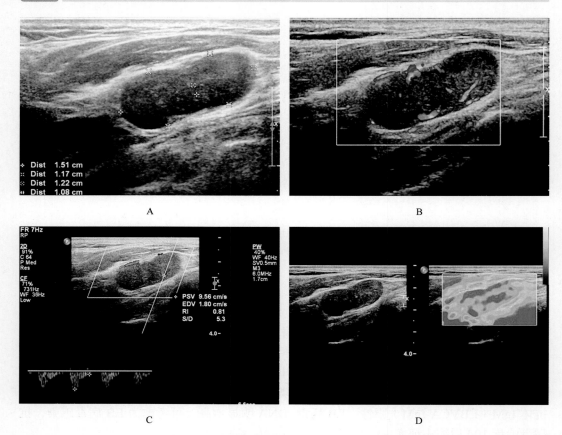

图 8-0-10　颈部艾滋病相关性淋巴结炎（病例 51）

注：A～C. 右侧颈部淋巴结增大，包膜不连续，淋巴结间相互融合，融合淋巴结形态欠规则，皮质增厚，淋巴门消失；D. 超声弹性成像：淋巴结显示为蓝绿相间，2 级

以 1～2 个月者居多。艾滋病患者淋巴结增大多数存在 2 处以上的浅表淋巴结增大，以颈部为主，直径多在 0.5～2.0cm 之间，大多质地中等，活动度好，多无压痛。

参 考 文 献

［1］中华医学会感染病学分会艾滋病学组. 艾滋病诊疗指南. 2011 版. 中华传染病杂志，2011，29（10）：629-640.

［2］唐志荣，陈杰，温里，等. 艾滋病合并青霉菌病 119 例临床分析. 中华传染病杂志，2010，28（9）：570-572.

［3］马韵，何如崑. 艾滋病相关淋巴结病的病理诊断. 中华病理学杂志，2005，34（12）：776-779.

［4］卢祥婵，邓建宁，黄爱春，等. 浅表淋巴结肿大的 151 例艾滋病患者淋巴结病理学分析. 中华传染病杂志，2011，29（7）：406-409.

［5］李中跃，楼金玕，陈洁. 儿童 EB 病毒感染首发症状及相关疾病谱分析. 中华儿科杂志，2004，42（1）：20-22.

［6］Cochrane HR, May FE, Ashcroft T, et al. Enteroviruses and idiopathic dilated cardiomyopathy. J Pathol,

1991, 163(2): 129-131.

［7］ Ebell MH, Call M, Shinholser J, et al. Does This Patient Have Infectious Mononucleosis: The Rational Clinical Examination Systematic Review. JAMA, 2016, 315(14): 1502-1509.

［8］ Ewing EP Jr, Chandler FW, Spira TJ, et al. Primary lymph node pathology in AIDS and AIDS-related lymphadenopathy. Arch Pathol Lab Med, 1985, 109(11): 977-981.

第九章
组织细胞坏死性淋巴结炎

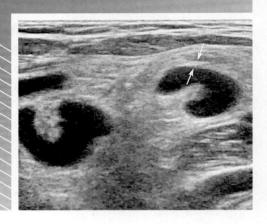

【病因及病理】

组织细胞坏死性淋巴结炎首先由日本学者 Kikuchi 和 Fujimoto 于 1972 年报道，故又称菊池病或 Kikuchi-Fujimoto 病（KFD），是一种良性自限性疾病。

多数学者认为 KFD 可能与病毒感染有关，也有学者提出，KFD 是由于感染使机体的免疫平衡受到破坏，而发生的自身免疫性疾病或变态反应性疾病样改变。

光镜下可见多少不等，大小不一的凝固性坏死灶，坏死灶中有组织细胞、浆细胞样单核细胞、免疫母细胞浸润及组织细胞吞噬核碎片现象，但缺乏中性粒细胞。组织病理学上分为三个阶段：①增生期：病变区主要有不成熟组织细胞、T 淋巴细胞、浆细胞样单核细胞、少许 B 淋巴细胞和核碎片组成，无明显坏死；②坏死期：在上述改变的基础上有明显的凝固性坏死，坏死灶由坏死崩解的细胞碎片和组织细胞组成，有明显细胞吞噬核碎片现象；③黄色瘤样期：病变区可见大量泡沫状细胞，可能开始于增生期，进一步发展为坏死期，最终发展为黄色瘤样期，不同的组织阶段可能与病变发展的不同阶段或病因及宿主的不同反应有关。3 种不同病理阶段亦可同时出现在同一淋巴结中。

【临床表现】

KFD 好发于年轻女性，亚洲地区高发，以发热、淋巴结肿痛和外周血白细胞下降为基本特征。在临床上分为单纯型和变态反应型两种。单纯型症状比较典型，常常先发热，而后淋巴结增大伴疼痛或压痛，可自愈，受累脏器少，病程短。变态反应型除表现为淋巴结受累外，还可能有其他多脏器受累，并可出现一过性再障、肾小球肾炎等疾病的症状，可反复发作，病程通常较长。

1. 浅表淋巴结增大：约 90% 累及颈部淋巴结，其次为锁骨下，少数可出现全身淋巴结增大，淋巴结可活动，多有压痛，可有自发痛。

2. 发热：以中高热为主，热程长（以 2～6 周多见），常伴畏寒、乏力、消瘦等症状。

3. 其他表现：肝脾多肿大，非特异性皮肤表现（不定型皮疹或红斑），少数病例伴头痛、腹痛、心悸、胸闷、黄疸、关节痛等。

4. 实验室检查：白细胞计数减低，分类以淋巴细胞比例增高为主，同时可伴有轻度贫血和血小板减少，红细胞沉降率（ESR）增高，超敏 C 反应蛋白升高，肝功能异常。

【超声检查】

1. 受累淋巴结较多，淋巴结不同程度增大，但径值多较小，很少大于3cm，多呈椭圆形，少数可呈类圆形，L/S常<2。淋巴结包膜完整，相互融合现象少见。

2. 淋巴结皮质增厚，多呈均匀低回声，有时可见极低回声或无回声，钙化罕见。淋巴门多可见，常变窄，甚至消失。

3. 淋巴结周围组织回声增强，为淋巴结周围组织水肿表现。

4. 彩色多普勒血流成像（CDFI）示多数淋巴结血流信号较丰富，以淋巴门型或混合型血供常见。

5. 超声弹性成像以3级、4级多见。

6. 超声造影：增强模式常以非向心性增强型多见，可由淋巴门开始向四周增强，亦可呈弥漫性增强，以不均匀增强多见，与周围组织分界清晰，当淋巴结内出现坏死时可出现局部无增强区。

【典型病例】

病例52

病史：患者，女性，24岁，因"发现左侧颈部肿块2周，自觉肿块增大1周"就诊。体格检查：体温为38.4℃，左侧颈部触及多个蚕豆大小肿块，轻压痛，活动度可，质硬。辅助检查：血常规及肝肾功能无殊。

灰阶及多普勒超声：左侧颈部探及数个淋巴结回声，较大的约1.4cm×0.7cm，形态较饱满，边界清，皮质增厚，呈低回声，淋巴门消失，CDFI及彩色多普勒能量图（CDE）示血流信号丰富，呈淋巴门型血供，脉冲多普勒（PW）测得淋巴结内动脉频谱（图9-0-1A～E）。右侧颈部未见明显增大淋巴结。

超声弹性成像：淋巴结以蓝色为主，4级（图9-0-1F）。

超声造影：团注超声造影剂后，6s淋巴结开始增强，15s增强达峰，呈整体弥漫性均匀高增强，增强后淋巴结与周围组织分界不清晰，40s开始廓清，48～108s持续廓清，118s淋巴结内仍有造影剂（图9-0-1G～P，视频11）。

视频11　组织细胞坏死性淋巴结炎超声造影均匀增强（病例52）

超声提示：左侧颈部淋巴结增大，性质待定，建议必要时穿刺活检。

病理结果：（左侧颈部淋巴结穿刺）淋巴组织异常增生伴坏死。免疫组化：CD3（++），CD20（+<10%），CD79a（+10%），CD45RO（+++），Ki67（+40%），CD56（+），TIA-1（-），CD30（±），CD15（-），CD43（++），CD7（+++），EBER（-），结果提示组织细胞坏死性淋巴结炎（图9-0-1Q、R）。

分析：年轻女性，发热，颈部肿块轻压痛，病变淋巴结呈低回声，丰富的淋巴门型血供，周围组织回声增强，符合良性淋巴结疾病表现，首先考虑KFD。超声造影后淋巴结呈整体弥漫性均匀高增强，增强过程中淋巴结内未出现无增强区，但病理提示淋巴组织异常增生伴坏死，这说明受累淋巴结内坏死区尚不能被灰阶超声及超声造影所显示，亦可能与淋巴结坏死灶内血管结构尚未被破坏有关。

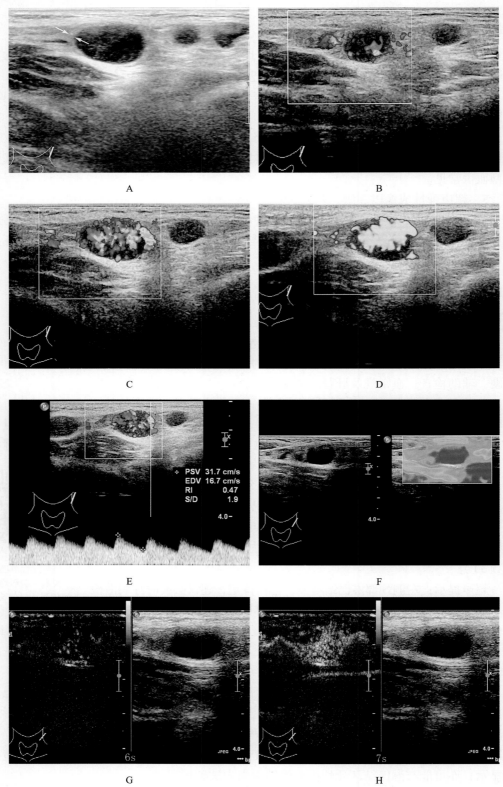

A

B

C

D

E

F

G

H

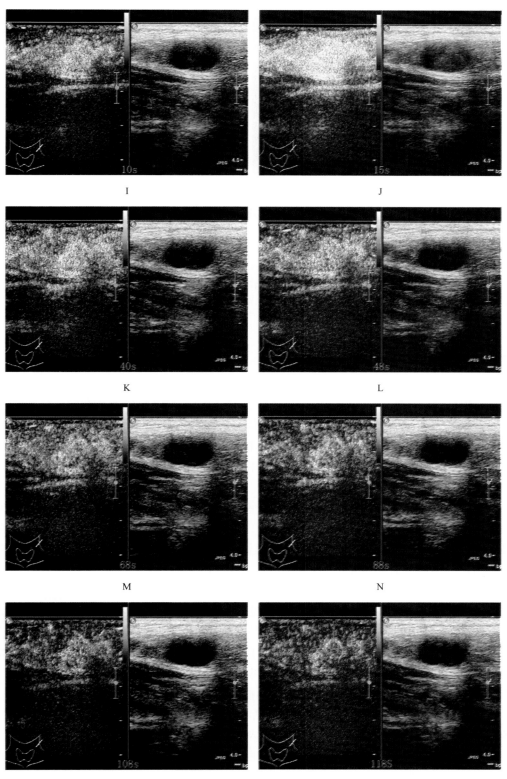

I

J

K

L

M

N

O

P

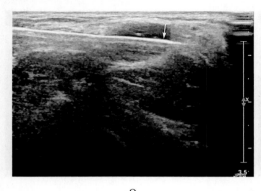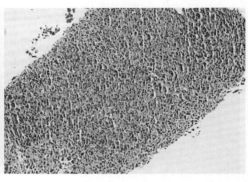

Q   R

图 9-0-1   组织细胞坏死性淋巴结炎（病例 52）

注：A. 左侧颈部淋巴结，周边组织回声增强（箭头）；B～D. CDFI 及 CDE 示血流信号较丰富；E. PW 测得淋巴结内动脉频谱，RI：0.47；F. 超声弹性成像，淋巴结蓝色为主，4 级；G. 团注超声造影剂后，6s 淋巴结开始增强；H、I. 7s、10s 淋巴结持续增强；J. 15s 造影剂达峰，呈弥漫性均匀高增强，增强后淋巴结与周围组织分界不清晰；K. 40s 开始廓清；L～O. 48～108s 持续廓清；P. 118s 淋巴结内仍有造影剂；Q. 超声引导下淋巴结穿刺活检术（箭头示活检针）；R. 粗针穿刺病理检查：200 倍光镜下，淋巴组织异常增生伴坏死

病例 53

病史：患者，女性，37 岁，因"发现双侧颈部肿块 3 周余，发热 1 周，外院诊断为"淋巴结炎"，给予抗感染治疗（具体药物不详），淋巴结疼痛有所缓解。1 周前出现发热，伴畏寒、纳差"就诊。体格检查：体温为 39℃，双侧颈部淋巴结可触及，黄豆大小，质硬，压痛阳性。辅助检查：血常规示白细胞计数为 $3.5×10^9/L$，中性粒细胞比例为 66%，淋巴细胞比值为 54%，血红蛋白浓度为 103g/L，血小板计数为 $91×10^9/L$，红细胞沉降率速度：8mm/h。

灰阶及多普勒超声：双侧颈部探及多个大小不等淋巴结，较大位于左侧锁骨上窝，大小约 1.6cm×0.9cm，边界清，皮质增厚，多数淋巴结淋巴门清晰，部分淋巴结周围组织回声增强，CDFI 示内部见条状彩色血流信号，为淋巴门型血供。彩色多普勒能量图（CDE）示内部血流信号不丰富（图 9-0-2A～D）。

超声造影：团注超声造影剂后，12s 淋巴结开始增强，16s 增强达峰，淋巴门增强明显，呈高增强，淋巴结内可见大片状无增强区，整体呈不均匀性增强，其中一个淋巴结有较厚的环形增强，21s 造影剂开始廓清，27～71s 持续廓清（图 9-0-2E～N，视频 12）。

超声提示：双侧颈部及锁骨上窝多发淋巴结增大（左侧锁骨上窝较明显），考虑组织细胞坏死性淋巴结炎，不能除外结核，建议穿刺活检。

视频 12   组织细胞坏死性淋巴结炎超声造影不均匀增强（病例 53）

病理结果：（左侧锁骨上淋巴结穿刺活检）小片淋巴组织内见凝固坏死及核碎片，考虑组织细胞坏死性淋巴结炎（图 9-0-2O～Q）。

分析：灰阶超声病变淋巴结周围组织水肿，回声增强，是 KFD 的一个明显特点，其病理为间质细胞向淋巴结邻近脂肪组织浸润，造成周围水肿。Yoo 及 Lo 等研究发现

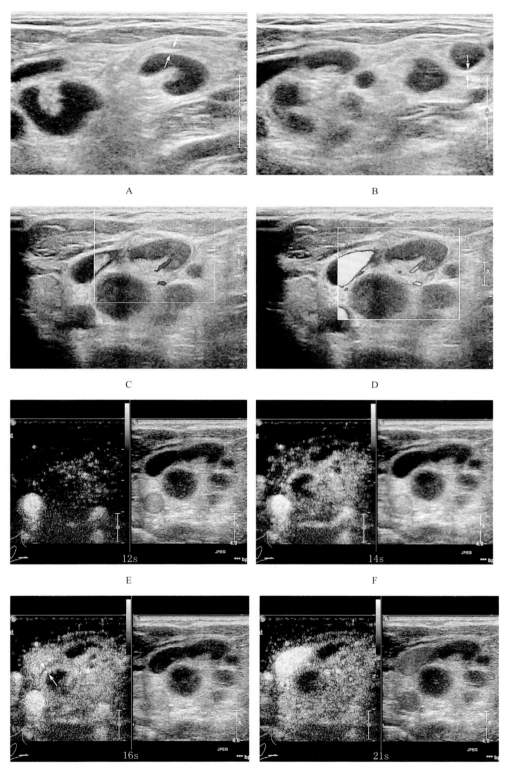

A

B

C

D

E

F

G

H

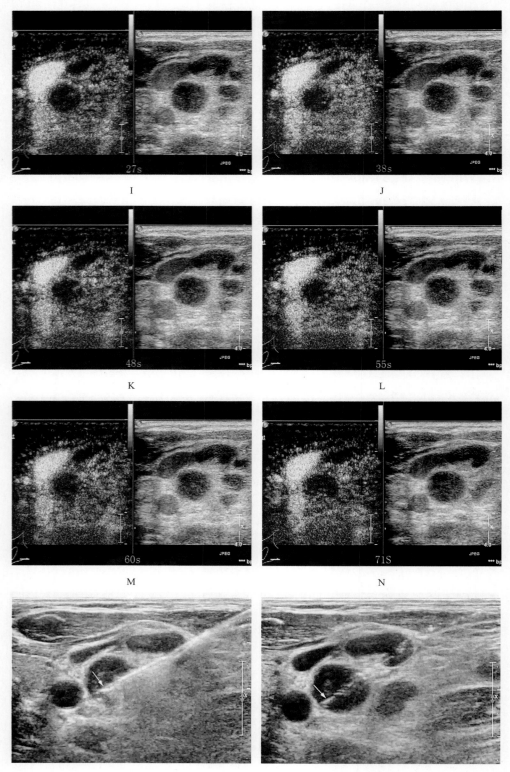

I

J

K

L

M

N

O

P

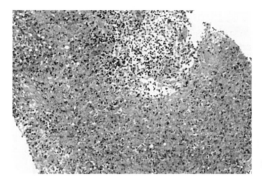

图 9-0-2 组织细胞坏死性淋巴结炎（病例 53）

注：A、B. 左侧锁骨上窝淋巴结，皮质增厚，多数淋巴结淋巴结门清晰，部分淋巴结周围组织回声增强（箭头）；C、D. 淋巴结内血流信号不丰富；E. 团注超声造影剂后，12s 淋巴结开始增强；F. 14s 淋巴结持续增强；G. 16s 增强达峰，较厚的环形增强（箭头）；H. 21s 造影剂开始廓清；I～N. 27～71s 持续廓清；O、P. 超声引导下淋巴结穿刺活检术（箭头示活检针）；Q. 粗针穿刺病理检查：见小片淋巴组织内凝固性坏死及核碎片（HE 染色，×200）

93.5% 和 63.5% 的 KFD 淋巴结周边有软组织肿胀、回声增强现象，并认为这是 KFD 的特征性表现。但另一项研究揭示 KFD 在病理上分为组织细胞增生性为主和组织细胞坏死性为主两类，淋巴结周围水肿这一征象在两类的敏感度分别为 43% 和 93%。因而不同的 KFD 患者出现这一征象的敏感度有差异，也就是说很多 KFD 并不出现这一特点。

本病例超声造影淋巴结呈不均匀增强，内见大片无增强区，且病变淋巴结周围组织回声增强，上述表现在淋巴结结核中也常出现，有文献报道淋巴结周围水肿征象在 KFD 和结核的敏感度接近，分别为 76% 和 74%，因此淋巴结周围组织水肿对于诊断 KFD 的特异度，受到结核病的影响。但此患者增大淋巴结包膜清晰，未见钙化及串珠样排列等淋巴结结核征象，再结合高热、白细胞减少、淋巴细胞增多、压痛阳性、抗炎治疗无效等病史倾向于 KFD 的诊断。

病例 54

病史：患者，男性，12 岁，因"发现右侧颈部肿块 3 个月，间断发热 11d"入院。体格检查：体温为 38.3℃，右侧颈部可触及鸽蛋大小肿块，活动度可，质软，压痛阳性。辅助检查：血常规示白细胞计数为 $3.36×10^9$/L，淋巴细胞比值为 42.1%，中性粒细胞比例为 49.4%，血红蛋白浓度为 131g/L，血小板计数为 $208×10^9$/L，异型淋巴细胞未见，超敏 C 反应蛋白 18mg/L，抗链球菌溶血素 0.64U/ml。EB 病毒早期抗原抗体测定（IgM）：1.83U/ml。

灰阶及多普勒超声：双侧颈部探及多个淋巴结增大，其中左侧较大一个约 1.8cm×0.6cm，L/S=3，右侧较大一个约 3.0cm×0.8cm，L/S＞3，边界清，皮质增厚、回声减低，淋巴门变窄（图 9-0-3A～E）。CDFI 示淋巴结内见点状及条状血流信号，为淋巴门型血供（图 9-0-3F～J）。

超声提示：双侧颈部淋巴结增大（右侧明显），建议穿刺活检。

病理结果：组织细胞坏死性淋巴结炎考虑（图 9-0-3K）。

分析：患儿年龄较小，发热，病变淋巴结区压痛阳性，双侧颈部增大淋巴结呈低回声，最大淋巴结 L/S＞3，符合良性淋巴结特征。结合实验室检查：白细胞减少，淋巴细胞增多，中性粒细胞正常范围，未见异型淋巴细胞，超敏 C 反应蛋白正常范围，抗链球菌溶血素正常范围，EB 病毒抗体五项检测：阴性，初步排除细菌性淋巴结炎，最终病理证实为 KFD。

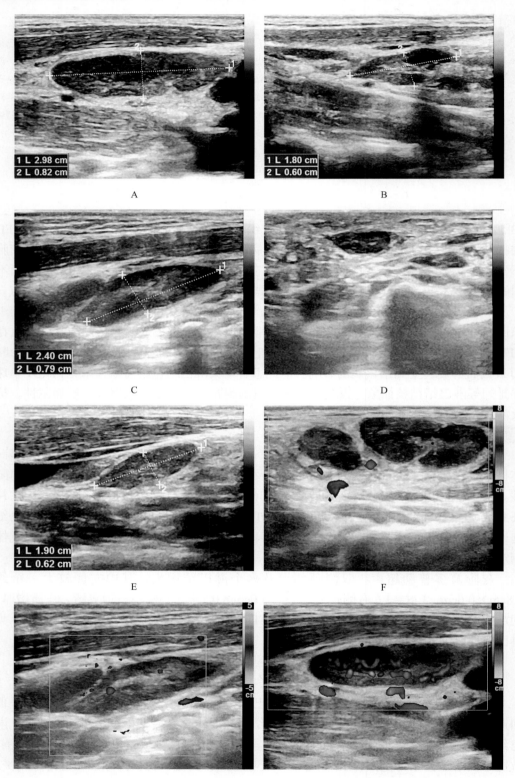

A

B

C

D

E

F

G

H

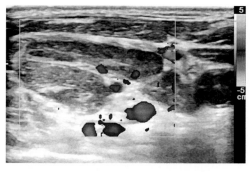
I

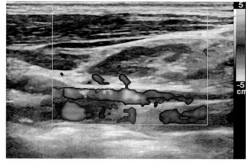
J

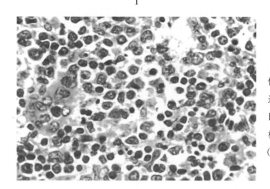
K

图 9-0-3　组织细胞坏死性淋巴结炎（病例 54）

注：A～E. 双侧颈部探及多枚大小不等淋巴结，左侧较大一个 1.8cm×0.6cm，右侧较大一个 3.0cm×0.8cm，边界清，皮质增厚，回声减低，淋巴门变窄；F～J. 淋巴结内探及点状及条状彩色血流信号；K. 粗针穿刺病理检查：见大型单个核组织细胞增生，散在"新月状"核（HE 染色，×400）

病例 55

病史：患者，女性，42 岁，因"右侧腋窝处疼痛不适 1 个月"就诊。体格检查：体温为 38.5℃，右侧腋窝触及数个大小不等的肿块，压痛，质地中等，活动度好。辅助检查：血常规示白细胞计数为 $2.1×10^9$/L，中性粒细胞计数为 $0.69×10^9$/L，淋巴细胞计数为 $0.79×10^9$/L，血红蛋白浓度为 82g/L，血小板计数为 $74×10^9$/L。

灰阶及多普勒超声：右侧腋窝探及多个大小不等淋巴结，较大者 1.7cm×1.3cm，边界清晰，皮质增厚，呈低回声，淋巴门变窄，呈迂曲条带状，周围组织回声增强，CDFI 示内部彩色血流信号较丰富，分布紊乱（图 9-0-4A、B）。

超声弹性成像：淋巴结呈蓝绿相间，以蓝色为主，3 级（图 9-0-4C）。

超声造影：较大一个淋巴结团注超声造影剂后，9s 开始增强，15s 增强达峰，呈整体弥漫性高增强，轮廓清晰，较灰阶超声所见略有增大，18s 淋巴结开始廓清，21～57s 持续廓清，86s 淋巴结内仍有造影剂灌注（图 9-0-4D～J）。

灰阶及多普勒超声：右侧腋窝较大淋巴结旁另见多个淋巴结，皮质增厚，呈低回声，淋巴门不清，周围组织回声增强，CDFI 示内彩色血流信号较丰富（图 9-0-4 K～M）。

超声弹性成像：淋巴结呈蓝绿相间，以蓝色为主，3 级（图 9-0-4N）。

超声造影：周边一个淋巴结造影后 10s 开始增强，16s 增强达峰，淋巴结内整体弥漫性增强，呈均匀高增强，轮廓欠清晰，较灰阶超声所见略有增大，19s 淋巴结开始廓清，26～64s 持续廓清（图 9-0-4O～T）。

超声提示：右侧腋窝多发淋巴结增大伴周边组织回声改变，可能为组织细胞坏死性淋巴结炎，建议穿刺活检。

病理结果：（右侧腋窝淋巴结穿刺标本）小片状淋巴组织内见核碎片及巨噬细胞，考虑组织细胞坏死性淋巴结炎可能性大（图 9-0-4U、V）。

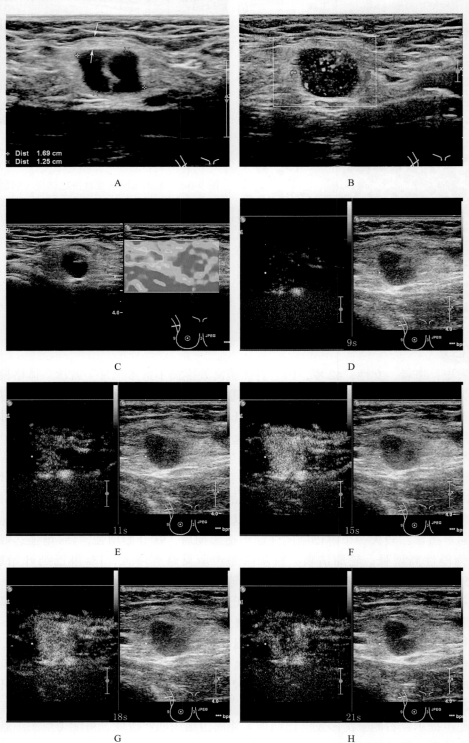

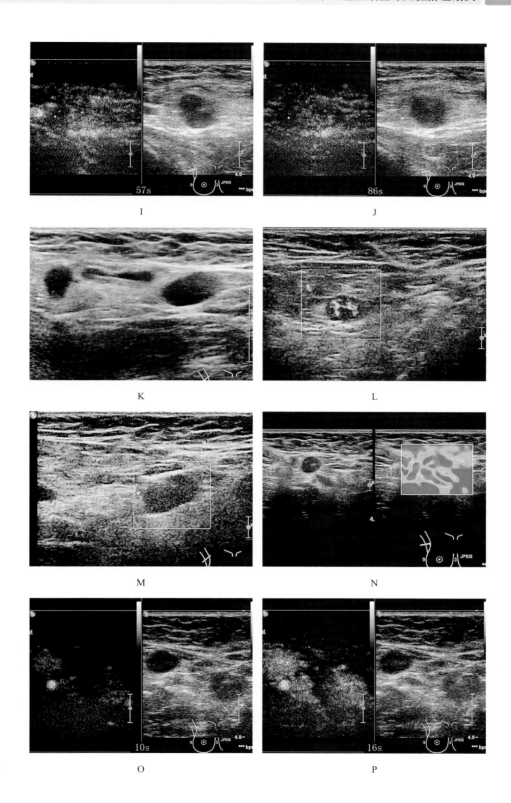

I

J

K

L

M

N

O

P

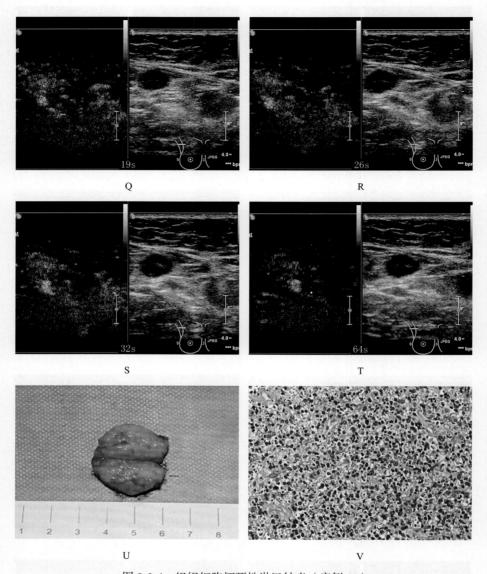

图 9-0-4　组织细胞坏死性淋巴结炎（病例 55）

注：A. 右腋窝较大一个淋巴结，皮质增厚，呈低回声，淋巴门变窄，局部受压，呈迂曲条带状，周边组织回声增强（箭头）；B. 彩色血流信号较丰富，分布紊乱；C. 超声弹性成像呈蓝绿相间，以蓝色为主，3 级；D. 团注超声造影剂后，9s 开始增强；E. 11s 淋巴结持续增强；F. 15s 造影剂达峰，呈高增强，较灰阶超声所见略有增大；G. 18s 淋巴结开始廓清；H、I. 21～57s 持续廓清；J. 86s 淋巴结内仍有造影剂灌注；K. 右侧腋窝另见多个淋巴结；L、M. 彩色血流信号较丰富；N. 超声弹性成像呈蓝绿相间，以蓝色为主，3 级；O. 周边一个淋巴结团注超声造影剂后 10s 开始增强；P. 16s淋巴结增强达峰；Q. 19s 淋巴结开始廓清；R～T. 26～64s 持续廓清；U. 手术标本（单位：cm）；V. 粗针穿刺病理检查：小片状淋巴组织内见核碎片及巨噬细胞（HE 染色，×400）

分析：本例增大淋巴结回声减低，部分接近无回声，淋巴门变窄，血流较丰富，超声造影呈整体弥漫性均匀高增强，与淋巴瘤鉴别困难。但本例增大淋巴结处有压痛，周边组织回声增强，结合实验室检查白细胞减低、淋巴细胞增高及女性患者、高热等临床特点，符合 KFD 表现，最终确诊仍依靠活检。

病例 56

病史：患者，女性，22 岁，因"右侧腋窝无痛性肿块，反复畏寒发热 1 周余，在外院用抗生素治疗 3d 无效"就诊。体格检查：体温在 37.5～39℃之间波动，右侧腋窝触及多个鹌鹑蛋大小肿块，质硬，活动度可，无压痛。辅助检查：血常规示白细胞计数为 $3.0×10^9$/L，中性粒细胞计数为 $1.2×10^9$/L，淋巴细胞计数为 $5.2×10^9$/L，血红蛋白浓度为 90g/L，血小板计数为 $133×10^9$/L。

灰阶及多普勒超声：右侧腋窝探及多个大小不等淋巴结回声，较大者约 2.9cm×1.2cm，淋巴结边界清，皮质增厚明显，回声减低，淋巴门消失，周边淋巴结淋巴门变窄或消失，CDFI 示较大淋巴结内可见点状彩色血流信号，周边淋巴结彩色血流信号较丰富，呈淋巴门型血供（图 9-0-5A～E），PW 测得淋巴结内多支动脉频谱（图 9-0-5F、G）。乳腺超声检查未见异常。

超声弹性成像：淋巴结内呈蓝绿相间，2 级（图 9-0-5H）。

超声造影：团注超声造影剂后，11s 淋巴结开始增强，20s 淋巴结增强达峰，呈非向心性高增强，由淋巴门开始向四周增强，增强后淋巴结与周围组织分界清晰，33s 淋巴结内造影剂开始廓清，62～94s 持续廓清（图 9-0-5I～O）。

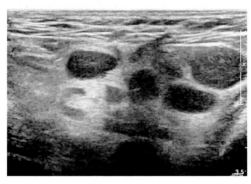

A

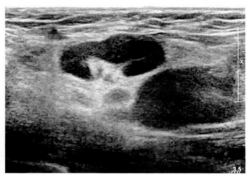

B

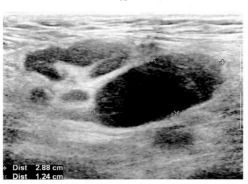

C

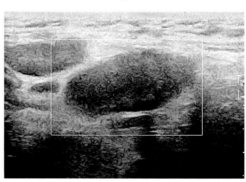

D

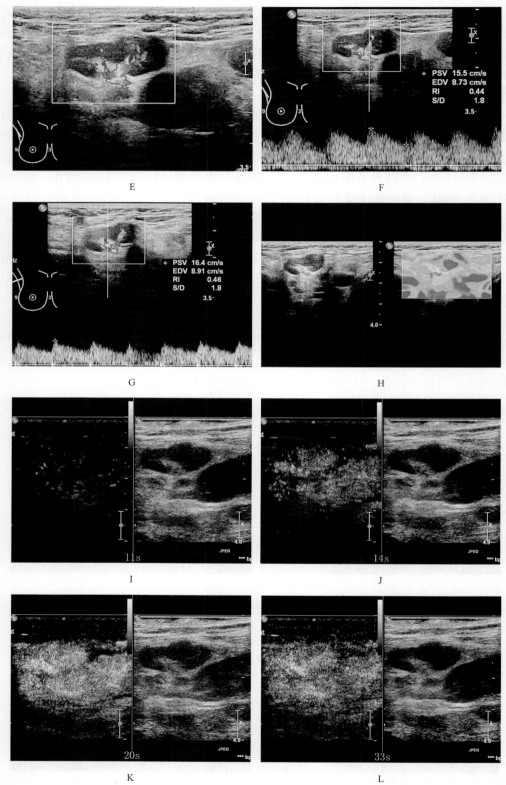

E

F

G

H

I

J

K

L

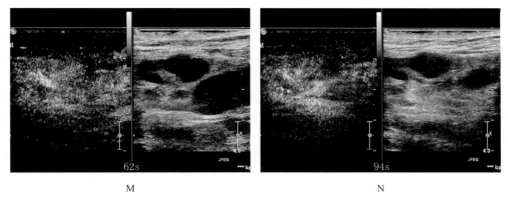

M   N

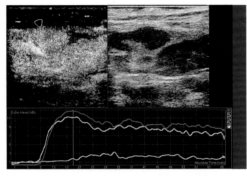

O

图 9-0-5 组织细胞坏死性淋巴结炎（病例 56）

注：A～C. 右侧腋淋巴结，部分淋巴门变窄或消失；D. 淋巴结内点状彩色血流信号；E. 淋巴结内彩色血流信号较丰富，呈淋巴门型；F、G. 测得淋巴结内多支动脉频谱，RI：0.44、0.46；H. 超声弹性成像淋巴结内呈蓝绿相间，2级；I. 团注超声造影剂后 11s 淋巴结开始增强；J. 14s 淋巴结持续增强；K. 20s 淋巴结增强达峰；L. 33s 淋巴结内造影剂开始廓清；M. 62s 淋巴结内造影剂持续廓清；N. 94s 淋巴结内造影剂持续廓清；O. 时间-强度曲线图

超声提示：右侧腋窝多发淋巴结增大，建议穿刺活检。

病理结果：（右侧腋淋巴结）组织细胞坏死性淋巴结炎，淋巴门处及部分门旁组织可见血管瘤样转化。

分析：本例较大淋巴结呈极低回声，周围部分淋巴门变窄或消失，血流较丰富，超声造影呈整体弥漫性、非向心性高增强，与淋巴瘤难以鉴别。结合典型的临床特点：年轻女性，发热，实验室检查提示白细胞计数减低，中性粒细胞计数减低，淋巴细胞计数增高，应首先考虑 KFD，但仍建议穿刺活检以明确诊断。

病例 57

病史：患者，女性，27 岁，因"左颈部肿块伴疼痛 3d，高热 1d"就诊。体格检查：体温在 38～39℃ 之间，左侧颈部触及多个鹌鹑蛋大小肿块，质硬，活动度可，压痛阳性。实验室检查：白细胞计数 $2.4 \times 10^9/L$，淋巴细胞计数 $6.7 \times 10^9/L$，血红蛋白浓度 89g/L，血小板计数 $120 \times 10^9/L$。

灰阶及多普勒超声：左侧颈部探及多个淋巴结增大，较大的约 2.4cm×1.5cm，边界清，皮质增厚明显，回声减低，淋巴门变窄，周围组织似有回声增强，CDFI 及 CDE 示淋巴结彩色血流信号较丰富，呈淋巴门型血供，包膜上见半环状彩色血流信号，PW 测得淋巴结内动脉频谱，RI：0.56（图 9-0-6A～D）。右侧颈部未探及增大淋巴结。

超声弹性成像：淋巴结呈蓝绿相间，2级（图 9-0-6E）。

超声造影：团注造影剂后，较大淋巴结 5s 开始增强，9s 增强达峰，呈非向心性高增强，由淋巴门开始向四周增强，增强后淋巴结与周围组织分界清晰，19s 淋巴结内造影剂开始廓清，80s 淋巴结内仍有造影剂（图 9-0-6F～J）。

灰阶及多普勒超声：较大淋巴结周围淋巴结边界清，皮质增厚明显，回声减低，淋巴门变窄，CDFI 示淋巴结彩色血流信号较丰富，呈淋巴门型，包膜上见棒状彩色血流信号（图 9-0-6K、L）。

超声造影：团注造影剂后，周围淋巴结 6s 开始增强，10s 增强达峰，呈非向心性高增强，由淋巴门开始向四周增强，增强后淋巴结与周围组织分界清晰，18s 淋巴结内造影剂开始廓清，48～53s 持续廓清（图 9-0-6M～Q）。

超声提示：左侧颈部多发淋巴结增大，建议穿刺活检。

病理结果：（左颈部淋巴结穿刺活检）组织细胞坏死性淋巴结炎（图 9-0-6R）。

分析：本例淋巴结呈低回声，淋巴门变窄，血供较丰富，呈淋巴门型，超声造影呈整体弥漫性、非向心性、高增强。结合典型的临床特点：年轻女性，增大淋巴结处压痛，高热，白细胞计数减低，淋巴细胞计数增高，贫血，应首先考虑 KFD，但仍建议穿刺活检以明确诊断。

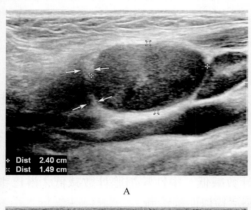

A

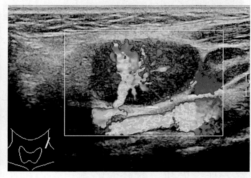

B

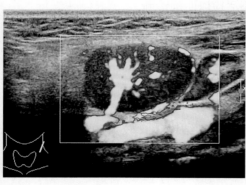

C

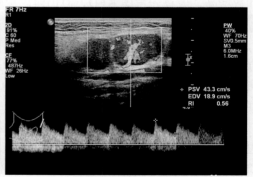

D

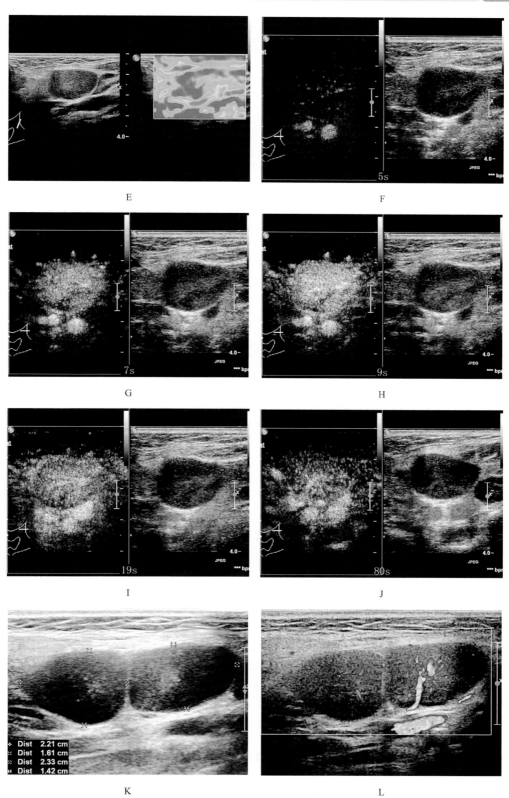

E

F

G

H

I

J

K

L

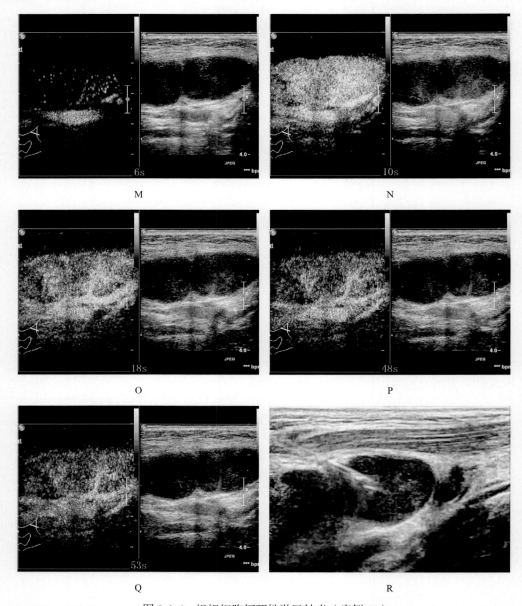

图 9-0-6 组织细胞坏死性淋巴结炎（病例 57）

注：A. 左侧颈部淋巴结，大小约 2.4cm×1.5cm，边界清，皮质增厚明显，回声减低，淋巴门变窄，淋巴结周围组织似有回声增强（箭头）；B、C. CDFI 及 CDE 示淋巴门型血供，淋巴结包膜上见半环状彩色血流信号；D. PW 测得淋巴结内动脉频谱，RI：0.56；E. 超声弹性成像示淋巴结内呈蓝绿相间，2 级；F. 团注超声造影剂后 5s 淋巴结开始增强；G. 7s 淋巴结持续增强；H. 9s 增强达峰，呈非向心性高增强，由淋巴门开始向四周增强，增强后淋巴结与周围组织分界清晰；I. 19s 淋巴结内造影剂开始廓清；J. 80s 淋巴结内仍有造影剂；K. 左侧颈部周围淋巴结，大小约 2.2cm×1.6cm、2.3cm×1.4cm，边界清，皮质增厚明显，回声减低，淋巴门变窄；L. 一个淋巴结彩色多普勒呈淋巴门型，另一个彩色血流信号不丰富；M. 团注超声造影剂后 6s 淋巴结开始增强；N. 10s 增强达峰，呈非向心性高增强，由淋巴门开始向四周增强，增强后淋巴结与周围组织分界清晰；O. 18s 开始廓清；P. 48s 持续廓清；Q. 53s 持续廓清；R. 超声引导淋巴结穿刺活检

参 考 文 献

［1］ 王新方，叶新华，洪练青，等. Kikuchi-Fujimoto 病超声诊断价值探讨. 医学影像学杂志，2011，21（8）：1258-1260.

［2］ 周春，周建桥，詹维伟，等. Kikuchi-Fujimoto 病的超声与病理对照研究. 中华超声影像学杂志，2007，16（11）：982-985.

［3］ 杨映红，郑宇辉，黄建平，等. 临床酷似淋巴瘤的组织细胞性坏死性淋巴结炎 65 例临床病理分析. 中国肿瘤临床，2011，38（8）：455-458.

［4］ 宋广军，孙焱，魏来. 组织细胞坏死性淋巴结炎的诊断进展. 中国医师杂志，2008，10（1）：138-140.

［5］ 倪莲芳，刘新民. 组织细胞坏死性淋巴结炎 68 例临床分析. 中华医学杂志，2010，90（44）：3147-3149.

［6］ 周伟，周建桥，周春，等. 超声评估 Kikuchi-Fujimoto 病患者的浅表淋巴结. 中国医学影像技术，2012，28（7）：1303-1306.

［7］ Bosch X, Guilabert A, Miquel R, et al. Enigmatic Kikuchi-Fujimoto disease: a comprehensive review. Am J Clin Pathol, 2004, 122(1): 141-152.

［8］ Kuo TT. Kikuchi's disease(histiocytic necrotizing lymphadenitis). A clinicopathoIogic study of 79 cases with an analysis of histologic Subtypes, immunohistology, and DNA ploidy. Am J Surg Pathol, 1995, 19(7): 799-809.

［9］ Kucukardali Y, Solmazgul E, Kunter E, et al. Kikuchi-Fujimoto Disease: analysis of 244 cases. Clin Rheumatol, 2007, 26(1): 50-54.

［10］ Youk JH, Kim EK, Ko KH, et al. Sonographic features of axillary lymphadenopathy caused by Kikuchi disease. J Ultrasound Med, 2008, 27(6): 847-853.

［11］ Silva AF, Focaccia R, Oliveira AC, et al. Kikuchi-Fujimoto disease: an unusual association with acute renal failure. Braz J Infect Dis, 2010, 14(6): 621-627.

［12］ Kataria R, Rao P, Kachhawa D, et al. Kikuchi-Fujimoto Disease, the Masquerading Menace: A Rare Case Report. Indian J Dermatol, 2016, 61(3): 348.

［13］ Aznab M, Kamalian N, Navabi J. Kikuchi-Fujimoto Disease: a Case Report. Acta Med Iran, 2015, 53(11): 725-727.

［14］ Cheng CY, Sheng WH, Lo YC, et al. Clinical presentations, laboratory results and outcomes of patients with Kikuchi's disease: emphasis on the association between recurrent Kikuchi's disease and autoimmune diseases. J Microbiol Immunol Infect, 2010, 43(5): 366-371.

［15］ Kurahara Y, Tachibana K, Tezuka K, et al. Kikuchi-Fujimoto disease mimicking tuberculous lymphadenitis. Intern Med, 2012, 51(14): 1927-1930.

［16］ Ying M, Ahuja AT, Yuen HY. Grey-scale and power Doppler sonography of unusual cervical lymphadenopathy. Ultrasound Med Biol, 2004, 30(4): 449-454.

［17］ Yoo JL, Suh SI, Lee YH, et al. Gray scale and power Doppler study of biopsy-proven Kikuchi disease. J Ultrasound Med, 2011, 30(7): 957-963.

［18］ Ohta K, Endo N, Kaizaki Y. Axillary and intramammary lymphadenopathy caused by Kikuchi-Fujimoto disease mimicking malignant lymphoma. Breast Cancer, 2013, 20(1): 97-101.

［19］ Lo WC, Chang WC, Lin YC, et al. UItrasonographic differentiation between Kikuchi's disease and lymphoma in patients with cervical lymphadenopathy. Eur J Radiol, 2012, 81(8): 1817-1820.

［20］ Ryoo I, Suh S, Lee YH, et al. Comparison of Ultrasonographic Findings of Biopsy-Proven Tuberculous Lymphadenitis and Kikuchi Disease. Korean J Radiol, 2015, 16(4): 767-775.

［21］ Wang DY, Mao JH, Zhang Y, et al. Kimura disease: a case report and review of the Chinese literature. Nephron Clin Praet, 2009, 111(1): c55-c61.

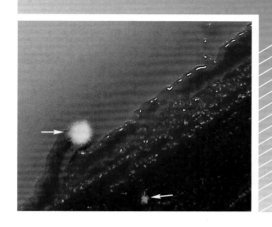

第十章
真菌性淋巴结炎

第一节 马尔尼菲青霉菌感染性淋巴结炎

【病因及病理】

1956 年 Capponi 等最先从越南中华竹鼠的肝脏中分离出马尔尼菲青霉菌（PM），1973 年首次报道了人类自然感染病例。马尔尼菲青霉菌是迄今为止发现的唯一一种呈温度双相型的条件致病真菌，在 25℃条件下为菌丝体状（类似曲霉），在 37℃条件下为酵母样。马尔尼菲青霉菌为地方性流行病，主要见于东南亚地区，以泰国、马来西亚、老挝、越南、印度，以及中国南方等地区居多。随着获得性免疫缺陷综合征（AIDS）的流行，我国的全身播散性马尔尼菲青霉菌患者逐渐增多，主要集中在广西、广东、云南等地区，其易感因素除 AIDS 外，还包括结核病、自身免疫性疾病、血液系统恶性肿瘤、接受化疗等因素所致的机体免疫力低下，马尔尼菲青霉素可发生于任何年龄人群。病理电子显微镜检查提示：（六氨银染色）组织中 PM 菌群呈桑葚状，有腊肠状体，部分有横隔，组织反应以多发性脓肿为主、无钙化。

【临床表现】

临床多表现为低热、贫血、皮损、体重减轻、肝脾肿大、淋巴结肿大等。淋巴结肿大以颈部发生率高，常为多发，多无疼痛，活动度差，患处肤色无异常、无瘙痒。

【超声检查】

1. 淋巴结增大，呈类圆形或椭圆形，包膜连续完整。

2. 内部回声常不均匀，皮质回声减低，内可见细小、短条样高回声及点状、小片状无回声区，极少出现钙化，淋巴门不清或消失。

3. 彩色多普勒血流成像（CDFI）：彩色血流信号丰富多见，呈混合型或淋巴门型血供。

4. 超声弹性成像淋巴结分级以 3、4 级多见。

5. 抗真菌治疗后淋巴结体积明显缩小，包膜皱缩，形态欠规则。

6. 超声造影多表现为非向心性增强，呈弥漫性增强，内部均匀增强或不均匀增强，治疗后造影剂灌注可明显减少，呈乏血供表现。

【典型病例】

病例 58

病史：患者，女性，46 岁，因"发热 1 周"就诊。体格检查：体温 38.6℃，双侧颈部可触及多个鸽蛋大小肿块，质硬，活动度差，无压痛，皮肤无红肿。实验室检查：白细胞计数 8×10^9/L，淋巴细胞计数 0.7 $\times 10^9$/L，C- 反应蛋白（CRP）93mg/L。

灰阶及多普勒超声：右侧颈部 Ⅱ、Ⅲ、Ⅳ 区多个增大淋巴结，较大的位于Ⅳ区，大小约 1.7cm×1.3cm，皮质增厚，呈中等及中低回声，淋巴门不清，部分可见融合状，CDFI 示淋巴结内部彩色血流信号稍丰富（图 10-1-1A、B）。

超声造影：右侧颈部Ⅳ区淋巴结团注造影剂后 11s 淋巴结开始增强，非向心性增强，呈弥漫性不均匀增强，16s 后增强达峰，轮廓清晰，内可见不规则无增强区，22s 淋巴结内造影剂开始廓清，53s 廓清明显，103s 造影剂基本廓清，轮廓不清晰（图 10-1-1C～G）。

灰阶及多普勒超声：左侧颈部 Ⅲ、Ⅳ、Ⅴ 区多发淋巴结增大，较大的位于Ⅳ区，大小约 2.4cm×1.8cm，皮质增厚，呈中等回声，淋巴门不清，部分可见融合状，CDFI 示彩色血流信号稍丰富（图 10-1-1H、I）。

超声造影：左侧颈部Ⅳ区淋巴结团注造影剂后 9s 淋巴结开始增强，非向心性增强，呈弥漫性不均匀增强，19s 达峰，呈快速不均匀增强，可见不规则无增强区，38s 开始廓清，轮廓不清晰，60s 造影剂基本廓清，轮廓不清晰（图 10-1-1J～M，视频 13）。

视频 13 马尔尼菲青霉菌感染左侧颈部淋巴结增大超声造影（病例 58）

超声提示：双侧颈部多发淋巴结增大伴不规则坏死，感染性病变可能性大，建议进一步检查。

病理结果：反应性增生，细菌培养结果为马尔尼菲青霉菌感染（图 10-1-1N、O）。

抗真菌治疗 1 个月后复查：

灰阶及多普勒超声：双侧颈部Ⅳ区增大淋巴结数量较治疗前明显减少，右侧较大的约 1.1cm×0.6cm，淋巴结回声较治疗前增高，CDFI 示内部未探及明显彩色血流信号（图 10-1-1P、Q）。

超声弹性成像：右侧颈部淋巴结呈红黄相间，2 级（图 10-1-1R）。

超声造影：右侧颈部淋巴结团注造影剂后 17s、28s、63s 淋巴结内呈点状增强，轮廓不清晰（图 10-1-1S～U）。

灰阶及多普勒超声：左侧较大的约 1.2cm×0.6cm，淋巴结回声较治疗前增高，CDFI 示内部未探及明显彩色血流信号（图 10-1-1V）。

超声造影：左侧颈部淋巴结团注造影剂后 17s、29s、63s 淋巴结内呈点状增强，轮廓不清晰（图 10-1-1W～Y）。

分析：双侧颈部多发淋巴结增大，皮质增厚，呈低回声，淋巴门不清，部分淋巴结内可见无回声，CDFI 示内部彩色血流信号稍丰富，超声造影呈非向心性、不均匀增强，内见无增强区，增强后边界清晰，大小较灰阶无明显变化，无增强区提示淋巴结内存在坏死区。实验室检查提示白细胞计数、淋巴细胞计数、CRP 增高，考虑感染性病变可能性大，但应鉴别淋巴结结核、细菌性淋巴结炎以及真菌性淋巴结炎。此患者经抗感染治疗 1 个月，期间反复发热，应倾向于淋巴结结核以及真菌性淋巴结炎，两者在超声图像上存在相似性，淋巴结结核易出现大片液化坏死及皮肤破溃窦道形成，而后者形成窦道的病例较少见。因此患者在长期发热，抗感染治疗无好转，临床无转移癌、无结核性病变证据时，应进行穿刺活检，穿刺物真菌培养以明确诊断。

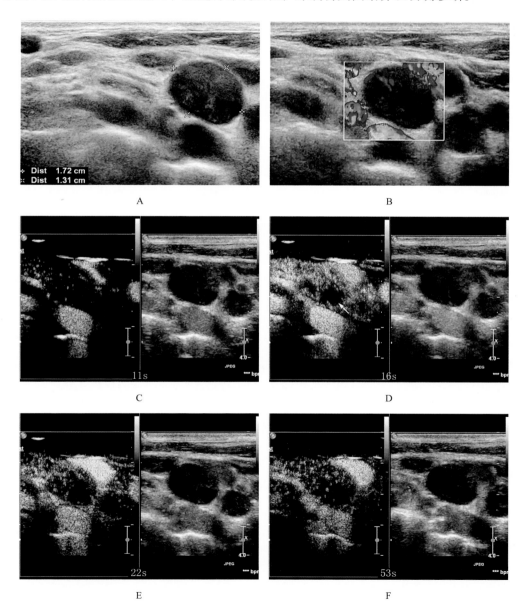

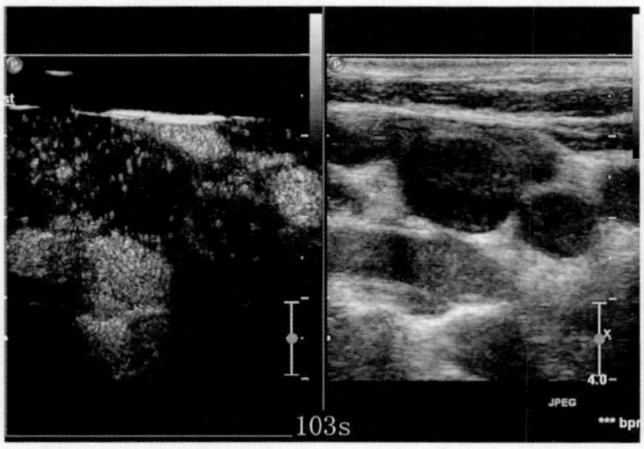
103s
JPEG

G

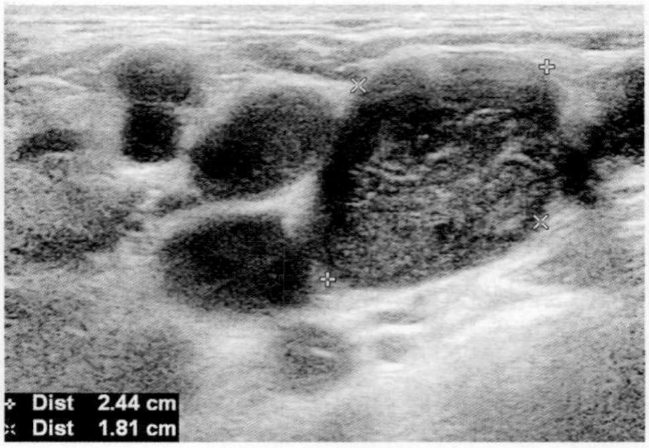
Dist 2.44 cm
Dist 1.81 cm

H

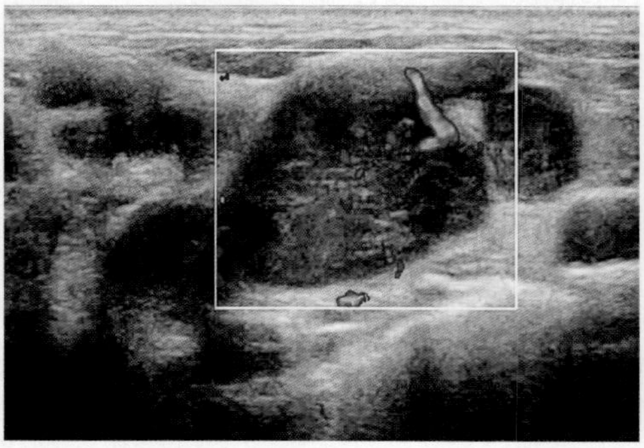

I

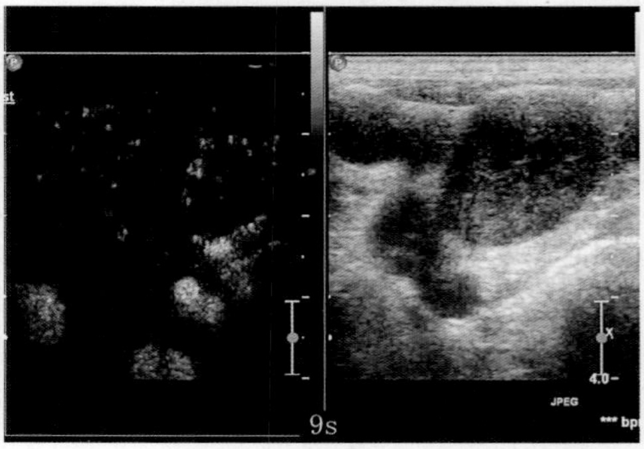
9s
JPEG

J

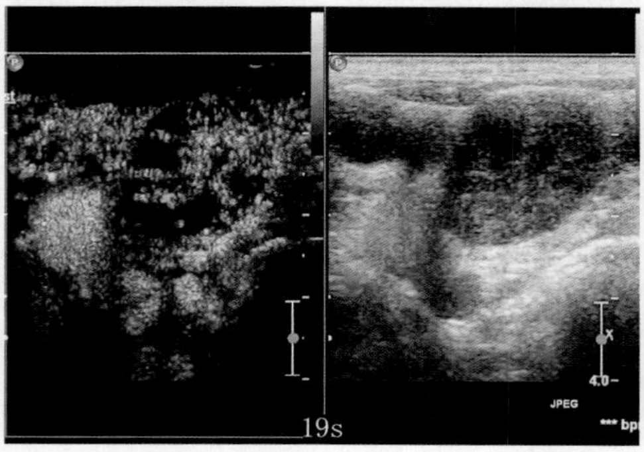
19s
JPEG

K

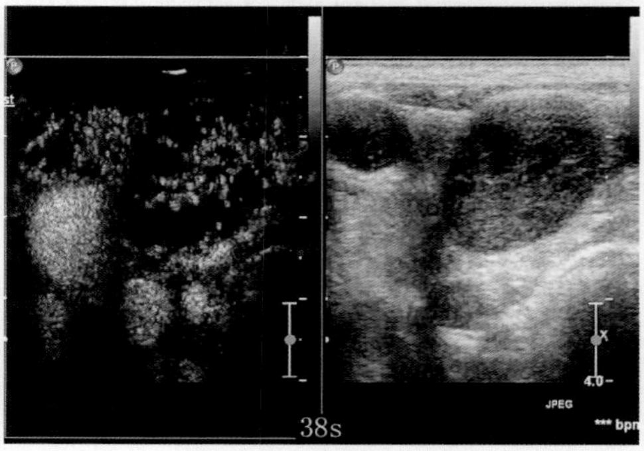
38s
JPEG

L

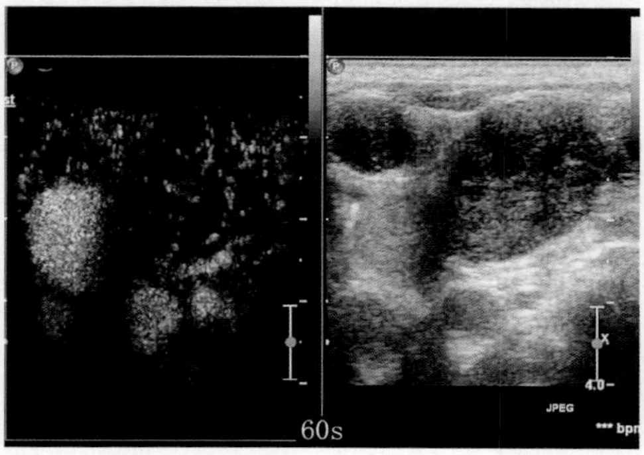
60s
JPEG

M

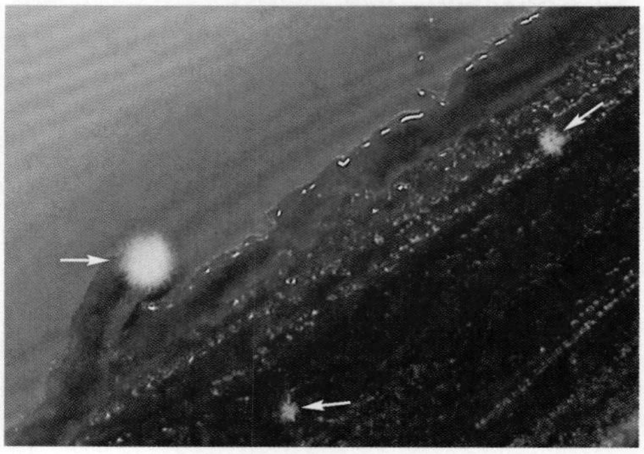

N

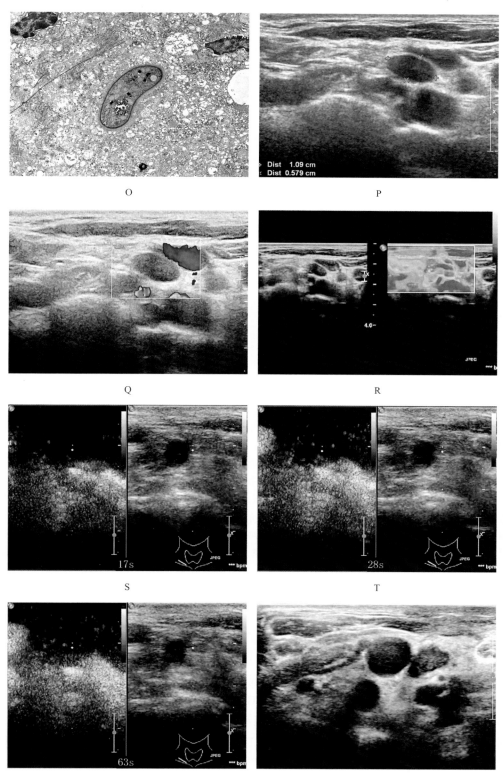

O

P

Q

R

S

T

U

V

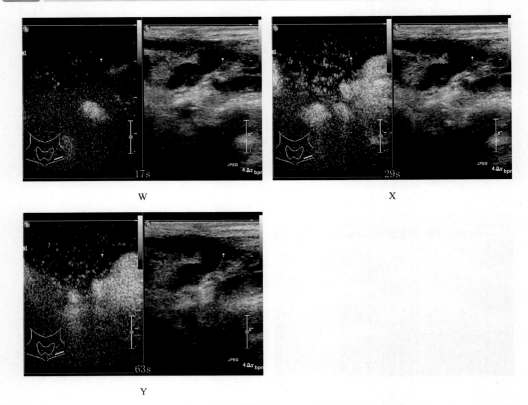

W

X

Y

图 10-1-1　马尔尼菲青霉菌感染双侧颈部淋巴结（病例 58）

注：A、B. 右侧颈部增大淋巴结，皮质增厚，呈中等回声，淋巴门不清，CDFI 示淋巴结内彩色血流信号稍丰富；C. 团注造影剂后 11s 淋巴结开始增强；D. 16s 增强达峰，呈弥漫性不均匀增强，内可见不规则无增强区（箭头）；E. 22s 开始廓清；F. 53s 廓清明显；G. 103s 造影剂基本廓清，轮廓不清晰；H、I. 左侧颈部Ⅳ区增大淋巴结，呈中等回声，淋巴门尚清，CDFI 示彩色血流信号稍丰富；J. 团注造影剂后 9s 淋巴结开始增强；K. 19s 达峰，呈弥漫性不均匀增强，可见不规则无增强区；L. 38s 开始廓清，轮廓不清晰；M. 60s 造影剂基本廓清，轮廓不清晰；N. 培养基中马尔尼菲青霉菌菌落（箭头）；O. 透射电镜下放大 2500 倍示马尔尼菲青霉菌菌体；P、Q. 治疗 1 个月后，右侧颈部Ⅳ区增大淋巴结个数较治疗前明显减少，淋巴门不清，CDFI 示内部未探及明显彩色血流信号；R. 超声弹性成像示右侧颈部淋巴结红黄相间，2 级；S～U. 右侧颈部淋巴结团注造影剂后 17s、28s、63s 淋巴结内造影剂呈点状增强，轮廓不清晰；V. 左侧颈部Ⅳ区增大淋巴结个数较治疗前明显减少，较大的约 1.2cm×0.6cm，淋巴门不清；W～Y. 左侧颈部淋巴结团注造影剂后 17s、29s、63s 淋巴结内造影剂呈点状增强，轮廓不清晰

病例 59

病史：患者，男性，39 岁，因"反复低热 1 个月余"住院。体格检查：体温 37.6℃，右侧腹股沟触及多个淋巴结，约黄豆大小，质软，活动度好，无压痛，皮肤无红肿。辅助检查：CT、MRI、超声均未发现明显占位病灶。PET-CT 检查，提示右侧腹股沟区一淋巴结异常浓聚灶（图 10-1-2A、B）。

灰阶及多普勒超声：右侧腹股沟区可探及 4 个淋巴结回声，较大的约 1.2cm×0.6cm，包膜清晰，皮质呈低回声，淋巴门不清，CDFI 示多角度、多方向观察淋巴结可见淋巴门血流信号，脉冲多普勒（PW）测得淋巴结内动脉频谱（图 10-1-2C～G）。

超声弹性成像：淋巴结蓝绿相间，蓝色为主，3 级（图 10-1-2H）。

超声造影：团注造影剂后 15s 淋巴结开始增强，呈非向心性增强，由淋巴门向周边增强，21s 造影剂达峰，呈均匀增强，轮廓清晰，26～57s 造影剂逐步廓清，71s 造影剂基本廓清完全，轮廓隐约可见（图 10-1-2I～N）。

超声提示：右侧腹股沟淋巴结增大，反应性增生可能性大，建议穿刺活检。

病理结果：经手术病理及实验室细菌培养证实为马尔尼菲青霉菌感染（图 10-1-2O）。

分析：右侧腹股沟区 4 枚淋巴结，其中较大的包膜清晰，皮质回声减低，淋巴门不清，彩色血流信号丰富，超声造影呈非向心性增强，由淋巴门向周边增强，增强后边界清晰，大小较灰阶无明显变化，符合良性淋巴结病变表现，结合实验室检查白细胞计数增高，淋巴细胞计数增高，CRP 增高，考虑感染性病变可能性大，明确诊断应结合临床表现、血清学、病原学和病理学检查。正常人群感染马尔尼菲青霉菌较少见，此患者不明原因发热，常规抗感染治疗无好转，结合 PET-CT 检查结果，在最可疑的淋

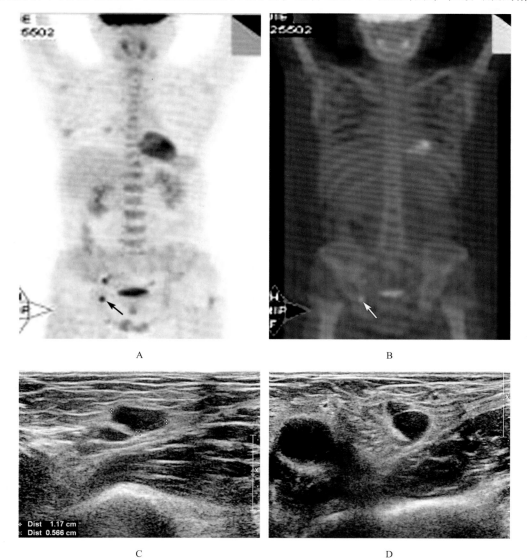

A

B

C

D

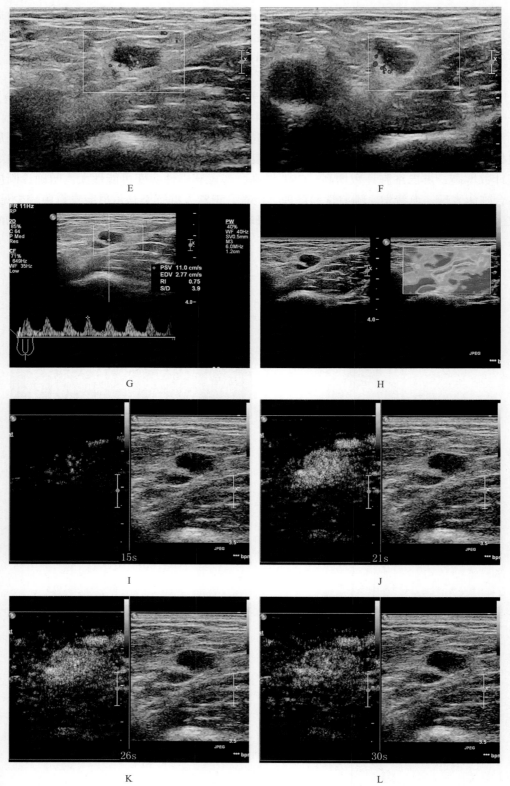

E

F

G

H

I

J

K

L

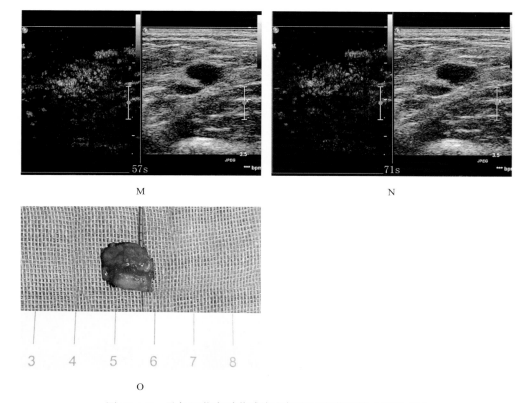

图 10-1-2　马尔尼菲青霉菌感染右侧腹股沟淋巴结（病例 59）

注：A、B. PET-CT 提示右侧腹股沟区—淋巴结异常浓聚灶（箭头）；C、D. 右侧腹股沟区可探及 4 个淋巴结回声，较大的约 1.2cm×0.6cm，包膜清晰，皮质回声减低，淋巴门不清；E、F. CDFI 示多角度、多方向观察淋巴结可见淋巴门血流信号；G. 淋巴结内动脉频谱，RI：0.75；H. 超声弹性成像淋巴结蓝绿相间，蓝色为主，3 级；I. 团注造影剂后 15s 淋巴结开始增强；J. 21s 达峰，呈非向心性增强，由淋巴门向周边增强，轮廓清晰；K. 26s 开始廓清；L. 30s 造影剂逐步廓清；M. 57s 造影剂逐步廓清；N. 71s 基本廓清；O. 手术后标本及剖面（单位：cm）：结状物，切面灰红，局灶灰黄，质软

巴结内取材行病理检查、细菌培养和真菌培养是较好的检查方法。

病例 60

病史：患者，男性，36 岁，因"反复低热 1 个月余"住院。体格检查：体温 37.7℃，双侧颈部触及多个鸽蛋大小肿块，质软，活动度好，皮肤无红肿。辅助检查：CT、MRI、超声均未发现明显占位性病变。

灰阶及多普勒超声：双侧颈部 Ⅱ、Ⅲ 区可探及多个增大淋巴结回声，较大的约 3.7cm×1.1cm，包膜连续完整，内回声均匀，淋巴门不清，CDFI 及彩色多普勒能量图（CDE）示多角度、多方向观察淋巴结可见淋巴门血流信号，PW 测得淋巴结内动脉频谱（图 10-1-3A～L）。

超声提示：双侧颈部淋巴结增大，反应性增生可能性大，建议穿刺活检。

病理结果：经手术病理及实验室细菌培养证实为马尔尼菲青霉菌感染。

分析：双侧颈部多发增大淋巴结，包膜连续完整，内部彩色血流信号丰富，符合良性淋巴结病变表现，需考虑坏死性淋巴结炎、结核性淋巴结炎以及真菌性淋巴结炎，此类患

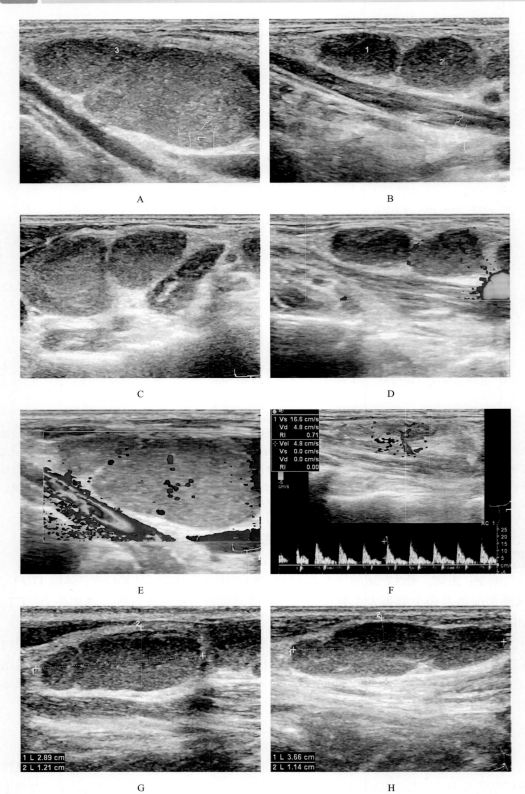

A

B

C

D

E

F

G

H

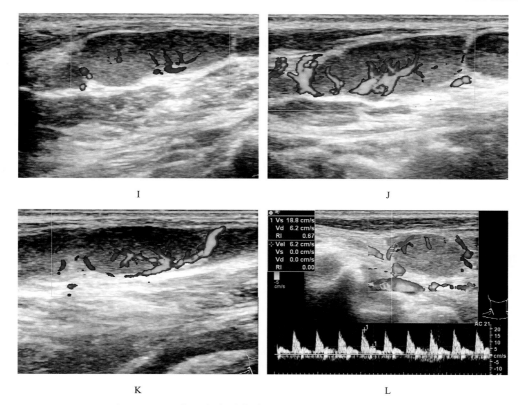

图 10-1-3 马尔尼菲青霉菌感染双侧颈部淋巴结（病例 60）

注：A~C. 左侧颈部淋巴结增大，可探及多个淋巴结回声，包膜清晰，内回声均匀，淋巴门不清；D、E. CDFI及CDE示多角度、多方向观察淋巴结可见淋巴门处血流信号；F. 测得淋巴结内动脉频谱，RI：0.71；G、H：右侧颈部淋巴结增大，可探及多个淋巴结回声，包膜清晰，内回声均匀，淋巴门不清，较大的一个约 3.7cm×1.1cm；I~K. 多角度、多方向观察淋巴结可见淋巴门处血流信号；L：测得淋巴结内动脉频谱，RI：0.67

者需进行淋巴结穿刺活检，行病理检查、细菌培养以及真菌培养以明确诊断。需注意的是马尔尼菲青霉菌好发于免疫功能缺陷人群，尤其是 AIDS 患者，二者合并感染时易形成播散性感染，主要表现为反复发热、咳嗽，多发性皮肤结节，尤以坏死性丘疹为最具特征性的皮损表现，肝脾肿大和淋巴结肿大，淋巴结肿大以颈部及腹股沟淋巴结多见。

第二节 诺 卡 菌 病

【病因及病理】

诺卡菌病（Nocardiosis）是由诺卡菌引起的一种少见但严重的感染，诺卡菌属于放线菌属，目前已发现的与人感染有关的诺卡菌有 16 种，能够引起致病的是星形诺卡菌，为机会性病原菌，可引起亚急性或慢性化脓性疾病，其通常易发生于免疫功能低下者，如肿瘤患者、器官移植及长期使用免疫抑制剂者。诺卡菌可经呼吸道、皮肤伤口和消化道入侵，也可经血液播散至全身，引发淋巴结肿大及全身各器官病变，很少见干酪样坏死、肉芽肿形成及纵隔淋巴结肿大。影像学及血清学检查常难以确诊，因此穿刺后细菌培养及革兰染色是主要的诊断方法。

【临床表现】

肺部受诺卡菌感染，表现为咳嗽、胸痛和发热等症状；血常规多表现为白细胞计数升高，以中性粒细胞升高为主，红细胞沉降率升高；胸部 CT 可表现为斑片、实变、团块、结节和空洞影，部分患者有胸腔积液。

浅表淋巴结受感染，表现为淋巴结肿大，相应部位可触及包块，无压痛或轻压痛，皮肤常无红、肿、热、痛等炎性表现；皮肤受侵犯表现为皮肤破损或皮肤结节，可伴有皮肤溢液甚至皮肤脓肿形成。

【超声检查】

1. 淋巴结增大，常为双侧多发性，呈类圆形或椭圆形，包膜连续完整，无相互融合。
2. 淋巴结皮质增厚，呈低回声或等回声，回声不均匀，如有坏死可见不规则无回声，淋巴门不清或消失。
3. CDFI 示呈边缘型血供，淋巴结边缘可见彩色血流信号。
4. 超声造影常表现为非向心性、不均匀增强及弥漫性增强，内部可见无增强区或低增强区。
5. 皮肤感染后，可引起皮下组织形成脓肿。皮下组织内见混合回声，边界清，形态不规则，内可见无回声，透声差，可见细点状及线样中低回声，为增生的纤维组织。

病例 61

病史：患者，女性，42 岁，因"反复低热 1 个月余"入院。体格检查：体温 37.8℃，左侧颈部触及多个淋巴结，活动度差，质偏硬，无明显压痛，皮肤无红肿。辅助检查：白细胞计数 $8×10^9$/L，中性粒细胞百分比为 89%，红细胞沉降率 18mm/h；CT、MRI、超声均未发现明显占位病灶。

灰阶及多普勒超声：左侧颈部可探及多个淋巴结回声，较大的约 3.5cm×2.1cm，包膜连续完整，内回声不均匀，淋巴门消失，CDFI 示彩色血流信号丰富，呈边缘型血供（图 10-2-1A～D）。

超声弹性成像：淋巴结内蓝绿相间，蓝色为主，3 级（图 10-2-1E、F）。

超声造影：团注造影剂后 11s 淋巴结开始增强，呈非向心性、弥漫性增强，14s 后淋巴结增强，轮廓清晰，20s 淋巴结内造影剂达峰，呈不均匀增强，23s 淋巴结内显示不均匀增强，29s 造影剂廓清，46s 造影剂廓清明显，轮廓仍显示尚清，127s 周边淋巴结内不均匀增强（图 10-2-1G～M）。

超声提示：左侧颈部淋巴结增大，转移性淋巴结不排除，建议穿刺活检。

穿刺组织细菌培养结果：诺卡菌感染。

分析：淋巴结增大，呈类圆形，内部回声不均匀，淋巴门消失，CDFI 示边缘型彩色血流信号，以上这些都是恶性淋巴结的超声表现，超声造影表现呈非向心性增强、

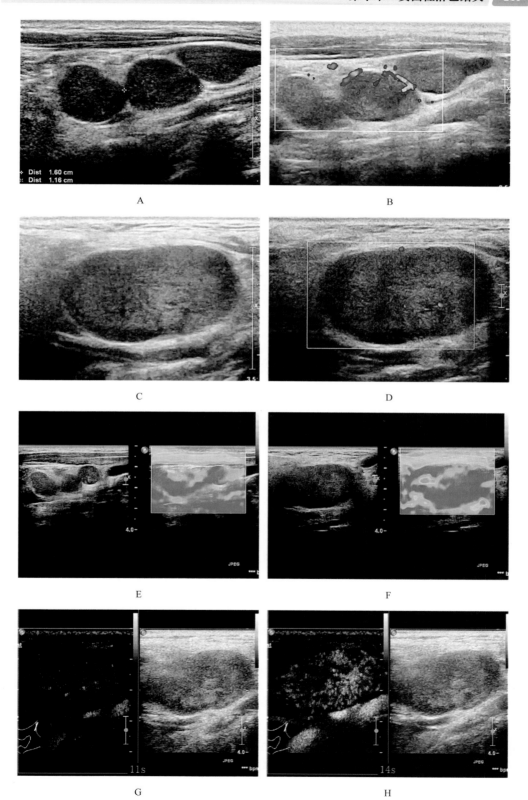

A

B

C

D

E

F

G

H

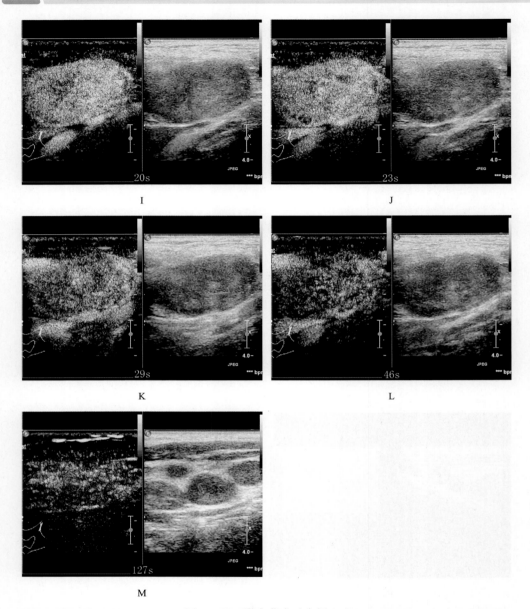

图 10-2-1　诺卡菌病（病例 61）

注：A～D. 左侧颈部可探及多个淋巴结回声，较大的约 3.5cm×2.1cm，包膜清晰，内回声不均匀，淋巴门消失，CDFI 示彩色血流信号不丰富，余淋巴结内部回声不均匀，淋巴门消失；E、F. 超声弹性成像示淋巴结内蓝绿相间，蓝色为主，3 级；G. 团注造影剂后 11s 淋巴结开始增强，呈非向心性、弥漫性增强；H. 14s 后淋巴结增强，轮廓清晰；I. 20s 淋巴结内造影剂达峰，呈不均匀增强，可见裂隙样无增强区；J. 23s 淋巴结内显示不均匀增强，可见无增强区；K. 29s 淋巴结内造影剂开始廓清；L. 46s 造影剂廓清明显，轮廓仍显示尚清；M. 127s 周边淋巴结内不均匀增强

弥漫性增强，内部可见无增强区，与转移性淋巴结很难鉴别，故此例患者被误诊为转移性淋巴结。诊断诺卡菌病的关键还应提高对本病的认识，穿刺后细菌培养及革兰染色是非常重要的诊断方法。

参 考 文 献

［1］　赵国庆，冉玉平，向耘，等. 中国大陆马尔尼菲青霉菌病的临床表现及流行病学特征的系统评价. 中国真菌学杂志，2007，2（2）：68-72.

［2］　廖晚珍，彭卫华，胡雪飞，等. 艾滋病合并马尔尼菲青霉病与恶性淋巴瘤的报道. 中华医院感染学杂志，2008，18（7）：1038-1040.

［3］　黄建荣，欧萌萌. 艾滋病合并马尔尼菲青霉病临床分析. 中华医院感染学杂志，2011，21（23）：4989-4990.

［4］　黄绍萍，卢水华，吴文娟. 非 HIV 儿童马尔尼菲青霉病的肺部感染特点及文献复习. 临床肺科杂志，2010，15（2）：171-172.

［5］　刘艳，詹能永，李慧涓，等. 艾滋病合并播散性马尔尼菲青霉菌感染临床及治疗转归研究. 中华传染病杂志，2005，23（4）：256-259.

［6］　陈劲峰，唐小平，蔡卫平，等. 艾滋病合并马尔尼菲青霉病 12 例. 中华传染病杂志，2005，23（3）：195-198.

［7］　陈欣玥，刘玲，张鞾. 星形奴卡菌性足菌肿 1 例. 中国皮肤性病学杂志，2009，23（8）：509-510.

［8］　李航，所爱英，谢广顺，等. 免疫功能正常宿主的肺奴卡菌感染二例. 中华结核和呼吸杂志，2001，24（9）：567.

［9］　安慧茹，王仲元，王坤. 奴卡菌病误诊为多脏器结核病一例. 中华结核和呼吸杂志，2012，35（8）：621-622.

［10］　王明月，张蕾，勇强. 奴卡菌病超声表现 1 例. 中国超声医学杂志，2016，32（1）：95.

［11］　郭川，林上奇，尤四峰，等. 诺卡菌病的 CT 与 MRI 表现. 中华放射学杂志，2014，48（1）：58-60.

［12］　DiSalvo AF, Fickling AM, Ajello L. Infection caused by Penicillium marneffei: description of first natural infection in man. Am J Clin Pathol, 1973, 60(2): 259-263.

［13］　Hu Y, Zhang J, Li X, et al. Penicillium marneffei infection: an emerging disease in mainland China. Mycopathologia, 2013, 175(1-2): 57-67.

［14］　Hall C, Hajjawi R, Barlow G, et al. Penicillium marneffi presenting as an immune reconstitution inflammatory syndrome(IRIS) in a patient with advanced HIV. BMJ Case Rep, 2013, pii: bcr2012007555.

［15］　Huang YT, Hung CC, Liao CH, et al. Detection of circulating galactomannan in serum samples for diagnosis of Penicillium marneffei infection and cryptococcosis among patients infected with human immunodeficiency virus. J Clin Microbiol, 2007, 45(9): 2858-2862.

［16］　Cao C, Liu W, Li R, et al. In vitro interactions of micafungin with amphotericin B, itraconazole or fluconazole against the pathogenic phase of Penicillium marneffei. J Antimicrob Chemother, 2009, 63(2): 340-342.

［17］　Zheng J, Gui X, Cao Q, et al. A Clinical Study of Acquired Immunodeficiency Syndrome Associated Penicillium Marneffei Infection from a Non-Endemic Area in China. PLoS One, 2015, 10(6): e0130376.

［18］　Sudjaritruk T, Sirisanthana T, Sirisanthana V. Immune reconstitution inflammatory syndrome from Penicillium marneffei in an HIV-infected child: a case report and review of literature. BMC Infect Dis, 2012, 12: 28.

［19］　Wong SY, Wong KF. Penicillium marneffei Infection in AIDS. Patholog Res Int, 2011, 2011: 764293.

［20］　Ustianowski AP, Sieu TP, Day JN. Penicillium marneffei infection in HIV. Curr Opin Infect Dis, 2008, 21(1): 31-36.

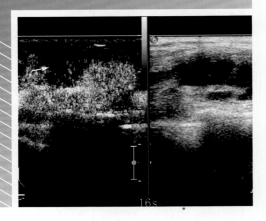

第十一章 结节病

【病因及病理】

结节病（sarcoidosis）首先由 Besniers 在 1889 年报道，是一种慢性、良性、肉芽肿性疾病，可侵犯多个系统或器官。结节病病因不明，细胞免疫功能与体液免疫功能紊乱是其重要的发病机制，该病好发于淋巴结、肺、眼及皮肤，临床诊断较困难。

结节病的典型病理特征为非干酪性上皮样细胞肉芽肿，肉芽肿中心部分主要是由单核巨噬细胞分化而来的类上皮细胞，其中散在分布 CD_4^+ 淋巴细胞及成熟的巨噬细胞，肉芽肿周围可见 CD_4^+ 及 CD_8^+ 淋巴细胞浸润，偶见小灶性纤维素性坏死，但不发生干酪样坏死。在肉芽肿的上皮样细胞和巨细胞内，可见包涵体如苏曼（Schaumann）小体以及星状小体，随疾病进展，肉芽肿可自行消退或形成纤维化。

【临床表现】

本病的发病率存在地区和种族差异，多见于 20～40 岁，女性略多于男性。临床表现缺乏特异性，可有发热、关节痛、厌食、体重减轻、干咳、呼吸困难以及斑点或丘疹样皮疹等。其中血清血管紧张素转换酶（SACE）测定作为结节病的辅助诊断方法和活动性判定指标，目前已被临床广泛应用。结节病以肺部和纵隔淋巴结受累多见，浅表淋巴结累及相对少见，最常见于颈部，特别是颈后三角区、胸骨上窝及锁骨上窝，也常见于腋窝和腹股沟。受累淋巴结多质硬，可活动，不融合，通常不与周围组织粘连，较少发生钙化。

【超声检查】

1. 淋巴结增大以多发为主，多呈类圆形，形态可不规则，L/S<2 多见。

2. 淋巴结包膜完整，极少发生破溃及形成窦道。

3. 皮质增厚，内部回声多不均匀，可出现条索样回声。淋巴结内较少出现钙化及液化，淋巴门可受压偏心，呈线状、点状或消失。

4. 多普勒超声：淋巴结内部彩色血流信号多丰富，呈淋巴门型血供，少部分可呈乏血供型。可测得动静脉血流频谱，动脉血流阻力指数（RI）较低。

5. 超声造影：以不均匀增强多见，增强模式多呈非向心性高增强，当淋巴结内出现坏死时可见无增强区。

【典型病例】

病例 62

病史：患者，女性，55 岁，因"咳嗽、咳痰半年，呼吸困难伴胸痛 3 周"就诊。体格检查：体温 36.2℃，无皮疹，左侧颈部可触及多个肿大淋巴结，无压痛，活动度稍差，质硬，双肺呼吸音粗，右下肺闻及少量湿啰音，肝脾肋下未触及。辅助检查：胸部 CT 示双侧肺门及纵隔多发淋巴结肿大，SACE：74.8U/L。

灰阶及多普勒超声：左侧颈部探及多发淋巴结增大，较大的位于 Ⅳ 区，大小约 1.5cm×0.7cm，包膜完整，形态不规则，呈低回声，内部回声不均匀，可见条索状回声，淋巴门受压偏心、呈线状，彩色多普勒血流成像（CDFI）示内部彩色血流信号不丰富（图 11-0-1A、B）。

超声弹性成像：淋巴结内蓝绿相间，2 级（图 11-0-1C）。

超声造影：团注造影剂后，左侧颈部淋巴结 13s 开始增强，从周边开始增强，16s 内部不均匀增强，可见不规则低增强及无增强区，20s 增强达峰，增强范围较灰阶图无明显变化，24s 造影剂廓清，轮廓可见，42~69s 造影剂廓清明显，轮廓不清（图 11-0-1D~I）。周围淋巴结呈椭圆形，边界清，皮质回声不均匀，淋巴门不清，超声造影 80s 淋巴结内不均匀低增强，92s 不均匀低增强（图 11-0-1J、K，视频 14）。

视频 14 结节病
超声造影
（病例 62）

超声提示：左侧颈部淋巴结增大，结构异常，结合病史首先考虑淋巴结结节病，建议超声引导下穿刺活检（视频 15）。

病理结果：结节病（图 11-0-1L）。

分析：淋巴结增大且形态不规则，内部回声不均匀，可见条索状回声，淋巴门受压偏心、呈线状，CDFI 示内部血流信号不丰富；弹性成像 2 级，超声造影示内部不均匀增强，见不规则低增强及无增强区，其中无增强区与弹性成像中质地较软的区域相符合，提示淋巴结结构异常。结合病史患者为女性，年龄大于 40 岁，胸部 CT 示双侧肺门及纵隔多发淋巴结肿大，而肺部无占

视频 15 结节病
颈部淋巴结穿刺
活检（病例 62）

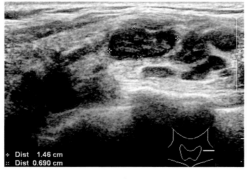

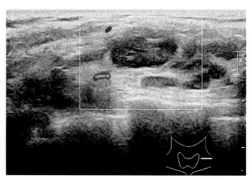

A   B

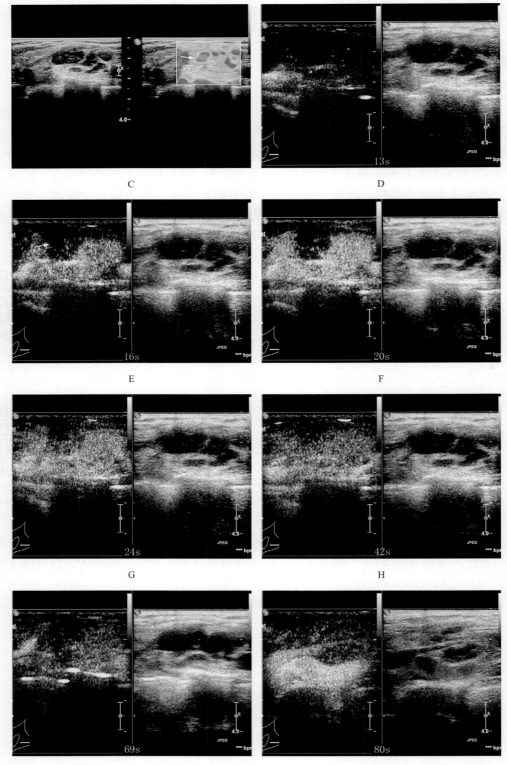

C

D

E

F

G

H

I

J

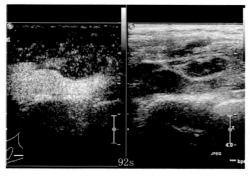
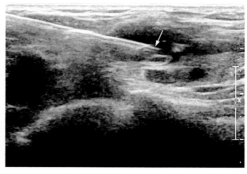

K   L

图 11-0-1　结节病（病例 62）

注：A. 左侧颈部多发淋巴结增大，形态不规则，淋巴门受压；B. CDFI 示淋巴结内血流信号不丰富；C. 弹性成像示淋巴结内蓝绿相间，2 级；D. 注射超声造影剂后 13s 淋巴结开始增强；E. 16s 淋巴结内部不均匀增强（箭头）；F. 20s 造影剂增强达峰，呈不均匀增强，可见不规则低增强及无增强区，淋巴结增强范围与灰阶超声所见无明显变化；G. 24s 造影剂廓清，轮廓可见；H、I. 42s、69s 造影剂廓清明显，轮廓不清；J、K. 80s 及 92s 周围淋巴呈椭圆形，边界清，皮质回声不均匀，淋巴门不清；L. 超声引导下淋巴结穿刺活检术（箭头所示为穿刺针尖）

位性病变，首先考虑淋巴瘤等血液系统疾病，而淋巴瘤常为极低回声，虽也可出现条索样、网格样强回声，但超声造影常表现为均匀高增强，此患者淋巴结呈不均匀高增强，因此结节病不能排除，诊断需行穿刺活检病理证实。

病例 63

病史：患者，男性，28 岁，因"发热、乏力半个月，关节疼痛 1 周"就诊。体格检查：体温 38.5℃，无皮疹，右侧颈部可触及多个增大淋巴结，蚕豆大小，活动度可，质硬，无压痛，双肺呼吸音粗，未闻及干湿啰音，肝脾肋下未触及。辅助检查：肺部CT 示双肺部结节。

灰阶及多普勒超声：右侧颈部探及多个增大淋巴结，较大的约 1.4cm×1.1cm，皮质明显增厚，呈低回声，形态欠规则，淋巴门消失（图 11-0-2A）。CDFI 示淋巴结内见点状、短棒状血流信号（图 11-0-2B）。

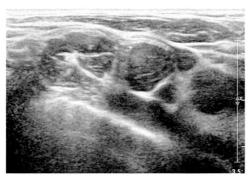
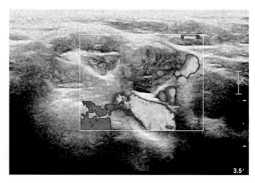

A   B

图 11-0-2　结节病（病例 63）

注：A. 右侧颈部多个增大淋巴结，较大的约 1.4cm×1.1cm，皮质明显增厚，呈低回声，内见条索样回声，淋巴门消失；B. 淋巴结内见点状、短棒状血流信号

超声提示：右侧颈部多发淋巴结增大，建议超声引导下穿刺活检。

病理结果：右侧颈部淋巴结穿刺活检提示肉芽肿性病变，考虑为结节病。

分析：颈部淋巴结形态为椭圆形，皮质增厚，呈不均匀低回声，内见条索样回声，淋巴门消失，结合双肺结节病史、发热、关节痛等临床症状，考虑结节病。

病例 64

病史：患者，男性，29岁，因"低热、乏力1个月余，发现右侧肘部肿块1周"就诊。体格检查：体温38.2℃，无皮疹，右侧肘部滑车区可触及一结节，黄豆大小，活动度可，质硬，无压痛，双肺呼吸音粗，未闻及干湿啰音，肝脾肋下未触及。辅助检查：血常规、C-反应蛋白（CRP）无异常，胸部CT见肺部结节影，SACE：84.3U/L。

灰阶及多普勒超声：右侧肘部滑车区探及一个淋巴结回声，大小约1.0cm×0.9cm，类圆形，皮质明显增厚，呈极低回声，淋巴门位于中央呈条状（图11-0-3A、B），CDFI及彩色多普勒能量图（CDE）示淋巴结内彩色血流信号较丰富，呈淋巴门型血供（图11-0-3C、D）。

超声提示：右侧肘淋巴结增大，建议活检。

病理结果：肉芽肿性病变，考虑为结节病。

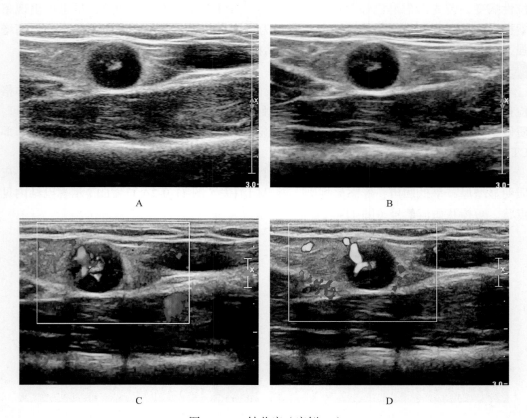

图 11-0-3　结节病（病例64）

注：A、B. 右侧肘窝滑车淋巴结增大，类圆形，皮质明显增厚，呈极低回声，淋巴门位于中央呈条状；C、D. CDFI及CDE示淋巴结内彩色血流信号较丰富，呈淋巴门型血供

分析：右侧肘淋巴结增大，呈类圆形，皮质明显增厚，呈极低回声，呈淋巴门型血供，淋巴门位于中央呈条状，应与猫抓病性淋巴结炎、淋巴瘤等相鉴别，但单发于肘窝的淋巴瘤较少见，肘窝周围皮肤无红、肿、热、痛，无压痛，否认有猫抓伤手或前臂病史，可排除猫抓病性淋巴结炎。本例临床诊断为结节病，说明单发的、无痛性淋巴结需考虑结节病。

病例 65

病史：患者，女性，36 岁，因"乏力、消瘦 3 个月余，发现右侧腹股沟肿块半个月余"就诊。体格检查：体温 38.2℃，无皮疹，右侧腹股沟触及多个结节，蚕豆大小，活动度可，质硬，轻压痛，肝脾肋下未触及。辅助检查：血常规、CRP 无异常，胸部CT 见双肺部结节影，提示结节病，SACE：63.7U/L。

灰阶及多普勒超声：右侧腹股沟多个淋巴结回声，较大的约 1.1cm×0.8cm，类圆形，皮质明显增厚，呈低回声，淋巴门呈线样（图 11-0-4A、B）。CDFI 示淋巴结内彩色血流信号较丰富，呈淋巴门型血供，脉冲多普勒（PW）测得淋巴结内动脉频谱（图 11-0-4C、D）。

超声提示：右侧腹股沟多发淋巴结增大，结合病史考虑结节病。

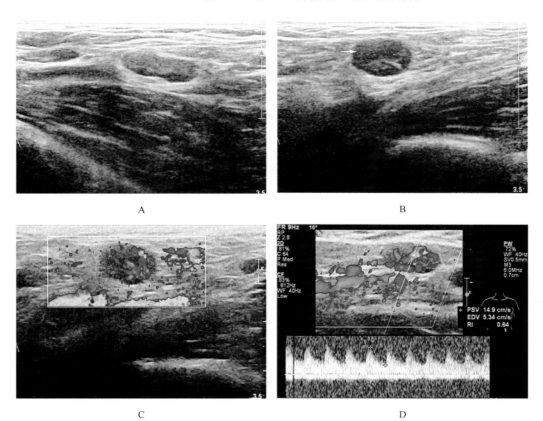

图 11-0-4　结节病（病例 65）

注：A、B. 右侧腹股沟多个淋巴结回声，较大的约 1.1cm×0.8cm，类圆形，皮质明显增厚，呈低回声（箭头），淋巴门呈线样；C. CDFI 示淋巴结内彩色血流信号较丰富，呈淋巴门型血供；D. PW 测得动脉频谱，RI：0.64

病理结果：肉芽肿性病变，考虑结节病。

分析：右侧腹股沟淋巴结增大，部分呈类圆形，皮质明显增厚，淋巴门呈线样，彩色血流信号较丰富，呈淋巴门型血供，符合良性淋巴结超声表现，此患者肺部 CT 提示肺部结节病，因此建议对腹股沟增大淋巴结行超声引导下穿刺活检，最终经病理证实为结节病。

参 考 文 献

［1］ 陈灏珠，林果为，王吉耀. 实用内科学. 14 版. 北京：人民卫生出版社，2013.

［2］ 武忠弼. 中华外科病理学. 北京：人民卫生出版社，2002：267-268.

［3］ 王辰. 2010-2011 呼吸与危重症医学. 北京：人民卫生出版社，2011.

［4］ 董碧蓉. 临床循证治疗手册·呼吸疾病. 北京：人民卫生出版社，2007.

［5］ 邱丙森. 皮肤淋巴造血组织肿瘤. 北京：人民卫生出版社，2011.

［6］ 徐作军. 结节病. 实用诊断与治疗杂志，2006，20（3）：161-164.

［7］ 蔡祖龙. 努力提高胸部结节病的影像学诊断水平. 中华放射学杂志，2003，37（4）：293-294.

［8］ 潘纪戍. CT 与高分辨率 CT 在胸部结节病中的应用. 中华放射学杂志，2003，37（4）：295-298.

［9］ 白云，杨凤，刘俊平，等. 彩色多普勒超声对颈部结节病性淋巴结炎的诊断价值. 河北医药，2008，30（9）：1292-1293.

［10］ 金建敏，孙永昌，卓婕，等. 胸内结节病与全身多脏器结节病的临床对比分析. 中华结核和呼吸杂志，2011，34（12）：914-918.

［11］ 段钰，吴晶涛，邓小虎. 多脏器结节病 PET/CT 显像一例. 中华核医学与分子影像杂志，2014，34（4）：321-322.

［12］ 朴瑛. 以浅表淋巴结肿大为表现的结节病 2 例. 中国现代医生，2011，49（34）：116-117.

［13］ 胡红，朱元珏. 结节病基础与临床研究的新进展. 中华内科杂志，2001，40（1）：51-52.

［14］ 林强. 临床胸部外科学. 北京：人民卫生出版社，2013.

［15］ Nunes H, Bouvry D, Soler P, et al. Sarcoidosis. Orphanet J Rare Dis, 2007, 2: 46.

［16］ Gawne-Cain ML, Hansell DM. The pattern and distribution of calcified mediastinal lymph nodes in sarcoidosis and tuberculosis: a CT study. Clin Radiol, 1996, 51: 263-267.

［17］ Valeyre D, Prasse A, Nunes H, et al. Sarcoidosis. Lancet, 2014, 383(9923): 1155-1167.

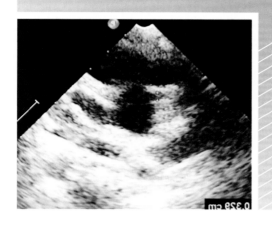

第十二章
川 崎 病

【病因及病理】

川崎病（Kawasaki disease，KD）是 1967 年日本医师川崎富作（Tomisaku Kawasaki）首次报道，并以他的名字命名的疾病，又称皮肤黏膜淋巴结综合征。川崎病是一种以全身血管炎性变为主要病理的急性、发热性、出疹性疾病，是一种急性全身性血管炎，以婴幼儿发病为主（主要发生于 5 岁以下儿童），在发达国家，KD 已成为儿童获得性心脏病的主要原因。目前认为川崎病是一种免疫介导的血管炎，属于结缔组织疾病，病因尚不明确，是一种良性自限性疾病。病变初期以小血管炎为主，之后累及主动脉等中、大动脉，尤其好发于冠状动脉及其分支。

据报道，典型的川崎病患儿约 60%～70% 发生颈部淋巴结肿大，Nomura 等曾报道以颈部淋巴结肿大和发热为首发症状的川崎病患儿，多集中在大于 5 岁的儿童中，C- 反应蛋白（CRP）升高明显，静脉用丙种球蛋白治疗无效。在疾病初期常会因为临床表现尚未完全表达而出现误诊或漏诊，尤其是以发热和颈部淋巴结肿大为首发症状的不完全川崎病（IKD）患儿，与急性淋巴结炎较难鉴别。伴颈部淋巴结肿大的 IKD 较 KD 发热时间更长，冠状动脉并发症的发生率更高。

一般情况下，川崎病时颈部淋巴结肿大是一过性的，导致淋巴结肿大的病理改变是血栓性小动脉炎和严重的淋巴结炎。

【临床表现】

临床多表现为发热、皮疹、颈部非化脓性淋巴结肿大、眼结膜充血、口腔黏膜弥漫充血、杨梅舌、掌跖红斑、手足硬性水肿等，部分患者以颈部淋巴结肿大为首发症状。急性期通常持续 1～2 周，主要特征是发热、结膜充血、口咽部的改变、四肢末梢红肿、皮疹、淋巴结炎，患儿颈部淋巴结肿大伴有压痛。当发热、皮疹及淋巴结炎好转后进入亚急性期，此期持续至发热后 4 周。在发病后 6～8 周，当所有临床症状消失，红细胞沉降率恢复正常后进入恢复期，超声仍可探及颈部淋巴结并可持续一段时间，但挤压疼痛等症状消失。

【超声检查】

1. 颈部淋巴结增大，常为双侧，呈圆形或卵圆形，通常与周围组织分界清晰，包膜完整，排列成串状或簇状，呈葡萄样。当一侧颈部增大淋巴结较多时，常形成一个单侧单发的肿块。

2. 淋巴结皮质增厚，呈低回声或等回声，内部回声常不均匀，一般不出现无回声，无钙化，淋巴门可见或欠清。

3. 彩色多普勒血流成像（CDFI）：常呈淋巴门型彩色血流信号。

4. 探头挤压淋巴结时可有压痛。

5. 常有心血管系统表现：冠状动脉内径增宽或呈瘤样扩张，甚至出现冠状动脉血栓、心包积液等。

【典型病例】

病例 66

病史：患者，男性，5 岁，因"发热 6d"就诊。体格检查：体温 40℃，全身可见散在红色斑丘疹，双眼结膜充血，右侧颈部可触及多个淋巴结，最大的约 1.5cm×0.6cm，质软，活动度可，无压痛，口唇皲裂，杨梅舌。实验室检查：白细胞计数 $13×10^9$/L，中性粒细胞百分比 70%，血小板计数 $375×10^9$/L，血红蛋白浓度 110mg/L，CRP 25mg/L，红细胞沉降率 80mm/h。

灰阶及多普勒超声：右侧颈部Ⅰ、Ⅱ区多发淋巴结增大，较大的约 1.7cm×0.9cm，皮质增厚，回声减低、不均匀，淋巴门不清，CDFI 示内部彩色血流信号丰富，淋巴门型血流信号（图 12-0-1A、B）。左侧颈部淋巴结增大，皮质增厚，回声减低，淋巴门不清，内回声不均匀，CDFI 示内部彩色血流信号丰富，淋巴门型血流信号（图 12-0-1C、D）。超声心动图示冠状动脉内径增宽（图 12-0-1E、F）。

超声提示：右侧颈部多发淋巴结增大，结合临床，考虑川崎病。

病理结果：淋巴结非化脓性炎伴点灶坏死，提示川崎病。

分析：川崎病临床多表现为高热、皮疹、眼结膜充血、颈部淋巴结肿大等。淋巴

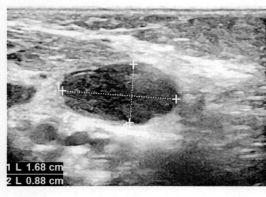
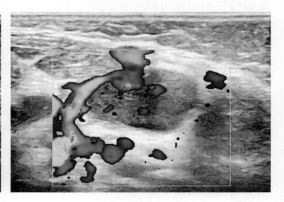

A　　　　　　　　　　　　　　　　　　　B

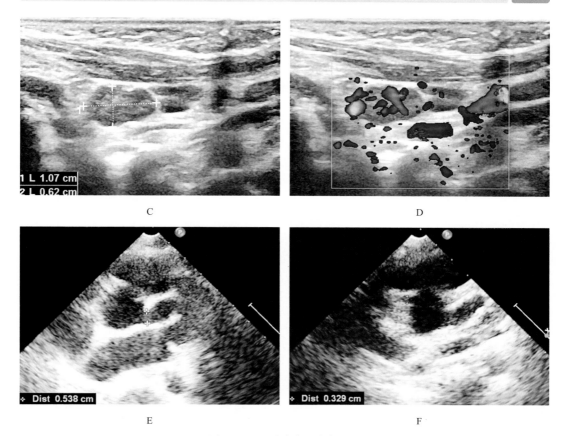

图 12-0-1　川崎病（病例 66）

注：A、B. 右侧颈部多发淋巴结增大，皮质增厚，回声减低、不均匀，淋巴门不清，CDFI 示淋巴结内彩色血流信号丰富；C、D. 左侧颈部多发淋巴结增大，皮质增厚，回声减低，淋巴门不清，内回声不均匀，CDFI 示淋巴门型彩色血流信号；E. 左冠状动脉内径 0.54cm，远段呈瘤样扩张；F. 右冠状动脉起始段内径 0.33cm

结肿大仅局限于颈前三角，较少累及其他部位，可为一侧或双侧肿大。超声表现为增大淋巴结内部回声不均匀，彩色血流信号可丰富或不丰富，一般无坏死液化，超声表现无明显特异性，需结合高热、眼结膜充血、躯干部斑丘疹等临床表现综合诊断。

病例 67

病史：患者，女性，4 岁，因"发热 4d"就诊。体格检查：体温 39.6℃，全身可见散在红色斑丘疹，双眼结膜充血，左侧颈部可触及及多个淋巴结，最大的约 1.8cm×0.7cm，质软，活动度可，无压痛，口唇皲裂，杨梅舌。实验室检查：白细胞计数 $14×10^9$/L，中性粒细胞百分比 80%，血小板计数 $365×10^9$/L，血红蛋白浓度 120mg/L，CRP 35mg/L，红细胞沉降率 90mm/h。

灰阶及多普勒超声：左侧颈部 Ⅰ、Ⅱ 区多发淋巴结增大，较大的约 2.1cm×0.9cm，皮质增厚，呈低回声，淋巴门不清，CDFI 示内部彩色血流信号丰富，淋巴门型血供（图 12-0-2A～D）。超声心动图示冠状动脉内径增宽（图 12-0-2E、F）。

超声提示：左侧颈部多发淋巴结增大，结合临床，考虑川崎病，反应性增生不排除。

分析：左侧颈部多发淋巴结增大，较大淋巴结 L/S＞2，彩色血流信号丰富，患者有高热病史首先考虑为急性感染性病变，但内无液化坏死区，与急性感染性疾病不相符，结合患儿双侧眼结膜充血、杨梅舌、口腔黏膜充血、躯干部斑丘疹等特异性临床表现，考虑为川崎病，超声心动图冠状动脉扩张程度、冠状动脉内有无血栓以及实验

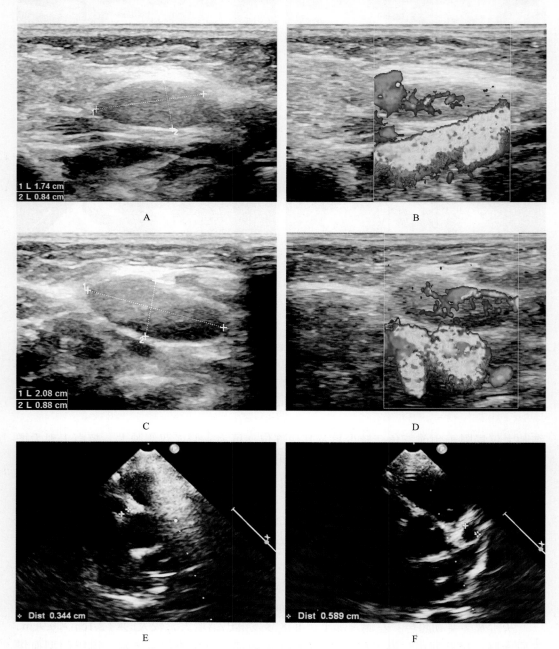

图 12-0-2　川崎病（病例 67）

注：A～D. 左侧颈部多发淋巴结增大，皮质增厚、回声减低，淋巴门不清，CDFI 示淋巴结内彩色血流信号丰富，淋巴门型血供；E. 右冠状动脉开口处内径 0.34cm，远段呈瘤样扩张；F. 左冠状动脉近段内径 0.59cm

室检查有助于其诊断。

病例 68

病史：患者，男性，3岁，因"发热3d"就诊。体格检查：体温39.8℃，精神软，烦躁，全身可见散在红色斑丘疹，双眼结膜充血，右侧颈部可触及多个淋巴结（图12-0-3A），最大的约鸽蛋大小，质软，活动度可，轻压痛，口唇皲裂，杨梅舌（图12-0-3B）。实验室检查：白细胞计数15×10⁹/L，中性粒细胞百分比80%，血小板计数345×10⁹/L，血红蛋白浓度121mg/L，CRP 33mg/L，红细胞沉降率85mm/h；超声心动图示冠状动脉内径增宽。

灰阶及多普勒超声：双侧颈部Ⅰ、Ⅱ区多发淋巴结增大，以右侧明显，右侧较大的淋巴结约3.0cm×1.2cm，皮质增厚，呈低回声，淋巴门不清，其中一个呈圆形（图12-0-3C～E），CDFI示较大淋巴结内部彩色血流信号丰富，淋巴门型血供，阻力指数（RI）：0.55～0.65（图12-0-3F～I）。

超声弹性成像：右侧颈部淋巴结呈蓝绿相间，2级（图12-0-3J、K）。

灰阶及多普勒超声：左侧颈部较大的2个淋巴结约1.5cm×1.0cm、1.1cm×1.1cm，两者相互融合，皮质增厚，呈低回声，淋巴门尚清（图12-0-3L、M），CDFI示互相融合的淋巴结内部彩色血流信号丰富，淋巴门型血供，2个淋巴结血供来源不同，RI：0.69（图12-0-3N、O）。

超声弹性成像：左侧颈部淋巴结蓝绿相间，2级（图12-0-3P）。

超声提示：双侧颈部多发淋巴结增大，右侧为主，结合临床，考虑川崎病。

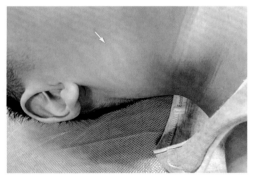

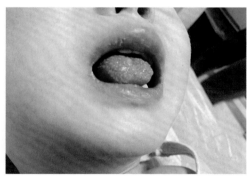

A   B

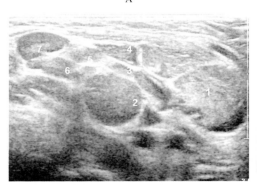

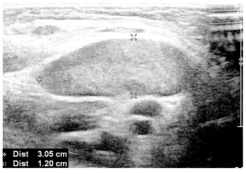

C   D

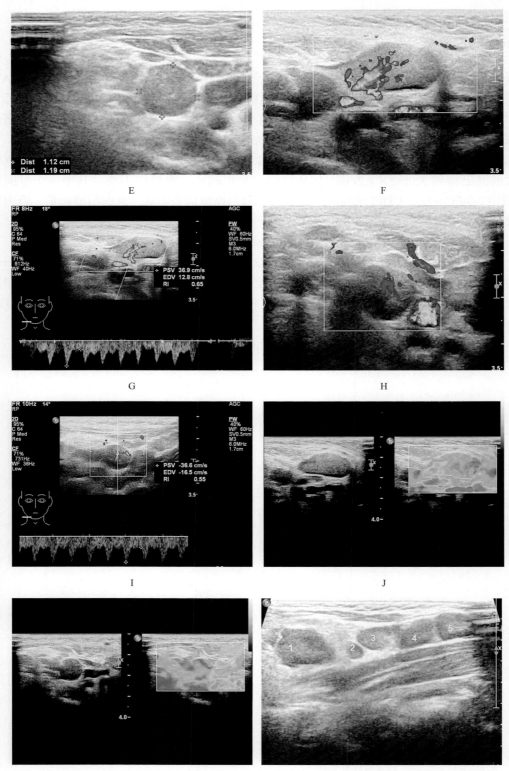

E

F

G

H

I

J

K

L

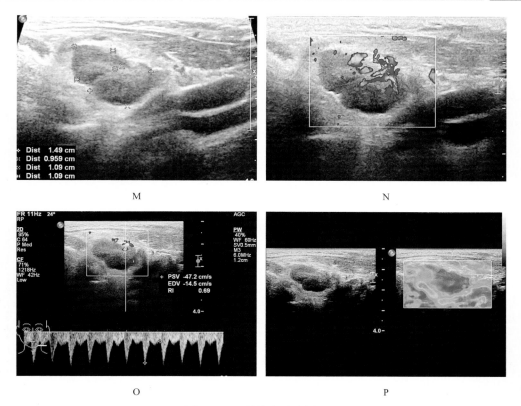

图 12-0-3 川崎病（病例 68）

注：A. 右侧颈部局部包块（箭头）；B. 杨梅舌；C 右侧颈部Ⅰ、Ⅱ区多发淋巴结增大；D 较大的淋巴结约 3.0cm×1.2cm，皮质增厚，呈低回声，淋巴门不清；E其中一个淋巴结呈圆形；F~I较大淋巴结内部彩色血流信号丰富，淋巴门型血流信号，RI：0.55~0.65；J、K. 超声弹性成像示淋巴结呈蓝绿相间，2级；L. 左侧多发淋巴结增大；M. 较大的 2 个淋巴结约 1.5cm×1.0cm、1.1cm×1.1cm，两者相互融合，皮质增厚，呈低回声，淋巴门尚清；N、O. CDFI 示互相融合的淋巴结内部彩色血流信号丰富，淋巴门型血流信号，2 个淋巴结血供来源不同，RI：0.69；P. 超声弹性成像示淋巴结蓝绿相间，2 级

病理结果：淋巴结非化脓性炎伴点灶坏死，考虑川崎病。

分析：灰阶超声表现为双侧颈部淋巴结增大，大部分为椭圆形，淋巴门清，CDFI示淋巴门型血供，首先考虑良性淋巴结，此患者为小儿，其中左侧部分淋巴结相互融合，结合发热、杨梅舌等特异性临床表现，冠状动脉内径增宽以及实验室检查考虑为川崎病，此例淋巴结穿刺活检后病理提示为川崎病，治疗后好转。

病例 69

病史：患者，男性，2 岁，因"发热 4d"就诊。体格检查：体温 39.1℃，全身可见散在红色斑丘疹，双眼结膜充血，口唇皲裂，杨梅舌。实验室检查：白细胞计数 13.5×10⁹/L，中性粒细胞百分比 83%，血小板计数 355×10⁹/L，血红蛋白浓度 125mg/L，CRP 35mg/L，红细胞沉降率 90mm/h。

灰阶及多普勒超声：超声发现双侧颈部Ⅰ、Ⅱ区多发淋巴结增大，较大的约 1.4cm×0.8cm，皮质增厚，呈低回声，淋巴门不清，CDFI 示内部彩色血流信号丰富，淋巴门型血流信号（图 12-0-4A～C）。超声心动图示冠状动脉内径增宽（图 12-0-4D、E）。

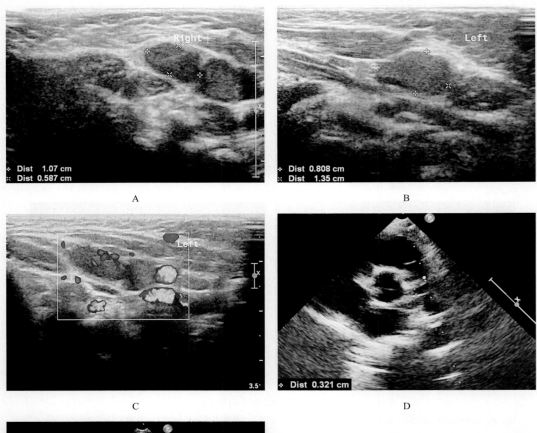

图 12-0-4　川崎病（病例 69）

注：A、B. 双侧颈部多发淋巴结增大，皮质回声减低，皮质增厚，淋巴门不清；C. 增大淋巴结内彩色血流信号丰富，呈淋巴门型血供；D. 左冠状动脉内径 0.32cm；E. 右冠状动脉内径 0.31cm

超声提示：双侧颈部多发淋巴结增大，结合临床，考虑川崎病，淋巴瘤不排除。

分析：灰阶超声示颈部淋巴结增大，皮质增厚，呈低回声，淋巴门不清，CDFI 示内部彩色血流信号丰富，成年患者容易被误诊为恶性淋巴结，但此患者为小儿，结合临床特异性体征及高热病史、实验室检查以及冠状动脉内径增宽首先考虑川崎病。

病例 70

病史：患者，男性，9 岁，因"发热 3d"就诊。体格检查：体温 39.6℃，全身无皮疹，双侧颈部可触及蚕豆大小淋巴结，质软，活动度可，无压痛，咽红，扁桃体Ⅱ

度肿大，有少许白色分泌物，心肺听诊未闻及异常，肝脾肋下未触及。实验室检查：白细胞计数 $15×10^9$/L，淋巴细胞百分比>68%。

灰阶及多普勒超声：双侧颈部Ⅰ、Ⅱ区多发淋巴结增大，较大的约 1.7cm×1.1cm，皮质增厚，呈低回声，部分淋巴结淋巴门不清，CDFI 示内部彩色血流信号不丰富，淋巴门型血供（图 12-0-5A～C）。超声心动图示冠状动脉内径增宽（图 12-0-5D、E）。

超声提示：双侧颈部多发淋巴结增大，反应性增生可能性大，淋巴瘤不排除。

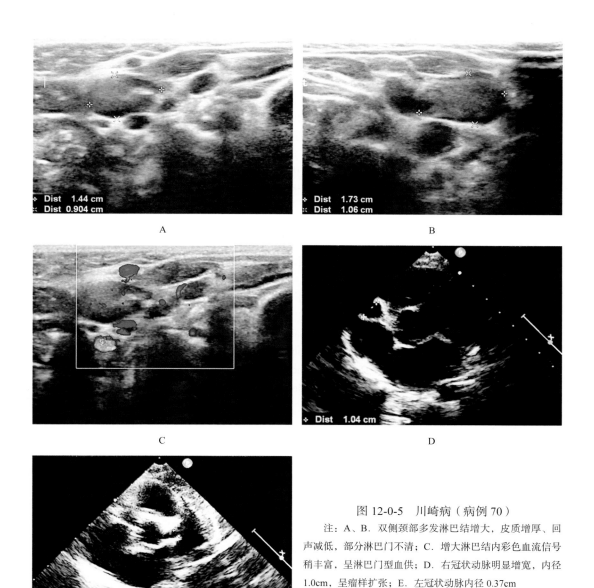

图 12-0-5 川崎病（病例 70）

注：A、B. 双侧颈部多发淋巴结增大，皮质增厚、回声减低，部分淋巴门不清；C. 增大淋巴结内彩色血流信号稍丰富，呈淋巴门型血供；D. 右冠状动脉明显增宽，内径 1.0cm，呈瘤样扩张；E. 左冠状动脉内径 0.37cm

分析：双侧颈部淋巴结增大，皮质增厚，部分淋巴结淋巴门不清，内血流信号不丰富，容易误诊为恶性疾病，此患者冠状动脉内径增宽，临床诊断为川崎病，治疗后冠状动脉内径恢复正常值，淋巴结肿大较前明显好转。

参 考 文 献

［1］ 王琍，林毅，苏英姿，等. 283 例川崎病的临床分析. 中华儿科杂志，2004，42（8）：609-612.

［2］ 张清友，杜军保. 不完全川崎病的诊治现状. 中华儿科杂志，2006，44（5）：339-341.

［3］ 张伟，李秋，赵晓东，等. 942 例川崎病的临床分析. 中华儿科杂志，2006，44（5）：324-328.

［4］ 丁艳，尹薇，熊越华，等. 川崎病患儿免疫功能的检测及临床价值. 中华风湿病学杂志，2012，16（9）：588-592.

［5］ 龚方戚，白石裕比湖，桃井真里子. 川崎病冠状动脉病变的随访及超声心动图和冠状动脉造影价值的研究. 中华医学杂志（英文版），2002，115（5）：681-684.

［6］ 夏焙，李成荣. 川崎病冠状动脉血流动力学超声多普勒检测的临床应用. 中华儿科杂志，2008，46（12）：957-959.

［7］ 张乾忠. 不典型川崎病的临床表现和诊断. 中国实用儿科杂志，2006，21（10）：728-730.

［8］ 王利军，杜忠东，付培培，等. 首诊误诊为淋巴结炎的不完全川崎病的临床特征. 中华实用儿科临床杂志，2015，30（13）：1035-1036.

［9］ 王云峰，周忠蜀. 以颈淋巴结大为首要表现的不典型川崎病 1 例. 实用儿科临床杂志，2007，22（21）：1680.

［10］ 王茜丽，胡伟，焦丽，等. 儿童不完全川崎病的早期诊断及意义. 西部医学，2011，23（12）：2380-2381.

［11］ 谢利剑，黄敏，张艳涛，等. 2002-2007 年川崎病 289 例回顾性分析. 实用儿科临床杂志，2009，24（1）：28-30.

［12］ Chen KY, Curtis N, Dahdah N, et al. Kawasaki disease and cardiovascular risk: a comprehensive review of subclinical vascular changes in the longer term. Acta Paediatr, 2016, 105(7): 752-761.

［13］ Nagao Y, Urabe C, Nakamura H, et al. Predicting the characteristics of the aetiological agent for Kawasaki disease from other paediatric infectious diseases in Japan. Epidemiol Infect, 2016, 144(3): 478-492.

［14］ Goto T, Sano T, Kojo T, et al. Time course of cardiac lesions due to Kawasaki disease in Japan: 22nd nationwide survey (2011-2012). Pediatr Int, 2016, 58(12): 1274-1276.

［15］ Nomura Y, Arata M, Koriyama C, et al. A severe form of Kawasaki disease presenting with only fever and cervical lymphadenopathy at admission. J Pediatr, 2010, 156(5): 786-791.

［16］ Yanagi S, Nomura Y, Masuda K, et al. Early diagnosis of Kawasaki disease in patients with cervical lymphadenopathy. Pediatr Int, 2008, 50(2): 179-183.

［17］ Kanegaye JT, Van Cott E, Tremoulet AH, et al. Lymph-node-first presentation of kawasaki disease compared with bacterial cervical adenitis and typical kawasaki disease. J Pediatr, 2013, 162(6): 1259-1263.

［18］ Tashiro N, Matsubara T, Uchida M, et al. Ultrasonographic Evaluation of Cervical Lymph Nodes in Kawasaki Disease. Pediatrics, 2002, 109(5): E77.

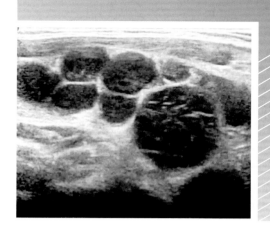

第十三章
淋 巴 瘤

【病因及病理】

淋巴瘤（lymphoma）是一组异质性的肿瘤性疾病，起源于发生突变的单个淋巴细胞，相比于正常淋巴细胞，发生突变的淋巴细胞更具增殖和生存优势。根据组织学病理特征可将淋巴瘤分为霍奇金淋巴瘤（Hodgkin lymphoma，HL）和非霍奇金淋巴瘤（non-Hodgkin lymphoma，NHL）两大类，70%～80%的淋巴瘤为 NHL。

HL 的常见病因包括：①病毒感染，曾患传染性单核细胞增多症的 EB 病毒感染者发生 HL 的风险增加 3 倍；②遗传因素，HL 患者第一代亲属发生该病的风险增加 5 倍；③某些免疫性疾病，如移植后应用免疫抑制剂、先天性免疫缺陷及自身免疫性疾病等，均可增加 HL 的发病风险。NHL 的常见病因包括：①免疫缺陷，分为先天性和获得性，前者包括严重联合免疫缺陷病、X 连锁淋巴增殖性疾病、Klinefelter 综合征等；获得性免疫缺陷病如实体器官移植发生淋巴增殖性疾病者在 20% 以上，类风湿关节炎发生 NHL 的风险增加 2 倍；②感染，人类免疫缺陷病毒（HIV）感染者发生 NHL 的风险增加 100 倍；③遗传因素，NHL 患者的同胞、淋巴瘤或其他血液肿瘤患者的第一代亲属患 NHL 的风险轻度增高。

HL 病理大体表现：受累淋巴结增大，有时增大显著，质地的软硬程度取决于纤维化的程度；常呈结节状外观，尤其是结节硬化型；可见坏死灶；在进展期，同组淋巴结可相互融合。镜下所见：① R-S 细胞及其变种；②反应性成分，包括淋巴细胞、浆细胞、嗜酸性粒细胞、上皮样细胞、组织细胞和血管，纤维间质及嗜酸性无定型物质等。NHL 的分类及亚型众多，各亚型均有其不同的病理特征。

【临床表现】

最常见的首发症状是多发、无痛性、进行性淋巴结增大，尤以颈部淋巴结发病最多见，其次为腋淋巴结。增大的淋巴结可以活动，也可相互粘连，融合成团，质地较硬，触诊有软骨样感觉，无压痛，但生长较快的淋巴结也可有压痛，常伴血常规等实验室检查改变，不规则发热，肝、脾肿大等。

【超声检查】

1. 颈部淋巴结最易受累，好发于Ⅱ、Ⅲ、Ⅳ、Ⅴ区，淋巴结增大，大小差异明显，多呈类圆形或圆形，L/S<2多见，也可呈椭圆形，包膜多清晰。多个淋巴结受累时可相互粘连、融合，融合后的淋巴结呈不规则团块状。

2. 淋巴结皮质明显增厚，呈低回声或极低回声，少数呈等回声，回声可不均匀，显示条状或网格状高回声，极少出现液化坏死或钙化。低回声或极低回声的淋巴结皮质背景下出现条状或网格状高回声，为淋巴瘤的特征性超声表现之一。疾病的早期或病程短、生长缓慢的淋巴瘤，可显示残存的淋巴门结构，表现为受压、凹陷、变窄，病变晚期淋巴门消失。

3. 彩色血流信号丰富，以淋巴门型、异常走行的淋巴门型或混合型血供多见，血管管径可增粗且走行扭曲。有研究表明62%~90%为混合型血供，5%为边缘型血供，淋巴瘤血流分型的多样化，与其恶性程度有一定相关性。经过放、化疗的淋巴瘤彩色血流信号可较治疗前减少。淋巴瘤血流阻力指数（RI）较高，文献报道为0.64~0.84不等，常大于0.7。

4. 淋巴瘤侵犯周围组织时，淋巴结包膜中断，向周围组织侵犯，周围软组织回声不均匀，与病变淋巴结分界不清。

5. 同一病例的多个淋巴瘤病灶中，超声表现可多样化，如大小、形态、内部结构、回声特点、血流分型等均可呈现不一致的征象。

6. 超声造影表现：①多数淋巴瘤呈弥漫性高增强，似"雪花样"或"烟花样"增强，呈非向心性、搏动性、快速增强，达峰时多呈均匀高增强，偶见不均匀增强，极少出现无增强区，包膜可呈细线样增强。②淋巴瘤侵犯周围组织后，周围组织也可同步增强，增强后病灶大小较灰阶超声所见明显增大。③少部分淋巴瘤可呈向心性增强。④淋巴瘤出现坏死极为少见，据报道，仅有5%~8%的淋巴瘤发生结节内坏死，这是中心母细胞和（或）中心细胞性淋巴瘤的特征性表现。超声造影示9.7%的淋巴瘤可出现无增强，导致无增强的原因可能与血管堵塞引起淋巴结缺血性坏死，放、化疗造成淋巴结坏死，化脓性炎症导致液化坏死等有关。

【典型病例】

病例 71

病史：患者，女性，23岁，因"发现左侧颈部无痛性肿块1周"就诊。体格检查：体温37.0℃，左侧颈部Ⅲ、Ⅳ、Ⅴ区扪及大小不等的肿块，右侧颈部Ⅴ区扪及黄豆大小肿块，无压痛，活动度差，质硬，肝脾肋下未触及。

灰阶及多普勒超声：双侧颈部多发淋巴结增大，以左侧显著，多呈类圆形，部分淋巴结相互粘连，左侧较大的位于Ⅳ区，大小约1.3cm×1.1cm，L/S<2，淋巴门不清，皮质回声减低、不均匀，可见低回声背景下条状高回声或网格状高回声，彩色血流信号略丰富，呈淋巴门型血供（图13-0-1A、B）。

超声弹性成像：左侧颈部淋巴结呈中央绿色，边缘蓝色，3级（图13-0-1C）。

　　超声造影：团注造影剂后 5s 淋巴结开始增强，6～8s 淋巴结内造影剂增强明显，呈"雪花样"弥漫性快速增强，轮廓清晰，15s 增强达峰，呈均匀高增强，大小较灰阶超声所见明显增大，29s 造影剂廓清，轮廓清晰，46s 造影剂廓清明显（图 13-0-1D～I）。

　　超声提示：双侧颈部多发淋巴结增大，淋巴瘤可能性大，建议手术活检。

　　病理结果：霍奇金淋巴瘤。

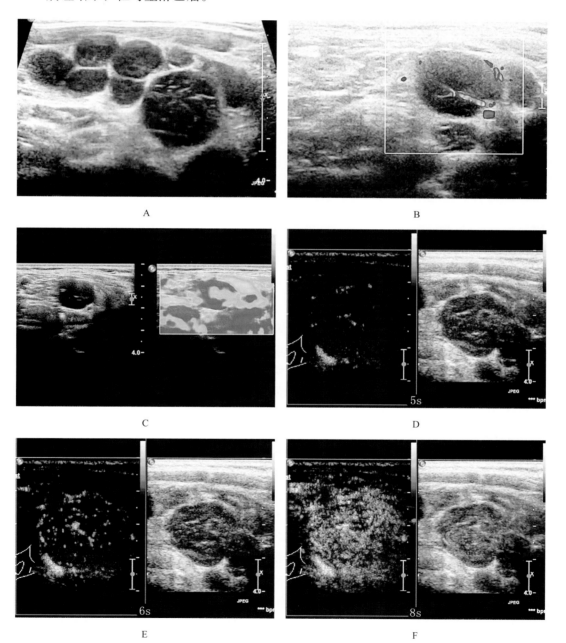

A

B

C

D

E

F

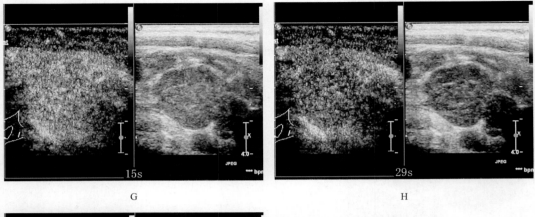

G　　　　　　　　　　H

I

图 13-0-1　淋巴瘤（病例 71）

注：A. 左侧颈部多发淋巴结，呈类圆形，L/S<2，部分相互粘连，皮质回声减低、不均匀，可见条状或网格状高回声，淋巴门不清；B. 淋巴结内为淋巴门型血供；C. 超声弹性成像示淋巴结呈中央绿色、边缘蓝色，3级；D. 团注造影剂后 5s 淋巴结开始增强；E、F. 6s、8s 淋巴结内造影剂持续增强，呈弥漫性快速增强；G. 15s 增强达峰，淋巴结呈均匀高增强，大小较灰阶超声所见明显增大；H. 29s 造影剂廓清，轮廓清晰；I. 46s 淋巴结内造影剂廓清明显

　　分析：双侧颈部多发淋巴结增大，类圆形，淋巴门不清，淋巴结可见低回声背景下的条状、网格状高回声，高回声为纤维组织构成，包括纤细的网状纤维及细窄的胶原纤维带，部分纤维带中可见到增生或变性闭塞的血管，为淋巴结间质硬化的表现，超声造影示淋巴结内呈"雪花样"、快速、弥漫性、均匀、高增强，大小较灰阶超声所见明显增大，未见无增强区，符合淋巴瘤超声表现。

病例 72

　　病史：患者，男性，11 岁 3 个月，因"发现右侧颈部肿块 3 个月余"入院。体格检查：体温 37.5℃，右侧颈部触及多个肿块，较大的约鸡蛋大小，表面皮肤稍发红，伴触痛，无溃烂、流脓，肝脾肋下未触及，全身无皮疹。辅助检查：CT 提示右侧颈部及纵隔多发淋巴结增大，淋巴瘤可能性大，伴所示双肺多发结节及右侧胸膜反应。MRI 提示右侧颈深部、锁骨上窝、纵隔内多发结节影，部分融合，明显强化。

　　灰阶及多普勒超声：右侧颈部探及多个淋巴结，呈类圆形，最大的约 5.4cm×3.8cm，淋巴门受压，局部凹陷，皮质回声减低、不均匀，可见条状高回声（图 13-0-2A～F）。彩色多普勒血流成像（CDFI）示淋巴门型血供（图 13-0-2G、H）。

　　超声提示：右侧颈部多发淋巴结增大伴结构异常，淋巴瘤不排除，建议手术活检。

　　病理结果：霍奇金淋巴瘤（结节硬化型）。

　　分析：此患者为小儿，CT 及 MRI 示右侧颈深部、锁骨上窝、纵隔内多发淋巴结增大，部分融合，明显强化，超声示右侧颈部增大淋巴结内部呈网格状改变，淋巴门不清，部分相互融合，淋巴结内未见无回声区及钙化，淋巴结血流信号以淋巴门型为主，首先考虑淋巴瘤。

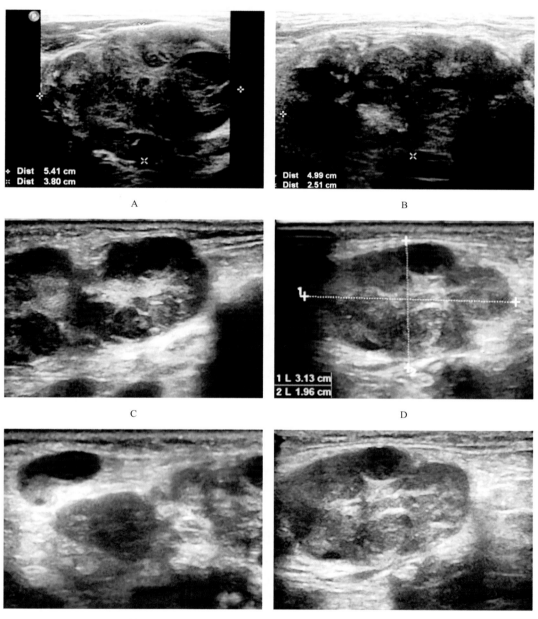

A

B

C

D

E

F

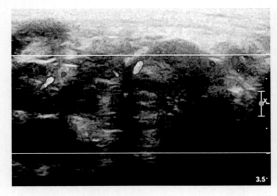
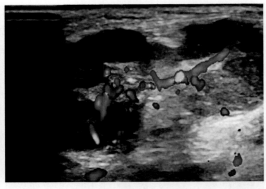

G   H

图 13-0-2　淋巴瘤（病例 72）

注：A、B. 右侧颈部淋巴结，内部回声不均匀，呈网格状改变；C～F. 右侧颈部多发淋巴结增大，皮质增厚，淋巴门不清，L/S<2，内部回声不均匀，呈网格状改变；G、H. 淋巴结内彩色血流信号不丰富，为淋巴门型血供

病例 73

病史：患者，女性，21 岁，因"发现右侧颈部肿块 10d"就诊。体格检查：体温 37.0℃，右侧颈部Ⅱ、Ⅲ、Ⅳ区触及肿块，鸽蛋大小，无压痛，活动度差，质硬。肝脾肋下未触及。辅助检查：胸部 CT 未见明显异常。

灰阶及多普勒超声：右侧颈部多发淋巴结增大，呈串珠状分布，类圆形，L/S<2，部分相互粘连，较大的位于Ⅳ区，大小约 3.4cm×2.1cm，淋巴门消失，皮质呈极低回声、不均匀，于低回声背景下见网格状高回声（视频 16），CDFI 示淋巴门型彩色血流信号，脉冲多普勒（PW）测得淋巴结内动脉频谱，RI：0.67（图 13-0-3A～D）。

视频 16　淋巴瘤灰阶超声（病例 73）

超声弹性成像：较大淋巴结整体呈蓝色，4 级（图 13-0-3E）。

超声造影：团注造影剂后 6s 淋巴结周边开始增强，7～8s 淋巴结内增强明显，呈弥漫性快速增强，轮廓清晰，16s 增强达峰，呈均匀高增强，大小较灰阶超声所见略有增大，可见包膜增强，21s 造影剂开始廓清，轮廓清晰，56s 造影剂廓清明显，轮廓可见（图 13-0-3F～K）。

超声提示：右侧颈部多发淋巴结增大伴结构异常，首先考虑淋巴瘤，建议手术活检。

病理结果：霍奇金淋巴瘤（混合型）。

分析：颈部多发淋巴结增大，呈类圆形，淋巴门消失，极低回声背景下可见条带状高回声，高回声为纤维组织构成，包括纤细的网状纤维及细窄的胶原纤维带，超声造影淋巴结内呈弥漫性快速增强，达峰时呈均匀高增强，内部未见无增强区，可见包膜呈线样增强，首先考虑淋巴瘤。

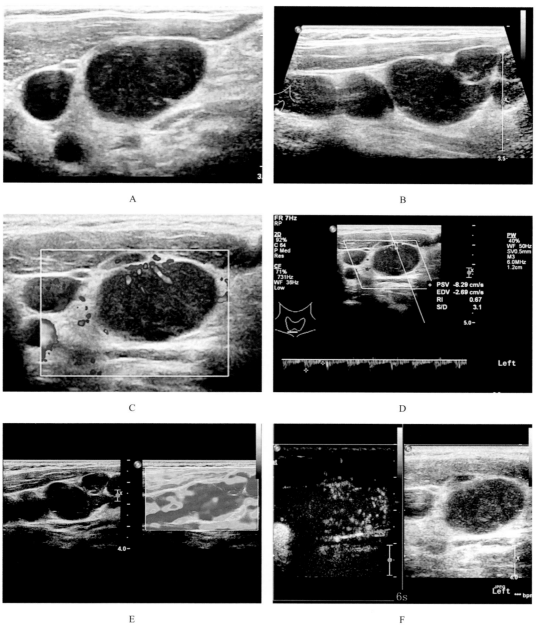

A

B

C

D

E

F

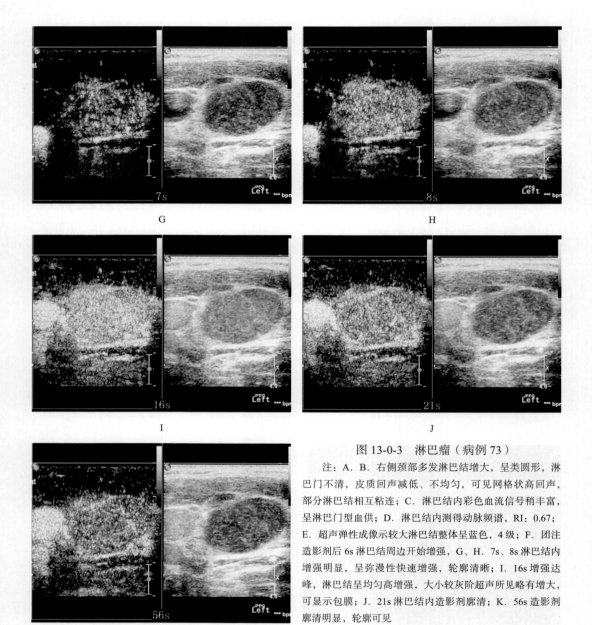

G

H

I

J

K

图 13-0-3　淋巴瘤（病例 73）

注：A. B. 右侧颈部多发淋巴结增大，呈类圆形，淋巴门不清，皮质回声减低、不均匀，可见网格状高回声，部分淋巴结相互粘连；C. 淋巴结内彩色血流信号稍丰富，呈淋巴门型血供；D. 淋巴结内测得动脉频谱，RI：0.67；E. 超声弹性成像示较大淋巴结整体呈蓝色，4 级；F. 团注造影剂后 6s 淋巴结周边开始增强，G、H. 7s、8s 淋巴结内增强明显，呈弥漫性快速增强，轮廓清晰；I. 16s 增强达峰，淋巴结呈均匀高增强，大小较灰阶超声所见略有增大，可显示包膜；J. 21s 淋巴结内造影剂廓清；K. 56s 造影剂廓清明显，轮廓可见

病例 74

病史：患者，男性，37 岁，因"发现左侧颈部肿块 1 个月"就诊。体格检查：体温 37.2℃，左侧颈部触及肿块（图 13-0-4A），活动度差，质稍硬，无压痛，皮肤无红肿、破溃及色素沉着，肝脏肋下未触及，脾脏轻度增大，全身无皮疹。辅助检查：肺部 CT 及甲状腺超声检查未见异常。

灰阶及多普勒超声：左侧颈部探及多个淋巴结增大，较大的约 4.8cm×1.7cm，边界清，L/S＞2，皮质增厚、回声减低，内部回声尚均匀，淋巴门不清，CDFI 示异常走行的淋巴门型血供，PW 测得淋巴结内动脉频谱，RI：0.46（图 13-0-4B～D）。

超声弹性成像：病变淋巴结显示为蓝绿相间，2 级（图 13-0-4E）。

超声造影：团注造影剂后 11s 淋巴结开始增强，13s 淋巴结内造影剂持续增强，呈"烟花样"整体弥漫性快速增强，21s 淋巴结内造影剂增强明显，25s 淋巴结内造影剂持续高增强，28s 增强达峰，为均匀高增强，强度略低于增强的包膜，轮廓清晰，35s 淋巴结内造影剂廓清，45s 造影剂持续廓清，58s 造影剂廓清明显，轮廓清晰（图 13-0-4F～M）。

超声提示：左侧颈部多发淋巴结增大，淋巴瘤可能性大，建议手术活检。

病理结果：霍奇金淋巴瘤。

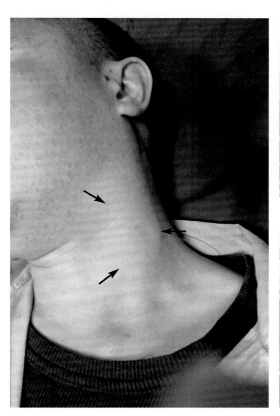

A

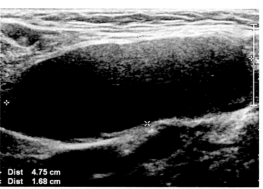

B

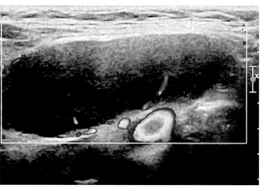

C

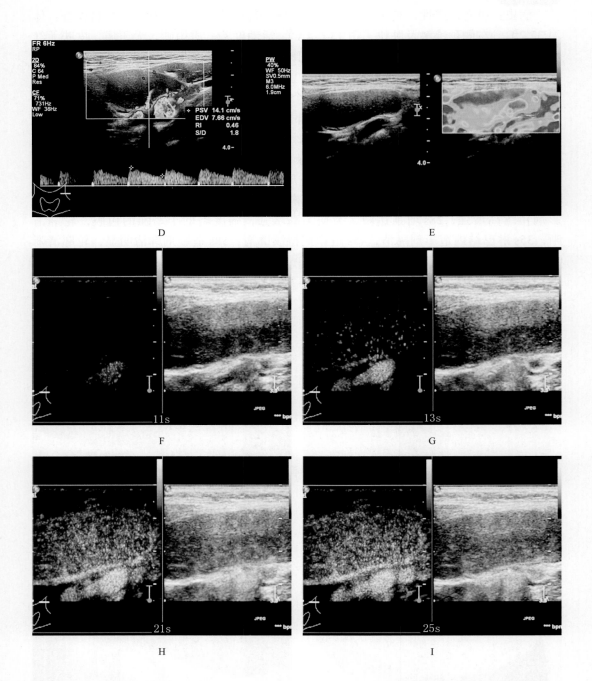

D

E

F

G

H

I

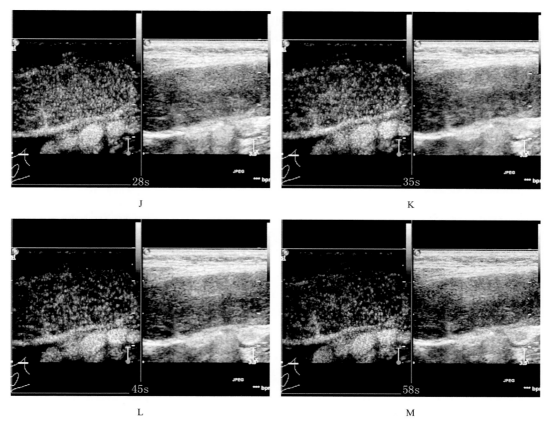

图 13-0-4 淋巴瘤（病例 74）

注：A. 左侧颈部肿块大体观（箭头）B. 左侧颈部淋巴结增大，包膜完整，L/S＞2，淋巴门不清，皮质增厚、回声减低；C. 淋巴结内彩色血流信号不丰富，为淋巴门型血供；D. 测得动脉频谱，RI：0.46；E. 超声弹性成像示淋巴结呈蓝绿相间的马赛克状，2 级；F. 团注造影剂后 11s 淋巴结开始增强；G. 13s 淋巴结内造影剂持续增强，呈"烟花样"整体弥漫性快速增强；H. 21s 淋巴结内造影剂增强明显；I. 25s 淋巴结内造影剂持续高增强；J. 28s 达峰时淋巴结呈均匀高增强，内部未见无增强区，轮廓清晰，可见包膜增强；K. 35s 造影剂开始廓清；L. 45s 造影剂持续廓清；M. 58s 造影剂廓清明显

分析：颈部多发无痛性淋巴结增大，淋巴门消失，呈极低回声，回声均匀，未见液化及钙化；超声造影整体弥漫性快速增强，呈"烟花样"增强，达峰时呈均匀高增强，未见坏死区，包膜呈线样增强，均符合淋巴瘤表现。

病例 75

病史：患者，男性，58 岁，因"发现左侧腹股沟肿块 1 周"入院。体格检查：体温 37.2℃，左侧腹股沟可触及鸡蛋大小肿块（图 13-0-5A），质硬，活动度差，无压痛，局部皮肤无红肿、疼痛，无流脓，无皮肤破溃，余浅表淋巴结未触及增大、肝脾肋下未触及，全身无皮疹。辅助检查：CT 示前列腺未见异常结节，后腹膜未见淋巴结增大。

灰阶及多普勒超声：左侧腹股沟探及多个淋巴结增大，呈类圆形，较大的约 3.0cm×1.7cm，L/S＜2，淋巴门不清，皮质增厚，回声减低、不均匀，可见条状高回声，边界清，形态不规则，周围组织回声增强，CDFI 示混合型血供，PW 测得淋巴结内动脉频谱，RI：0.83（图 13-0-5B～E）。

　　超声弹性成像：病变淋巴结呈蓝绿相间的马赛克状，2 级（图 13-0-5F）。

　　超声造影：团注造影剂后 11s 淋巴结开始增强，呈弥漫性、搏动性、快速增强，20s 增强达峰，呈不均匀高增强，轮廓清晰，增强后大小较灰阶超声所见明显增大，25s 淋巴结内造影剂开始廓清，31s、50s 淋巴结内造影剂持续廓清，91s 造影剂廓清明显，轮廓清晰（图 13-0-5G～M）。

　　超声提示：左侧腹股沟淋巴结增大伴结构异常，考虑恶性淋巴结，建议手术活检。

　　病理结果：霍奇金淋巴瘤（混合细胞型，图 13-0-5N）。

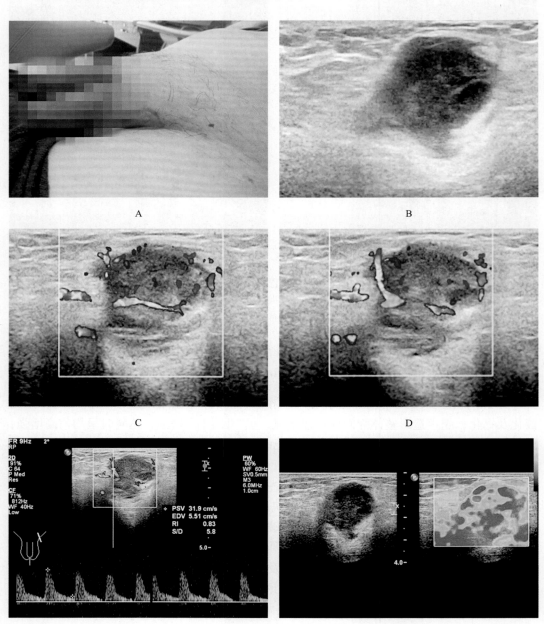

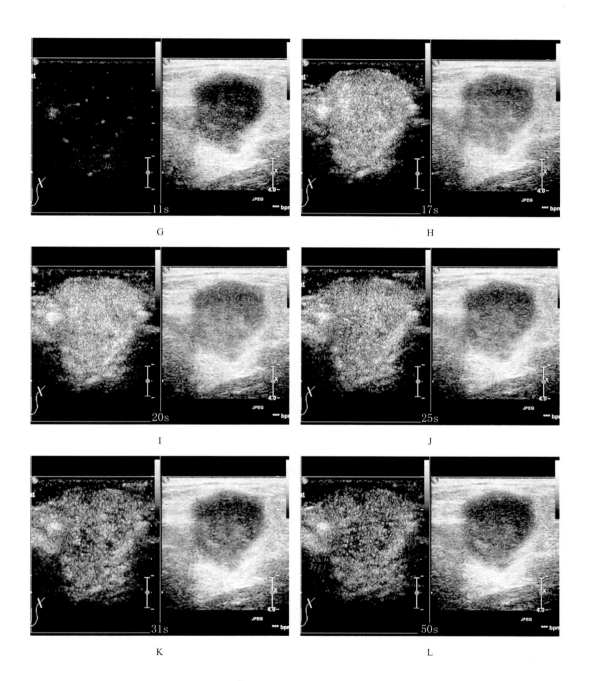

G　　　　　　　　　　　　　　　　　H

I　　　　　　　　　　　　　　　　　J

K　　　　　　　　　　　　　　　　　L

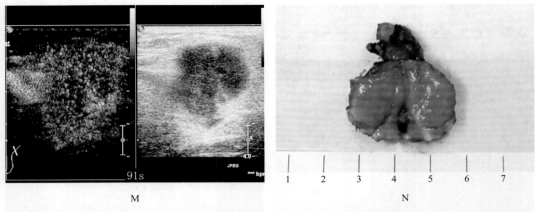

图 13-0-5　淋巴瘤（病例 75）

注：A. 左侧腹股沟肿块大体观；B. 左侧腹股沟淋巴结增大，呈类圆形，皮质增厚，呈不均匀低回声，可见条状高回声，淋巴门不清，形态不规则，包膜不明显；C、D. 彩色血流信号稍丰富，为混合型血供；E. 测得动脉频谱，RI：0.83；F. 超声弹性成像呈蓝绿相间的马赛克状，2 级；G. 超声造影团注造影剂 11s 淋巴结开始增强；H. 17s 淋巴结持续增强；I. 20s 达峰时不均匀高增强，大小较灰阶超声所见明显增大，内未见无增强区；J. 25s 造影剂开始廓清；K、L. 31s、50s 淋巴结内造影剂持续廓清；M. 91s 造影剂廓清明显，轮廓清晰；N. 手术标本（单位：cm）

　　分析：淋巴结增大，呈类圆形，淋巴门不清，形态不规则，周围组织回声增强，超声造影淋巴结呈弥漫性、快速、高增强，增强后淋巴结大小较灰阶超声所见明显增大，恶性淋巴结或感染性病变均不能除外。造影过程中淋巴结呈搏动性增强，搏动性增强常见于转移性淋巴结或淋巴瘤，与淋巴结内血流 RI 较高有关，结合此病例灰阶超声可见低回声淋巴结内条状高回声，考虑更符合淋巴瘤的表现。需注意的是淋巴瘤增强后较灰阶超声增大的表现，可能与病变淋巴结发生包膜外浸润有关。

病例 76

　　病史：患者，男性，59 岁，因"发现左侧颈部淋巴结增大 2 周"就诊。体格检查：体温 37.1℃，左侧颈部触及鸽蛋大小肿块，无压痛，活动度差，质硬，余浅表淋巴结未触及增大，肝脾肋下未触及，全身无皮疹。辅助检查：肺部 CT 未见异常。

　　灰阶及多普勒超声：左侧颈部 Ⅰ、Ⅱ、Ⅲ 区多发淋巴结增大，较大的呈类圆形，位于 Ⅱ 区，大小约 1.9cm×1.5cm，L/S<2，皮质增厚、回声减低，未见无回声区及强回声钙化，部分淋巴结相互融合，淋巴门细窄，CDFI 示内部彩色血流信号稍丰富，呈淋巴门型血供，PW 测得淋巴结内动脉频谱，RI：0.71（图 13-0-6A～F）。

　　超声造影：团注造影剂后 5s 由淋巴门向周边快速增强，呈非向心性增强，8s 增强达峰，呈均匀高增强，轮廓清晰，可见包膜增强，11s 造影剂开始廓清，59s 造影剂持续廓清，轮廓清晰，101s 及 119s 淋巴结内造影剂廓清明显，轮廓不清晰（图 13-0-6G～L）。

　　超声提示：左侧颈部多发淋巴结增大，建议手术活检。

　　病理结果：淋巴结结构破坏，肿瘤细胞小至中等大，胞质淡染，伴见反应性淋巴细胞、浆细胞，结合免疫表型符合非霍奇金淋巴瘤（血管免疫母细胞性 T 细胞淋巴瘤）。

　　分析：颈部无痛性淋巴结增大，呈低回声，淋巴门细窄，血流信号稍丰富，难以确定性质。超声造影示淋巴结由淋巴门向周边快速增强，有完整包膜，达峰时呈均匀高增强，多不考虑淋巴结结构破坏的病变，如组织坏死性淋巴结炎、淋巴结结核及转移性淋巴结，但淋巴结有相互融合现象，不能排除淋巴结结核，故此病例需进行活检病理确诊。

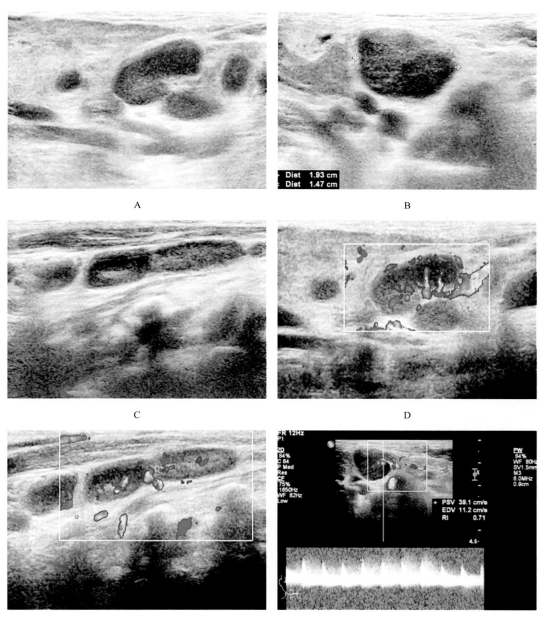

A　　　　　　　　　　　　B

C　　　　　　　　　　　　D

E　　　　　　　　　　　　F

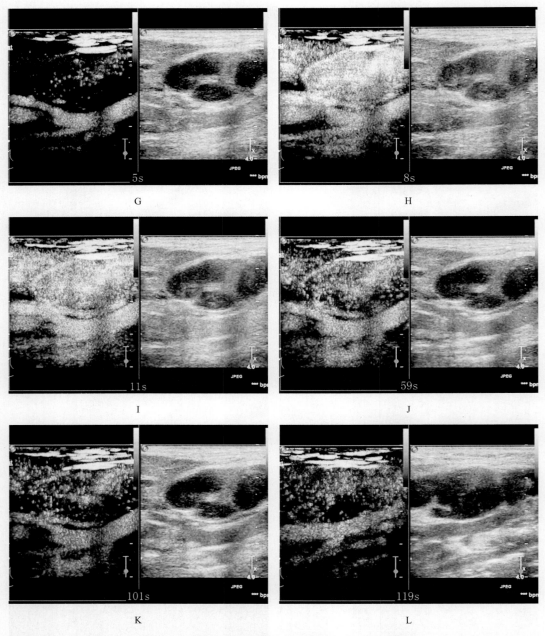

图 13-0-6　淋巴瘤（病例 76）

注：A～C. 左侧颈部多发淋巴结增大，皮质增厚，呈低回声，未见无回声区及强回声钙化，部分淋巴结相互融合，淋巴门细窄；D、E. 淋巴结内部彩色血流信号稍丰富，呈淋巴门型血供；F. PW 测得动脉频谱，RI：0.71；G. 超声造影团注造影剂 5s 由淋巴门向周边快速增强；H. 8s 造影剂增强达峰，呈均匀高增强，未见无增强区，可见包膜增强；I. 11s 造影剂开始廓清；J. 59s 造影剂持续廓清，轮廓清晰；K、L. 101s、119s 淋巴结内造影剂廓清明显，轮廓不清晰

病例 77

病史：患者，男性，77 岁，因"发现双侧颈部肿块 2 周伴左侧颈部局部皮肤红肿、表皮脱落 1 周"就诊。体格检查：体温 38.0℃，双侧颈部触及多个肿块，最大的如鸡蛋大小，无压痛，活动度差，质硬，左侧颈部皮肤红肿，局部表皮脱落伴溃疡形成，有渗液（图 13-0-7A），肝脏肋下未触及，脾脏肋下可触及，质稍硬。辅助检查：白细胞计数 $3.9×10^9$/L，淋巴细胞计数 $0.8×10^9$/L，总 T 淋巴细胞 CD_3 百分比 83.4%，总 B 淋巴细胞 CD_{19} 百分比 1.21%，NK 细胞 CD_{16+56} 百分比 5.84%，脑脊液生化检查未见异常；胸部 CT 未见异常。

灰阶及多普勒超声：双侧颈部 Ⅲ、Ⅳ、Ⅴ 区多发淋巴结增大，呈类圆形，最大的位于左侧Ⅳ区，大小约 2.6cm×2.2cm，L/S<2，皮质增厚，呈极低回声，内部似可见无回声区，未探及强回声钙化，淋巴门不清，CDFI 示淋巴门型血供。周围软组织回声不均匀，可见约 7.3cm×5.6cm 的极低回声团，边界不清，内部回声不均匀，内彩色血流信号不丰富（图 13-0-7B～F）。

超声弹性成像：病变淋巴结以蓝色为主，3 级（图 13-0-7G）。

超声造影：团注造影剂后 9s 淋巴结开始增强，15s 淋巴结内造影剂增强明显，表现为整体弥漫性快速增强，呈"雪花样"增强，20s 增强达峰，呈不均匀高增强，轮廓清晰，无明显包膜，33s 淋巴结内造影剂廓清，73s 廓清明显，轮廓可见（图 13-0-7H～L）。

灰阶及多普勒超声：化疗 1 个月后复查，双侧颈部淋巴结明显缩小，左侧颈部最大淋巴结大小约 1.9cm×0.8cm，L/S>2，CDFI 示淋巴门型血供，PW 测得淋巴结内动脉频谱，RI：0.86（13-0-7M～O）。

超声弹性成像：治疗 1 个月后病变淋巴结显示为蓝绿相间的马赛克状，2 级（图 13-0-7P）。

超声造影：治疗 1 个月后，该淋巴结团注造影剂后 15s 开始增强，23s 增强达峰，轮廓清晰，较治疗前增强强度降低，27s 开始廓清，52s 淋巴结内造影剂廓清明显，轮廓可见（图 13-0-7Q～T）。

超声提示：双侧颈部多发淋巴结增大伴左侧颈部软组织回声改变，淋巴瘤不能排除，建议手术活检。

病理结果：非霍奇金淋巴瘤。

分析：颈部多发淋巴结增大，呈类圆形，极低回声，淋巴门不清，内部似可见无回声区，周围软组织回声不均匀，血流信号不丰富，难以确定性质，需考虑淋巴结结核或恶性淋巴结等易侵犯周围组织的病变，超声造影示淋巴结呈整体弥漫性快速增强，达峰时呈不均匀高增强，未见无增强区，淋巴结结核如侵犯周围组织，内部多已发生坏死，较少表现为均匀增强，可以排除，且此例表现为"雪花样"增强，考虑淋巴瘤可能性大。

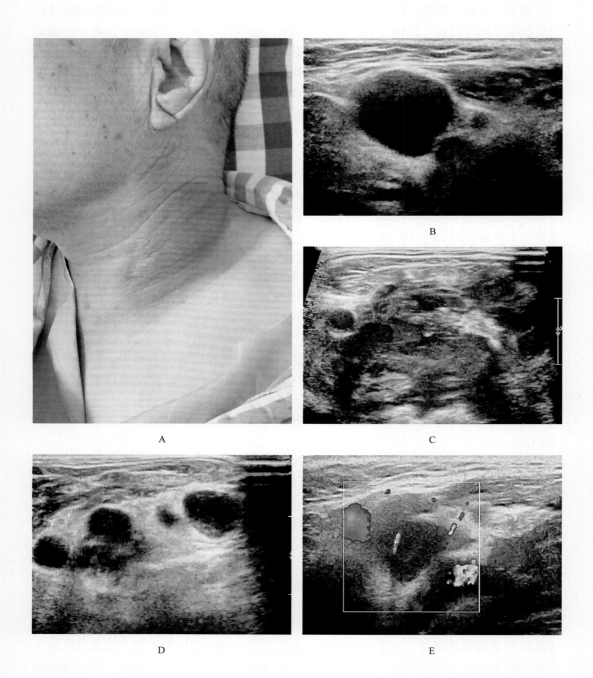

A

B

C

D

E

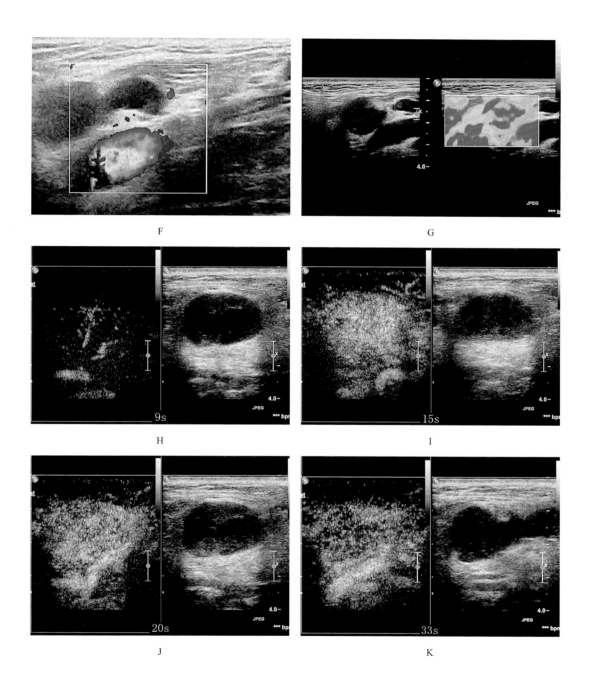

F

G

H
9s

I
15s

J
20s

K
33s

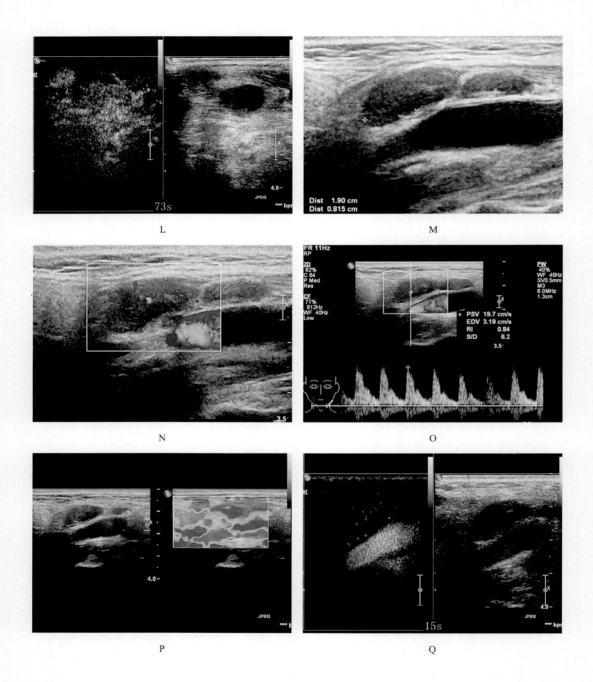

L

M

N

O

P

Q

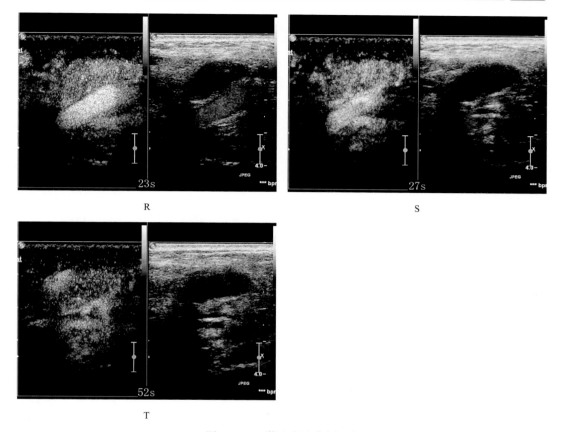

图 13-0-7　淋巴瘤（病例 77）

注：A. 左侧颈部大体观；B～D. 治疗前双侧颈部多发淋巴结增大，类圆形，呈极低回声，L/S<2，内部隐约可见无回声区，未探及强回声钙化，淋巴门不清；E、F. 淋巴结内彩色血流信号不丰富；G. 治疗前超声弹性成像示淋巴结中央区显示为绿色，边缘显示为蓝色，以蓝色为主，3 级；H. 治疗前超声造影团注造影剂 9s 淋巴结开始增强；I. 15s 造影剂增强明显，呈弥漫性快速增强；J. 20s 增强达峰，呈不均匀高增强，内部未见无灌注区，轮廓清晰，无明显包膜；K. 33s 淋巴结内造影剂廓清；L. 73s 廓清明显，轮廓可见；M～O. 治疗后左侧颈部淋巴结较治疗前减小，淋巴门不清，淋巴结内彩色血流信号不丰富，PW 测得动脉频谱，RI：0.86；P. 治疗后弹性成像，淋巴结呈蓝绿相间的马赛克状，2 级；Q. 治疗后超声造影团注造影剂 15s 淋巴结开始增强；R.23s 增强达峰，呈不均匀高增强，轮廓清晰；S.27s 开始廓清；T. 52s 廓清明显，轮廓可见

病例 78

病史：患者，男性，44 岁，因"发现左侧颈部肿块 1 周"就诊。体格检查：体温 37.2℃，左侧颈部触及鸽蛋大小肿块，无压痛，活动度差，质硬，余浅表淋巴结未触及增大。肝脾肋下未触及，全身无皮疹。辅助检查：白细胞计数 $4.9×10^9$/L，淋巴细胞计数 $0.8×10^9$/L；胸部 CT 未见异常。

灰阶及多普勒超声：左侧颈部 I ～Ⅳ区多发淋巴结增大，类圆形，呈等回声，部分淋巴结相互粘连，较大的位于Ⅱ区，大小约 3.1cm×1.8cm，L/S<2，淋巴门不清，边界清，皮质增厚、回声欠均匀，可见点条状稍高回声，CDFI 示淋巴结内血流信号丰富，为混合型血供，PW 测得淋巴结内动脉频谱，RI：0.54（图 13-0-8A～F）。

超声弹性成像：病变淋巴结中央绿色，边缘蓝色，3级（图13-0-8G）。

超声造影：团注造影剂后11s淋巴结开始增强，16s增强明显，呈整体弥漫性快速增强，轮廓清晰，21s增强达峰，呈不均匀高增强，内未见无增强区，可见包膜增强，32s造影剂开始廓清，45s淋巴结内造影剂持续廓清（图13-0-8H～L）。

超声提示：左侧颈部多发淋巴结增大，建议手术活检。

病理结果：淋巴组织增生性病变，结合免疫表型符合非霍奇金淋巴瘤（T淋巴细胞淋巴瘤）。

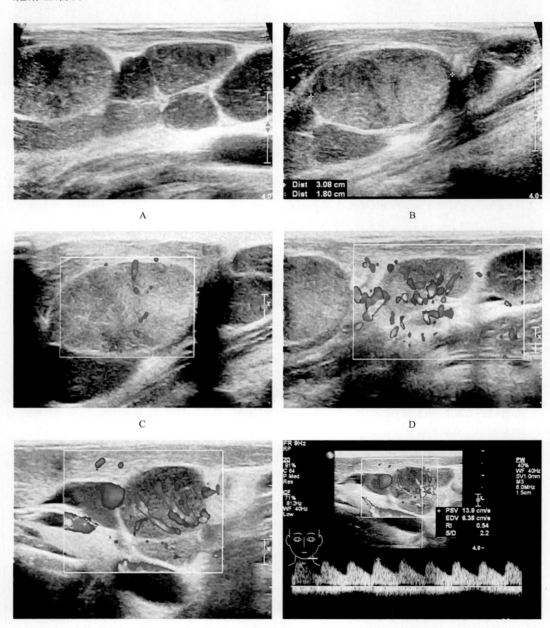

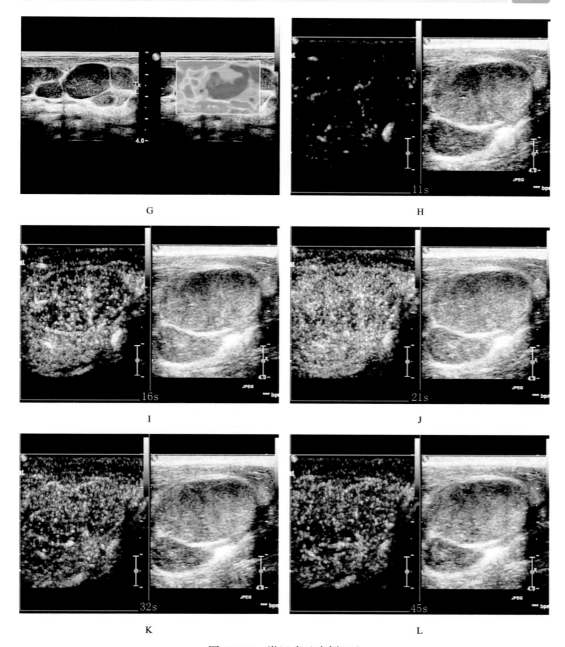

图 13-0-8 淋巴瘤（病例 78）

注：A、B. 左侧颈部多发淋巴结增大，类圆形，呈等回声，部分相互粘连，L/S＜2，皮质增厚、回声欠均匀，可见点条状稍高回声，淋巴门不清，其旁部分淋巴结呈低回声，内可见网格状高回声；C～E. 淋巴结内部彩色血流信号丰富，为混合型血供；F. PW 测得动脉频谱，RI：0.54；G. 超声弹性成像示淋巴结中央绿色，边缘蓝色，3 级；H. 超声造影团注造影剂 11s 淋巴结开始增强；I. 16s 增强明显，呈整体弥漫性快速增强，轮廓清晰；J. 21s 增强达峰，呈不均匀高增强，未见无增强区，可显示包膜回声；K. 32s 造影剂开始廓清；L. 45s 淋巴结内造影剂持续廓清

分析：颈部多发淋巴结增大，呈类圆形，淋巴门不清，内部呈等回声，可见呈网格状的点条状稍高回声，淋巴结相互挤压，混合型血供，超声造影示整体弥漫性快速增强，达峰时呈不均匀高增强，未见无增强区，有包膜增强，考虑淋巴瘤可能性大，需与 Castleman 病相鉴别，后者通常体积更大，呈等回声或高回声，淋巴门型血供，但超声造影多由淋巴门向周围均匀高增强，包膜增强较少见。

病例 79

病史：患者，男性，34 岁，因"发现左侧颈部肿块 10d，发热 1 周"就诊。体格检查：体温 37.5℃，左侧颈部触及鸽蛋大小肿块，无压痛，活动度差，质硬，肝脾肋下未触及，全身无皮疹。辅助检查：胸部 CT 未见异常。

灰阶超声：左侧颈部多发淋巴结增大，类圆形，较大的约 2.3cm×2.1cm，L/S＜2，淋巴结边界清，部分相互粘连、融合，皮质增厚，呈极低回声、分布欠均匀，可见点条状稍高回声，淋巴门不清（图 13-0-9A）。

超声造影：团注造影剂后 11s 淋巴结开始增强，14s 增强明显，呈整体弥漫性快速增强，轮廓清晰，19s 增强达峰，呈均匀高增强，包膜可显示，25s 淋巴结内造影剂开始廓清，45s 持续廓清，62s 廓清明显，轮廓不清（图 13-0-9B～H）。

超声提示：左侧颈部多发淋巴结增大，淋巴瘤可能性大，建议手术活检。

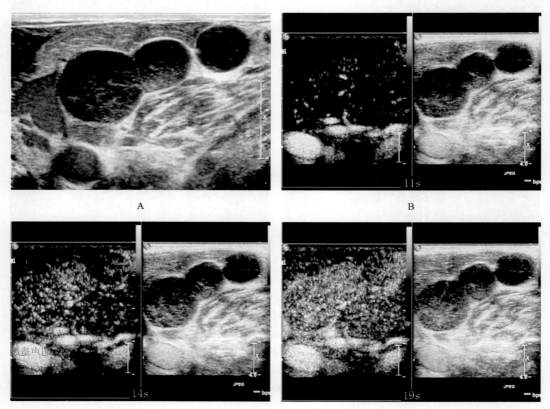

A

B

C

D

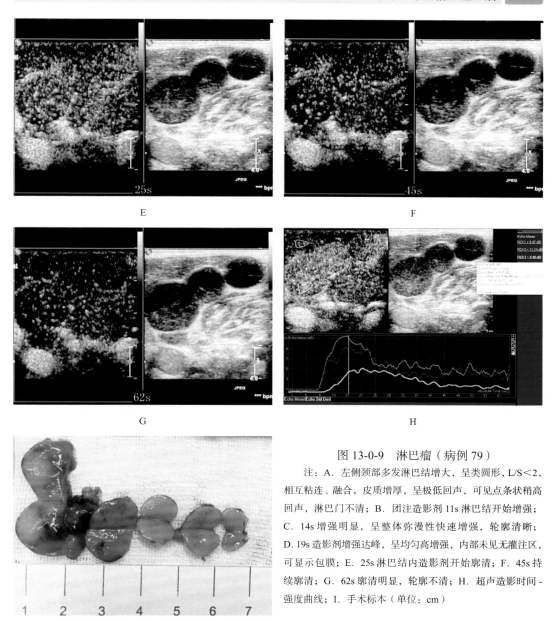

图 13-0-9　淋巴瘤（病例 79）

注：A. 左侧颈部多发淋巴结增大，呈类圆形，L/S<2，相互粘连、融合，皮质增厚，呈极低回声，可见点条状稍高回声，淋巴门不清；B. 团注造影剂 11s 淋巴结开始增强；C. 14s 增强明显，呈整体弥漫性快速增强，轮廓清晰；D. 19s 造影剂增强达峰，呈均匀高增强，内部未见无灌注区，可显示包膜；E. 25s 淋巴结内造影剂开始廓清；F. 45s 持续廓清；G. 62s 廓清明显，轮廓不清；H. 超声造影时间 - 强度曲线；I. 手术标本（单位：cm）

病理结果：非霍奇金淋巴瘤，血管母细胞淋巴瘤（图 13-0-9I）。

分析：颈部多发淋巴结增大，呈类圆形，淋巴门不清，极低回声背景下可见点条状稍高回声，为淋巴瘤的特征性表现，高回声为纤维组织构成，包括纤细的网状纤维及细窄的胶原纤维带，部分淋巴结相互粘连，超声造影示淋巴结呈整体弥漫性快速增强，达峰时呈均匀高增强，未见无增强区，提示淋巴瘤。

病例 80

病史：患者，男性，40 岁，因"发现双侧颈部肿块 2 周，发热 1 周"就诊。体格检查：体温 38.2℃，颈部触及蚕豆大小肿块，无压痛，质硬，活动度差。肝脾肋下未触及，全身无皮疹。辅助检查：胸部 CT 未见异常。

灰阶及多普勒超声：双侧颈部多发淋巴结增大，类圆形或椭圆形，部分淋巴结 L/S＜2，淋巴门受压呈条状、偏心或消失，其中一个大小约 1.6cm×1.0cm，皮质增厚，呈低回声或极低回声、分布欠均匀，可见条状高回声，CDFI 示淋巴结内可见条状彩色血流信号，为淋巴门型血供，PW 测得淋巴结内动脉频谱（左侧颈部淋巴结图 13-0-10A～F，右侧颈部淋巴结图 13-0-10G～J）。

超声弹性成像：左侧颈部病变淋巴结蓝绿相间，以绿色为主，2 级；右侧颈部淋巴结中央为绿色，边缘蓝色，以蓝色为主，3 级（图 13-0-10K、L）。

超声提示：双侧颈部多发淋巴结增大，淋巴瘤不除外，建议手术活检。

病理结果：非霍奇金淋巴瘤（图 13-0-10M）。

分析：颈部多发淋巴结增大，部分淋巴结淋巴门消失，部分淋巴结淋巴门存在，呈现多样性，数枚淋巴结呈极低回声背景下条状高回声，且为淋巴门型血供，符合淋巴瘤的声像图特点，确诊仍需活检。

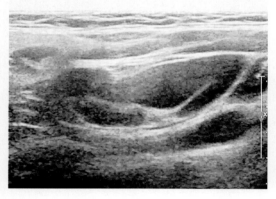

A

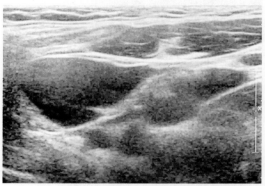

B

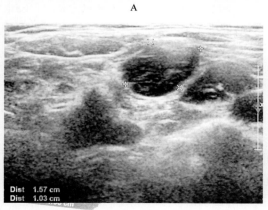

C

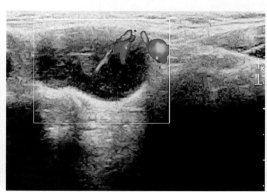

D

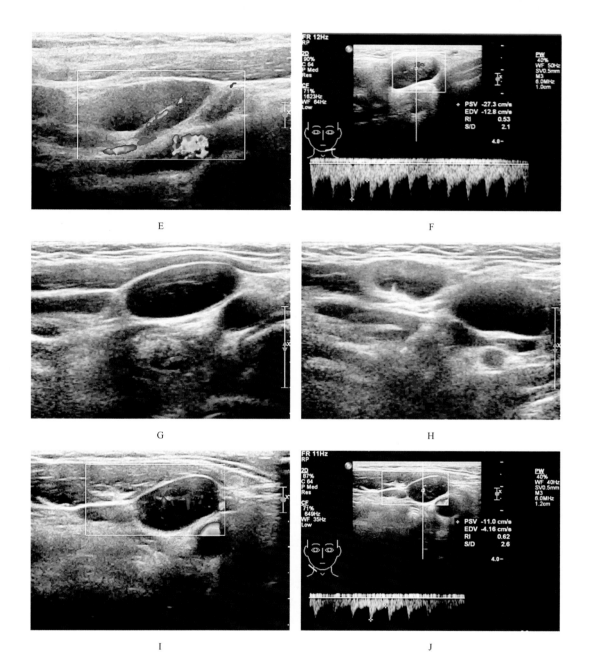

E

F

G

H

I

J

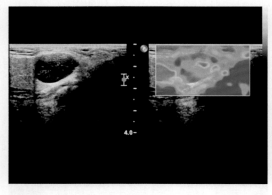
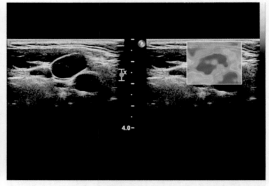

K　　　　　　　　　　　　　　　　　L

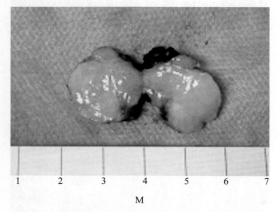

图 13-0-10　淋巴瘤（病例 80）

注：A～C. 左侧颈部多发淋巴结增大，皮质增厚、回声减低、欠均匀，可见条状高回声，淋巴门变窄、偏心；D～F. 淋巴结内彩色血流信号稍丰富，为淋巴门型血供，测得动脉频谱，RI：0.53；G、H. 右侧颈部多发淋巴结增大，类圆形，L/S<2，皮质增厚，呈低回声或极低回声、分布欠均匀，淋巴门变窄、偏心；I、J. 淋巴结内可见条状彩色血流信号，为淋巴门型血供，测得动脉频谱，RI：0.62；K. 左侧颈部淋巴结超声弹性成像示蓝绿相间，2 级；L. 右侧颈部淋巴结超声弹性成像示以蓝色为主，3 级；M. 手术标本（单位：cm）

M

病例 81

病史：患者，女性，36 岁，因"发现左侧颈部肿块 5d"就诊。体格检查：体温 36.7℃，左侧颈部触及鸽蛋大小肿块，无压痛，活动度差，肝脾肋下未触及，全身无皮疹。辅助检查：甲状腺超声未见异常。

灰阶及多普勒超声：左侧颈部多发淋巴结增大，类圆形，边界清，形态尚规则，较大的约 3.2cm×1.8cm，L/S<2，皮质增厚，呈不均匀低回声，内见高回声呈网格状改变，淋巴门不清，CDFI 及彩色多普勒能量图（CDE）示内部彩色血流信号极丰富，呈混合型血供（图 13-0-11A～C）。

超声造影：团注造影剂后 11s 淋巴结开始增强，13s 增强明显，呈整体弥漫性快速增强，22s 增强达峰，呈均匀高增强，未见无灌注区，未见明显包膜，大小较灰阶超声所见明显增大，45s 造影剂廓清，123s 造影剂廓清明显（图 13-0-11D～I）。

超声提示：左侧颈部淋巴结增大，淋巴瘤可能性大，建议手术活检。

病理结果：非霍奇金淋巴瘤（图 13-0-11J）。

分析：颈部多发淋巴结增大，灰阶声像图呈类圆形，低回声背景下可见高回声呈网格状改变，内见极丰富的混合型血供，超声造影示淋巴结内呈整体弥漫性快速增强，呈"烟花样"增强，达峰时均匀高增强，未见无增强区，符合淋巴瘤超声表现。本例造影后淋巴结大小较灰阶超声所见明显增大，提示有包膜外浸润。

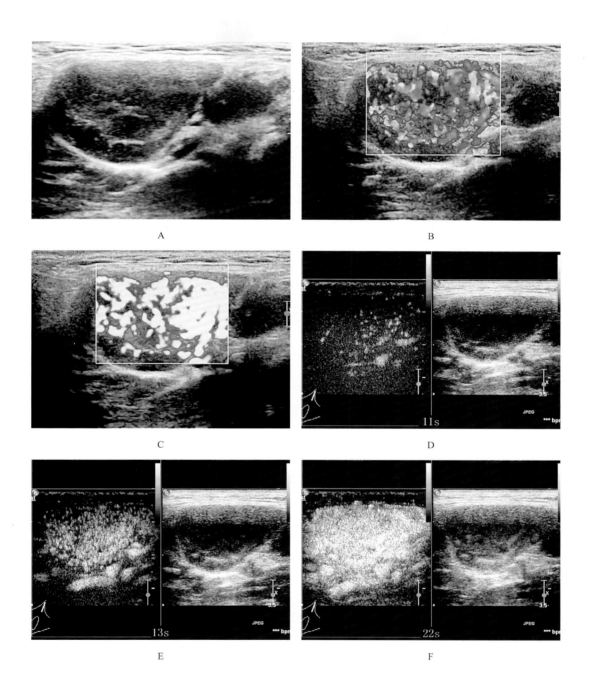

A

B

C

D

E

F

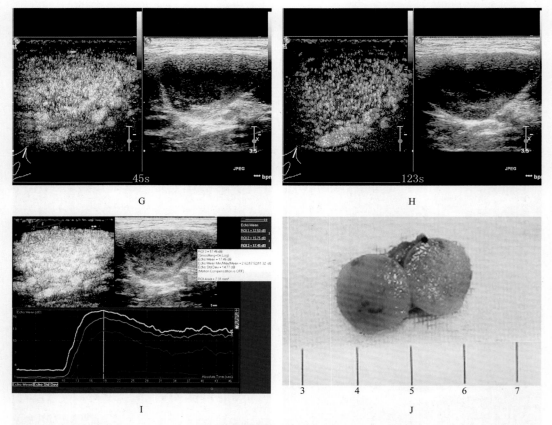

图 13-0-11　淋巴瘤（病例 81）

注：A. 左侧颈部淋巴结增大，类圆形，L/S<2，皮质增厚，呈不均匀低回声，内见高回声呈网格状改变，淋巴门不清；B、C. CDFI 及 CDE 示内部彩色血流信号极丰富，为混合型血供；D. 超声造影团注造影剂 11s 淋巴结开始增强；E. 13s 增强明显，呈整体弥漫性快速增强；F. 22s 造影剂增强达峰，呈均匀高增强，大小较灰阶超声所见明显增大；G. 45s 造影剂廓清；H. 123s 造影剂廓清明显；I. 时间 - 强度曲线；J. 手术大体标本（单位：cm）

病例 82

病史：患者，男性，31 岁，因"发现左侧颈部及左侧腋窝肿块 2 周"就诊。体格检查：体温 37.3℃，左侧颈部及左侧腋窝触及多发鸽蛋大小肿块，无压痛，活动度差，质硬，肝脾肋下可触及，全身无皮疹。辅助检查：胸部 CT 未见异常。

灰阶及多普勒超声：左侧颈部Ⅲ、Ⅳ、Ⅴ区多发淋巴结增大，较大的位于Ⅴ区，大小约 1.5cm×0.9cm，L/S<2，皮质增厚，呈极低回声，内未见无回声区及点状强回声，淋巴门受压变窄、偏心，CDFI 示淋巴结内条状彩色血流信号，PW 测得淋巴结内动脉频谱（图 13-0-12A～D）。左侧腋窝可见多个增大淋巴结回声，类圆形，相互粘连，呈极低回声或低回声，较大的约 3.2cm×1.4cm，皮质增厚，回声减低，内未见无回声区及点状强回声，淋巴门不清，CDFI 示内彩色血流信号丰富，呈混合型血供，PW 测得淋巴结内动脉频谱（图 13-0-12E～H）。

超声弹性成像：左侧颈部淋巴结中央绿色，边缘蓝色，3 级（图 13-0-12I、J）。

超声造影：左侧颈部淋巴结团注造影剂后 9s 淋巴结开始增强，11s 淋巴结内增强明显，呈整体弥漫性快速增强，19s 增强达峰，呈均匀高增强，可见包膜增强，30s 淋巴结内造影剂廓清明显（图 13-0-12K～N）。左侧腋淋巴结团注造影剂后 11s 淋巴结开始增强，14s 淋巴结内造影剂增强明显，呈"雪花样"整体弥漫性快速增强，21s 淋巴结增强达峰，呈均匀高增强，可见包膜增强，39s 淋巴结内造影剂开始廓清，84s 造影剂廓清明显，203s 淋巴结内造影剂基本廓清，轮廓隐约可见（图 13-0-12O～T）。

　　超声提示：左侧腋窝及左侧颈部多发淋巴结增大，淋巴瘤可能性大，建议手术活检。

　　病理结果：非霍奇金淋巴瘤。

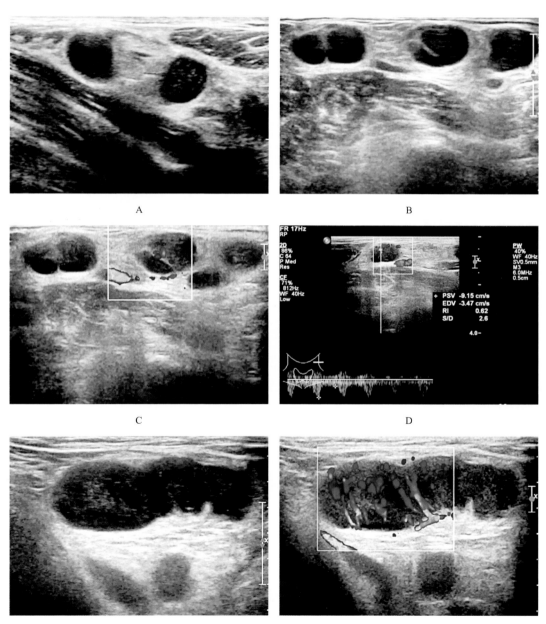

A

B

C

D

E

F

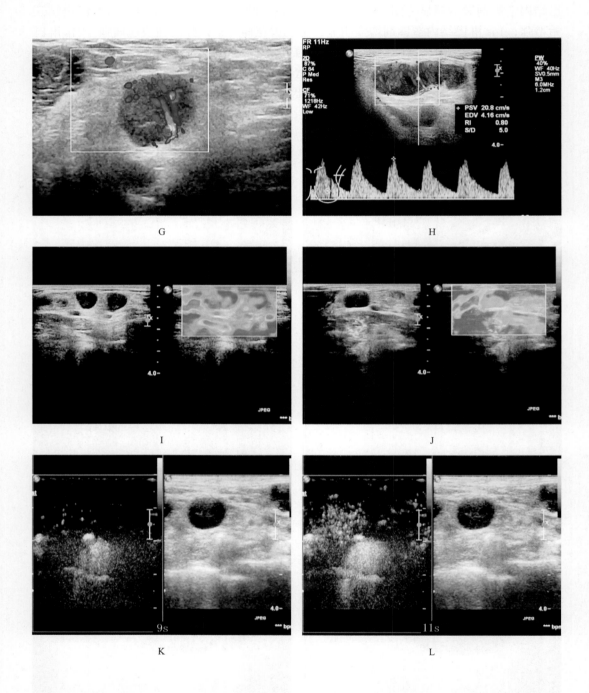

G

H

I

J

K

L

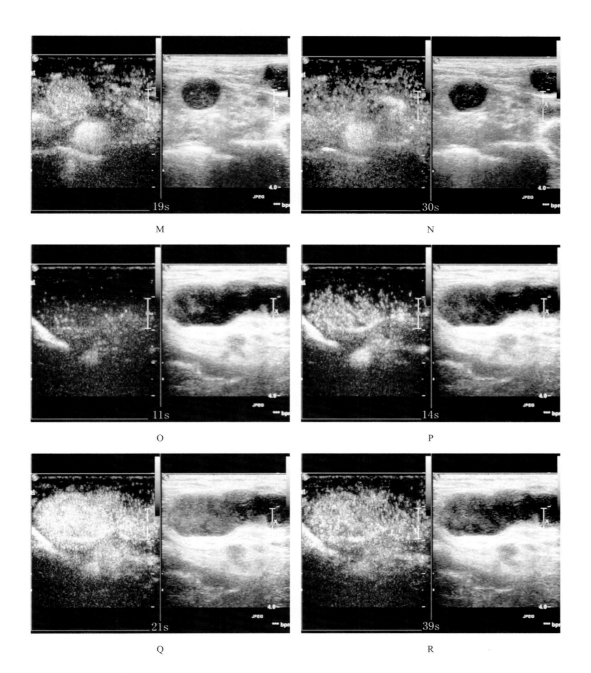

M

N

O

P

Q

R

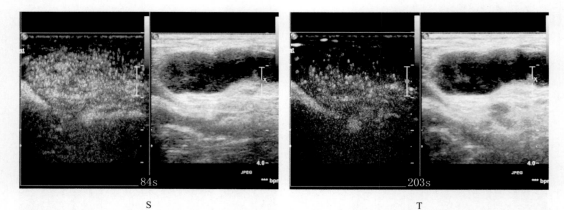

S　　　　　　　　　　　　　　　　T

图 13-0-12　淋巴瘤（病例 82）

注：A、B. 左侧颈部多发淋巴结增大，类圆形，皮质增厚，回声极低，内未见无回声区及点状强回声，淋巴门变窄、偏心；C. 淋巴结内见条状彩色血流信号；D. PW 测得动脉频谱，RI：0.62；E. 左侧腋窝多发淋巴结增大，相互粘连，皮质增厚，呈极低回声或低回声，淋巴门不清；F、G. 淋巴结内彩色血流信号丰富，呈混合型血供；H. PW 测得动脉频谱，RI：0.80；I、J. 超声弹性成像示颈部淋巴结中央绿色，边缘蓝色，3 级；K. 左侧颈部淋巴结超声造影团注造影剂 9s 淋巴结开始增强；L. 11s 淋巴结增强明显，呈整体弥漫性快速增强；M. 19s 增强达峰，呈均匀高增强，可见包膜增强；N. 30s 廓清明显；O. 左侧腋窝淋巴结超声造影团注造影剂 11s 淋巴结开始增强；P. 14s 增强明显，呈弥漫性快速增强；Q. 21s 增强达峰，呈均匀高增强，内部未见无灌注区，可见包膜增强；R. 39s 淋巴结内造影剂开始廓清；S. 84s 造影剂廓清明显；T. 203s 淋巴结内造影剂基本廓清，轮廓隐约可见

分析：腋窝及颈部多区域的淋巴结增大，灰阶声像图呈低回声或极低回声，L/S＜2，多个淋巴结淋巴门消失，多个淋巴结淋巴门呈线状，血流信号丰富，呈混合型血供。超声造影呈整体弥漫性增强，达峰时呈均匀高增强，未见无增强区，可见包膜增强，符合淋巴瘤超声表现。

病例 83

病史：患者，男性，65 岁，因"发现双侧腋下肿块 5d"就诊。体格检查：体温 37.3℃，双侧腋下触及无痛性肿块，约蚕豆大小，活动度差，质硬，肝脾肋下未触及。辅助检查：白细胞计数 $1.8×10^9/L$，总 T 淋巴细胞 CD_3 百分比 52%，总 B 淋巴细胞 CD_{19} 百分比 0.34%，NK 细胞 CD_{16+56} 百分比 15.8%；双侧乳腺超声检查未见明显异常。

灰阶及多普勒超声：左侧腋淋巴结增大，部分呈类圆形，较大的约 1.8cm×1.2cm，L/S＜2，淋巴门变窄、偏心，皮质增厚，回声减低、欠均匀，可见条状高回声，CDFI 示彩色血流信号丰富，呈淋巴门型或混合型血供，PW 可测得淋巴结内动脉频谱（图 13-0-13A～C）。

超声弹性成像：左侧腋淋巴结呈中央绿色，边缘蓝色，以蓝色为主，3 级（图 13-0-13D）。

超声造影：左侧腋淋巴结团注超声造影剂后 11s 开始增强，呈整体弥漫性快速增强，18s 增强达峰，呈均匀高增强，内未见无增强区，轮廓清晰，可见包膜增强，29s 淋巴结开始廓清，59s、87s 持续廓清（图 13-0-13E～I）。

灰阶及多普勒超声：右侧腋淋巴结增大，部分呈类圆形，L/S＜2，淋巴门消失，皮质增厚，回声减低、欠均匀，CDFI 示彩色血流信号丰富，呈混合型血供，PW 可测得淋巴结内动脉频谱（图 13-0-13J～M ）。

　　超声弹性成像：右侧腋淋巴结以绿色为主，2 级（13-0-13N ）。

　　超声造影：右侧腋淋巴结团注超声造影剂后 13s 开始增强，呈整体弥漫性快速增强，19s 增强达峰，呈均匀高增强，内未见无增强区，轮廓清晰，包膜无增强，31s 淋巴结内造影剂开始廓清，57s 持续廓清，81s 廓清明显（图 13-0-13O～S ）。

　　超声提示：双侧腋窝多发淋巴结增大，考虑淋巴瘤可能，建议手术活检。

　　病理结果：非霍奇金淋巴瘤（图 13-0-13T ）。

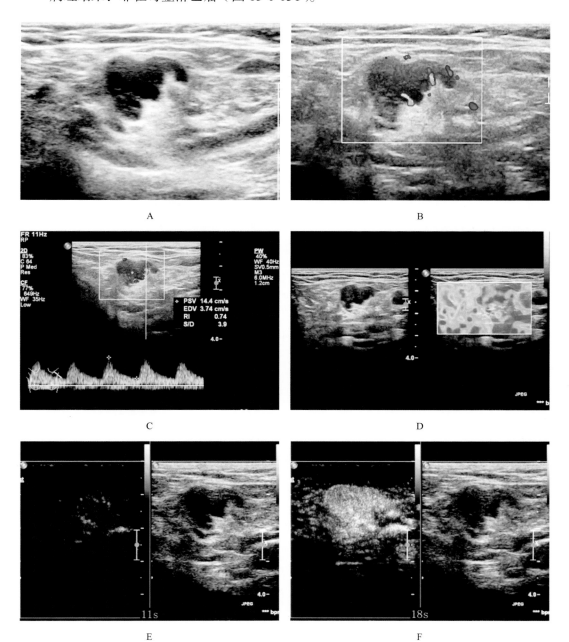

A

B

C

D

E

F

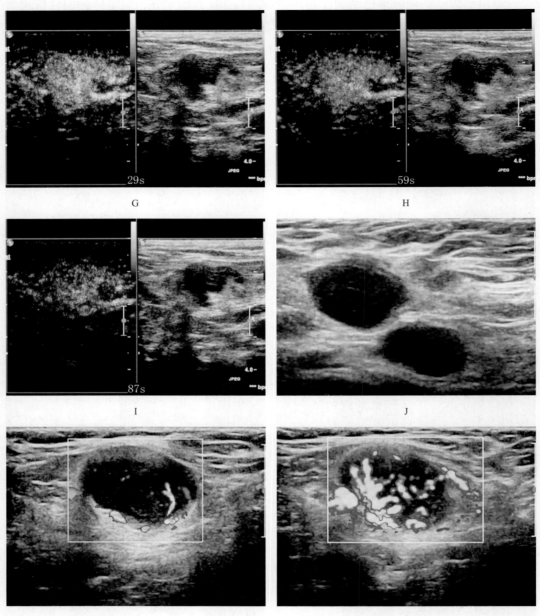

G

H

I

J

K

L

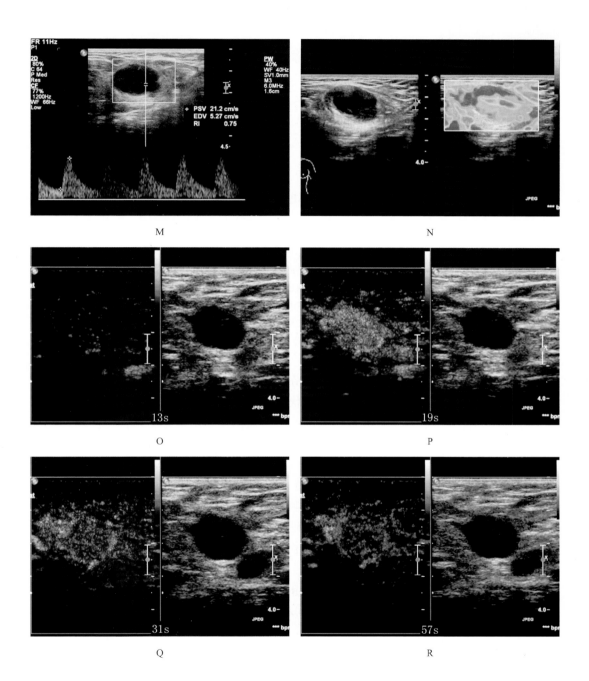

M

N

O

P

Q

R

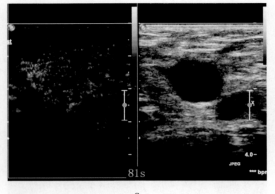 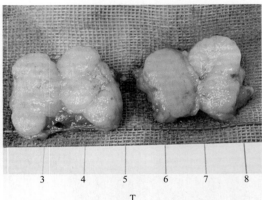

图 13-0-13　淋巴瘤（病例 83）

注：A. 左侧腋淋巴结增大，L/S<2，皮质增厚，回声减低、欠均匀，可见条状高回声，淋巴门受压、偏心；B. 彩色血流信号稍丰富，呈淋巴门型血供；C. 测得动脉频谱，RI：0.74；D. 左侧腋淋巴结呈中央绿色，边缘蓝色，以蓝色为主，3 级；E. 团注造影剂 11s 淋巴结开始增强，呈整体弥漫性快速增强；F. 18s 造影剂增强达峰，呈均匀高增强，内未见无灌注区，轮廓清晰，可见包膜增强；G. 29s 淋巴造影剂开始廓清；H、I. 59s，87s 持续廓清；J. 右侧腋淋巴结增大，皮质增厚，回声减低、欠均匀，可见条状高回声，淋巴门不清；K～L. CDFI 及 CDE 示淋巴结内血流信号较丰富，呈混合型血供；M. PW 测得动脉频谱，RI：0.75；N. 右侧腋淋巴结以绿色为主，2 级；O. 团注造影剂 13s 淋巴结开始增强，呈整体弥漫性快速增强；P. 19s 造影剂增强达峰，内部未见无灌注区，包膜无增强；Q. 31s 造影剂开始廓清；R. 57s 持续廓清；S. 81s 廓清明显；T. 淋巴结手术切除大体标本（单位：cm）

　　分析：双侧腋窝多发淋巴结增大，部分淋巴结淋巴门不清，部分淋巴结淋巴门受压偏心，呈低回声或极低回声，内可见条状高回声，低或极低回声背景下的条状高回声是淋巴瘤的特征性表现，且混合型或淋巴门型血供、超声造影整体弥漫性均匀增强的表现均符合淋巴瘤的诊断。

病例 84

　　病史：患者，女性，60 岁，因"发热 1 个月，发现左侧腋下肿块伴全身皮疹 2 周"就诊。体格检查：体温 38.6℃，左侧腋下触及鸡蛋大小肿块，无压痛，活动度差，质较硬；躯干及四肢可见暗红色皮疹，质较硬，无痛、无瘙痒；肝脾肋下可触及。辅助检查：白细胞计数 $3.5×10^9$/L，淋巴细胞计数 $1.2×10^9$/L，单核细胞计数 $0.4×10^9$/L；双侧乳腺超声检查未见异常。

　　灰阶及多普勒超声：左侧腋窝多发淋巴结增大，类圆形或椭圆形，较大的约 4.6cm×2.0cm，L/S>2，皮质增厚，呈极低回声，未见无回声区及强回声，淋巴门受压变形、偏心，CDFI 及 CDE 示淋巴结内混合型血供（图 13-0-14A～C）。

　　超声弹性成像：病变淋巴结呈蓝绿红相间的马赛克状，2 级（图 13-0-14D）。

　　超声造影：团注造影剂后 10s 淋巴结周边开始增强，呈向心性、搏动性、快速增强，18s 增强达峰，呈均匀高增强，轮廓清晰，可见包膜增强，26s 开始廓清，67s 廓清明显，轮廓可见（图 13-0-14E～H）。

　　超声提示：左侧腋窝多发淋巴结增大，淋巴瘤可能性大，建议手术活检。

　　病理结果：弥漫异型淋巴组织增生，结合免疫表型符合非霍奇金淋巴瘤（间变大

超声弹性成像：淋巴结 1 呈蓝绿相间的马赛克状，2 级（图 13-0-16F）。

超声造影：淋巴结 1 团注造影剂后 16s 淋巴结开始增强，由淋巴门向四周增强，呈搏动性增强，20s 轮廓清晰，27s 淋巴结内造影剂增强达峰，呈均匀高增强，轮廓不清晰，增强后大小较灰阶超声增大，40s 开始廓清，50s 持续廓清；在造影过程中深部可见一淋巴结始终无造影剂灌注，呈无增强（图 13-0-16G～K）。

灰阶及多普勒超声：右侧腹股沟另可见 2 个融合淋巴结（淋巴结 2、3），内部回声不均匀，其中一个淋巴结内可见极低回声，CDFI 示彩色血流信号不丰富，呈混合型血供，PW 测得淋巴结内动脉频谱（图 13-0-16L～N）。左侧腹股沟可见多个淋巴结，其中较大的 L/S＞2，皮质不增厚，淋巴门清（图 13-0-16O～P）。

超声弹性成像：淋巴结 2 呈蓝绿相间的马赛克状，2 级；淋巴结 3 蓝色为主，3 级（图 13-0-16Q）。

超声造影：淋巴结 2、3 团注造影剂后 15s 淋巴结开始增强，呈弥漫性增强，18s 轮廓清晰，27s 淋巴结内造影剂增强达峰，呈不均匀增强，淋巴结 3 大部分无增强，2 个淋巴结均可见包膜增强，轮廓清晰，37s 开始廓清，47s、75s 持续廓清，增强范围无变化（图 13-0-16R～W，视频 17）。

视频 17 淋巴瘤
超声造影
（病例 86）

超声提示：右侧腹股沟淋巴结增大伴结构异常，考虑转移性淋巴结，建议手术活检。

病理结果：非霍奇金淋巴瘤（弥漫性大 B 细胞淋巴瘤，非生发中心型，图 13-0-16 X、Y）。

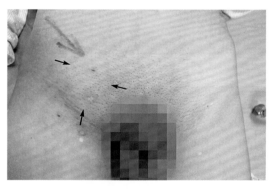

A

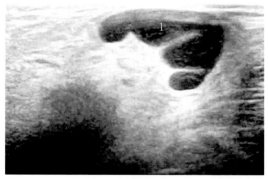

B

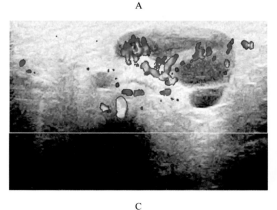

C

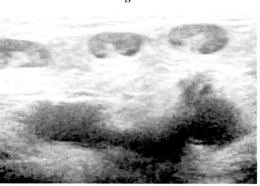

D

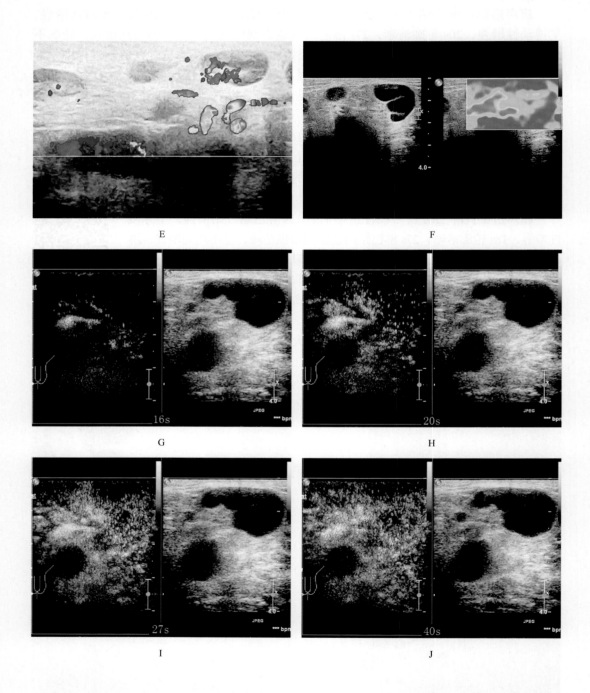

E

F

G

H

I

J

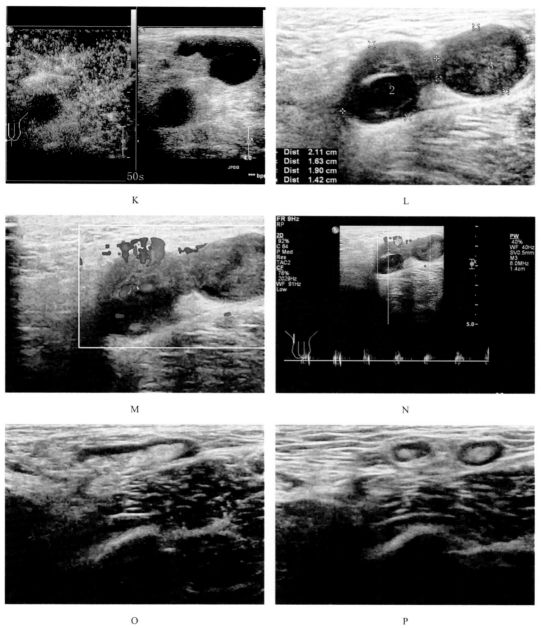

K

L

Dist 2.11 cm
Dist 1.63 cm
Dist 1.90 cm
Dist 1.42 cm

M

N

O

P

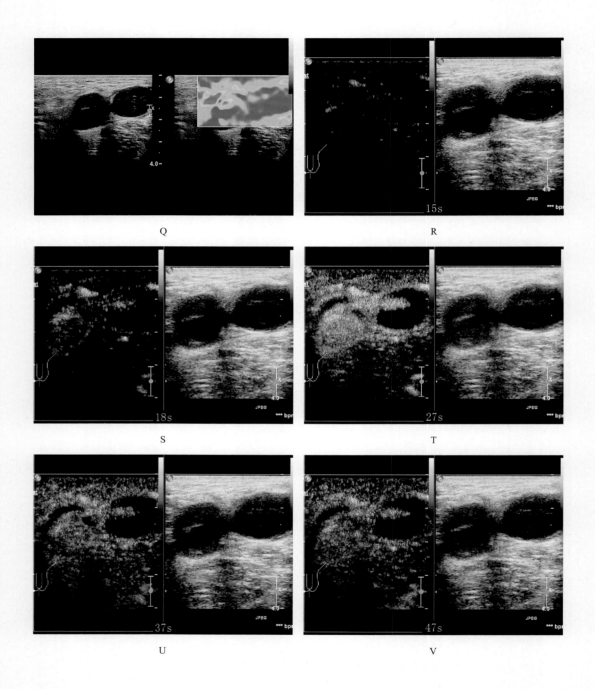

Q

R

S

T

U

V

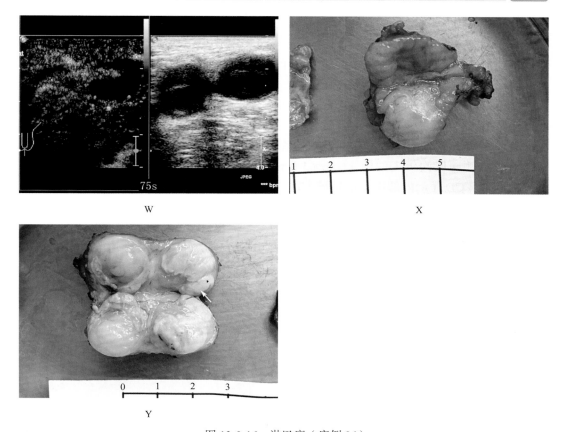

图 13-0-16 淋巴瘤（病例 86）

注：A. 右侧腹股沟大体观，局部皮肤凸出（箭头）；B. 右侧腹股沟淋巴结（淋巴结 1）增大，呈类圆形，大小约 2.3cm×1.7cm，L/S＜2，边界清，包膜完整，皮质增厚，回声极低、欠均匀，可见条状高回声，淋巴门清，偏心；C. 彩色血流信号稍丰富，为淋巴门型血供；D. 其周边可见多个淋巴结，淋巴门清；E. 彩色血流信号稍丰富，为淋巴门型血供；F. 超声弹性成像示淋巴结 1 呈蓝绿相间的马赛克状，2 级；G. 团注造影剂后 16s 淋巴结开始增强，由淋巴门向四周增强，呈搏动性增强；H. 20s 轮廓清晰；I. 27s 淋巴结内造影剂增强达峰，呈均匀高增强，轮廓不清晰，增强后大小较灰阶超声增大，深部一淋巴结呈无增强；J. 40s 开始廓清；K. 50s 持续廓清；L. 右侧腹股沟另可见 2 个融合淋巴结（淋巴结 2、3），内部回声不均匀，其中一个淋巴结内可见极低回声；M. 彩色血流信号不丰富，呈混合型血供；N. 测得淋巴结内动脉频谱，呈高阻波形；O、P. 左侧腹股沟可见多个淋巴结，其中较大的 L/S＞2，皮质不增厚，淋巴门清；Q. 淋巴结 2 呈蓝绿相间的马赛克状，2 级；淋巴结 3 蓝色为主，3 级；R. 淋巴结 2、3 团注造影剂后 15s 淋巴结开始增强，呈弥漫性增强；S. 18s 轮廓清晰；T. 27s 淋巴结内造影剂增强达峰，呈不均匀增强，淋巴结 3 大部分无增强，2 个淋巴结均可见包膜增强，轮廓清晰；U. 37s 开始廓清；V、W. 47s、75s 持续廓清；X. 淋巴结 1 手术标本（单位：cm）；Y. 淋巴结 2 和淋巴结 3 手术标本（单位：cm），两者融合，分界不清，黄色的为肿瘤坏死（箭头）。

分析：右侧腹股沟区淋巴结表现为类圆形，极低回声背景下见条索状高回声，部分淋巴门存在与部分淋巴结淋巴门消失并存，符合淋巴瘤的表现，但超声造影较大一个淋巴结呈搏动性增强，其他几个淋巴结均出现范围不等的无增强区，仅有包膜或淋巴门增强，因淋巴瘤出现坏死极为少见，因此考虑更为符合转移性淋巴结的常见造影表现，且对侧腹股沟淋巴结形态、大小等均无明显异常，故本例术前误诊为转移性淋巴结。此病例需强调灰阶超声的基础价值，在灰阶超声表现出淋巴瘤特征时，即使造影有无增强区，也不能轻易排除淋巴瘤的诊断。

病例 87

病史：患者，女性，65岁，因"发现颈部及腹股沟包块1个月余，发热5d"就诊。体格检查：双侧颈部及腹股沟触及多个鸽蛋大小的包块，无压痛，活动度好，质硬，脾脏下缘位于肋下4cm。实验室检查：白细胞计数 14.4×10^9/L，中性粒细胞计数 2.1×10^9/L，淋巴细胞计数 11.7×10^9/L，血红蛋白浓度78g/L，血小板计数 71×10^9/L，铁蛋白浓度134.5ug/L。

灰阶及多普勒超声：双侧颈部及双侧腹股沟探及多个大小不等的淋巴结，部分呈长条状，右侧腹股沟较大的约4.6cm×1.0cm，边界清，皮质增厚，内部呈较低回声，淋巴门尚清，CDFI示内部血流信号较丰富，彩色血流信号从淋巴门向四周呈树枝状分布，PW测得淋巴结内动脉频谱（图13-0-17A～H）。

超声弹性成像：淋巴结中央区呈绿色，边缘呈蓝色，3级（图13-0-17I）。

超声造影：团注超声造影剂后14s淋巴结开始增强，呈非向心性增强，可见造影剂自淋巴门进入向四周增强，25s增强达峰，淋巴结内部呈整体均匀增强，轮廓清晰，38s造影剂廓清，45s造影剂持续廓清，70s造影剂明显廓清（图13-0-17J～N）。

超声提示：双侧颈部及腹股沟多发淋巴结增大，建议穿刺活检。

病理结果：骨髓穿刺活检＋右腹股沟淋巴结穿刺活检提示符合小淋巴细胞淋巴瘤/慢性淋巴细胞白血病。

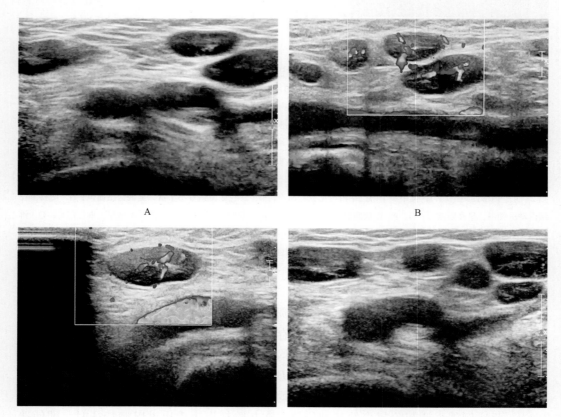

A

B

C

D

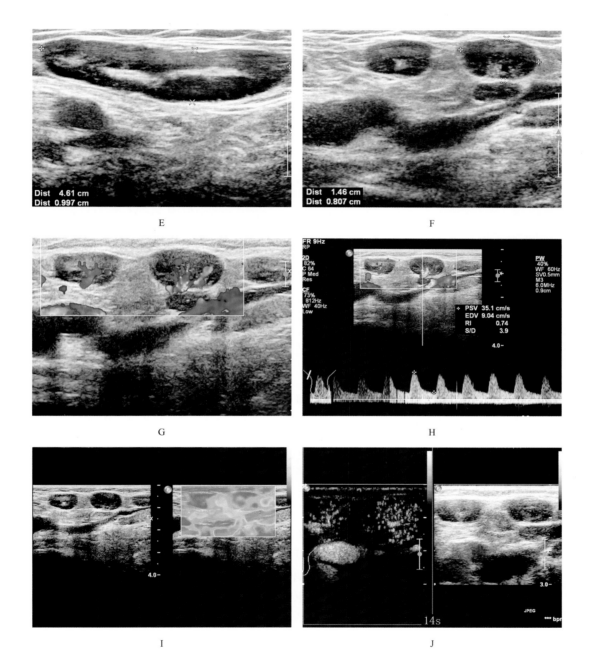

E

F

G

H

I

J

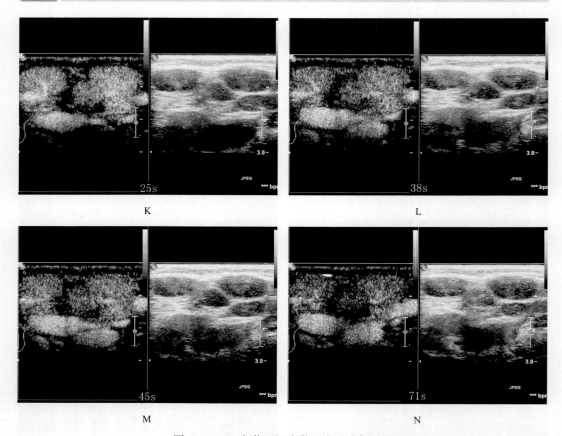

图 13-0-17　小淋巴细胞淋巴瘤（病例 87）

注：A～C. 左侧腹股沟多发淋巴结增大，淋巴结内见较多点状、条状彩色血流信号；D～H. 右侧腹股沟多发淋巴结增大，淋巴结内彩色血流信号丰富，呈树枝状，测得淋巴结内动脉频谱，RI：0.74；I. 超声弹性成像显示腹股沟增大淋巴结中央区为绿色，边缘为蓝色，3级；J. 团注超声造影剂后 14s 可见造影剂微泡从淋巴门进入，呈非向心性增强；K. 25s 淋巴结增强达峰，淋巴结内部呈整体均匀增强，轮廓清晰；L. 38s 造影剂廓清；M. 45s 造影剂持续廓清；N. 70s 淋巴结内造影剂廓清明显

分析：双侧颈部、腹股沟多发的淋巴结增大，内部回声较低、尚均匀，淋巴门尚清，CDFI 示内部血流信号丰富，呈淋巴门型血供，树枝状分布，超声造影呈非向心性增强，由淋巴门开始向四周均匀增强，增强后包膜边界清晰，内部未见无灌注区，可以初步排除如坏死性淋巴结炎、结核及转移性淋巴结等淋巴结结构破坏的病变，此患者同时有实验室检查异常及脾肿大，应首先考虑小淋巴细胞淋巴瘤或慢性淋巴细胞白血病。

病例 88

病史：患者，男性，81 岁，因"乏力，食欲减退伴头晕 1 个月"就诊。体格检查：双侧颈部触及多个鸡蛋大小的包块，无压痛，活动度较好，质地中等硬度。辅助检查：血常规：白细胞计数 31.2×10^9/L，中性粒细胞计数 4.6×10^9/L，淋巴细胞计数 25.6×10^9/L，血红蛋白浓度 90g/L，血小板计数 59×10^9/L，铁蛋白浓度 306.4μg/L。

灰阶及多普勒超声：双侧颈部、腋窝可见多个增大淋巴结，以颈部较显著，较大5.4cm×1.9cm，边界清晰，相邻淋巴结未见明显粘连、融合，皮质增厚，内部呈低回声，回声欠均匀，可见少许点状、絮状稍高回声，淋巴门细窄、居中（图14-0-3A～D）；CDFI：内见较多点状、条状彩色血流信号自淋巴门向四周分布，PW：测得淋巴结内动脉频谱（图13-0-18E、F）。

超声弹性成像：淋巴结显示为"马赛克"状，2级（图13-0-18G）。

超声造影：颈部淋巴结团注超声造影剂后11s淋巴结开始增强，淋巴门处可见造影剂进入，呈非向心性增强，20s淋巴结增强达峰，淋巴结内增强均匀，淋巴门呈条状高增强，60s淋巴结廓清明显（图13-0-18H～K）。

超声提示：双侧颈部及腋窝多发增大淋巴结，建议行穿刺活检。

病理结果：骨髓活检＋右侧颈部淋巴结活检：符合小淋巴细胞淋巴瘤或慢性淋巴细胞白血病。

分析：双侧颈部、腋窝多发淋巴结增大，大小不等，外形较饱满，边界清，内部回声较低，皮质明显增厚，淋巴门欠清，淋巴结内见条状血流信号，超声造影为均匀高增强，由淋巴门向四周增强，增强后包膜清晰，该患者为老年男性，血常规：淋巴细胞计数$25.6×10^9$/L，白细胞计数$31.2×10^9$/L，符合小淋巴细胞淋巴瘤或慢性淋巴细胞白血病引起的淋巴结增大，确诊须进行活检病理证实。

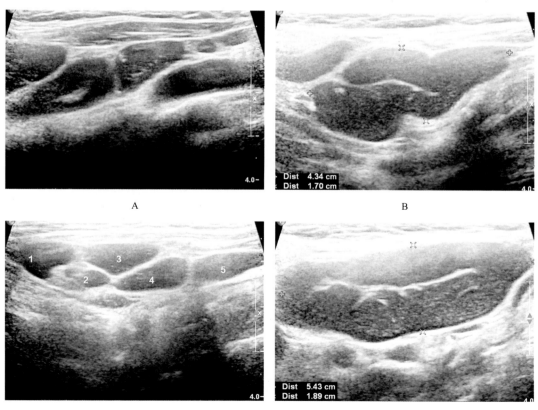

A

B

C

D

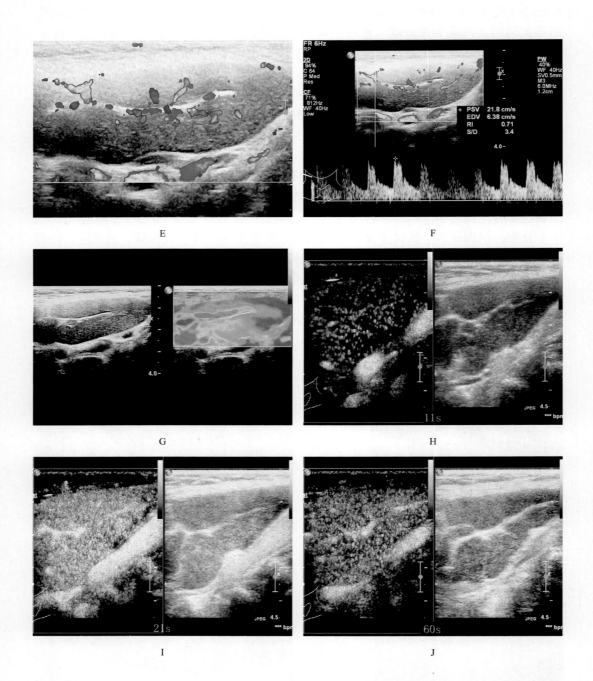

E

F

G

H

I

J

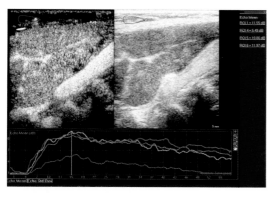

K

图 13-0-18 小淋巴细胞淋巴瘤（病例 88）

注：A~D. 双侧颈部多发淋巴结增大，大小不等，外形较饱满，皮质明显增厚，回声欠均匀，可见少许点状、絮状稍高回声，淋巴结内部呈较低回声；E. CDFI 示右侧颈部增大淋巴结内见较多点状、条状彩色血流信号自淋巴门向四周分布；F. 淋巴结内动脉频谱，RI：0.71；G. 超声弹性成像示淋巴结显示为"马赛克状"，2 级；H. 11s 团注超声造影剂后开始增强，淋巴门处可见造影剂进入；I.20s 淋巴结增强达峰，淋巴结内增强均匀，淋巴门呈条状高增强；J.60s 淋巴结廓清明显；K. 超声造影时间 - 强度曲线：蓝色为淋巴结周围组织增强曲线，其余颜色均为淋巴结内部三个不同点的增强曲线

病例 89

病史：患者，男性，70 岁，因"反复发热、口腔溃疡 9 个月余"入院。体格检查：双侧颈部和腋窝触及多个鸡蛋大小的包块，心肺听诊无殊，脾脏下缘肋下 3cm。辅助检查：血常规：白细胞计数 $38.1×10^9/L$，中性粒细胞计数 $5.7×10^9/L$，淋巴细胞计数 $28.6×10^9/L$，血红蛋白浓度 110g/L，血小板计数 $150×10^9/L$。

灰阶及多普勒超声：双侧腋窝探及淋巴结明显增大，较大的位于右侧腋窝，大小 4.2cm×2.2cm，边界清，皮质明显增厚，内部回声较低，回声不均匀，可见较多点状、网格状稍高回声，淋巴门明显减小；CDFI：内部彩色血流信号丰富，呈淋巴门型血供；PW：测得淋巴结内动脉频谱（图 13-0-19A~F）；超声检查显示脾肿大，厚约 6.3cm（图 13-0-19G）。

超声弹性成像：淋巴结中央呈绿色，边缘显示呈蓝色，3 级（图 13-0-19H）。

超声造影：左侧腋淋巴结团注超声造影剂后 12s 淋巴结门部开始增强，21s 淋巴结增强达峰，淋巴门见条状高增强，淋巴结内整体明显均匀增强，轮廓清晰，32s 淋巴结开始廓清，48~65s 淋巴结廓清明显（图 13-0-19I~N）。

超声提示：双侧腋窝多发增大淋巴结伴结构异常，淋巴瘤不除外。

病理结果：骨髓活检＋左侧腋淋巴结活检：符合小淋巴细胞淋巴瘤或慢性淋巴细胞白血病。

分析：双侧腋窝见多发淋巴结明显增大，皮质明显增厚，呈低回声，回声不均匀，可见较多点状、网格状稍高回声，符合淋巴瘤常见超声表现，CDFI 显示呈淋巴门型血供，超声造影显示自淋巴门呈树枝状均匀高增强，造影后显示包膜完整，结合患者白细胞及淋巴细胞均明显增高，同时超声提示脾肿大，内部回声不均匀，考虑小淋巴细胞淋巴瘤或慢性淋巴细胞白血病可能性较大，确诊需结合骨髓象、淋巴结活检来确定其分型有助于治疗及评估预后。

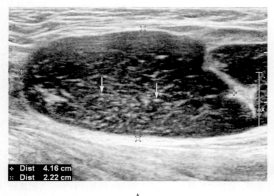

A

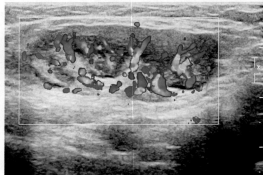

B

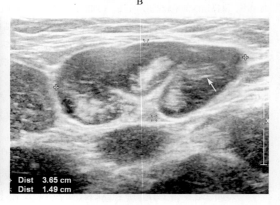

C

D

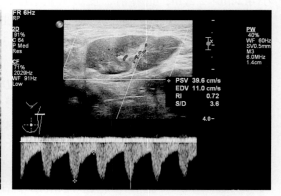

E

F

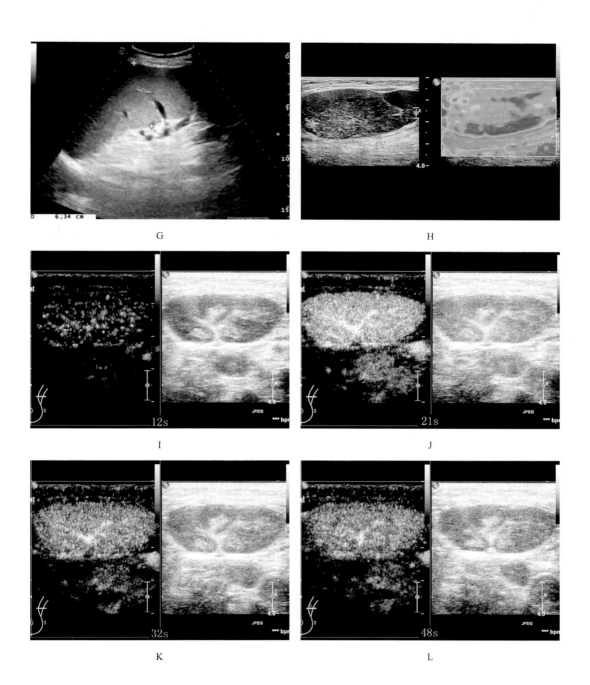

G

H

I

J

K

L

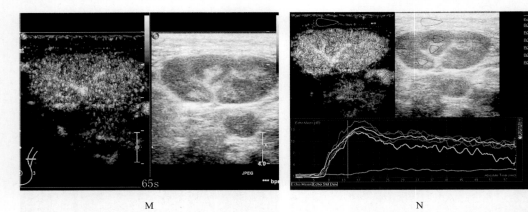

M   N

图 13-0-19　小淋巴细胞淋巴瘤（病例 89）

注：A～C. 右腋淋巴结增大，内部回声不均匀，可见较多点状、网格状稍高回声（箭头），淋巴门明显减小，内部见丰富血流信号，脉冲波测得淋巴结内动脉频谱，RI：0.62；D～F. 左腋淋巴结增大，内部回声不均匀，可见较多点状、网格状稍高回声（箭头），内部血流信号丰富，脉冲波测得淋巴结内动脉频谱，RI：0.72；G. 脾肿大，厚约 6.3cm；H. 超声弹性成像表现为淋巴结中央为绿色，边缘显示为蓝色，3 级；I. 团注造影剂后 12s 淋巴结门部开始增强；J. 21s 淋巴结增强达峰，淋巴门见条状高增强，淋巴结内整体明显均匀增强；K. 32s 淋巴结开始廓清；L、M. 48s、65s 淋巴结廓清明显；N. 超声造影时间 - 强度曲线：橙色为淋巴结周围组织增强曲线，其余颜色均为淋巴结内部不同点的增强曲线

病例 90

病史：患者，女性，65 岁，因"确诊非霍奇金淋巴瘤 7 年，乏力 3 个月"就诊。体格检查：左侧锁骨上窝触及多个蚕豆大小的包块，左下腹部触及多个鸡蛋大小的包块。辅助检查：血常规：白细胞计数 $21.4×10^9$/L，中性粒细胞计数 $1.9×10^9$/L，淋巴细胞计数 $16.7×10^9$/L，血红蛋白浓度 80g/L，血小板计数 $110×10^9$/L。

灰阶及多普勒超声：左侧锁骨上窝、左下腹腔多发增大淋巴结，其中左下腹较大为 6.1cm×1.9cm，左锁骨上窝较大为 1.8cm×0.9cm，部分边界欠清，皮质明显增厚，内部呈低回声、不均匀，内可见多发点状高回声，淋巴门细窄或显示不清。CDFI：淋巴结内可见稀疏点状血流信号（图 13-0-20A～F）。

超声造影：左侧锁骨上窝淋巴结：团注超声造影剂后 15s 淋巴结开始增强，呈整体弥漫性增强，21s 淋巴结增强达峰，内部不均匀增强，内未见明显无灌注区，轮廓清晰，30s 造影剂开始廓清，38～53s 造影剂持续廓清（图 13-0-20G～K）。左下腹腔淋巴结：团注超声造影剂后 15s 淋巴结门部开始增强，19s 淋巴结内部不均匀增强，27s 淋巴结增强达峰，内部见小片状低增强区，淋巴门条状高增强，轮廓清晰，41s 造影剂开始廓清，66s 造影剂廓清明显（图 13-0-20L～P）。

超声提示：左侧锁骨上窝及左下腹腔多发异常增大淋巴结，考虑淋巴瘤。

病理结果：骨髓活检＋左侧颈部淋巴结活检：符合小淋巴细胞淋巴瘤或慢性淋巴细胞白血病。

分析：该患者病程较长，行 CHOP 方案化疗 8 次，病变淋巴结超声表现不一，左侧颈部及左下腹腔多发淋巴结增大，部分边界欠清晰，内部回声不均匀，内可见多发点状高回声，部分淋巴门不清，超声造影左侧颈部淋巴结显示为弥漫性增强，内部不

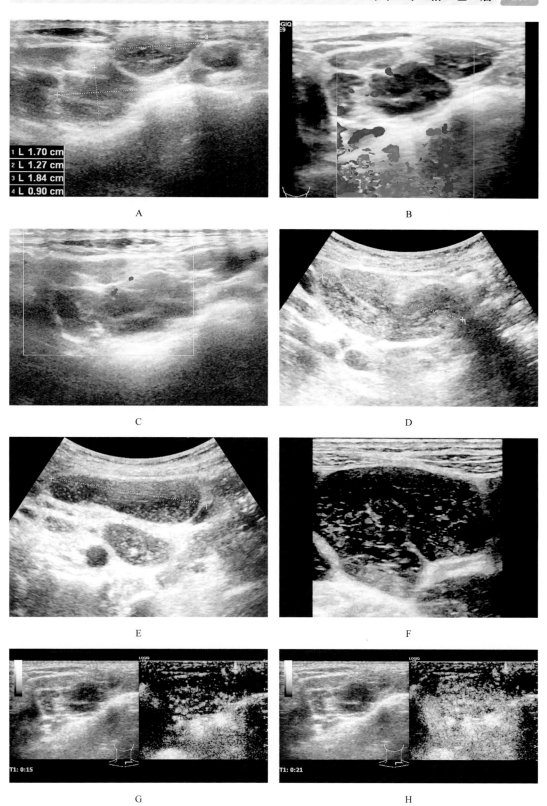

A

B

C

D

E

F

G

H

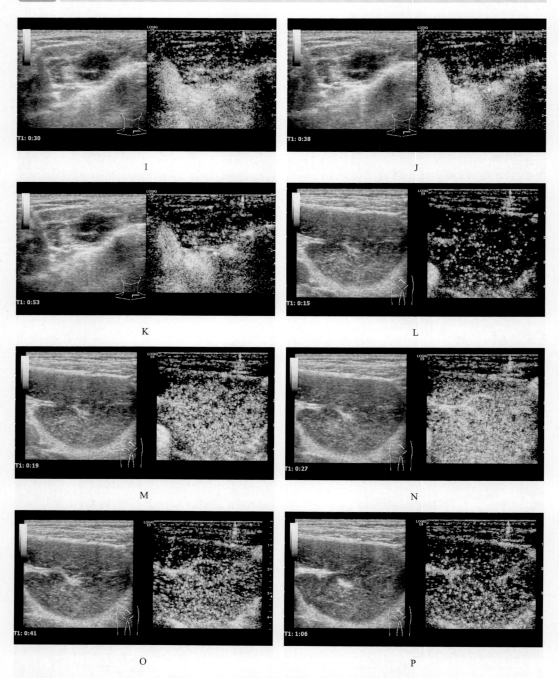

I

J

K

L

M

N

O

P

图 13-0-20 小淋巴细胞淋巴瘤（病例 90）

注：A～C. 左颈部淋巴结增大，皮质增厚，内部呈低回声，内回声不均匀，淋巴门不清，内可见稀疏点状血流信号；
D～F. 左下腹腔淋巴结增大，皮质增厚，回声减低、欠均匀，淋巴门变细或不清；G. 左侧锁骨上淋巴结团注造影剂后 15s
淋巴结开始增强，呈整体弥漫性增强；H. 21s 淋巴结增强达峰，内部不均匀增强，内未见明显无灌注区，轮廓清晰；I. 30s
造影剂开始廓清；J、K. 38s、53s 造影剂持续廓清；L. 左下腹腔淋巴结团注造影剂后 15s 淋巴结门部开始增强；M. 19s
淋巴结内部不均匀增强；N. 27s 淋巴结增强达峰，内部见小片状低增强区，淋巴门条状高增强，轮廓清晰；O. 41s 造影剂
开始廓清；P. 66s 造影剂廓清明显

均匀增强，而左下腹腔淋巴结由淋巴门向皮质增强，可见不均匀低增强区，结合病史及实验室检查白细胞及淋巴细胞均明显增高，考虑小淋巴细胞淋巴瘤或慢性淋巴细胞白血病的可能，因该患者既往有"非霍奇金淋巴瘤"病史，加上超声表现较复杂，其鉴别较为困难，最终确诊需依赖活检病理检查及骨髓活检。

参 考 文 献

[1] 陈灏珠. 实用内科学. 11 版. 北京：人民卫生出版社，2001：2000-2186.

[2] 李向农，和朝平，吴梅，等. 42 例恶性淋巴瘤的超声诊断及临床分析. 中国肿瘤临床与康复，2004，11（5）：444-446.

[3] 燕山. 浅表淋巴结超声诊断. 中国超声医学杂志，2000，16（3）：230-233.

[4] 黄一容，严庆汉. 恶性淋巴瘤现代诊断与治疗. 河南：河南医科大学出版社，1997：55-56，127-135.

[5] 程红，金伟杰. 彩色多普勒超声对恶性淋巴瘤化疗前后的观察. 中国超声医学杂志，2001，17（12）：937-939.

[6] 张天泽，徐光炜. 肿瘤学. 天津：天津科学技术出版社，1996：2363-2391.

[7] 刘利民，张韵华，季正标，等. 超声引导恶性淋巴瘤穿刺活检. 中国临床医学，2002，9（6）：677-678.

[8] 吴晓莉，于德江，梁萍，等. 恶性淋巴瘤的声像图特征及超声引导下穿刺活检术的价值. 中国超声医学杂志，2002，18（11）：824-827.

[9] 周永昌，郭万学. 超声医学. 5 版. 北京：科学技术文献出版社，2006：172-176.

[10] 蔡艳，卫月，黄颖，等. 高频彩色多普勒超声在诊断颈部转移癌性与淋巴瘤性淋巴结中的应用价值. 中国医学影像技术，2008，24 增刊：66-68.

[11] 沈志祥，朱雄增. 恶性淋巴瘤. 北京：人民卫生出版社，2003：317.

[12] 陈建荣，聂日娟，吕国兴. 超声在浅表淋巴结病变检查中的应用价值. 中国超声医学杂志，2000，16（8）：631-633.

[13] 刘明瑜，万力，樊文峰. 浅淋巴结病变的超声诊断. 中国超声医学杂志，2002，18（6）：462-464.

[14] 李佳，杨漪，刘明瑜，等. 高频超声在非霍奇金淋巴瘤浅表淋巴结病变中的应用价值. 中国超声医学杂志，2008，24（4）：336-338.

[15] 王恩华. 病理学. 2 版. 北京：高等教育出版社，2008：105.

[16] 李佳. 高频超声在浅表淋巴结转移癌与淋巴瘤鉴别诊断中应用价值. 中华实用诊断与治疗杂志，2010，24（10）：994-995.

[17] 张缙熙，姜玉新. 浅表器官及组织超声诊断学. 2 版. 北京：科学技术文献出版社，2010：288-308.

[18] 李瑞芬，张冬艳，李晓庆，等. 颈部浅表无痛性肿大淋巴结的超声诊断与鉴别. 中国全科医学杂志，2013，16（6）：707-709.

[19] 周永昌，郭万学. 超声医学. 第 6 版. 北京：人民军医出版社，2012：365-366.

[20] 马爱群. 内科学. 北京：人民卫生出版社，2001：421-425.

[21] 周建桥，詹维伟. 彩色多普勒超声在颈部淋巴结疾病诊断中的应用. 中华超声影像学杂志，2005，14（7）：529-532.

[22] 傅先水，唐杰，苏莉，等. 彩色多普勒血流显像在浅表肿大淋巴结鉴别诊断中的应用. 中华超

声影像学杂志，2003，12（7）：420-422.

［23］黄星月，陈辽，李蓬，等. 超声造影在颈部淋巴结鉴别诊断中的应用价值. 中华超声影像学杂志，2015，24（12）：1051-1055.

［24］刘青，于铭，苏海砾，等. 超声造影在浅表淋巴结定性诊断中的临床价值. 中华超声影像学杂志，2009，18（2）：142-145.

［25］洪玉蓉，刘学明，张闻，等. 超声造影在浅表淋巴结疾病鉴别诊断中的应用研究. 中华超声影像学杂志，2006，15（11）：849-852.

［26］史俊妮，贾宛儒，费晓春，等. 恶性淋巴瘤性与转移性淋巴结的超声弹性成像特征鉴别. 中国超声医学杂志，2015，31（10）：891-893.

［27］徐秋华，杨静，燕山. 非霍奇金淋巴瘤的超声研究. 中国超声医学杂志，2007，23（9）：699-701.

［28］黄海擎，满诚，郝新玲，等. 高频彩超对颈部淋巴结疾病定性诊断的研究. 中国超声医学杂志，2011，27（7）：601-604.

［29］王晓荣，刘霞，姚兰辉，等. 颈部淋巴结淋巴瘤皮质回声及其病理基础的初步探讨. 中国超声医学杂志，2013，29（8）：676-680.

［30］徐京团，于龙华，陈秀慧，等. 颈部淋巴结肿大的彩色多普勒超声诊断与鉴别分析. 中国超声医学杂志，2007，23（12）：21-24.

［31］陈灏珠，林果为，王吉耀. 实用内科学. 14版. 北京：人民卫生出版社，2013：2025-2457.

［32］姜玉新，王志刚. 医学超声影像学. 北京：人民卫生出版社，2010：412.

［33］武忠弼，杨光华. 中华外科病理学. 北京：人民卫生出版社，2006：278-349.

［34］Weber AL, Rahemtullah A, Ferry JA. Hodgkin and non-Hodgkin lymphoma of the head and neck: clinical, pathologic, and imaging evaluation. Neuroimaging Clin N Am, 2003, 13(3): 371-392.

［35］Gammill SL, Shipkey FH, Himmelfarb EH, et al. Roentgenology-pathology correlative study of neovascularity. AJR Am J Roentgenol, 1976, 126(2): 376-385.

［36］Straus DJ, Yahalom J, Gaynor J, et al, Four cycles of chemotherapy and regional therapy for clinical early-stage and intermediate-stage of Hodgkin's disease. Cancer, 1992, 69(4): 1052-1060.

［37］Devita VT Jr, Serpick AA, Carbone PP. Combination chemotherapy in the treatment of advanced Hodgkin's disease. Ann Intern Med, 1970, 73(6): 881-895.

［38］Zornoza J, Bernardino ME, Ordonez NG, et al. Percutaneous needle biopsy of soft tissue tumors guided by ultrasound and computed tomography. Skeletal Radiol, 1982, 9(1): 33-36.

［39］Haaga JR, LiPuma JP, Bryan PJ, et al. Clinical comparison of small-and large-caliber cutting needles for biopsy. Radiology, 1983, 146(3): 665-667.

［40］van den Brekel MW, Stel HV, Castelijns JA, et al. Cervical lymph node metastasis: assessment of radiologic criteria. Radiology, 1990, 177(2): 379-384.

［41］Ahuja A, Ying M, Yang WT, et al. The use of sonography in differentiating cervical lymphomatous lymph nodes from cervical metastatic lymph nodes. Clin Radiol, 1996, 51(3): 186-190.

［42］Li JC, Yuan GH, Liu WY, et al. Ultrasound Doppler in blood vessel and superficial organs. Beijing: Beijing Medical University and Peking Union Medical College Association Publishing House, 1999: 381-390.

［43］Esen G. Ultrasound of superficial lymph nodes. Eur J Radiol, 2006, 58(3): 345-359.

［44］Ahuja AT, Ying M. Sonographic evaluation of cervical lymph nodes. AJR Am J Roentgenol, 2005, 184(5): 1691-1699.

［45］Ahuja AT, Ying M, Ho SY, et al. Ultrasound of malignant cervical lymph nodes. Cancer Imaging,

2008, 8: 48-56.

［46］ Xin L, Yan Z, Zhang X, et al. Parameters for Contrast-Enhanced Ultrasound (CEUS) of Enlarged Superficial Lymph Nodes for the Evaluation of Therapeutic Response in Lymphoma: A Preliminary Study. Med Sci Monit, 2017, 23: 5430-5438.

［47］ Violeta Filip P, Cuciureanu D, Sorina Diaconu L, et al. MALT lymphoma: epidemiology, clinical diagnosis and treatment. J Med Life, 2018, 11(3): 187-193.

［48］ Jiang W, Xue H, Wang Q, et al. Value of contrast-enhanced ultrasound and PET/CT in assessment of extramedullary lymphoma. Eur J Radiol, 2018, 99: 88-93.

［49］ Jin Y, He YS, Zhang MM, et al. Value of contrast-enhanced ultrasonography in the differential diagnosis of enlarged lymph nodes: a meta-analysis of diagnostic accuracy studies. Asian Pac J Cancer Prev, 2015, 16(6): 2361-2368.

［50］ Cocco G, Boccatonda A, D'Ardes D, et al. Mantle cell lymphoma: from ultrasound examination to histological diagnosis. J Ultrasound, 2018, 21(4): 339-342.

［51］ Li J, Wang J, Yang Z, et al. Castleman disease versus lymphoma in neck lymph nodes: a comparative study using contrast-enhanced CT. Cancer Imaging, 2018, 18(1): 28.

［52］ Niu X, Jiang W, Zhang X, et al. Comparison of Contrast-Enhanced Ultrasound and Positron Emission Tomography/Computed Tomography (PET/CT) in Lymphoma. Med Sci Monit, 2018, 24: 5558-5565.

［53］ 戴九龙. 淋巴疾病超声诊断. 北京：人民卫生出版社，2011：80-85.

［54］ 回允中. 外科病理学. 9版. 北京：北京大学医学出版社，2006：1917-1959.

［55］ 缪扣荣，徐卫，李建勇. 慢性淋巴细胞白血病的诊断与治疗. 内科急危重症杂志，2011，17（5）：260-281.

［56］ 刘声财，汪英颖，刘尚勤. 慢性淋巴细胞白血病诊治指南（解读）. 临床内科杂志，2015，32（12）：862-864.

［57］ 中华医学会血液学分会，中国抗癌协会血液肿瘤专业委员会. 中国慢性淋巴细胞白血病/小淋巴细胞淋巴瘤的诊断与治疗指南（2015年版）. 中华血液学杂志，2015，36（10）：809-813.

［58］ 苏学英，潘云，唐源，等. 淋巴母细胞性淋巴瘤/白血病26例细胞病理学分析. 临床与实验病理学杂志，2006，22（5）：545-548.

［59］ 曹红花，吴娜，申政磊，等. 以髓外浸润为首发表现的白血病临床分析. 实用癌症杂志，2015，30（1）：130-132.

［60］ 王慧，石军. 白血病髓外浸润相关微环境. 国际肿瘤学杂志，2014，41（11）：851-854.

［61］ 陈万新，张伟，徐勇，等. 白血病髓外浸润的针吸细胞病理学诊断. 中华病理学杂志，2004，33（6）：527-531.

［62］ Swerdlow SH, Campo E, Harris NL, et al. WHO Classification of Tumours of Haematopoietic and Lymphoid Tissues, Fourth Edition. Lyon: IARC, 2008: 110-178.

［63］ Kumar PV, Karimi M, Monabati A, et al. Cytology of leukemic lymphadenopathy. Acta Cytol, 2002, 46(5): 801-807.

［64］ Dores GM, Devesa SS, Curtis RE, et al. Acute leukemia incidence and patient survival among children and adults in the United States, 2001-2007. Blood, 2012, 119(1): 34-43.

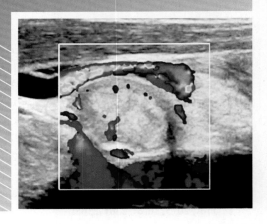

第十四章
转移性淋巴结

【病因及病理】

转移性淋巴结（metastatic lympho nodes）为原发恶性肿瘤的癌细胞经淋巴系统到达周围及远处淋巴结而形成的淋巴道转移。任何恶性肿瘤均可发生淋巴结转移，但发生率依据肿瘤类型变化很大，癌、恶性黑色素瘤和生殖细胞肿瘤很常见，而肉瘤和中枢神经系统肿瘤则少见。转移癌累及的淋巴结部位，可提供原发瘤可能发生部位的重要线索。口腔、鼻咽、甲状腺等器官的原发癌常转移到颈部淋巴结，甲状腺乳头状癌发生转移率较高，有文献报道，甲状腺乳头状癌的原发灶直径大于 1.5cm 时，颈部淋巴结转移的发生率可高达 75%。肺、纵隔、上消化道的原发癌常转移到锁骨上淋巴结。Virchow 淋巴结是指腹腔内的原发肿瘤转移至左锁骨上淋巴结，其转移途径的原因是由于胸导管引流至锁骨下静脉。乳腺癌转移到腋窝淋巴结、锁骨上下淋巴结及胸骨旁淋巴结。盆腔、生殖器官、会阴部及下肢的原发癌常转移到腹股沟淋巴结及腘窝淋巴结。

当发生淋巴结转移时，病理上表现为局灶淋巴结受累、明确的巢状结构、广泛坏死、窦性分布为主以及淋巴管内实性瘤栓。病灶癌细胞脱落随淋巴液通过输入淋巴管进入淋巴结，首先在边缘窦繁殖生长，并刺激促血管生成因子形成，早期即可诱发大量的新生血管。当癌细胞快速增殖，血供不足时，会引起局部缺血性坏死。

【临床表现】

浅表转移性淋巴结临床多表现为质硬的增大淋巴结，初期常为单个，无痛，边界清，推之可移动。随着病程进展，出现多个淋巴结，呈结节状，固定，有局部或放射性疼痛。当淋巴结增大压迫神经、血管时，可引起疼痛、麻木、声音嘶哑以及血管栓塞等症状。晚期破溃后可出现出血或分泌物。

【超声检查】

1. 淋巴结增大，呈圆形、类圆形或不规则形，L/S＜2 多见，甚至接近 1。

2. 淋巴结皮质可呈不规则增厚，局部或整体回声可增高。甲状腺乳头状癌的颈部淋巴结转移，淋巴结内可见团状、片状高回声，研究表明淋巴结内的这些高回声可能是甲状腺球蛋白聚集体。淋巴结边界清晰多见，如有包膜外侵犯，则边界不规则或模糊，与周围组织无明确分界，可造成软组织水肿。淋巴结可相互融合。

3．淋巴结内常出现无回声，为出血、坏死及囊性变所致。甲状腺乳头状癌、肺鳞癌、鼻咽癌极易出现淋巴结内液化坏死。钙化亦是转移性淋巴结的特征性超声表现之一，常细小多发，呈砂砾样。目前对甲状腺乳头状癌的研究相对较多，2015 版美国甲状腺协会（ATA）指南总结的甲状腺乳头状癌可疑转移性淋巴结的超声征象，包括：微钙化（敏感度 5%～69%，特异度 93%～100%）、囊性变（敏感度 10%～34%，特异度 91%～100%）。

4．淋巴门多变窄，呈偏心性，或消失。

5．彩色多普勒血流成像（CDFI）：以边缘型或混合型多见，系肿瘤细胞产生的血管生成因子，诱导形成肿瘤血管所致。阻力指数（RI）较高，多数学者认为转移性淋巴结的 RI 比良性淋巴结高，RI：0.7～0.8 为界值，其诊断敏感度为 47%～80%，特异度为 94%～100%。

6．超声弹性成像：以 4 级为多见，当出现囊性变或大片坏死，弹性分级可降低。

7．超声造影（CEUS）：表现为快速、搏动性、向心性高增强，即首先出现包膜增强，可呈细线样增强，之后出现紊乱、扭曲的肿瘤血管。随后皮质呈不均匀增强，为转移灶少血供或缺血坏死所致。部分淋巴结可表现为非向心性增强，少部分呈向心性缓慢高增强。

【典型病例】

病例 91

病史：患者，男性，55 岁，因"发现左侧颈部肿块 2 周"就诊。体格检查：左侧颈部触及一鸡蛋大小肿块，无压痛，活动度较差，质地较硬，皮肤无红肿。辅助检查：鼻咽部 CT 示左侧鼻咽部低密度软组织肿块影（图 14-0-1A），血清 EB 病毒抗体呈阳性，血常规：白细胞计数 $10.1×10^9$/L，中性粒细胞计数 $7.2×10^9$/L，血红蛋白浓度 135g/L，血小板计数 $235×10^9$/L。

灰阶及多普勒超声：左侧颈部Ⅱ区探及多个增大淋巴结，较大的 3.8cm×2.7cm，皮质增厚呈稍高回声，内回声不均匀，近淋巴结浅侧包膜下可见无回声区。淋巴结内可见数枚点状强回声的钙化灶，淋巴门受压变窄（视频 18），CDFI：淋巴门彩色血流信号较丰富，包膜上亦可见点状彩色血流信号（图 14-0-1B～F）。

视频 18　鼻咽癌颈部转移性淋巴结灰阶超声（病例 91）

超声造影：团注超声造影剂后 9s 开始增强，呈向心性、搏动性增强，11s 淋巴结整体不均匀增强，边缘见多处片状无增强区，16s 增强达峰，淋巴结内显著增强，淋巴结边缘见多处片状无增强区，21s 开始廓清，31s 廓清明显（图 14-0-1G～K）。

超声提示：左侧颈部多发淋巴结增大，超声造影提示血供异常，来源于鼻咽癌转移可能性较大，建议行穿刺活检。

病理结果：鼻咽癌转移性淋巴结。

分析：颈部增大淋巴结皮质增厚呈稍高回声，可见不规则无回声区及微钙化，残存的淋巴门呈短线状，超声造影呈向心性不均匀高增强，有搏动性缓慢填充式灌注，出现片状无增强区，首先考虑转移性淋巴结。单侧颈部淋巴结增大位于Ⅱ区，结合血清 EB 病毒抗体呈阳性，考虑来源于鼻咽部肿瘤。King 等提出咽后淋巴结是鼻咽癌转移的首站淋巴结，由于其研究的手段是 MRI 扫描，而超声在咽后淋巴结的检出率方面要明显低于 MRI，所以超声首先发现的鼻咽癌转移性淋巴结往往在颈部Ⅱ区、Ⅴ区。

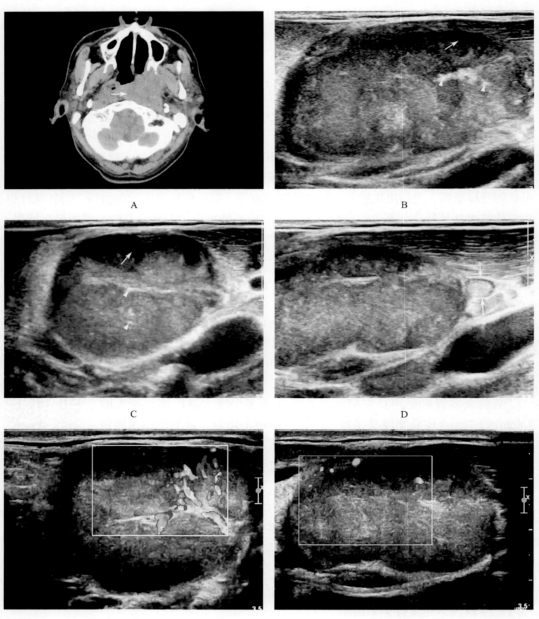

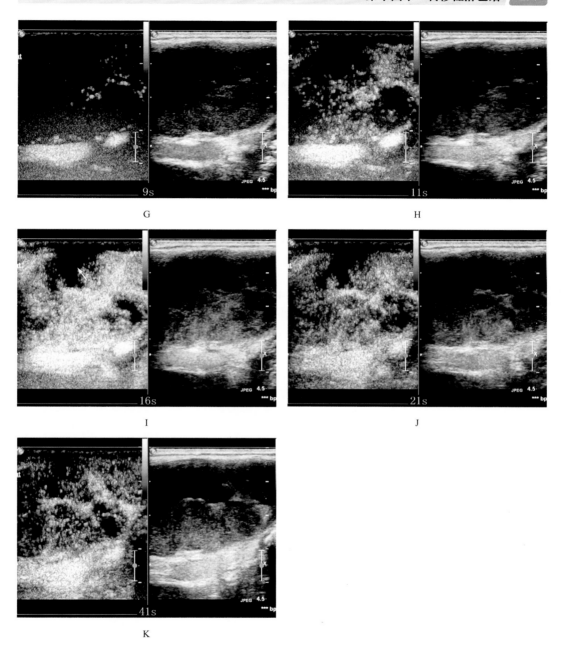

图 14-0-1　鼻咽癌颈部转移性淋巴结（病例 91）

注：A. 鼻咽部 CT 示左侧鼻咽部低密度软组织结节影（箭头）；B、C. 左侧颈部淋巴结增大，皮质增厚，内见数枚点状强回声（三角形箭头），近淋巴结边缘可见无回声区（箭头），淋巴门受压变窄；D. 增大淋巴结旁另见一小淋巴结，内见团状高回声（箭头）；E. 血流从淋巴门处进入，呈偏心性淋巴门血流；F. 淋巴结包膜见点状血流；G. 超声造影剂注入后 9s 开始增强，呈向心性、搏动性增强；H. 11s 淋巴结内显著增强，边缘见多处片状无增强区；I. 16s 增强达峰，淋巴结内明显增强，呈向心性搏动性高增强，淋巴结边缘可见无增强区（箭头）；J. 21s 开始廓清；K. 31s 廓清明显

病例 92

病史：患者，男性，57岁，因"发现左侧颌下肿块1个月余"就诊。体格检查：左侧颌下触及一鸽蛋大小肿块，无压痛，活动度差，质地硬。辅助检查：血清EB病毒抗体呈阳性；血常规：白细胞计数 $8.2×10^9$/L，中性粒细胞计数 $4.5×10^9$/L，血红蛋白浓度125g/L，血小板计数 $112×10^9$/L。

灰阶及多普勒超声：左侧颈部Ⅱ区探及多个增大淋巴结，较大的约3.0cm×1.8cm，皮质增厚，内部回声杂乱不均匀，淋巴门消失，周围淋巴结皮质增厚，淋巴门消失，内可见不规则无回声，CDFI：淋巴结周边见彩色血流信号，呈边缘型血供（图14-0-2A～F）。

超声造影：团注超声造影剂后14s淋巴结开始增强，15s淋巴结轮廓清晰，20s增强达峰，淋巴结内显著增强，内部见无增强区，26s开始廓清，淋巴结轮廓依然清晰，42s廓清明显（图14-0-2G～K）。

超声提示：左侧颈部多发淋巴结增大，转移性淋巴结可能，来源于鼻咽部可能性较大。

病理结果：鼻咽癌转移性淋巴结（图14-0-2L、M）。

分析：颈部Ⅱ区淋巴结增大，内部回声不均匀，可见无回声区，淋巴门消失；超声造影示造影剂由周边开始灌注，呈向心性增强，达峰时增强不均匀，周围部分可见无增强区，结合血清EB病毒抗体呈阳性，考虑转移性淋巴结，鼻咽部来源首先考虑。

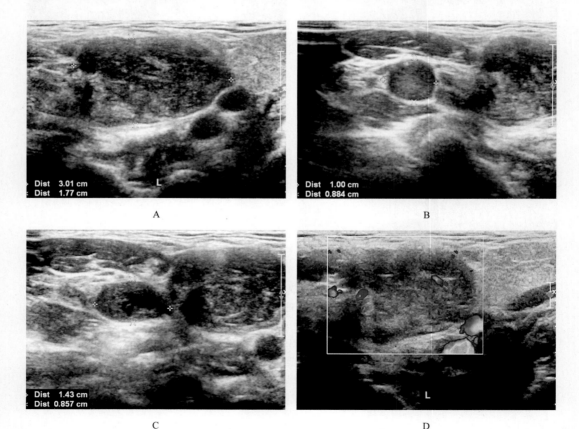

A

B

C

D

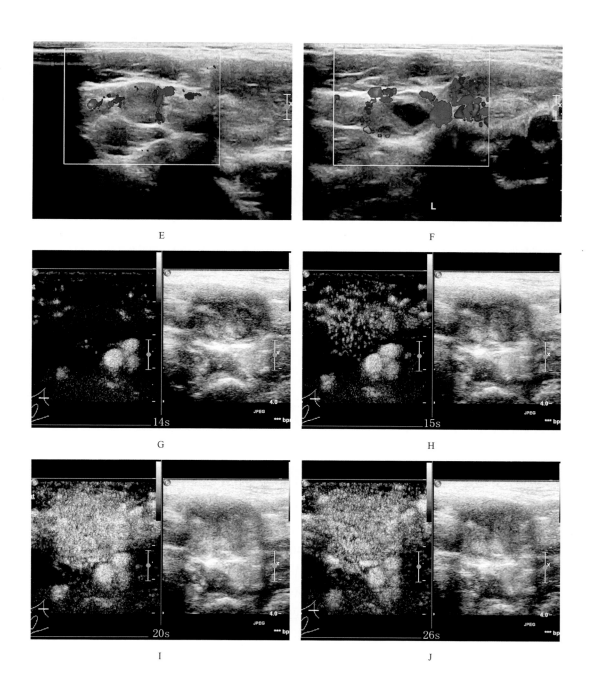

E

F

G

H

I

J

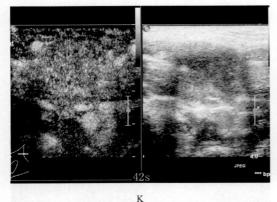

K

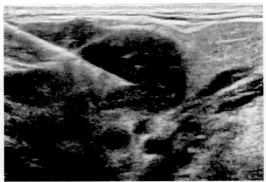

L

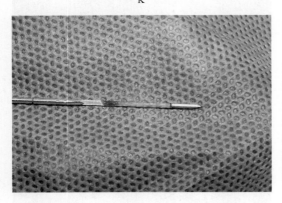

M

图 14-0-2 鼻咽癌颈部转移性淋巴结（病例 92）

注：A～C. 左侧颈部多发淋巴结增大，较大的为 3.0cm×1.8cm，淋巴门消失，周围淋巴结皮质增厚，淋巴门消失，内见不规则无回声区；D～F. 淋巴结内血流信号不丰富，呈边缘型血供；G. 超声造影剂注入后 14s；H. 15s 淋巴结轮廓清晰；I. 20s 增强达峰，淋巴结内明显增强，内部见无增强区；J. 26s 开始廓清，淋巴结轮廓依然清晰；K. 42s 廓清明显；L、M. 超声引导下淋巴结穿刺活检术及穿刺条标本

此类患者应建议鼻咽部检查，如 CT 提示鼻咽部软组织增厚或鼻内镜证实鼻咽部新生物，提示鼻咽部转移性淋巴结。

病例 93

病史：患者，男性，65 岁，因"发现右侧颈部肿块半个月"就诊。体格检查：右侧颈部触及多个增大淋巴结，较大者鸽蛋大小，无压痛，活动度较差，质地较硬，皮肤无红肿。辅助检查：血清 EB 病毒抗体呈阳性；血常规：白细胞计数 5.7×10⁹/L，中性粒细胞计数 3.7×10⁹/L，血红蛋白浓度 140g/L，血小板计数 176×10⁹/L。

灰阶及多普勒超声：右侧颈部 Ⅱ 区及 Ⅴ 区探及多个增大淋巴结，排列成串，较大为 1.6cm×0.9cm，淋巴门消失，内见多个不规则无回声区，较大的位于包膜下，淋巴结呈相互融合趋势；CDFI：淋巴结周边彩色血流信号较丰富，分布杂乱，呈混合型血供（图 14-0-3A、B）。

超声造影：团注超声造影剂后 14s 包膜开始增强，呈细线样，18s 增强达峰，淋巴结呈向心性搏动性增强，内部可见无增强区，26s 开始廓清，淋巴结轮廓清晰，28s 廓清明显（图 14-0-3C～F）。

超声提示：右侧颈部多发淋巴结增大，超声造影呈向心性、搏动性增强，转移性淋巴结。

病理结果：鼻咽癌转移性淋巴结（图 14-0-3G、H）。

　　分析：颈部淋巴结增大，L/S＜2，排列成串，淋巴门消失，内部不规则无回声区，CDFI 示彩色血流信号分布杂乱，呈混合型。超声造影示淋巴结呈向心性增强，包膜先呈细线样增强，后呈搏动性向内部灌注，淋巴结内出现无增强区，上述表现符合转移性淋巴结特征。

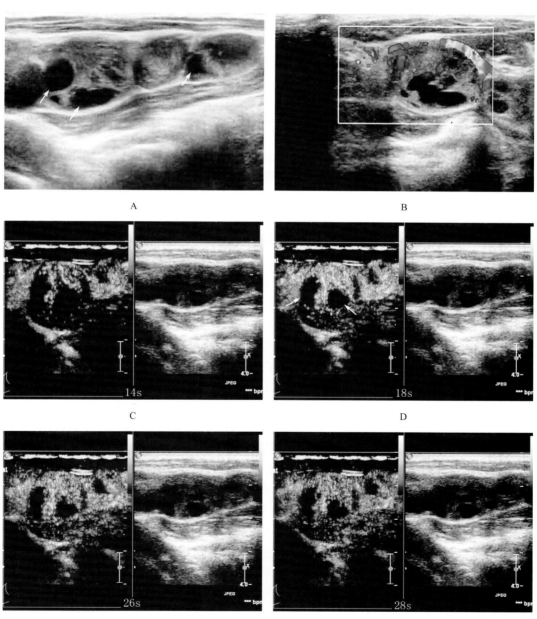

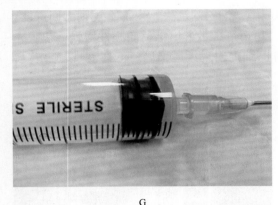
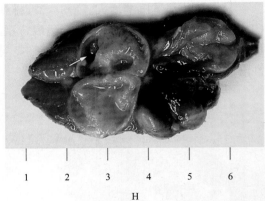

G   H

图 14-0-3　鼻咽癌颈部转移性淋巴结（病例 93）

注：A. 右侧颈部多发淋巴结，排列成串，淋巴门消失，内见多个不规则无回声（箭头），淋巴结呈相互融合趋势；B. 淋巴结彩色血流信号分布杂乱，周边较丰富，呈混合型血供；C. 超声造影剂注入后 14s 包膜呈细线样增强；D. 18s 增强达峰，淋巴结内明显增强，内部可见无增强区（箭头），为淋巴结内癌组织坏死；E. 26s 开始廓清，淋巴结轮廓清晰；F. 28s 廓清明显；G. 无增强区穿刺抽出无色液体；H. 为手术大体标本，箭头示坏死区（单位：cm）

病例 94

病史：患者，男性，48 岁，因"发现右侧颈部肿块 2 周"就诊。体格检查：右侧颈部触及鸡蛋大小肿块，无压痛，活动度较差，质地较硬。辅助检查：血清 EB 病毒抗体阳性；血常规：白细胞计数 $7.7×10^9/L$，中性粒细胞计数 $4.3×10^9/L$，血红蛋白浓度 113g/L，血小板计数 $120×10^9/L$。

灰阶及多普勒超声：右侧颈部 Ⅱ 区及 Ⅴ 区探及多个增大淋巴结，较大的两个大小分别为 4.0cm×2.1cm 及 2.9cm×2.0cm，淋巴门消失，内呈不均匀高回声及等回声，可见数枚点状强回声，CDFI：淋巴结周边及内部可见条状彩色血流信号，分布杂乱，呈混合型血供，PW：测得淋巴结内动脉频谱（图 14-0-4A～E）。

超声造影：较大一个淋巴结：团注超声造影剂 9s 包膜开始增强，12s 淋巴结轮廓清晰，17s 增强达峰，淋巴结呈非向心性弥漫性高增强，局部呈低增强，内部可见裂隙样无增强区，24s 开始廓清，37s 淋巴结轮廓依然清晰（图 14-0-4F～J）；另一个淋巴结：团注超声造影剂 10s 包膜开始增强，14s 淋巴结轮廓清晰，21s 增强达峰，淋巴结呈向心性搏动性高增强，内部可见裂隙样无增强区，45s 持续廓清（图 14-0-4K～N）。

超声提示：右侧颈部多发淋巴结增大，转移性淋巴结不除外，建议行穿刺活检。

病理结果：鼻咽癌转移性淋巴结。

分析：颈部淋巴结增大，L/S<2，淋巴门消失，淋巴结内回声增高且杂乱，内部可见"砂砾样"钙化，血流信号紊乱呈混合型，RI 增高，超声造影示其中一个淋巴结为非向心性不均匀高增强，另一个淋巴结为向心性搏动性高增强，内部均可见裂隙样无增强区，需考虑转移性淋巴结。

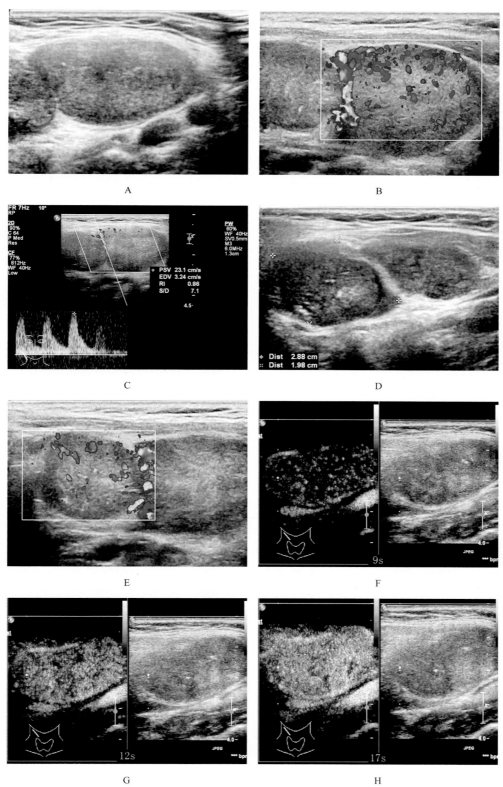

A

B

C

D

E

F

G

H

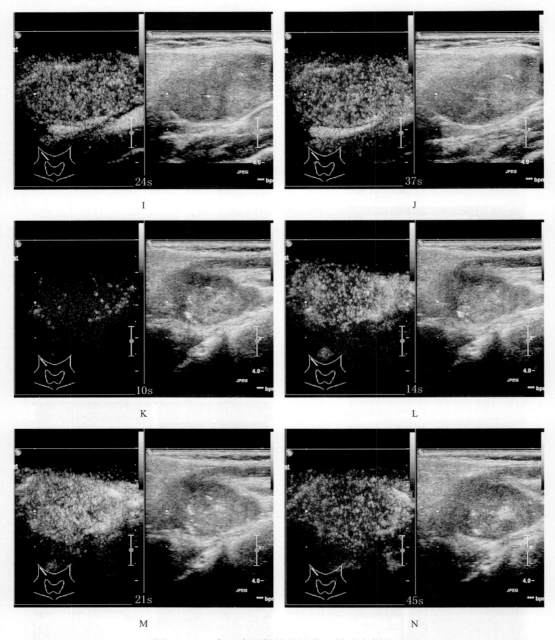

图 14-0-4　鼻咽癌颈部转移性淋巴结（病例 94）

注：A. 右侧颈部多发淋巴结增大，较大的淋巴结淋巴门消失，内回声不均匀，可见数枚点状强回声；B. 淋巴结内部及周边彩色血流信号较丰富，分布杂乱，呈混合型血供；C. 测得淋巴结内动脉频谱，RI：0.86；D. 右侧颈部另一个增大淋巴结，淋巴门消失，内回声不均匀，可见数枚点状强回声；E. 淋巴结周边及内部彩色血流信号较丰富，分布杂乱，呈混合型血供；F. 团注超声造影剂后 9s 包膜开始增强；G. 12s 淋巴结轮廓清晰；H. 17s 增强达峰，淋巴结呈非向心性弥漫性高增强，局部呈低增强，内部可见点状无增强区，为淋巴结内癌组织坏死；I. 24s 开始廓清；J. 37s 淋巴结轮廓依然清晰；K. 右侧颈部另一个增大淋巴结团注超声造影剂后 10s 包膜开始增强；L. 14s 淋巴结轮廓清晰；M. 21s 增强达峰，淋巴结呈向心性搏动性高增强，内部可见裂隙样无增强区，为淋巴结内癌组织坏死；N. 45s 持续廓清

病例 95

病史：患者，男性，78 岁，因"确诊鼻咽癌放疗、化疗后 4 周，左侧颈部再发肿块 3 周"就诊。体格检查：左侧颈部扪及蚕豆大小肿块，无压痛，活动度较差，质地较硬。辅助检查：EBV-DNA 呈阴性；血常规：白细胞计数 12.1×10⁹/L，中性粒细胞计数 8.8×10⁹/L，血红蛋白浓度 92g/L，血小板计数 87×10⁹/L；血肿瘤标志物检查未见明显异常。

灰阶及多普勒超声：左侧颈部 V 区探及增大淋巴结，大小约 1.8cm×1.1cm，内回声杂乱，淋巴门消失，CDFI：淋巴结边缘及内部可见稍丰富的混合型血供（图 14-0-5 A、B）。

超声提示：左侧颈部多发淋巴结增大，结合病史，考虑来源于鼻咽癌转移可能性较大。

病理结果：鼻咽癌转移性淋巴结。

超声引导下射频消融治疗，射频消融治疗术后淋巴结内未见血流信号（图 14-0-5 C～F）。

分析：颈部多发淋巴结增大，内部回声杂乱，彩色血流信号较丰富且紊乱，结合病史考虑鼻咽癌转移性淋巴结，穿刺后证实。患者鼻咽癌放疗、化疗后 4 周，拒绝再次手术，遂行颈部淋巴结射频消融术，该患者射频消融术后行彩色多普勒超声检查，淋巴结内未见明显彩色血流信号。

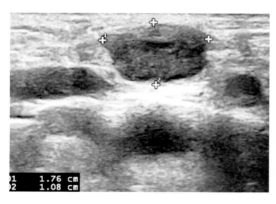

A

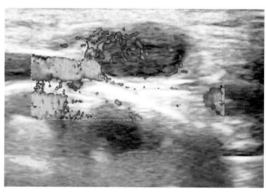

B

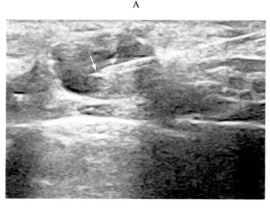

C

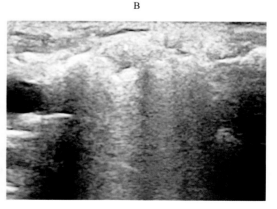

D

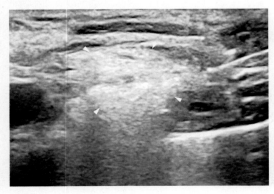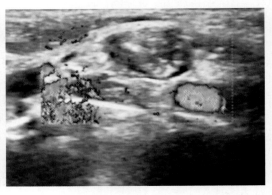

E　　　　　　　　　　　　　　　　　　　　　F

图 14-0-5　鼻咽癌转移性淋巴结射频治疗（病例 95）

注：A、B. 左侧颈部 V 区淋巴结增大，内回声杂乱，淋巴门消失，CDFI：淋巴结内混合型血供；C～E. 超声引导下淋巴结射频消融治疗术（箭头示射频针，三角形箭头示消融过程中气化范围）；F. 射频治疗术后淋巴结内未见明显血流信号

病例 96

病史：患者，男性，31 岁，因"发现左侧颈部肿块 1 周"就诊。体格检查：左侧颌下触及一鸽蛋大小肿块，无压痛，活动度差，质地硬。辅助检查：甲状腺球蛋白浓度 85μg/L；血常规：白细胞计数 7.0×10⁹/L，中性粒细胞计数 4.0×10⁹/L，血红蛋白浓度 134g/L，血小板计数 147×10⁹/L；EBV-DNA 呈阴性。

灰阶及多普勒超声：左侧颈部Ⅱ区、Ⅲ区探及多个增大淋巴结，较大的位于Ⅱ区，大小为 2.8cm×0.9cm，似由两个融合而成，内回声不均匀，局部呈高回声，淋巴门消失，CDFI 及 CDE：内部血流信号稍丰富（图 14-0-6A～C）。

超声弹性成像：淋巴结以蓝色为主，4 级（图 14-0-6D）。

超声造影：左侧颈部淋巴结：团注造影剂后 10s 淋巴结周边开始增强，15s 淋巴结增强达峰，呈向心性弥漫性高增强，轮廓清晰，22s 淋巴结内造影剂开始廓清，68s 造影剂廓清，淋巴结轮廓清晰，107s 淋巴结轮廓依旧清晰（图 14-0-6E～I）。

灰阶及多普勒超声：甲状腺左侧叶可见偏低回声结节，边界欠清，形态欠规则，内回声不均匀，内见数枚点状强回声，CDFI：内见条状彩色血流信号（图 14-0-6J、K）。

超声弹性成像：甲状腺左侧叶结节表现为均匀蓝色，4 级（图 14-0-6L）。

超声造影：甲状腺左侧叶结节：团注造影剂后 8s 结节开始增强，13s 增强达峰，19s 开始廓清（图 14-0-6M～O）。

超声提示：甲状腺左侧叶结节，符合恶性病变超声征象；左侧颈部多发淋巴结增大，首先考虑甲状腺癌转移性淋巴结，建议行穿刺活检。

病理结果：甲状腺左侧叶乳头状癌伴淋巴结转移（图 14-0-6P）。

分析：颈部Ⅱ区、Ⅲ区多发淋巴结增大，内部回声不均匀，内部呈高回声，淋巴门消失，超声弹性成像示淋巴结较硬，CEUS 呈向心性快速高增强及快退等表现，结合甲状腺内结节恶性征象：分叶状实性低回声伴"砂砾样"钙化等，故应首先考虑转移性淋巴结。超声医师在进行颈部淋巴结检查时，如发现可疑恶性淋巴结时，应该大范围检查颈部，包括甲状腺、腮腺、颌下腺、食管等，获取有用信息辅助诊断。

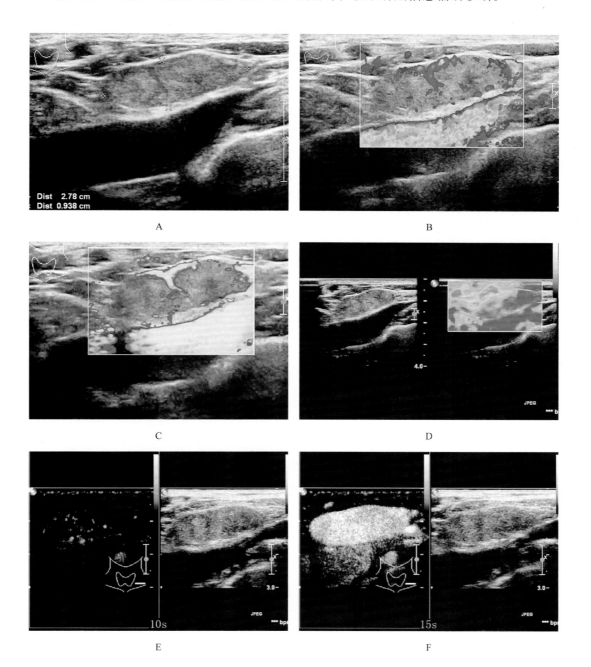

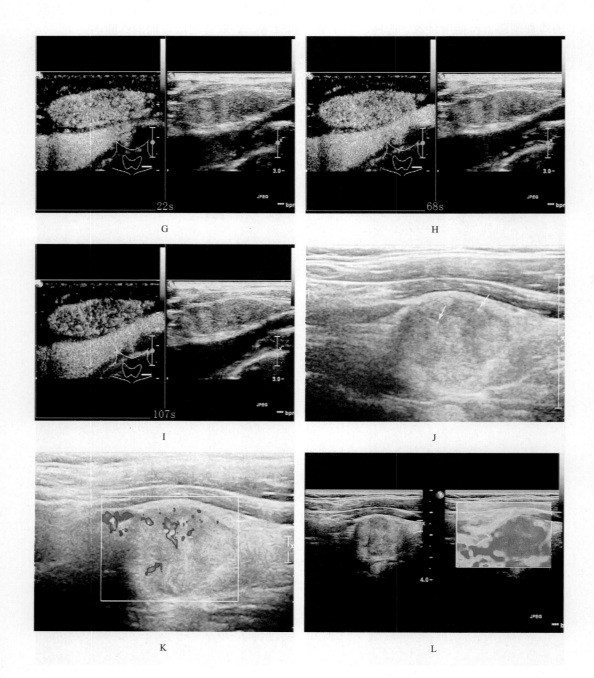

G

H

I

J

K

L

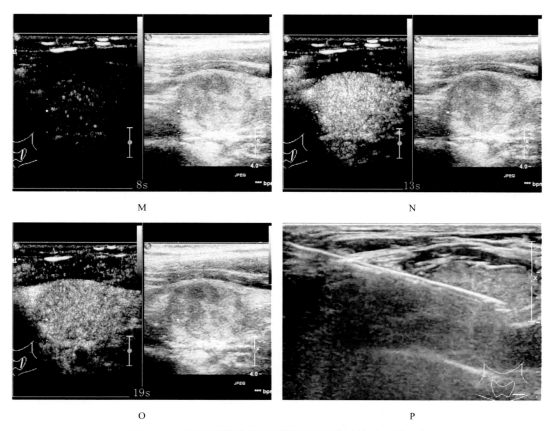

图 14-0-6　甲状腺乳头状癌颈部转移性淋巴结（病例 96）

注：A. 左侧颈部淋巴结，较大的约 2.8cm×0.9cm，淋巴门消失，内回声不均匀，局部呈高回声；B、C. CDFI 及 CDE 示淋巴结内血流信号稍丰富；D. 超声弹性成像示淋巴结以蓝色为主，4 级；E. 淋巴结团注造影剂后 10s 淋巴结周边开始增强；F. 15s 淋巴结增强达峰，呈向心性弥漫性高增强，轮廓清晰；G. 22s 淋巴结内造影剂开始廓清；H. 68s 造影剂廓清，淋巴结轮廓清晰；I. 107s 淋巴结轮廓依旧清晰；J. 甲状腺左叶低回声结节内"砂砾样"钙化灶（箭头）；K. 结节内彩色血流信号稍丰富；L. 超声弹性成像示结节呈均匀蓝色，4 级；M. 甲状腺结节团注造影后 8s 结节开始增强；N. 13s 结节增强达峰；O. 19s 持续廓清；P. 超声引导下淋巴结穿刺活检术

病例 97

病史：患者，男性，37 岁，因"体检发现左侧颈部肿块及甲状腺结节 2d"就诊。体格检查：左侧颈部触及一鸽蛋大小肿块，无压痛，活动度较差，质地较硬。辅助检查：血常规及肿瘤标志物未见明显异常；甲状腺发射型计算机断层扫描成像（ECT）示甲状腺左叶一"凉偏冷"结节。

灰阶及多普勒超声：左侧颈部Ⅲ区、Ⅳ区探及多个增大淋巴结，较大的位于Ⅲ区，大小 1.5cm×0.8cm，内呈不均匀高回声，部分淋巴结内可见不规则无回声及点状强回声，淋巴门消失，PW：测得淋巴结内动脉频谱，呈混合型血供（图 14-0-7A～D）。

超声弹性成像：淋巴结以蓝色为主，4 级（图 14-0-7E）。

超声造影：团注超声造影剂后 18s 淋巴结开始增强，28s 淋巴结增强达峰，轮廓清晰，呈向心性增强，内可见无增强区，50s 淋巴结开始廓清（图 14-0-7F～H）。

灰阶及多普勒超声：甲状腺左侧叶可见等回声结节，边界不清，形态不规则，似呈分叶状，内见多枚强回声堆积成团，后伴声影（图 14-0-7I）。

超声提示：甲状腺左侧叶结节伴钙化，提示恶性病变，左侧颈部多发淋巴结增大，来源于甲状腺癌转移可能性较大，建议行穿刺活检。

病理结果：甲状腺左侧叶乳头状癌伴淋巴结转移（图 14-0-7J）。

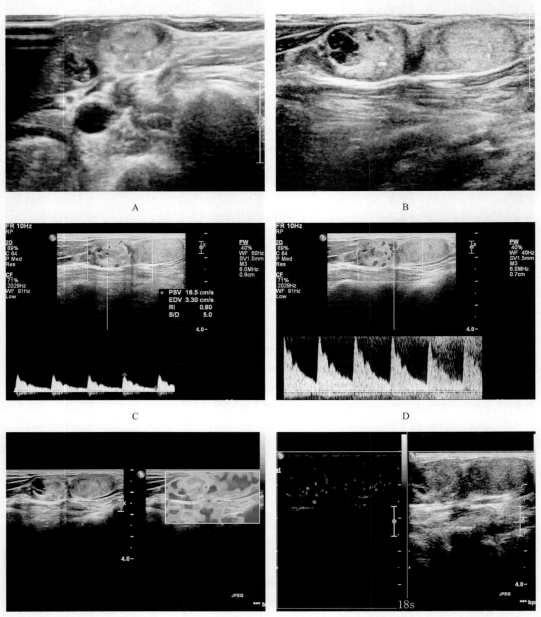

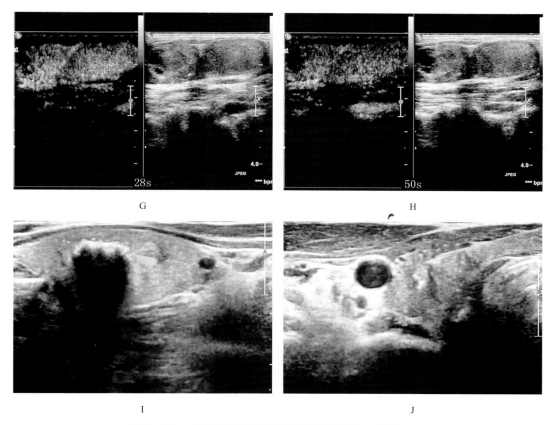

图 14-0-7　甲状腺乳头状癌颈部转移性淋巴结（病例 97）

注：A. 增大淋巴结位于颈动脉前方，边界清，淋巴结间有融合征象；B. 同侧颈部淋巴结增大，内见钙化及液化；C、D. 测得淋巴结内动脉频谱，RI：0.80；E. 超声弹性成像，淋巴结以蓝色为主，4 级；F. 团注超声造影剂后 18s 淋巴结开始增强；G. 28s 淋巴结增强达峰，轮廓清晰，呈向心性增强，内可见无增强区；H. 50s 淋巴结开始廓清；I. 甲状腺左侧叶等回声结节伴钙化，边界不清，内可见"砂砾样"钙化及粗大钙化；J. 超声引导下甲状腺结节穿刺活检术

分析：颈部Ⅱ区、Ⅲ区多发淋巴结增大，L/S＜2，内部见高回声、钙化及坏死区，阻力指数较高，混合型血供，上述灰阶超声均符合转移性淋巴结征象，CEUS 示淋巴结呈向心性快速高增强，同时结合甲状腺内占位性病变伴钙化，故首先考虑转移性淋巴结。淋巴结内高回声为甲状腺乳头状癌转移性淋巴结的特征性超声表现，其敏感度为 86.0%，特异度为 95.5%，准确性为 90.0%，为淋巴结内含甲状腺球蛋白所致。有研究报道，46.0%～68.7% 的甲状腺癌转移性淋巴结可见细点状钙化，是甲状腺癌转移的特征性超声表现，这些钙化多位于淋巴结边缘部位，组织学上与乳头状癌的"砂砾样"相对应。

病例 98

病史：患者，女性，22 岁，因"发现右侧颈部肿块 1 个月"就诊。体格检查：右侧颈部触及鸡蛋大小肿块，无压痛，活动度较差，质地较硬（图 14-0-8A）。辅助检查：甲状腺球蛋白浓度 54μg/L；血常规：白细胞计数 4.3×10⁹/L，中性粒细胞计数 2.2×10⁹/L，血红蛋白浓度 100g/L，血小板计数 130×10⁹/L，EB 病毒抗体呈阴性。

灰阶及多普勒超声：右侧颈部Ⅱ区探及混合回声结节，大小 3.7cm×2.2cm，以无回声为主，边缘可见高回声，内见数枚点状强回声；右侧颈部Ⅱ区、Ⅲ区多发淋巴结，位于混合回声结节周边，较大的为1.7cm×0.7cm，边界清，淋巴门消失，内可见点状强回声，CDFI：淋巴结内部彩色血流信号稍丰富，呈混合型血供，PW：测得淋巴结内动脉频谱（图14-0-8B～E）。

超声弹性成像：淋巴结中央呈绿色，边缘呈蓝色，3级（图14-0-8F、G）。

超声造影：团注超声造影剂5s淋巴结开始增强，7s淋巴结轮廓清晰，11s增强达峰，混合回声结节内高回声未见明显增强，而其旁淋巴结内明显增强，内部见无增强区，41s淋巴结开始廓清，轮廓依然清晰（图14-0-8H～K）。

灰阶及多普勒超声：甲状腺左侧叶可见低回声结节，边界不清，纵横比失调，内回声不均匀，可见点状强回声，CDFI：结节内彩色血流信号不丰富（图14-0-8L～N）。

超声弹性成像：甲状腺左侧叶结节呈蓝色，4级（图14-0-8O）。

超声提示：甲状腺左侧叶结节伴钙化，提示恶性可能，右侧颈部多发淋巴结增大，来源于甲状腺癌转移可能性较大，建议行穿刺活检。

病理结果：甲状腺左侧叶乳头状癌伴右侧颈部淋巴结转移（图14-0-8P～T）。

分析：颈部混合回声结节，内部见高回声、钙化灶及坏死区，超声造影示混合性结节内高回声未见明显增强，周边增大淋巴结呈不均匀快速高增强，应警惕转移性淋巴结的可能。此患者混合回声结节穿刺液为血性，考虑为肿瘤细胞过快生长导致的坏

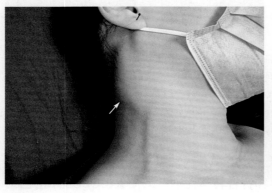

A

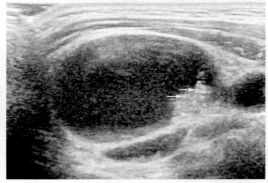

B

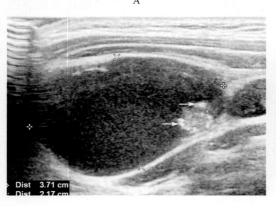

C

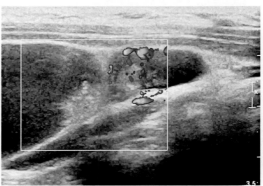

D

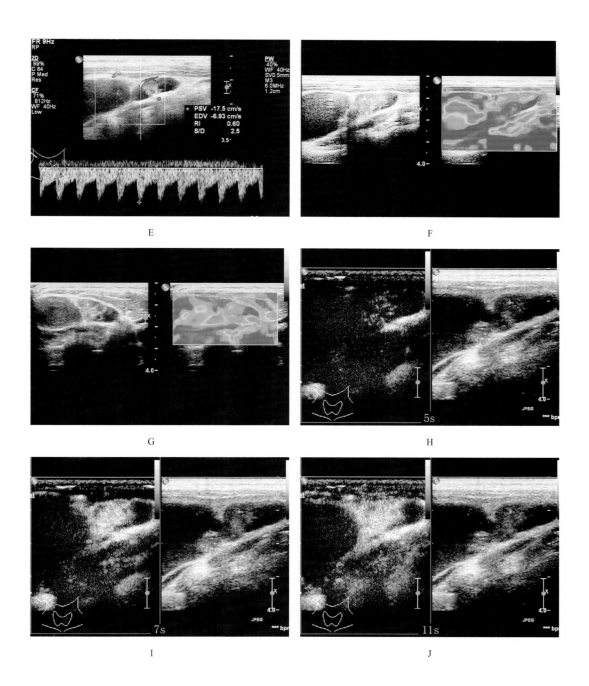

E

F

G

H

I

J

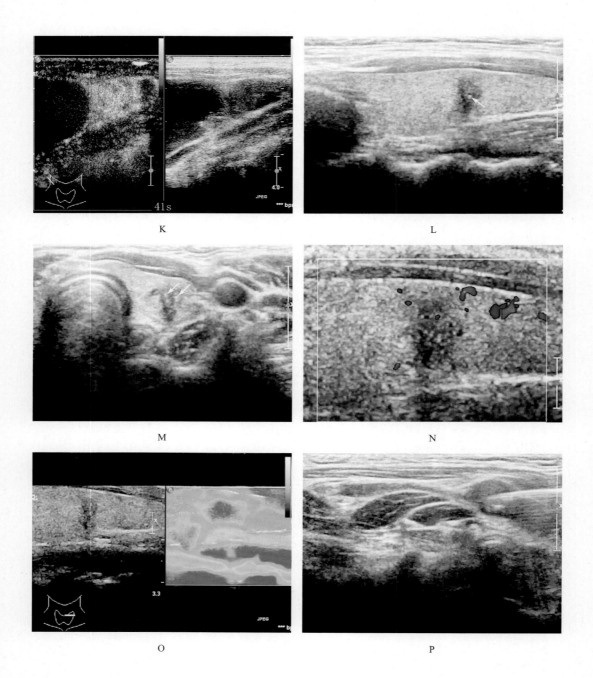

K

L

M

N

O

P

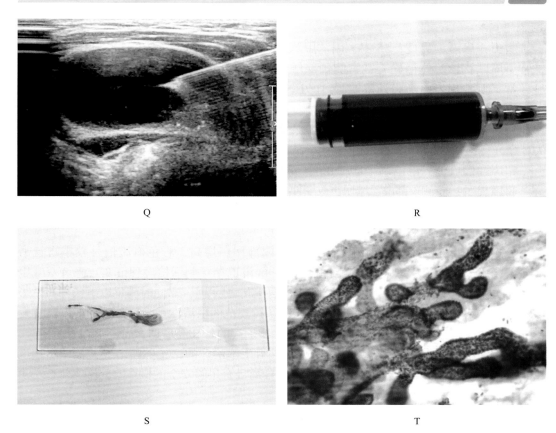

Q

R

S

T

图 14-0-8　甲状腺乳头状癌颈部转移性淋巴结（病例 98）

注：A. 右侧颈部肿块体表大体观（箭头）；B、C. 右侧颈部混合回声结节，大小 3.7cm×2.2cm，以无回声为主，边缘可见高回声，内见数枚点状强回声（箭头）；D. 混合回声结节内高回声区未见明显彩色血流信号，其旁淋巴结内彩色血流信号稍丰富；E. 测得淋巴结内动脉频谱，RI: 0.6；F、G. 超声弹性成像显示蓝绿为主，质地较硬；H. 团注造影剂后 5s 淋巴结开始增强；I. 7s 淋巴结轮廓清晰；J. 11s 增强达峰，混合性结节内高回声未见明显增强，而其旁淋巴结内明显增强，内部见无增强区；K. 41s 淋巴结开始廓清，轮廓依然清晰；L、M. 甲状腺左侧叶低回声结节，边界不清，纵横比失调，内回声不均匀，可见点状强回声（箭头）；N. CDFI 示甲状腺结节内彩色血流信号不丰富；O. 弹性成像示结节质地较硬；P、Q. 超声引导下穿刺活检术；R. 穿刺液为血性液体；S. 穿刺物涂片；T. 细针穿刺细胞学涂片（HE 染色）：400 倍光镜下见肿瘤细胞形态多样，大部分呈乳头状排列，少部分呈片状平铺，转移性乳头状癌

死出血，有研究表明，使用囊性变作为诊断甲状腺癌转移淋巴结的指标特异度为 90%以上，准确性 55%～90%。其周边淋巴结活检病理证实为甲状腺癌淋巴结转移，故此类患者除了穿刺混合回声结节外，还需要穿刺周围淋巴结，以免漏诊，在常规检查时应扩大检查范围寻找原发灶证据。

此病例为左侧甲状腺乳头状癌转移至右侧颈部淋巴结，说明颈淋巴结的转移是复杂的，存在着跳跃转移和逆行转移的可能，一侧肿瘤可能通过周围的淋巴网转移至对侧淋巴结。有学者对 83 例甲状腺乳头状癌淋巴结转移患者的规律进行研究，其中 63 例单侧肿瘤，54.1% 转移至患侧淋巴结，27.8% 转移至健侧淋巴结。发生跳跃转移可能与肿瘤的发病位置有关，位于甲状腺下极时转移至对侧淋巴结的发生率最高。

病例 99

病史：患者，男性，55 岁，因"甲状腺癌术后 1 年余，超声发现右侧颈部淋巴结异常 1 周"就诊。体格检查：右侧颈部触诊无异常。辅助检查：血肿瘤标志物未见明显异常；血常规：白细胞计数 5.3×10⁹/L，中性粒细胞计数 2.8×10⁹/L，血红蛋白浓度 141g/L，血小板计数 273×10⁹/L，甲状腺球蛋白浓度 37μg/L。

灰阶及多普勒超声：右侧颈部Ⅲ区探及一大小 0.6cm×0.4cm 的淋巴结，淋巴门消失，CDFI：淋巴结内血流信号丰富、杂乱，呈混合型血供（图 14-0-9A、B）。

超声弹性成像：淋巴结呈蓝绿相间，2 级（图 14-0-9C）。

超声提示：右侧颈部淋巴结回声改变伴血供异常，结合病史，首先考虑甲状腺癌转移。

病理结果：甲状腺乳头状癌转移性淋巴结。

超声引导下射频消融治疗术（图 14-0-9D～F）。

分析：颈部淋巴结未见明显增大，但其内部回声增高，彩色血流信号较丰富且紊乱，结合病史考虑甲状腺癌转移性淋巴结，并经淋巴结穿刺活检病理证实。患者双叶甲状腺已切除，拒绝再次手术，遂行颈部淋巴结射频消融术时，需同时满足以下条件：①影像学提示颈部转移性淋巴结，经 FNA 证实；②行规范的根治性手术后，颈部淋巴结复发转移，或行放射性碘治疗无效及拒绝行放射性碘治疗的；③经评估，患者存在手术困难，且自身条件不能耐受外科手术，或患者拒绝外科手术治疗的；④淋巴结最大长径不超过 2cm；转移性淋巴结能够与大血管、重要神经分离且有足够安全的操作空间。

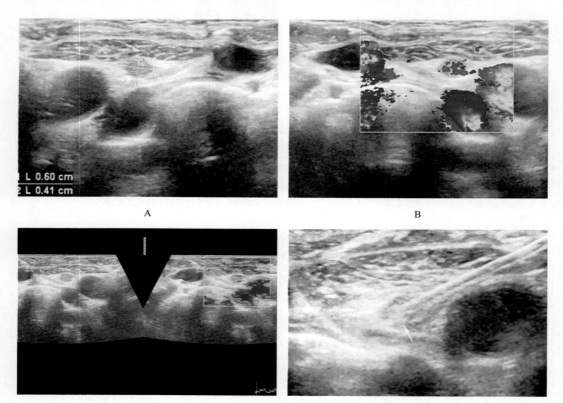

A

B

C

D

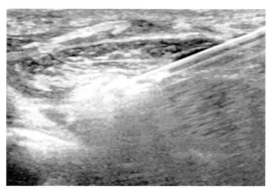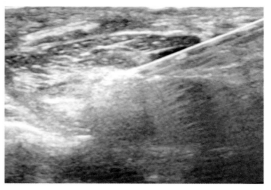

E　　　　　　　　　　　　　　　　　　F

图 14-0-9　甲状腺乳头状癌转移性淋巴结射频治疗（病例 99）

注：A、B. 右侧颈部Ⅲ区淋巴结，大小 0.6cm×0.4cm，淋巴门消失，CDFI：淋巴结血流信号丰富，呈混合型血供；C. 超声弹性成像示淋巴结内蓝绿相间；D. 射频针进入淋巴结内（箭头）；E. 射频消融过程中淋巴结内气化；F. 淋巴结内气化明显增大，范围覆盖术野淋巴结

病例 100

病史：患者，男性，78 岁，因"甲状腺癌术后 1 年，超声发现左侧颈部淋巴增大 3 周"就诊。体格检查：左侧颈部未扪及明显肿块，软组织无压痛，皮肤无红肿。辅助检查：血常规及肿瘤标志物检查未见明显异常，甲状腺球蛋白浓度 52μg/L。

灰阶及多普勒超声：左侧颈部Ⅲ区探及 2 个淋巴结，大小分别为 0.6cm×0.6cm 及 0.5cm×0.5cm，L/S＝1，呈圆形，部分呈高回声，其中一个淋巴结内见点状强回声，淋巴门消失，CDFI：淋巴结内血流信号呈边缘型（图 14-0-10A、B）。

超声提示：左侧颈部淋巴结形态及回声改变伴血供异常，结合病史，考虑甲状腺癌转移可能性较大。

病理结果：甲状腺乳头状癌转移性淋巴结。

超声引导下射频消融治疗术（图 14-0-10C～F）。

分析：颈部多发淋巴结形态改变，内部回声增高，彩色血流信号较丰富且紊乱，结合病史考虑甲状腺癌转移性淋巴结，并经淋巴结穿刺活检病理证实。患者双叶甲状

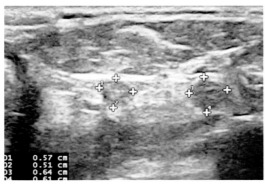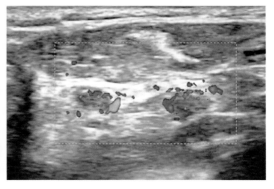

A　　　　　　　　　　　　　　　　　　B

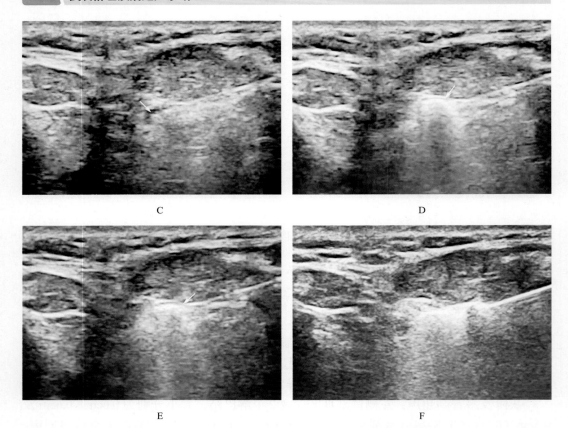

C

D

E

F

图 14-0-10　甲状腺乳头状癌转移性淋巴结射频治疗（病例 100）

注：A. 左侧颈部Ⅲ区探及淋巴结，大小分别为 0.6cm×0.6cm 及 0.5cm×0.5cm，淋巴门不清；B. 淋巴结呈边缘型彩色血流信号；C. 超声引导下淋巴结射频消融治疗术：射频针进入淋巴结内（箭头）；D. 射频消融过程中淋巴结内气化（箭头）；E. 淋巴结内气化明显，范围覆盖术野淋巴结（箭头）；F. 超声引导下射频治疗另一淋巴结，术中气化区覆盖术野淋巴结

腺已切除，拒绝再次手术，遂行颈部淋巴结射频消融术。超声引导下射频消融术作为微创治疗手段，具有操作方便、副作用较小、反复性较强等优点，射频消融术后，转移性淋巴结不同程度缩小，相关实验室指标有所下降，复发率较低，但应注意颈部转移性淋巴结射频消融术，常见的并发症有皮肤灼伤、局部疼痛、声音嘶哑、恶心、胃部不适等，少见严重并发症有神经损伤、功能损伤及血管撕裂等。

病例 101

病史：患者，男性，58 岁，因"鱼刺卡喉感 1 周，声音嘶哑 3d"就诊。体格检查：右侧颈部触及一蚕豆大小肿块，无压痛，活动度较差，质地较硬。辅助检查：颈部 CT 示食管内低密度病灶，食管管腔狭窄（图 14-0-11A）。血常规：白细胞计数 $7.1×10^9/L$，中性粒细胞计数 $4.3×10^9/L$，血红蛋白浓度 117g/L，血小板计数 $172×10^9/L$，EB 病毒抗体阴性。

灰阶及多普勒超声：右侧Ⅳ区探及多个增大淋巴结，较大的为 1.3cm×0.7cm，内大部分呈高回声，淋巴结边缘呈低回声，淋巴门消失，CDFI：淋巴结内部彩色血流信号稍丰富，分布杂乱，呈混合型血供，PW：测得淋巴结内动脉频谱（图 14-0-11B～H）。

超声弹性成像：淋巴结呈蓝色，4 级（图 14-0-11I）。

超声造影：团注超声造影剂后 13s 淋巴结开始增强，17s 淋巴结轮廓显示清晰，23s 淋巴结增强达峰，呈向心性低增强，内部可见不规则无增强区，淋巴结边缘呈细线样高增强，27s 开始廓清（图 14-0-11J～M）。

灰阶及多普勒超声：甲状腺双侧叶下极后方分别探及一低回声结节，边界不清，形态不规则，连续扫查可见两者相连（图 14-0-11M、O）。

超声造影：团注超声造影剂后 63～83s 甲状腺后方低回声内造影剂灌注明显，呈不均匀增强（图 14-0-11P、Q）。

超声提示：甲状腺双侧叶后方低回声结节伴右侧颈部淋巴结增大，提示上纵隔肿瘤伴颈部淋巴结转移可能性较大，建议行穿刺活检。

病理结果：食管癌伴淋巴结转移（图 14-0-11R）。

分析：颈部多发淋巴结增大，内部回声杂乱略偏高，彩色血流信号丰富且紊乱，阻力略高，超声弹性成像示淋巴结质地较硬，超声造影示向心性低增强，且迅速廓清，内部可见不规则无增强区，淋巴结边缘呈细线样高增强，考虑转移性淋巴结。另外，甲状腺双侧叶后方的低回声结节，与食管分界不清，食管来源可能性大。患者吞咽动作后可见低回声结节与食管运动一致。结合 CT 及声音嘶哑等临床症状，考虑食管癌伴颈部淋巴结转移可能性较大。

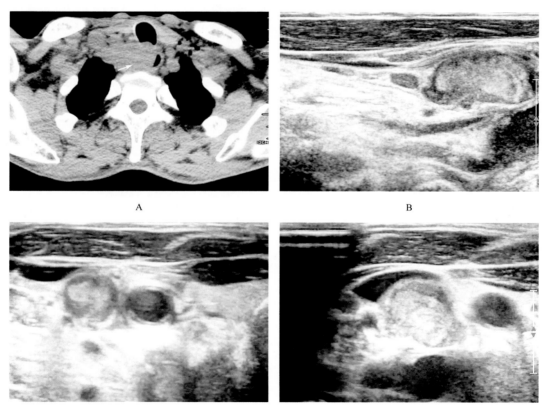

A

B

C

D

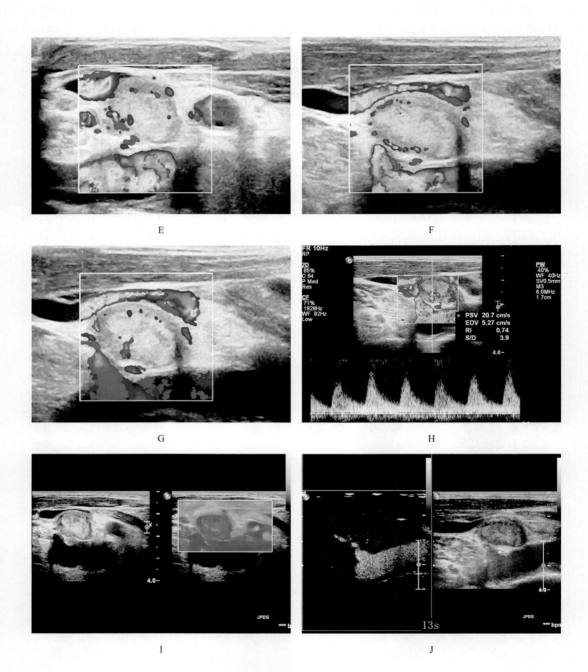

E

F

G

H

I

J

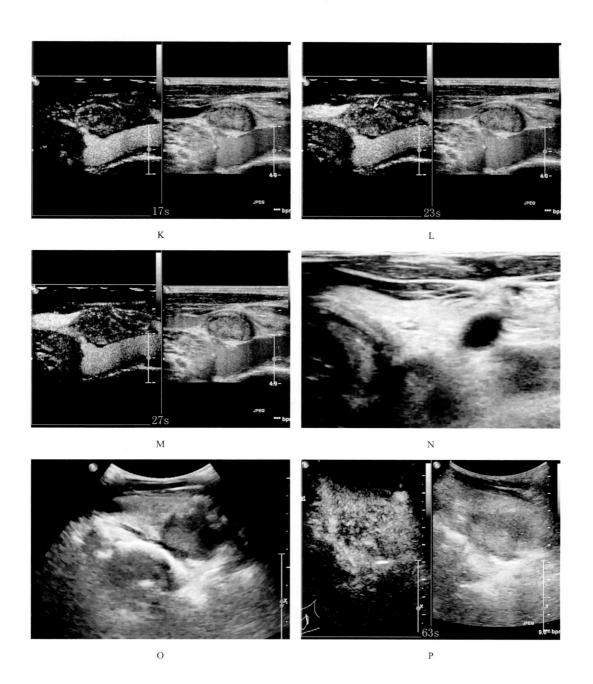

K

L

M

N

O

P

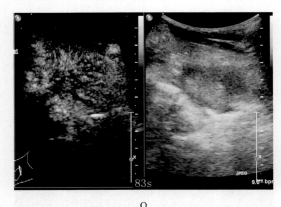
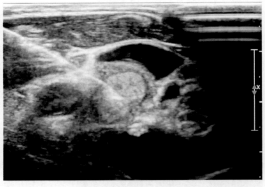

Q   R

图 14-0-11 食管癌颈部转移性淋巴结（病例 101）

注：A. 颈部 CT 平扫示食管内低密度病灶（箭头），食管管腔狭窄；B～D. 右侧颈部多发淋巴结增大，多切面扫查显示淋巴门消失，内大部分呈高回声；E～G. 多角度显示右侧颈部淋巴结内彩色血流信号稍丰富，分布杂乱，呈混合型血供；H. 淋巴结内测得动脉频谱，RI：0.74；I. 超声弹性成像示淋巴结内以蓝色为主；J. 右侧颈部淋巴结内团注超声造影后 13s 淋巴结开始增强；K. 17s 淋巴结轮廓显示清晰；L. 23s 淋巴结增强达峰，呈向心性低增强，内部可见不规则无增强区（箭头），淋巴结边缘呈细线样高增强；M. 27s 开始廓清；N、O. 多方向、多角度观察甲状腺双侧后方低回声，边界不清，形态不规则；P、Q. 甲状腺后方低回声结节团注造影剂后 63s、83s 甲状腺后方低回声内造影剂灌注明显，呈不均匀增强；R. 超声引导下淋巴结穿刺活检术

病例 102

病史：患者，女性，56 岁，因"食管癌术后化疗后 3 个月"就诊。体格检查：左侧颈部触及一蚕豆大小肿块，无压痛，活动度较差，质地硬。辅助检查：血肿瘤标志物未见明显异常；血常规：白细胞计数 $3.8 \times 10^9/L$，中性粒细胞计数 $1.7 \times 10^9/L$，血红蛋白浓度 98g/L，血小板计数 $110 \times 10^9/L$，铁蛋白浓度 313.8μg/L。

灰阶及多普勒超声：左侧颈部 Ⅳ 区及 Ⅴ 区探及多个增大淋巴结，较大的为 1.4cm×1.1cm，呈类圆形，内部回声杂乱，边界不清，淋巴门消失，CDFI：淋巴结内部彩色血流信号丰富，紊乱，呈混合型血供（图 14-0-12A～C）。

超声造影：团注超声造影剂后 13s，淋巴结开始增强，18s 淋巴结轮廓显示清晰，29s 淋巴结增强达峰，呈向心性增强，108s 淋巴结内造影剂廓清明显（图 14-0-12 D～G）。

超声提示：左侧锁骨上淋巴结增大，结合病史，首先考虑转移性淋巴结。

病理结果：（左侧颈部淋巴结针吸）转移或浸润性（鳞状细胞）癌，与患者手术病理食管浸润型鳞状细胞癌相一致（图 14-0-12H）。

分析：颈部 Ⅳ 区及 Ⅴ 区多发淋巴结增大，L/S＜2，内部回声杂乱，边界不清，淋巴门消失，血流杂乱，超声造影示由周边开始增强，呈向心性快速高增强，达峰时增强不均匀，并且此患者有食管癌手术病史，故首先考虑食管癌颈部淋巴结转移。

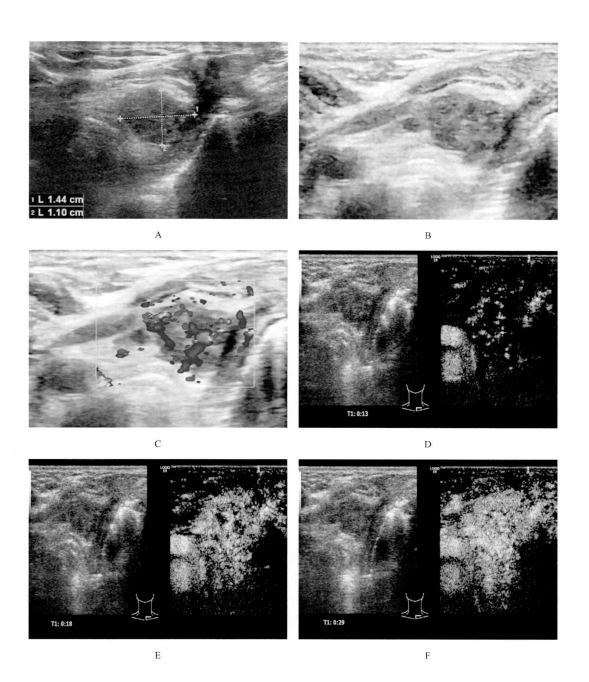

A

B

C

D

E

F

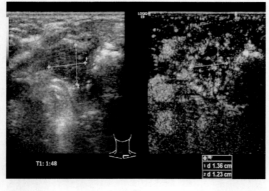

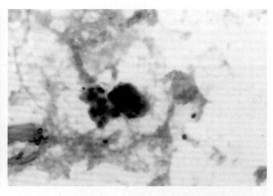

G   H

图 14-0-12 食管癌颈部转移性淋巴结（病例 102）

注：A、B. 多方向、多角度观察左侧颈部淋巴结，内回声杂乱，边界不清，淋巴门消失；C. 左侧颈部淋巴结内彩色血流信号丰富，紊乱；D. 团注超声造影剂后 13s 淋巴结开始增强；E. 18s 淋巴结轮廓显示清晰；F. 29s 淋巴结增强达峰，呈向心性增强；G. 108s 淋巴结内造影剂廓清明显；H. 细针穿刺细胞学涂片：肿瘤细胞平铺排列，核浆比增高，核深染，胞质嗜伊红，转移或浸润性（鳞）癌（HE×400）

病例 103

病史：患者，女性，56 岁，因"发现右颈根部多发肿块 5d"就诊。体格检查：右侧锁骨上窝触及多个大小不等、无痛性肿块，活动度较差，质地较硬。辅助检查：胸部 CT 提示右侧肺部实性低密度影（图 14-0-13A）。血清癌胚抗原 137μg/L；血常规无明显异常，乳酸脱氢酶 321μ/L。

灰阶及多普勒超声：右侧颈部Ⅳ区探及多个增大淋巴结，较大的为 1.7cm×1.3cm，包膜欠完整，内见无回声及团状高回声，淋巴门消失，周围组织回声增强、不均匀，CDFI：淋巴结边缘见点状彩色血流信号（图 14-0-13B～D）。

超声弹性成像：淋巴结呈蓝绿相间，以蓝色为主，3 级（图 14-0-13E）。

超声造影：团注超声造影剂后 10s 淋巴结边缘开始增强，15s 淋巴结呈环状增强，中央为无增强区；24s 增强达峰，中央可见无增强区逐渐缩小，呈向心性增强；95s 持续廓清（图 14-0-13F～I）。

超声提示：右侧锁骨上淋巴结增大伴回声改变，符合转移性淋巴结。

病理结果：肺癌转移性淋巴结（图 14-0-13J）。

分析：颈部Ⅳ区多发淋巴结增大，L/S<2，淋巴结内可见无回声区及高回声区，淋巴门消失，周围组织增厚，前方肌层受挤压抬高，超声弹性成像示质地较硬，超声造影呈向心性增强，边缘及周边呈环形增强，内部大部分为无增强，提示坏死，需考虑转移性淋巴结。

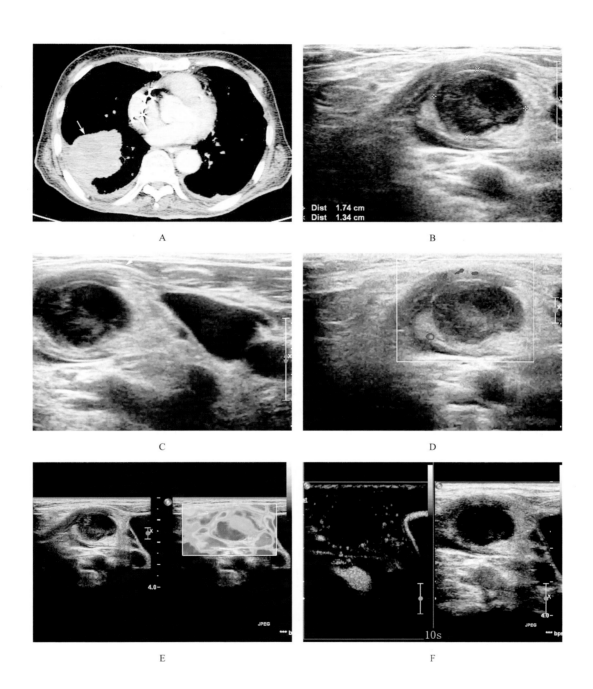

A

B

C

D

E

F

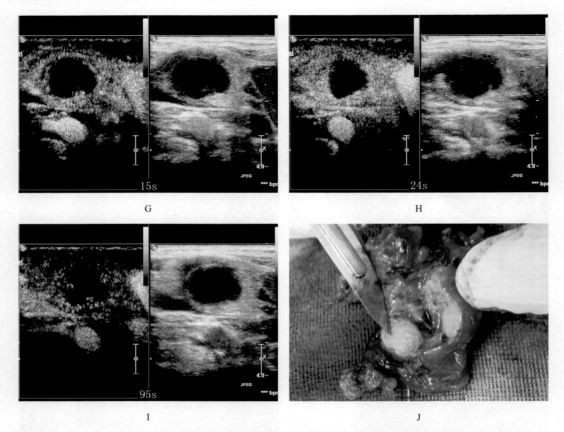

G   H

I   J

图 14-0-13　肺癌颈部转移性淋巴结（病例 103）

注：A. 胸部 CT 示右侧肺内占位（箭头）；B. 右侧锁骨上淋巴结，大小为 1.7cm×1.3cm，包膜欠完整，周围组织增厚，淋巴结内回声不均匀，见不规则无回声及片状高回声；C. 增大淋巴结与周边组织分界欠清，挤压前部肌层，呈"拱桥样"改变（箭头）；D. CDFI 示淋巴结周边可见点状彩色血流信号，呈乏血供型；E. 超声弹性成像示淋巴结内蓝绿相间，以蓝色为主；F. 团注超声造影剂后 10s 淋巴结边缘开始增强；G. 15s 淋巴结呈环状增强，中央为无增强区；H. 24s 增强达峰，中央可见无增强区逐渐缩小，呈向心性增强；I. 95s 持续廓清；J. 颈部淋巴结手术大体标本

病例 104

病史：患者，男性，61 岁，因"发现右颈根部多发肿块 1 周"就诊。体格检查：右侧颈部触及多个肿块，较大者鹌鹑蛋大小，无压痛，活动度较差，质地较硬。辅助检查：胸部 CT 提示左侧肺部多发大小不一、结节状高密度影，呈不均匀强化，纵隔内见增大淋巴结影（图 14-0-14A）；血常规及血肿瘤标志物未见明显异常。

灰阶及多普勒超声：右侧颈部Ⅳ区探及多个增大淋巴结，较大的为 1.3cm×0.9cm，包膜不完整，内部回声增强，不均匀，淋巴门消失，周围软组织增厚，内部回声不均，CDFI：淋巴结内部彩色血流信号不丰富，呈周边乏血供型（图 14-0-14B、C）。

超声弹性成像：淋巴结以蓝色为主，4 级（图 14-0-14D）。

超声造影：团注超声造影剂后 8s 淋巴结开始增强，16s 增强达峰，呈向心性高增强，28～80s，淋巴结内无增强区范围逐渐缩小，并持续廓清（图 14-0-14E～I）。

超声提示：右侧颈部多发淋巴结增大，超声造影呈向心性高增强，内部见无增强区，符合转移性淋巴结，建议行穿刺活检。

病理结果：肺癌转移性淋巴结（图 14-0-14J）。

分析：颈部Ⅳ区多发淋巴结增大，L/S＜2，淋巴门消失，淋巴结包膜不完整，周围软组织增厚，提示淋巴结周围软组织有侵犯，淋巴结呈乏血供型，超声弹性成像质地较硬，超声造影示向心性、搏动性、不均匀高增强，内部无增强区随时间的增加，范围逐渐缩小，考虑转移性淋巴结可能性较大。

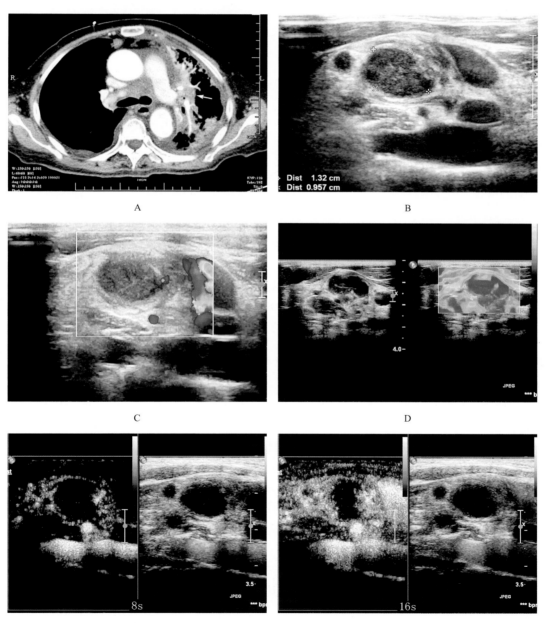

A

B

C

D

E

F

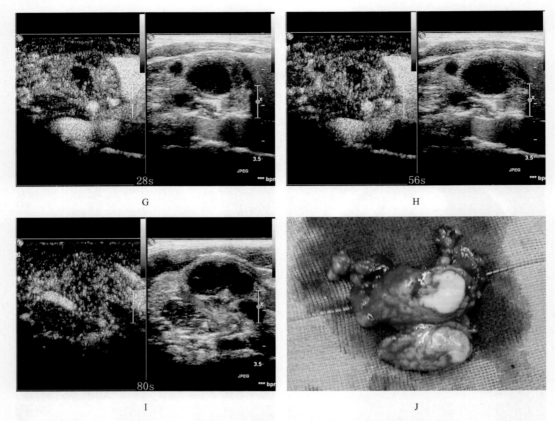

G

H

I

J

图 14-0-14　肺癌锁骨上转移性淋巴结（病例 104）

注：A. 胸部 CT 示左侧肺内高密度影（箭头）；B. 右侧锁骨上窝多发淋巴结，较大的为 1.3cm×0.9cm，包膜不完整，淋巴门消失，周围软组织增厚，内回声不均匀；C. 淋巴结呈周边乏血供型彩色血流信号；D. 超声弹性成像示淋巴结内以蓝色为主；E. 团注超声造影剂后 8s 淋巴结开始增强；F. 16s 增强达峰，呈向心性高增强；G～I. 28s、56s、80s 淋巴结内无增强区范围逐渐缩小，并持续廓清；J. 颈部淋巴结手术大体标本

病例 105

病史：患者，女性，78 岁，因"发现右颈根部肿块 1 个月"就诊。体格检查：右侧锁骨上窝触及一鸡蛋大小肿块，活动度较差，质地较硬，无压痛。辅助检查：胸部 CT 提示左侧肺部实性低密度病灶影伴空洞形成，胸椎椎体骨质破坏（图 14-0-15A）。血清癌胚抗原浓度 58μg/L；血常规未见明显异常。

灰阶及多普勒超声：右侧颈部Ⅳ区探及多个增大淋巴结，较大的为 3.2cm×1.9cm，边界尚清，部分淋巴结呈融合状，淋巴结内回声不均匀，内见点状强回声，淋巴门消失，CDFI：淋巴结内部彩色血流信号不丰富，呈边缘型，PW：测得淋巴结内动脉频谱（图 14-0-15B～D）。

超声弹性成像：淋巴结呈以蓝色为主，3 级（图 14-0-15E）。

超声造影：团注造影剂后 11s 淋巴结周边快速增强，15s 后淋巴结内造影剂灌注，轮廓清晰，21s 达峰，呈向心性增强，可见内部大片无增强区，32s 开始廓清，61s 造影剂持续廓清；时间 - 强度曲线提示淋巴结内造影剂达峰及廓清均快于周边组织（图 14-0-15 F～K）。

超声提示：右侧锁骨上淋巴结增大，考虑转移性淋巴结可能性较大，建议行穿刺活检。

病理结果：肺癌转移性淋巴结（图14-0-15L）。

分析：颈部Ⅳ区淋巴结 L/S<2，似由多个淋巴结融合而成，内回声杂乱，见点状钙化，淋巴门消失，血流信号不丰富，呈边缘型血供，超声弹性成像示质地较硬，超声造影呈向心性增强，内见大片状无增强区，结合CT左侧肺内占位，首先考虑转移性淋巴结。

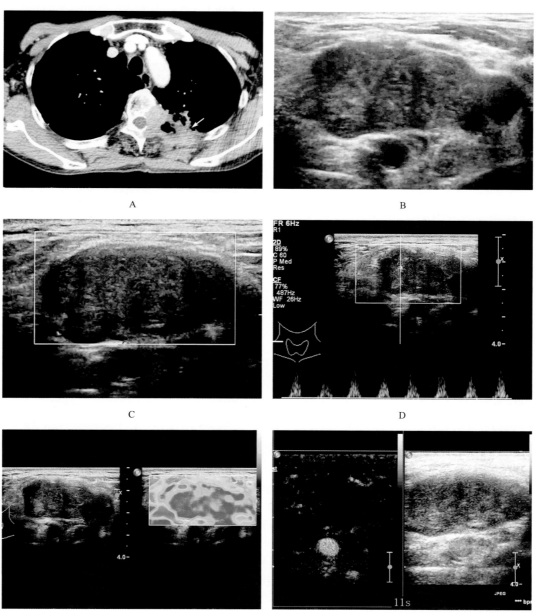

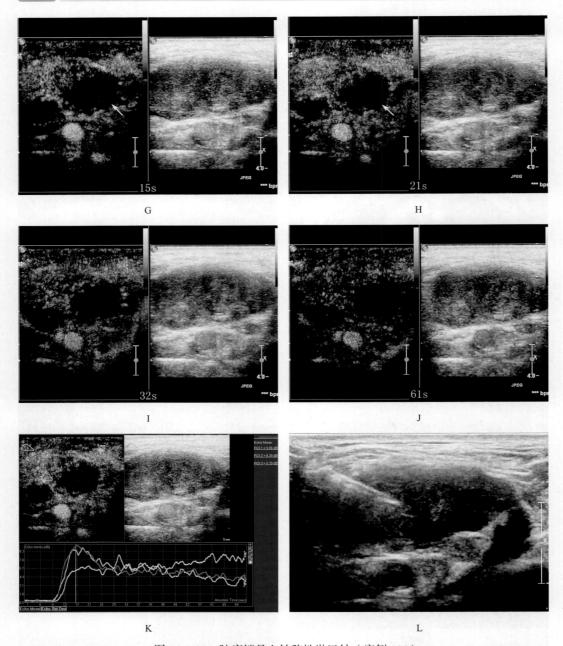

图 14-0-15 肺癌锁骨上转移性淋巴结（病例 105）

注：A. 胸部 CT 示左侧肺内实性占位（箭头）；B. 右侧锁骨上窝多发淋巴结，较大的为 3.2cm×1.9cm，似由多个淋巴结融合而成，内见点状强回声，淋巴门消失；C. 淋巴结内彩色血流信号不丰富；D. 测得淋巴结内动脉频谱；E. 超声弹性成像示淋巴结内以蓝色为主；F. 团注超声造影剂后 11s 淋巴结周边快速增强；G. 15s 后淋巴结内造影剂灌注，轮廓清晰（箭头）；H. 21s 达峰，呈向心性增强，内部可见大片无增强区（箭头）；I. 32s 开始廓清；J. 61s 造影剂持续廓清；K. 超声造影时间 - 强度曲线示淋巴结内造影剂达峰及廓清时间均快于周边组织；L. 超声引导下淋巴结穿刺活检术

病例 106

病史：患者，男性，74 岁，因"发现右颈根部肿块 1 个月"就诊。体格检查：右侧锁骨上窝触及多个增大淋巴结，较大者约鸽蛋大小，无压痛，活动度较差，质地较硬。辅助检查：胸部 CT 提示左侧肺部实性低密度病灶影，呈不均匀强化（图 14-0-16A）；血清癌胚抗原浓度 74μg/L。

灰阶及多普勒超声：右侧颈部Ⅳ区探及多个增大淋巴结，较大的为 1.5cm×1.1cm，L/S＜2，形态不规则，内见点状强回声，淋巴门消失，CDFI：淋巴结内部彩色血流信号不丰富，可见散在的短棒状彩色血流信号，PW：测得淋巴结内动脉频谱，RI：0.92（图 14-0-16B～E）。

超声弹性成像：淋巴结中央呈绿色，边缘呈蓝色，3 级（图 14-0-16F）。

超声造影：团注造影剂后 13s 淋巴结周边开始增强，15s 后淋巴结内造影剂灌注，轮廓清晰，21s 增强达峰，呈向心性弥漫性增强，内部可见无增强区，32s 淋巴结内造影剂开始廓清，45s、66s 造影剂持续廓清；时间 - 强度曲线提示淋巴结内造影剂达峰及廓清均快于周边组织（图 14-0-16G～M）。

超声提示：右侧锁骨上淋巴结增大伴钙化、血供异常，符合淋巴结转移性肿瘤。

病理结果：肺癌转移性淋巴结。

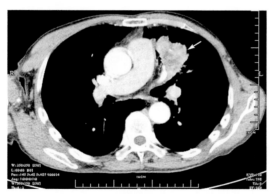

A

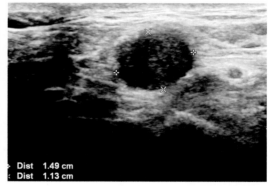

B

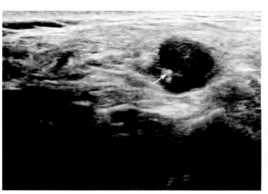

C

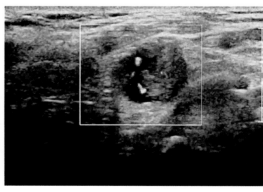

D

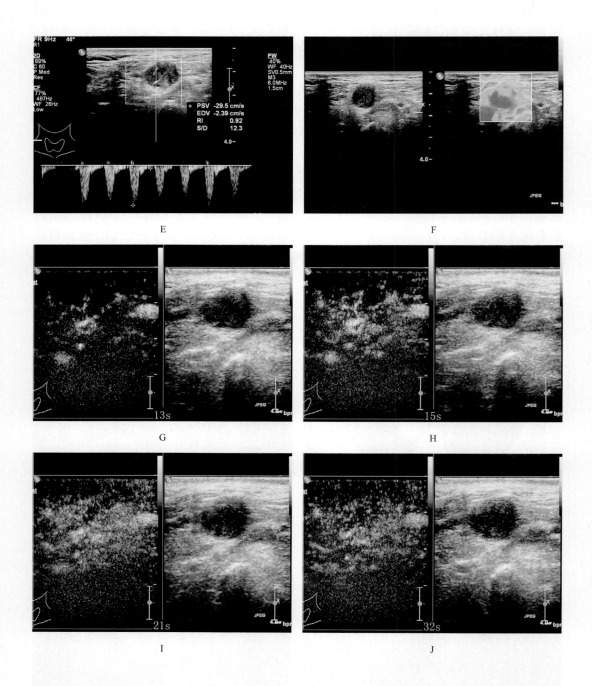

E

F

G

H

I

J

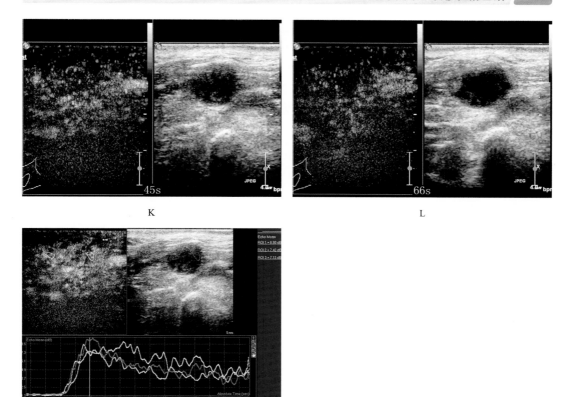

图 14-0-16 肺癌锁骨上转移性淋巴结（病例 106）

注：A. CT 示左侧肺内实性占位（箭头）；B、C. 右侧锁骨上窝多发淋巴结增大，较大的约 1.5cm×1.1cm，淋巴门消失，内见点状强回声（箭头）；D. 淋巴结内彩色血流信号不丰富，可见散在的短棒状彩色血流信号；E. 测得淋巴结内动脉频谱，阻力指数：0.92；F. 超声弹性成像示淋巴结中央呈绿色，边缘呈蓝色，3 级；G. 团注超声造影剂后 13s 淋巴结周边开始增强；H. 15s 后淋巴结内造影剂灌注，轮廓清晰；I. 21s 增强达峰，呈向心性弥漫性增强，内部可见无增强区；J. 32s 淋巴结内造影剂开始廓清；K、L. 团注造影剂后 45s、66s，造影剂持续廓清；M. 超声造影时间 - 强度曲线示淋巴结内造影剂达峰及廓清时间均快于周边组织

分析：颈部 Ⅳ 区多发增大淋巴结，L/S＜2，内可见点状强回声，淋巴门消失，CDFI 呈乏血供，阻力指数较高，超声弹性成像示质地较硬，超声造影示淋巴结呈整体向心性、弥漫性增强，内部无增强区考虑为坏死，应首先考虑转移性淋巴结。

病例 107

病史：患者，女性，70 岁，因"发现右颈根部肿块 3 个月"就诊。体格检查：右侧锁骨上窝触及一类圆形鹌鹑蛋大小肿块，活动度较差，质地较硬，无压痛。辅助检查：胸部 CT 提示左侧肺部实性低密度病灶影，左肺不张，右侧胸腔积液（图 14-0-17A）；血肿瘤标志物未见明显异常；血气分析：氧分压 78mmHg（1mmHg＝0.133kPa），氧饱和度 92.3%。

灰阶及多普勒超声：右侧颈部 Ⅳ 区探及多个淋巴结增大，较大的为 1.9cm×1.4cm，内见片状高回声，另见少许不规则无回声区，淋巴门受压移位，CDFI：淋巴结内部可见点状彩色血流信号，PW：测得淋巴结内动脉频谱（图 14-0-17B～D）。

超声弹性成像：淋巴结以蓝色为主，3级（图14-0-17E）。

超声造影：团注造影剂后21s淋巴结周边开始增强，30s淋巴结内造影剂灌注，轮廓清晰，36s增强达峰，呈向心性缓慢增强，内部见多处无增强区，45s开始廓清，54s、77s造影剂持续廓清（图14-0-17F～K）。

超声提示：右侧锁骨上窝多发淋巴结增大，转移性淋巴结可能性较大，建议行穿刺活检。

病理结果：肺癌转移性淋巴结。

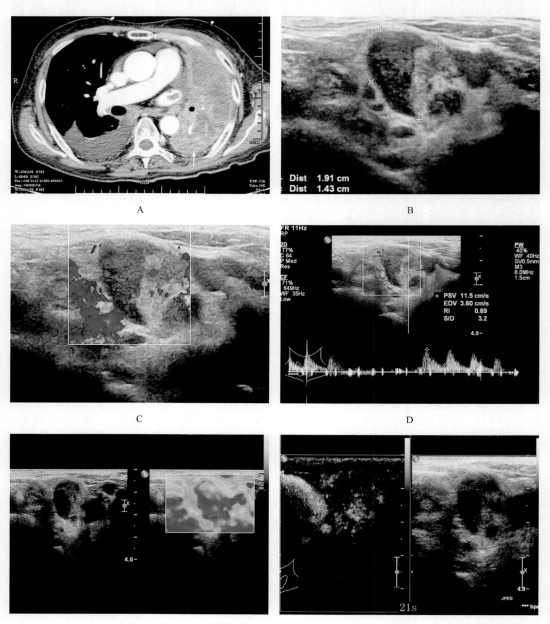

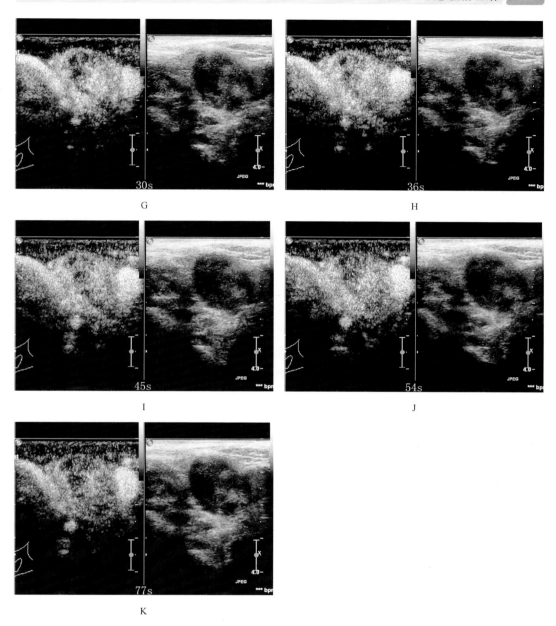

图 14-0-17 肺癌锁骨上转移性淋巴结（病例 107）

注：A. 胸部 CT 示左侧肺内占位（箭头）；B. 右侧锁骨上窝多发淋巴结增大，较大的为 1.9cm×1.4cm，内见片状高回声及无回声区，淋巴门消失；B. 淋巴结内可见点状彩色血流信号；D. 测得淋巴结内动脉频谱，RI：0.69；E. 超声弹性成像示淋巴结内以蓝色为主；F. 团注超声造影剂后 21s 淋巴结周边开始增强；G. 30s 淋巴结内造影剂灌注，轮廓清晰；H. 36s 增强达峰，呈向心性缓慢增强，内部见多处无增强区；I. 45s 开始廓清；J、K. 团注造影剂后 54s、77s，造影剂持续廓清

分析：颈部Ⅳ区多发淋巴结增大，L/S＜2，内可见片状高回声及少许无回声区，超声弹性成像质地较硬，超声造影呈向心性高增强，内见多处无增强区，应首先考虑转移性淋巴结。

病例 108

病史：患者，女性，66 岁，因"发现右颈根部肿块半个月"就诊。体格检查：右侧锁骨上窝触及数个大小不等肿块，活动度较差，质地较硬，无压痛。辅助检查：胸部 CT 提示右肺近肺门部实性低密度影，呈不均匀强化（图 14-0-18A）；血清癌胚抗原 220μg/L，血常规无明显异常。

灰阶及多普勒超声：右侧颈部Ⅳ区探及多个增大淋巴结，较大的为 1.9cm×0.9cm，内回声不均匀，见高回声，淋巴门受压移位，CDFI：淋巴结内部可见条状彩色血流信号，呈边缘型血供，PW：测得淋巴结内动脉频谱，RI：0.70（图 14-0-18B～D）。

超声弹性成像：淋巴结中央呈绿色，边缘呈蓝色，3 级（图 14-0-18E）。

超声造影：团注造影剂后 14s 淋巴结周边开始增强，16s 淋巴结内部增强，轮廓清晰，24s 增强达峰，呈向心性增强，包膜可见细线样环形增强，内部可见无增强区，32s 开始廓清，45s、113s 造影剂持续廓清（图 14-0-18F～K）（视频 19）。

超声提示：右侧锁骨上窝多发淋巴结增大，超声造影高增强伴局部坏死，结合 CT 考虑转移性淋巴结，建议行穿刺活检。

病理结果：肺癌转移性淋巴结。

分析：颈部Ⅳ区多发淋巴结增大，内部回声不均匀，淋巴门受压移位，呈边缘型乏血供，阻力指数偏高，超声弹性成像示其质地较硬，超声造影呈向心性、搏动性高增强，内部可见点状无增强区，应首先考虑转移性淋巴结。

视频 19　肺癌锁骨上窝转移性淋巴结超声造影（病例 108）

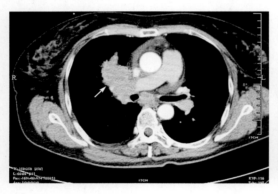

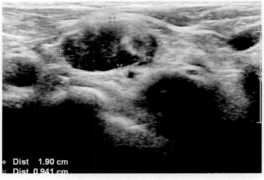

A

B

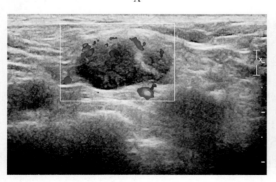

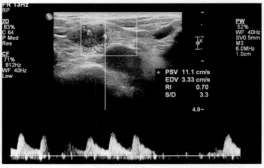

C

D

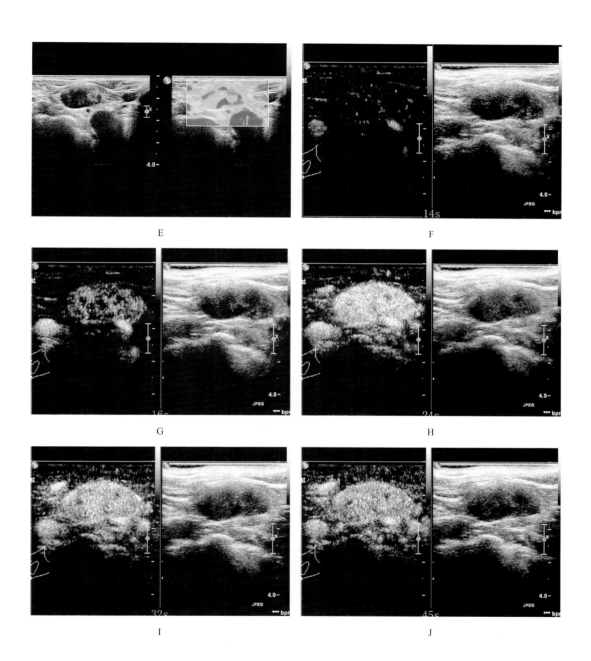

E

F

G

H

I

J

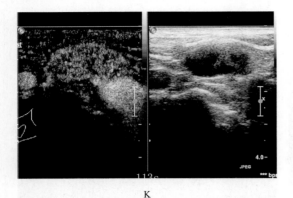

K

图 14-0-18　肺癌锁骨上转移性淋巴结（病例 108）

注：A. 胸部 CT 示右侧肺门团状高密度影（箭头）；B. 右侧锁骨上窝多发淋巴结增大，较大的为 1.9cm×0.9cm，内可见高回声，淋巴门受压移位；C. 淋巴结内可见条状彩色血流信号；D. 测得淋巴结内动脉频谱，RI：0.70；E. 超声弹性成像示淋巴结中央呈绿色，边缘呈蓝色；F. 团注超声造影剂后 14s 淋巴结周边开始增强；G. 16s 淋巴结内部增强，轮廓清晰；H. 24s 增强达峰，呈向心性增强，包膜可见细线样环形增强，内部可见无增强区；I. 32s 开始廓清；J、K. 团注造影剂后 45s、113s，造影剂持续廓清

病例 109

病史：患者，女性，83 岁，因"左侧肺癌术后 10 个月，发现右颈根部肿块 2 周"就诊。体格检查：右侧锁骨上窝触及数个大小不等肿块，活动度较差，质地较硬，无压痛。无其他辅助检查。

灰阶及多普勒超声：右侧锁骨上窝探及多个增大淋巴结，较大的为 3.2cm×1.6cm，内回声不均匀，见片状高回声，淋巴门受压移位，呈偏心性，CDFI 及 CDE：呈淋巴门型血供（图 14-0-19A～C）。

超声弹性成像：淋巴结中央呈绿色，边缘呈蓝色，3 级（图 14-0-19D）。

超声造影：团注造影剂后 11s 由淋巴门开始增强，16s 淋巴结内部增强，轮廓清晰，19s 增强达峰，呈非向心性不均匀高增强，内部近包膜下可见两处无增强区，23s 开始廓清，27s 持续廓清，84s 淋巴结内仍有造影剂（图 14-0-19E～J）。

超声提示：右侧锁骨上窝多发淋巴结增大，超声造影高增强伴坏死，建议行穿刺活检。

病理结果：肺癌转移性淋巴结（图 14-0-19K）。

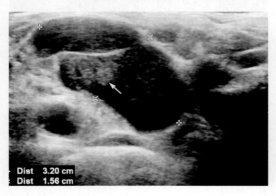

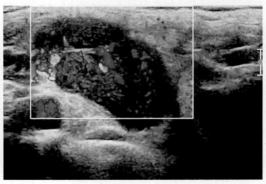

A　　　　　　　　　　　　　　　　　　B

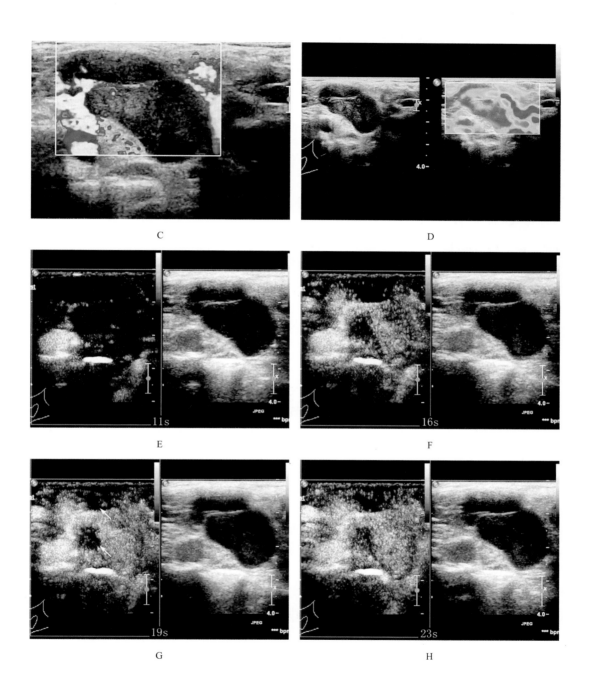

C

D

E

F

G

H

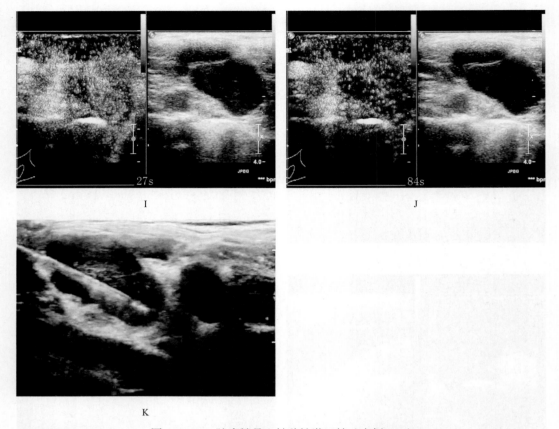

图 14-0-19　肺癌锁骨上转移性淋巴结（病例 109）

注：A. 右侧锁骨上淋巴结，较大的为 3.2cm×1.6cm，内见片状高回声（箭头），淋巴门受压移位；B、C. CDFI 及 CDE 示淋巴门型血供；D. 超声弹性成像示淋巴结中央呈绿色，边缘呈蓝色；E. 团注超声造影剂后 11s 由淋巴门开始增强；F. 16s 淋巴结内部增强，轮廓清晰；G. 19s 增强达峰，呈非向心性不均匀高增强，内部近包膜下可见两处无增强区（箭头）；H. 23s 开始廓清；I. 27s 持续廓清；J. 84s 淋巴结内仍有造影剂；K. 超声引导下淋巴结穿刺活检术

分析：颈部Ⅳ区多发淋巴结增大，L/S＝2，内见高回声，淋巴门受压移位，呈偏心性，淋巴门型血供，超声弹性成像示其质地较硬，超声造影呈非向心性、不均匀高增强，近包膜下可见两处无增强区，结合肺癌病史，首先考虑转移性淋巴结。

病例 110

病史：患者，女性，73 岁，因"右侧乳腺癌术后 2 年，发现右颈根部肿块 10 天"就诊。体格检查：右侧锁骨上窝触及一无痛肿块，活动度较差，质地较硬。辅助检查：血清肿瘤标志物：CA153 为 27U/ml，CA125 为 24U/ml；血常规：白细胞计数 $6.5×10^9$/L，中性粒细胞计数 $3.1×10^9$/L，血红蛋白浓度 117g/L，血小板计数 $140×10^9$/L。

灰阶及多普勒超声：右侧锁骨上窝探及多个增大淋巴结，形态不规则，L/S＜2，较大的为 1.9cm×1.1cm，内部回声增高杂乱，可见多枚点状强回声，淋巴门消失，CDFI：淋巴结内彩色血流信号稍丰富，呈混合型血供，其中一支动脉来源于右侧锁骨下动脉，PW：测得淋巴结内动脉频谱（图 14-0-20A～D）。

超声弹性成像：淋巴结呈蓝色，4 级（图 14-0-20E）。

　　超声造影：团注超声造影剂后 13s，增大淋巴结开始增强，24s 增大淋巴结增强达峰，内部可见无增强区，62s 增大淋巴结内造影剂廓清明显，81s 造影剂继续廓清（图 14-0-20F～I）。

　　超声提示：右侧锁骨上窝及锁骨下多发淋巴结增大，结合病史，首先考虑转移性淋巴结。

　　病理结果：乳腺癌转移性淋巴结（图 14-0-20J）。

　　分析：右锁骨上窝多发淋巴结增大，L/S＜2，形态不规则，内回声增高杂乱，淋

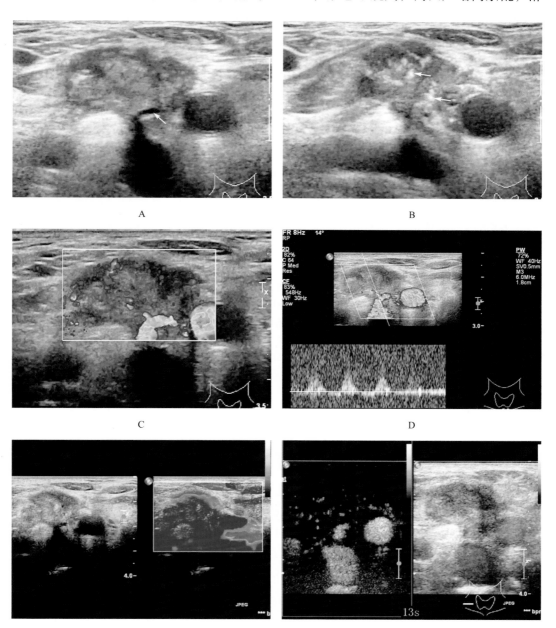

A

B

C

D

E

F

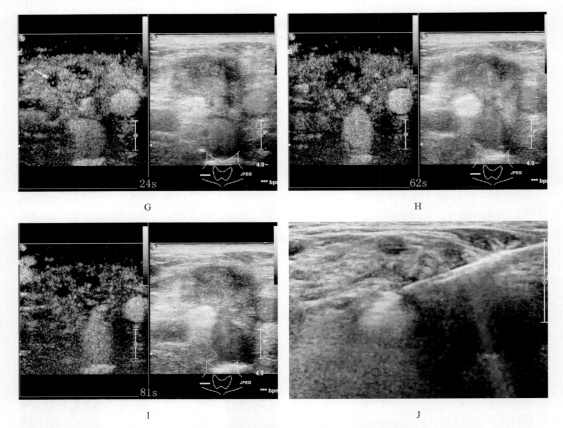

图 14-0-20　乳腺癌颈部转移性淋巴结（病例 110）

注：A. 右侧锁骨上淋巴结增大，形态失常，位于颈动脉右侧，包绕锁骨下动脉分支，导致血管管腔狭窄（箭头）；B. 淋巴结内微小钙化（箭头），淋巴结与周边组织分界不清；C. 淋巴结内彩色血流信号较丰富，其中一支来源于锁骨下动脉，呈五彩花色血流信号；D. 测得淋巴结内动脉频谱；E. 超声弹性成像示淋巴结呈蓝色，4 级；F. 团注超声造影剂后 13s 增大淋巴结开始增强；G. 24s 淋巴结增强达峰，内部可见无增强区（箭头）；H. 62s 增大淋巴结内造影剂廓清明显；I. 81s 造影剂继续廓清；J. 超声引导下淋巴结穿刺活检术

巴门消失，混合型血供，增大淋巴结包绕周围血管致管腔狭窄，超声弹性成像示质地较硬，超声造影示内部不均匀增强，提示有坏死，结合该患者有右侧乳腺癌病史，首先考虑转移性淋巴结。

病例 111

病史：患者，女性，52 岁，因"右侧乳腺癌术后 8 个月，发现右腋下肿块 1 周"就诊。体格检查：右侧腋窝触及一黄豆大小类圆形肿块，活动度较好，质地较硬，无压痛。辅助检查：肿瘤标志物 CEA 为 15μg/L，CA125 为 58U/ml；血常规未见明显异常。

灰阶及多普勒超声：右侧腋窝探及大小为 0.9cm×0.5cm 的淋巴结，L/S＜2，内部回声稍高、不均匀，淋巴门不清，CDFI：淋巴结内部彩色血流信号不丰富（图 14-0-21A、B）。

超声造影：团注超声造影剂后 10s，淋巴结周边开始增强，19s 淋巴结增强达峰，内部快速均匀高增强，27s 淋巴结造影剂开始廓清，43s 淋巴结造影剂廓清明显

（图 14-0-21C～F）。

　　超声提示：右侧腋淋巴结增大，结合病史，不排除转移性淋巴结，建议行穿刺活检。

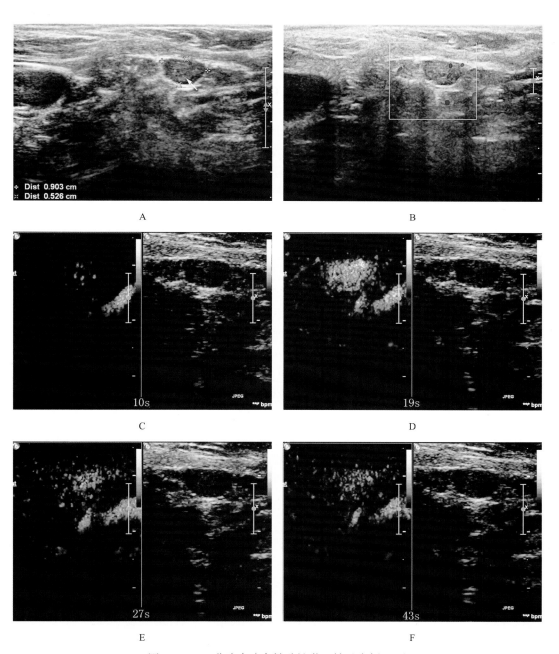

图 14-0-21　乳腺癌腋窝转移性淋巴结（病例 111）

注：A. 右侧腋淋巴结，大小为 0.9cm×0.5cm，内部回声不均匀，见团状高回声（箭头），淋巴门不清；B. 淋巴结内部彩色血流信号不丰富；C. 团注超声造影剂后 10s 淋巴结周边开始增强；D. 19s 淋巴结增强达峰，内部快速均匀高增强；E. 27s 淋巴结造影剂开始廓清；F. 43s 淋巴结造影剂廓清明显

病理结果：乳腺癌转移性淋巴结。

分析：右侧腋窝增大淋巴结 L/S＜2，内回声不均匀杂乱，回声稍增高，彩色血流信号不丰富，但超声造影呈快速均匀高增强，内未见无增强区，同时该患者有右侧乳腺癌手术病史，故首先考虑乳腺癌腋淋巴结转移。

病例 112

病史：患者，女性，48 岁，因"发现左侧乳腺肿块 1 周"就诊。体格检查：左乳触及无痛性肿块，活动度较差，质地较硬。左侧腋窝触及鸡蛋大小淋巴结。辅助检查：血清肿瘤标志物：CA153 为 46U/ml，CA125 为 83U/ml；钼靶：左乳内上象限见一密度增高影，边缘欠清，其内见微钙化。

灰阶及多普勒超声：左侧腋窝探及多个增大淋巴结，较大的为 3.8cm×2.1cm，皮质不均匀非对称性增厚，回声减低，可见数枚点状强回声，部分淋巴门受压，部分淋巴门消失，CDFI：淋巴结内部彩色血流信号不丰富（图 14-0-22A～D）。

超声弹性成像：淋巴结中央绿色，边缘蓝色，3 级（图 14-0-22E、F）。

超声造影：团注超声造影剂后 10s 淋巴结开始增强，23s 淋巴结增强达峰，呈不均匀高增强，皮质内可见不规则无增强区，42s 淋巴结内造影剂开始廓清，但增强强度仍高于周围组织（图 14-0-22G～I）。

灰阶及多普勒超声：左侧乳腺内见大小为 2.7cm×1.4cm 的低回声结节，边界不清，形态不规则，呈分叶状，局部边缘向周围组织浸润，内回声不均匀，可见数枚点状强回声，CDFI：结节内彩色血流信号不丰富（图 14-0-22J、K）。

超声提示：左乳低回声结节，符合乳腺癌超声表现，左侧腋窝多发淋巴结增大，首先考虑转移性淋巴结，建议行穿刺活检。

病理结果：左乳浸润性导管癌伴腋淋巴结转移。

分析：左侧腋窝多发淋巴结增大，部分显著增大，L/S<2，内部呈不均匀低回声，部分淋巴结皮质明显偏心性增厚，超声弹性成像示内部质地较硬，超声造影示淋巴结内不规则无增强区，提示内部有坏死，需排除淋巴结结核或转移性淋巴结，同时，此患者同侧乳腺实性占位，超声提示局部向周围浸润及微小钙化等恶性征象，首先考虑乳腺癌腋淋巴结转移。

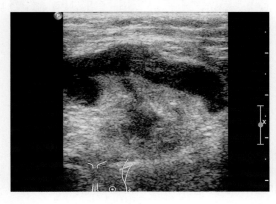

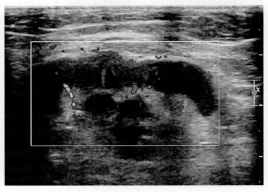

A   B

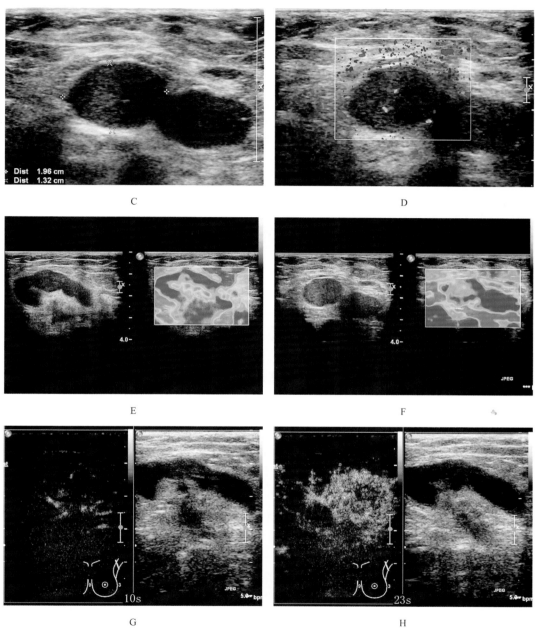

C

D

E

F

G

H

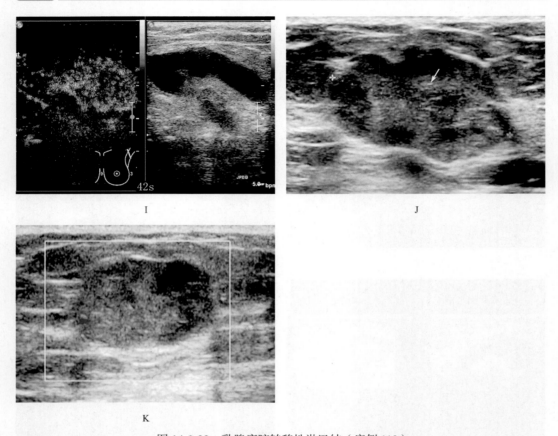

图 14-0-22 乳腺癌腋转移性淋巴结（病例 112）

注：A. 左侧腋淋巴结增大，大小为 3.8cm×2.1cm，皮质不均匀非对称性增厚，呈低回声，淋巴门受压；B. 淋巴结内彩色血流信号不丰富；C. 左侧腋窝另两个增大淋巴结，呈类圆形，皮质增厚，淋巴门消失；D. 淋巴结内可见条状彩色血流信号；E、F. 超声弹性成像示淋巴结中央绿色，边缘蓝色，3 级；G. 团注超声造影剂后 10s 淋巴结开始增强；H. 23s 淋巴结内增强达峰，呈不均匀高增强，皮质内可见不规则无增强区；I. 42s 淋巴结内造影剂开始廓清，但增强强度仍高于周围组织；J. 左侧乳腺低回声结节，大小为 2.7cm×1.4cm，边界不清，形态不规则，局部边缘呈"蟹足状"向周围组织浸润，内回声不均匀，可见数枚点状强回声（箭头）；K. CDFI 示结节边缘可见点状彩色血流信号

此例患者部分淋巴结皮质明显偏心性增厚，有学者对 436 例转移性淋巴结进行研究，44 例（10.1%）淋巴结出现局灶性皮质增厚，其中 6 例（13.6%）出现多个淋巴结皮质增厚，腹股沟及腋淋巴结出现较多，分别为 23 例及 19 例，颈部出现较少，仅 2 例。超声造影后 29 例（66%）淋巴结局灶增厚区增强的均匀度及强度与未增厚的皮质相同，15 例（34%）淋巴结局灶性皮质增厚区比邻近淋巴结实质区增强强度低，且在实质期无增强区更明显。

病例 113

病史：患者，女性，43 岁，因"发现左侧乳腺肿块 1 周"就诊。体格检查：左乳触及一鸽蛋大小无痛性肿块，活动度较差，质地较硬。左侧腋窝触及鹌鹑蛋大小肿块，质地较硬，无压痛。辅助检查：血清肿瘤标志物：CA153 为 37U/ml，CEA 为 8μg/L。

灰阶及多普勒超声：左侧腋窝探及多个增大淋巴结，较大的为 1.8cm×1.7cm，形态不规则，部分淋巴结呈融合状，内部回声不均，可见数枚点状强回声，淋巴门消失；CDFI：淋巴结内血流信号紊乱，呈混合型血供，PW：测得淋巴结内动脉频谱（图14-0-23A～F）。

超声弹性成像：淋巴结呈蓝色为主，3级（图14-0-23G）。

灰阶及多普勒超声：左侧乳腺内见大小为2.1cm×2.0cm的低回声结节，边界不清，形态不规则，呈毛刺状，周边可见强回声晕，内回声不均匀，可见数枚点状强回声，CDFI：结节边缘可见条状彩色血流信号（图14-0-23H、I）。

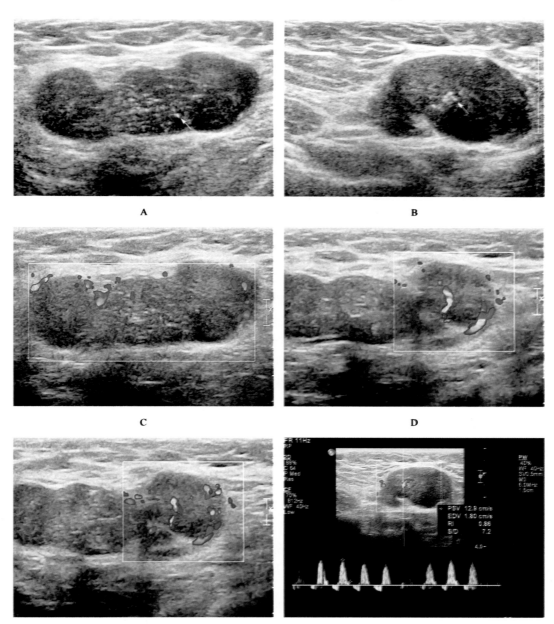

A

B

C

D

E

F

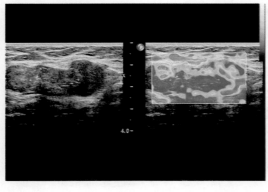

G

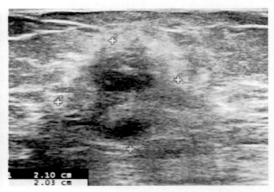

H

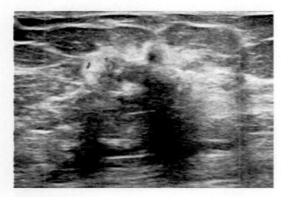

I

图 14-0-23　乳腺癌腋转移性淋巴结（病例 113）

注：A、B. 左侧腋窝多发淋巴结，较大的为1.8cm×1.7cm，淋巴门消失，可见"砂砾样"钙化（箭头），淋巴结相互融合；C~E. 淋巴结内彩色血流信号紊乱，呈混合型；F. 测得淋巴结内动脉频谱，RI：0.86；G. 超声弹性成像示淋巴结以蓝色为主，3级；H. 左侧乳腺内低回声结节，大小为2.1cm×2.0cm，边界不清，形态不规则，呈毛刺状，周边可见强回声晕，内回声不均匀，可见点状强回声，后方回声衰减；I. CDFI 示结节边缘可见条状彩色血流信号

超声提示：左乳低回声结节，符合乳腺癌超声表现；左侧腋窝多发淋巴结增大，呈融合状，伴钙化，考虑转移性淋巴结可能性较大，建议行穿刺活检。

病理结果：左乳浸润性导管癌伴淋巴结转移。

分析：腋窝多发淋巴结增大，形态不规则，部分淋巴结相互融合，淋巴门消失，内部回声不均匀，可见"砂砾样"钙化，超声弹性成像示质地较硬，同时患者同侧乳腺实性占位，超声提示毛刺状、强回声晕、微小钙化等恶性征象，首先考虑乳腺癌腋淋巴结转移。

病例 114

病史：患者，女性，65 岁，因"发现右侧乳腺肿块 1 个月余"就诊。体格检查：右侧乳腺触及一鸽蛋大小无痛性肿块，活动度较差，质地较硬。辅助检查：血清肿瘤标志物：CA153 为 37U/ml；血常规：白细胞计数 $7.2×10^9$/L，中性粒细胞计数 $4.4×10^9$/L，血红蛋白浓度 117g/L，血小板计数 $105×10^9$/L。

灰阶及多普勒超声：右侧腋窝探及多个增大淋巴结，较大的为 1.8cm×1.1cm，呈类圆形，周围组织回声增强，似典型乳腺癌的周边强回声晕，淋巴结皮质增厚，内部回声偏高，淋巴门消失，CDFI：淋巴结内可见少许彩色血流信号，PW：测得淋巴结内动脉频谱（图 14-0-24A~E）。

超声弹性成像：淋巴结呈蓝色，4级（图 14-0-24F）。

超声造影：团注造影剂后 17s 淋巴结周边开始增强，20s 淋巴结内造影剂灌注，轮廓清晰，26s 淋巴结增强达峰，呈向心性环形增强，近淋巴结包膜处可见无增强区，淋巴结中央呈团状增强，33s 开始廓清，62s 持续廓清（图 14-0-24G～K）。

灰阶及多普勒超声：右侧乳腺内见大小为 1.5cm×1.2cm 的低回声结节，边界欠清，可见点状强回声（图 14-0-24L）。

超声提示：① 右腋窝多发淋巴结增大，超声造影呈向心性增强，边缘见无增强区，考虑转移性淋巴结可能。② 右乳结节，BI-RADS 4A 类。

病理结果：右乳浸润性导管癌伴右腋淋巴结转移（图 14-0-24M）。

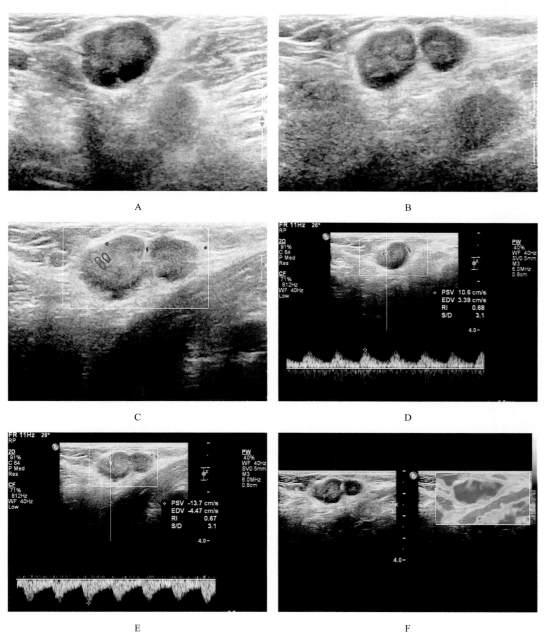

A

B

C

D

E

F

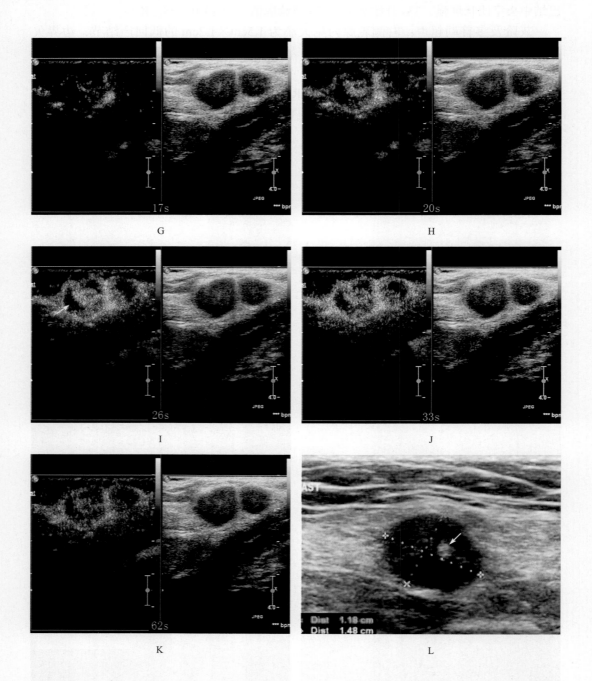

G

H

I

J

K

L

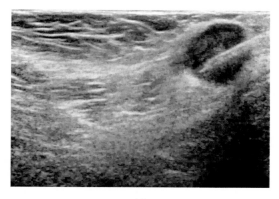

M

图 14-0-24　乳腺癌腋转移性淋巴结（病例114）

注：A、B. 右侧腋淋巴结增大，大小为 1.8cm×1.1cm，L/S<2，皮质增厚，淋巴门消失，内部回声不均，内可见少许不规则无回声区；C. 淋巴结内可见少许彩色血流信号；D、E. 测得淋巴结内动脉频谱，RI：0.68 及 0.67；F. 超声弹性成像示淋巴结呈蓝色，4级；G. 团注超声造影剂后 17s 淋巴结周边开始增强；H. 20s 淋巴结内造影剂灌注，轮廓清晰；I. 26s 淋巴结增强达峰，呈向心性环形增强，近淋巴结包膜处可见无增强区（箭头），淋巴结中央呈团状增强；J. 33s 开始廓清；K. 62s 持续廓清；L. 右侧乳腺内低回声结节，大小为 1.5cm×1.2cm，边界欠清，内回声不均匀，可见点状强回声（箭头）；M. 超声引导下淋巴结穿刺活检术

分析：此患者右侧乳腺实性占位伴钙化，乳腺癌不能排除，右侧腋窝多发增大淋巴结，L/S<2，内部呈不均匀的低回声，内部回声不均匀，可见无回声区，淋巴门消失，超声弹性成像示内部质地较硬，考虑恶性淋巴结，此患者行超声引导下淋巴结穿刺活检即可以明确转移性淋巴结的性质，又可以辅助临床判断乳腺癌的分级。

病例 115

病史：患者，女性，59岁，因"发现右侧乳腺肿块半个月"就诊。体格检查：右侧乳腺触及一鸡蛋大小肿块，无压痛，活动度较差，质地较硬。右腋下触及鸽蛋大小肿块，质地较硬，无压痛，活动度较差。辅助检查：血清肿瘤标志物：CA153 为 29U/ml，CA125 为 17U/ml。

灰阶及多普勒超声：右侧腋窝探及多个增大淋巴结，较大的为 2.5cm×1.4cm，淋巴门消失，部分淋巴结相互融合，融合淋巴结形态不规则，呈分叶状，内回声不均匀，可见不规则无回声区，CDFI：淋巴结内部可见条状彩色血流信号；PW：测得淋巴结内动脉频谱（图 14-0-25A～E）。

超声弹性成像：淋巴结以蓝色为主，3级（图 14-0-25F、G）。

超声造影：团注造影剂后 16s 淋巴结轮廓清晰，20s 增大淋巴结增强达峰，呈弥漫性搏动性增强，增强后淋巴结大小较灰阶超声所见略增大，25s 淋巴结内造影剂开始廓清，45～92s 淋巴结持续廓清（图 14-0-25H～M）。

灰阶及多普勒超声：右侧乳腺内可见大小为 5.5cm×3.1cm 的低回声结节，边界尚清，形态欠规则，呈分叶状，局部可见强回声晕，乳腺后间隙消失，内可见数枚点状强回声，结节内彩色血流信号丰富，分布杂乱，PW：测得淋巴结内动脉频谱（图 14-0-25N～P）。

超声提示：右侧乳腺低回声结节，符合恶性病变超声征象；右侧腋窝多发淋巴结增大，来源于乳腺癌转移性淋巴结可能性较大，建议行穿刺活检。

病理结果：右乳浸润性导管癌伴淋巴结转移（图14-0-25Q、R）。

分析：左侧腋窝多发淋巴结增大，包膜不规则，部分相互融合，质地较硬，阻力指数高，超声造影示淋巴结呈弥漫性搏动性增强，增强后淋巴结大小较灰阶超声所见略增大，加之同侧乳腺实性占位，超声提示分叶状、强回声晕、乳腺后间隙消失、"砂砾样"钙化等恶性征象，首先考虑乳腺癌腋淋巴结转移。

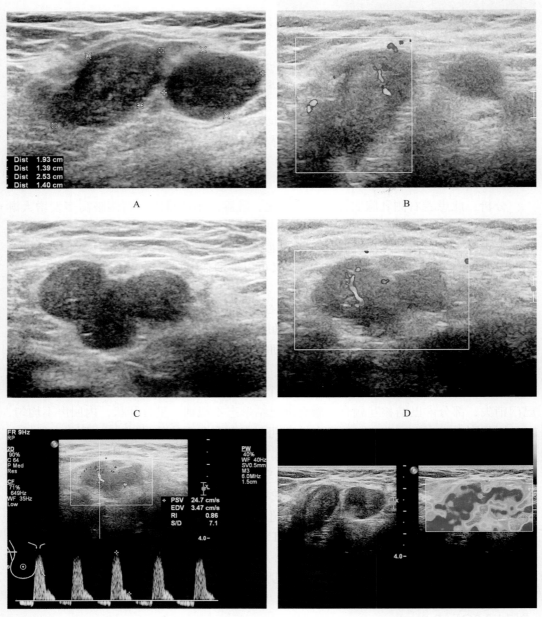

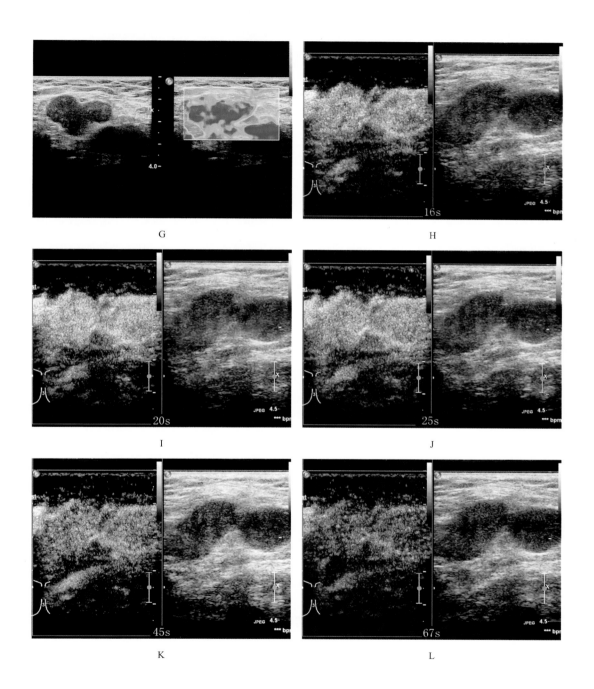

G

H

I

J

K

L

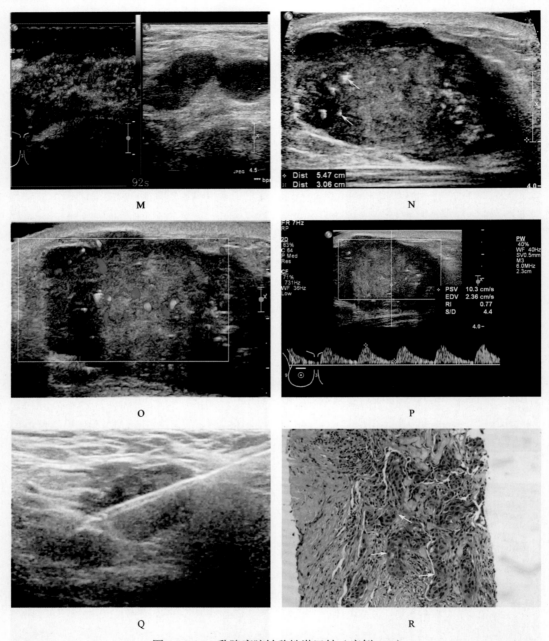

图 14-0-25　乳腺癌腋转移性淋巴结（病例 115）

注：A、B. 右侧腋窝多发淋巴结增大，较大的为 2.5cm×1.4cm，包膜不规则，呈低回声，淋巴门消失，内可见条状彩色血流信号；C、D. 同侧腋淋巴结相互融合，呈分叶状，内可见条状彩色血流信号；E. 测得淋巴结内动脉频谱，阻力指数：0.86；F、G. 超声弹性成像示淋巴结以蓝色为主，3 级；H. 团注造影剂后 16s 淋巴结轮廓清晰；I. 20s 淋巴结内造影剂灌注达峰，呈弥漫性搏动性增强，增强后淋巴结大小较灰阶超声所见略增大；J. 25s 淋巴结内造影剂开始廓清；K～M. 45s、67s、92s 淋巴结持续廓清；N. 右侧乳腺低回声结节，边界不清，形态不规则，呈分叶状，局部可见强回声晕，乳腺后间隙消失，内可见"砂砾样"钙化灶（箭头）；O、P. 右侧乳腺结节内彩色血流信号丰富，PW 测得结节内动脉频谱，RI：0.77；Q. 超声引导下淋巴结穿刺活检术；R. 粗针穿刺病理检查（HE 染色）：100 倍光镜下，纤维组织内见肿瘤细胞呈簇状、条索状分布（箭头），细胞胞质丰富，核形较一致，右侧腋淋巴结浸润或转移性（腺）癌（考虑乳腺来源）

病例 116

病史：患者，男性，68岁，因"发现右侧乳腺肿块3个月余"就诊。体格检查：右侧乳腺触及一蚕豆大小无痛性肿块，活动度较差，质地较硬，乳头溃疡，内陷（图14-0-26A）。右侧腋窝触及黄豆大小肿块，质硬，无压痛。辅助检查：血清肿瘤标志物：CA153为29U/ml，CEA为9μg/L，CA125为16U/ml；血常规：白细胞计数5.3×10⁹/L，中性粒细胞计数3.0×10⁹/L，血红蛋白浓度151g/L，血小板计数302×10⁹/L。

灰阶及多普勒超声：右侧腋窝探及多个增大淋巴结，较大的为0.9cm×0.6cm，呈类圆形，内部回声不均，局部呈高回声，淋巴门消失，CDFI及CDE：淋巴结内部可见条状血流信号，PW：淋巴结内测得动脉频谱（图14-0-26B～G）。

超声弹性成像：淋巴结中央绿色，边缘蓝色，3级（图14-0-26H）。

灰阶及多普勒超声：右侧乳腺腺区内可见低回声结节，边界不清，形态不规则，边缘成角，内回声不均匀，CDFI：结节内彩色血流信号不丰富（图14-0-26I、J）。

超声提示：右乳实性占位，符合乳腺癌超声表现，右侧腋窝多发淋巴结增大伴结构异常，考虑转移性淋巴结可能性较大，建议行穿刺活检。

病理结果：右乳浸润性导管癌伴淋巴结转移。

分析：男性，乳腺内无痛性肿块，活动度较差，质地较硬，形态不规则，边缘成角，考虑为乳腺癌可能性较大。同时，同侧腋窝多发淋巴结增大，L/S<2，内部呈低回

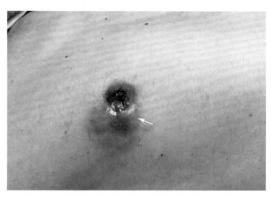

A

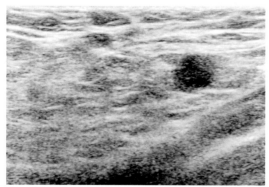

B

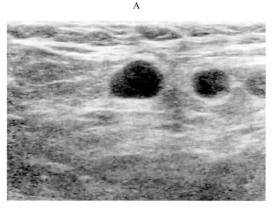

C

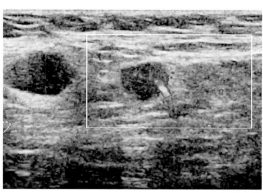

D

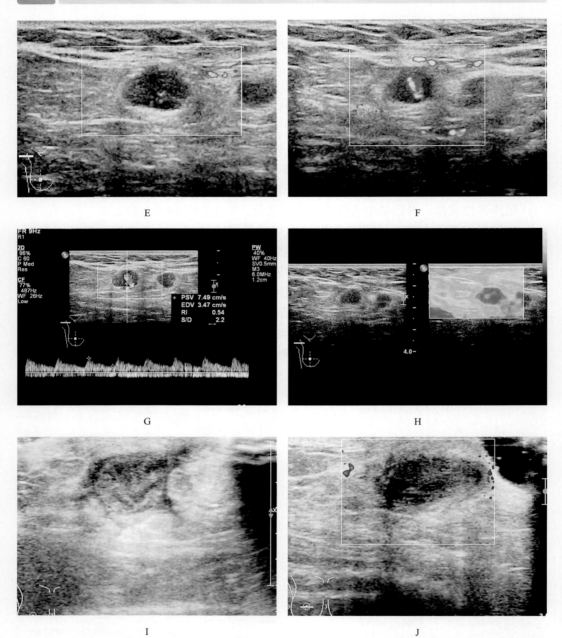

图 14-0-26　乳腺癌腋转移性淋巴结（病例 116）

注：A. 男性乳腺癌体表大体观（箭头）；B、C. 右侧腋窝多个淋巴结，较大的约 0.9cm×0.6cm，呈类圆形，淋巴门消失，内部回声不均；D～F. 淋巴结内可见条状血流信号；G. 测得淋巴结内动脉频谱，RI：0.54；H. 超声弹性成像示淋巴结中央绿色，边缘蓝色，3 级；I. 右侧乳腺低回声结节，大小为 1.5cm×1.2cm，边界不清，形态不规则，边缘成角，内回声不均匀；J. 结节内彩色血流信号不丰富。

声，淋巴门消失，质地较硬，需考虑转移性淋巴结，提示临床在对乳腺结节进行活检的同时，还需对同侧腋淋巴结进行活检，以便确定其分期。

病例 117

病史：患者，男性，64岁，因"发现左侧颈部肿块半个月"就诊。体格检查：左侧颈部触及一鸡蛋大小肿块，无压痛，活动度较差，质地较硬。血清肿瘤标志物：CEA 为 48μg/L，CA199 为 56U/ml；血常规：白细胞计数 4.2×10^9/L，中性粒细胞计数 1.8×10^9/L，血红蛋白浓度 78g/L，血小板计数 97×10^9/L；铁蛋白浓度 17.4μg/L；粪隐血试验强阳性。

灰阶及多普勒超声：左侧Ⅳ区探及多个增大淋巴结，较大的为 3.6cm×2.1cm，边界尚清，内部回声不均且增高，内见数枚点状强回声，淋巴门消失，CDFI 及 CDE：淋巴结边缘血流信号稍丰富，呈边缘型血供，PW：测得淋巴结内动脉频谱（图 14-0-27A～E）。

超声弹性成像：淋巴结呈蓝色，4级（图 14-0-27F）。

超声造影：团注超声造影剂后 13s 淋巴结开始增强，18s 轮廓显示清晰，呈包膜样增强，23s 增强达峰，此过程为向心性缓慢增强，内部可见无增强区，28s 增大淋巴结内造影剂开始廓清，时间 - 强度曲线示淋巴结内造影剂达峰时间较周边软组织早（图 14-0-27G～K）（视频 20）。

视频 20　胃癌颈部转移性淋巴结超声造影（病例 117）

化疗 1 个月后复查：

灰阶及多普勒超声：左侧Ⅳ区探及多个增大淋巴结，大小较化疗前明显缩小，较大的为 2.4cm×1.3cm，数枚点状强回声聚集成片，CDFI 及 CDE：淋巴结内部血流信号与化疗前无变化（图 14-0-27L～N）。

超声弹性成像与化疗前比较，无明显变化（图 14-0-27O）。

超声造影：团注超声造影剂后 5s 淋巴结开始增强，6s 轮廓显示清晰，10s 淋巴结增强达峰，呈向心性增强，灌注速度较化疗前增快，内部无增强区较化疗前缩小，27s 淋巴结内造影剂开始廓清（图 14-0-27P～S）。

超声提示：左侧颈部淋巴结增大伴钙化，超声造影呈向心性增强，可见无增强区，符合转移性淋巴结。化疗 1 个月后复查超声提示：左侧颈部淋巴结较化疗前明显缩小。

病理结果：胃癌转移性淋巴结。

分析：颈部Ⅳ区多发淋巴结增大伴多枚"砂砾样"钙化，淋巴结边缘型血流丰富，超声弹性成像示淋巴结内质地较硬，超声造影示周边向中央向心性缓慢搏动性增强，中央见无增强区，考虑转移性淋巴结。化疗后淋巴结内钙化较之前聚集成片，灌注速度也较化疗前增快，无增强区有所增大，可能与化疗药物直接作用于血管内皮细胞，血管内壁破坏，血管管腔狭窄，血供减少有关。

胸部的淋巴可经左右支气管纵隔干进入胸导管及右淋巴管，分别汇入左右静脉角。而胃属于不成对脏器，当发生淋巴结转移时，胸导管收集左支气管纵隔干的淋巴，然后汇入左静脉角，所以胃癌常伴有左侧锁骨上窝淋巴结增大，该增大的淋巴结又称 Virchow 淋巴结，是以德国著名的病理学家 Rudolf Virchow 命名的淋巴结，位于靠近颈静脉角。

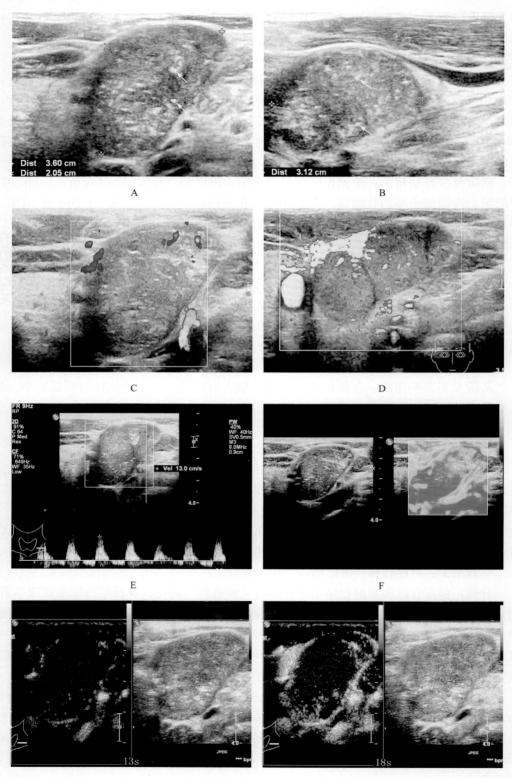

A

B

C

D

E

F

G

H

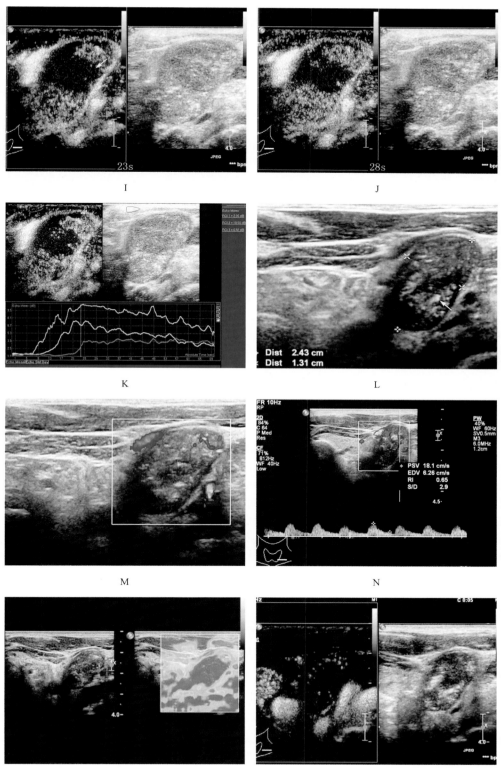

I

J

K

L

M

N

O

P

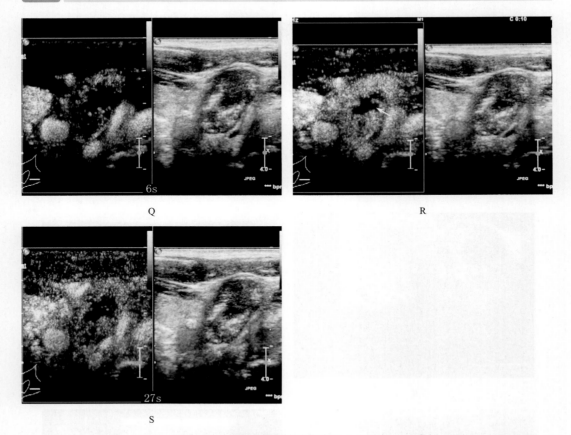

图 14-0-27 胃癌颈部转移性淋巴结及化疗后 1 个月复查（病例 117）

注：A、B. 左侧颈部淋巴结，大小为 3.6cm×2.1cm，淋巴门消失，内部回声不均且增高，内见数枚点状强回声（箭头）；C、D. 多角度显示左侧颈部淋巴结内血流信号稍丰富；E. 测得淋巴结内动脉频谱；F. 超声弹性成像示淋巴结呈蓝色，4级；G. 团注超声造影剂后 13s 淋巴结开始增强；H. 18s 轮廓显示清晰，呈包膜样增强；I. 23s 淋巴结增强达峰，内部可见无增强区（箭头）；J. 28s 增大淋巴结内造影剂开始廓清；K. 超声造影时间 - 强度曲线示淋巴结内造影剂达峰时间较周边软组织早；L. 化疗 1 个月后复查，左侧颈部淋巴结，大小为 2.4cm×1.3cm，较化疗前明显缩小，淋巴门消失，内部回声不均，内见数枚点状强回声聚集成片（箭头）；M. 左侧颈部淋巴结边缘可见条状彩色血流信号；N. 测得淋巴结内动脉频谱，RI：0.65；O. 超声弹性成像示淋巴结呈蓝色，4级；P. 团注超声造影剂后 5s 淋巴结开始增强；Q. 6s 轮廓显示清晰；R. 10s 增大淋巴结增强达峰，内部可见无增强区（箭头）；S. 27s 淋巴结内造影剂开始廓清

病例 118

病史：患者，男性，58 岁，因"发现左侧颈部肿块半个月"就诊。体格检查：左侧颈部触及一鹌鹑蛋大小肿块，无压痛，活动度较差，质地较硬。辅助检查：血清癌胚抗原浓度 45μg/L，铁蛋白浓度 41.7μg/L；血常规：白细胞计数 $5.3×10^9$/L，中性粒细胞计数 $2.5×10^9$/L，血红蛋白浓度 84g/L，血小板计数 $145×10^9$/L；隐血试验阳性。

灰阶及多普勒超声：左侧颈部Ⅳ区探及多个增大淋巴结，较大的为 1.5cm×1.0cm，内部回声不均，局部回声偏高，内见数枚点状强回声，淋巴门消失，CDFI：淋巴结边缘彩色血流信号杂乱，可见包膜血管，呈边缘型血供，PW：测得淋巴结内动脉频谱（图 14-0-28A～D）。

超声弹性成像：淋巴结中央绿色，边缘蓝色，3级（图14-0-28E）。

超声造影：团注超声造影剂后14s，淋巴结开始增强，18s淋巴结轮廓显示清晰，23s淋巴结增强达峰，呈缓慢向心性增强，内部可见无增强区，36s淋巴结内造影剂开始廓清，60s淋巴结内仍有造影剂，超声造影时间-强度曲线示淋巴结内造影剂达峰时间较周边软组织早（图14-0-28F～K）。

超声提示：左侧颈部淋巴结增大伴钙化，提示转移性淋巴结可能性较大，建议行穿刺活检。

病理结果：胃癌转移性淋巴结。

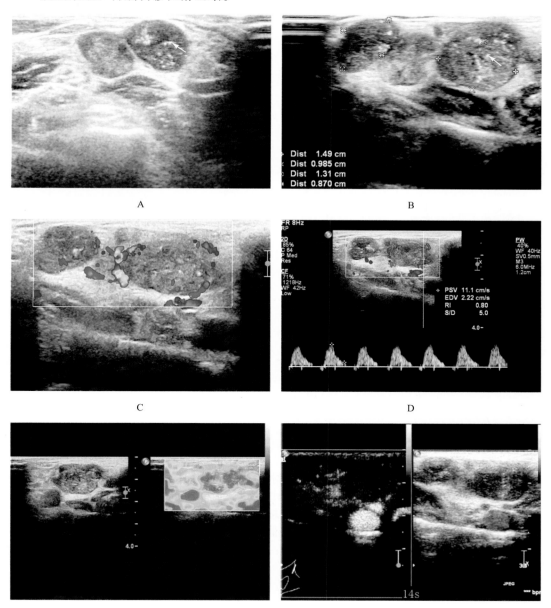

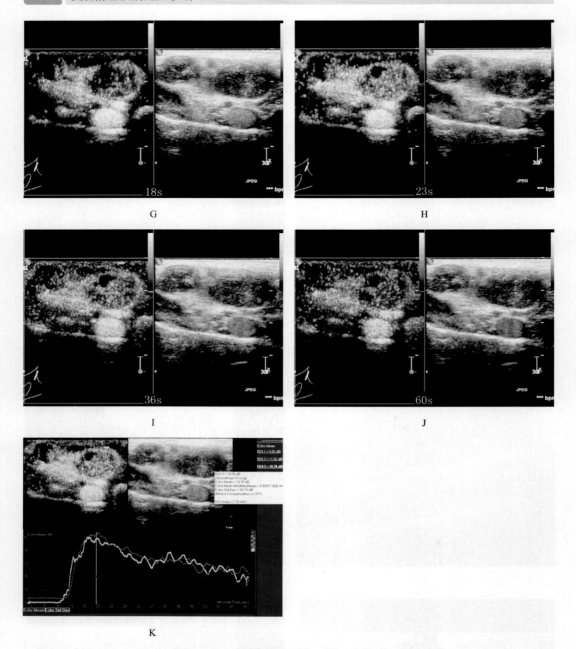

图 14-0-28　胃癌转移性淋巴结（病例 118）

注：A、B. 左侧颈部多发淋巴结，内部回声不均匀，淋巴门消失，可见多枚钙化（箭头）；C. 淋巴结边缘可见条状彩色血流信号；D. 测得淋巴结内动脉频谱，RI：0.80；E. 超声弹性成像示淋巴结中央绿色，边缘蓝色，3 级；F. 团注超声造影剂后 14s 淋巴结开始增强；G. 18s 淋巴结轮廓显示清晰；H. 23s 淋巴结增强达峰，呈缓慢向心性增强，内部不均匀增强，可见无增强区；I. 36s 淋巴结内造影剂开始廓清；J. 60s 淋巴结内仍有造影剂；K. 超声造影时间 - 强度曲线示淋巴结内造影剂达峰时间较周边软组织早

分析：左侧颈部Ⅳ区多发淋巴结增大，超声造影示淋巴结呈环形增强，内见无增强区，与淋巴结结核极难鉴别，但灰阶超声显示淋巴结内部回声偏高且杂乱，可见多枚"砂砾样"钙化，质地较硬，RI 较高，故考虑转移性淋巴结。

病例 119

病史：患者，男性，55 岁，因"胃癌术后 7 个月，发现左侧颈部肿块 6 个月伴左侧上肢麻木水肿 2 周"就诊。体格检查：左侧颈部可扪及鸽蛋大小肿块，无压痛，皮肤无红肿，活动度较差，质地较硬。辅助检查：血清癌胚抗原 57μg/L；血常规：白细胞计数 $6.1×10^9$/L，中性粒细胞计数 $5.3×10^9$/L，血红蛋白浓度 102g/L，血小板计数 $117×10^9$/L；大便隐血试验阳性；铁蛋白浓度 72.1μg/L。

灰阶及多普勒超声：左侧颈部Ⅳ区探及多个增大淋巴结，较大的为 2.3cm×2.4cm，类圆形，L/S<2，回声杂乱，淋巴门消失，CDFI：淋巴结内彩色血流信号不丰富，呈边缘型血供（图 14-0-29A～C）。

超声弹性成像：两个淋巴结内均以蓝色为主，3 级（图 14-0-29D、E）。

超声提示：左侧颈部淋巴结增大，结合病史，首先考虑胃癌转移性淋巴结。

病理结果：胃癌转移性淋巴结。

超声引导下射频消融治疗术（图 14-0-29F～H）。术后超声造影示消融区淋巴结内未见明显增强（图 14-0-29I～K）。

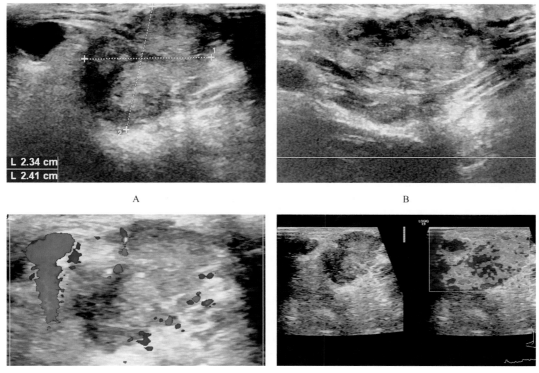

A   B

C   D

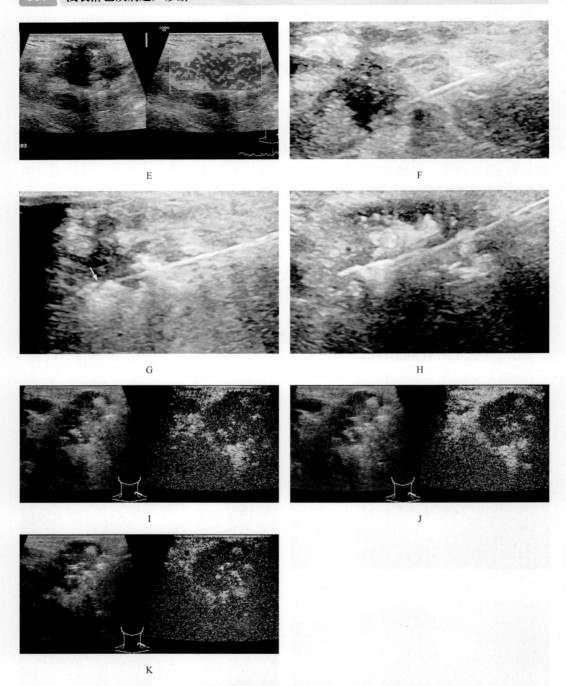

E　　　　　　　　　　　　　F

G　　　　　　　　　　　　　H

I　　　　　　　　　　　　　J

K

图 14-0-29　胃癌转移性淋巴结射频消融治疗（病例 119）

注：A～C. 左侧颈部多发淋巴结增大，较大的为 2.3cm×2.4cm，内回声杂乱，淋巴门消失，CDFI 示淋巴结内彩色血流信号不丰富；D、E. 超声弹性成像示两个淋巴结内均以蓝色为主，3级；F. 超声引导下淋巴结射频消融治疗术：射频针进入淋巴结内；G. 射频消融过程中淋巴结内气化（箭头）；H. 淋巴结内气化明显增大，范围覆盖术野淋巴结；I～K. 术后超声造影示消融区淋巴结内未见明显增强

分析：左侧颈部多发淋巴结增大，包膜不清，内部回声不均匀且杂乱，边缘型血供，淋巴门消失，考虑转移性淋巴结。该患者有胃癌手术史，心肺功能异常不能耐受手术，选择超声引导下淋巴结射频消融治疗术，超声造影是术后即刻评估疗效的首选方法。

病例 120

病史：患者，男性，74岁，因"左侧肾癌术后3个月，发现左侧腹股沟处肿块1个月"就诊。体格检查：左侧腹股沟区触及多个黄豆大小淋巴结，无压痛，活动度较差，质地较硬（图14-0-30A）。辅助检查：血常规及肿瘤标志物未见明显异常；腹部CT：左肾术后改变，左肾床新发软组织影，腹膜后增大淋巴结可疑。

灰阶及多普勒超声：左侧腹股沟区探及多个淋巴结，较大的为1.4cm×0.5cm，皮质增厚，内回声不均匀，可见点状强回声，淋巴门消失，CDFI：淋巴结内部彩色血流信号丰富，呈混合型血供，PW：测得淋巴结内动脉频谱（图14-0-30B～E）。

超声弹性成像：淋巴结中央呈绿色，边缘呈蓝色，3级（图14-0-30F）。

超声造影：团注造影剂后9s淋巴结开始增强，造影剂来源于周边，10s轮廓清晰，16s增大淋巴结增强达峰，呈向心性高增强，增强后淋巴结大小较灰阶超声所见明显增大，104s淋巴结内造影剂廓清明显，114s持续廓清（图14-0-30G～K）。

超声提示：左侧腹股沟区多发淋巴结探及伴结构异常，结合病史，首先考虑转移性淋巴结。

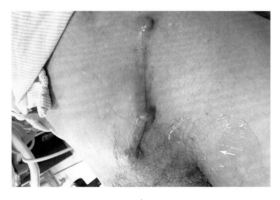

A

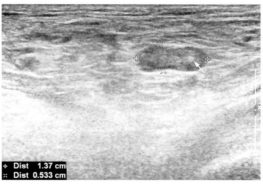

B

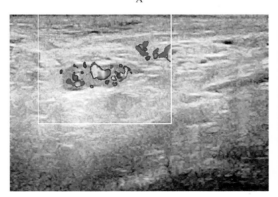

C

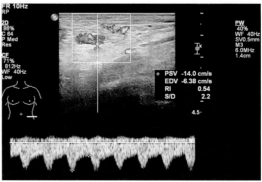

D

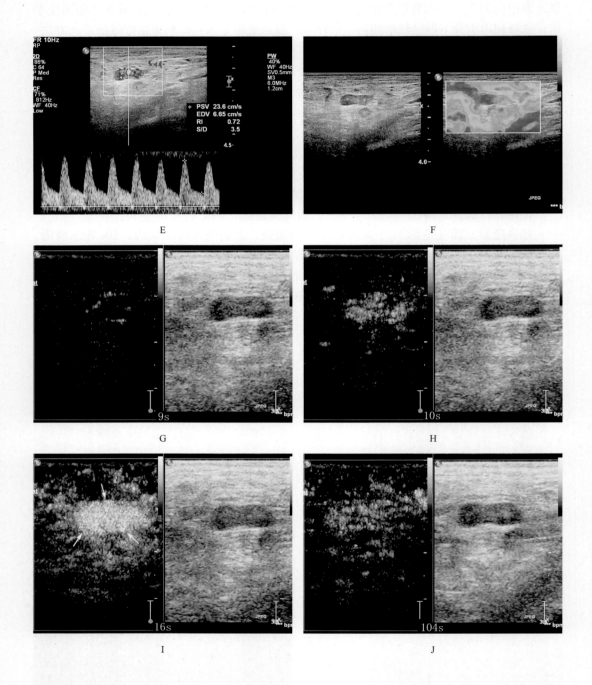

E

F

G

H

I

J

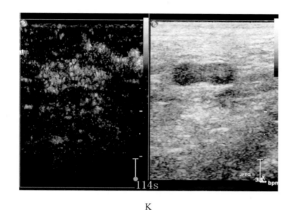

K

图 14-0-30　肾癌腹股沟转移性淋巴结（病例 120）

注：A. 左侧腹股沟区淋巴结体表大体观（箭头）；B. 左侧腹股沟区多个淋巴结，较大的为 1.4cm×0.5cm，内见点状强回声（箭头）；C. 淋巴结内部可见丰富的彩色血流信号；D、E. 测得淋巴结内动脉频谱，RI：0.54～0.72；F. 超声弹性成像示淋巴结中央呈绿色，边缘呈蓝色，3 级；G. 团注超声造影剂后 9s 开始增强；H. 10s 淋巴结轮廓清晰；I. 16s 增大淋巴结增强达峰，增强后淋巴结大小较灰阶超声所见明显增大（箭头）；J. 104s 淋巴结内造影剂廓清明显；K. 114s 持续廓清

病理结果：肾癌转移性淋巴结。

分析：左侧腹股沟区多发淋巴结探及，皮质增厚，内部回声不均匀，内见点状钙化，淋巴门消失，质地较硬，超声造影提示向心性高增强，增强后淋巴结大小较灰阶超声所见明显增大，此外，该患者有肾癌手术史，考虑转移性淋巴结可能性较大。

病例 121

病史：患者，男性，88 岁，因"发现左侧腹股沟处肿块 2 周"就诊。体格检查：左侧腹股沟区触及一鸡蛋大小无痛性肿块，活动度较差，质地较硬（图 14-0-31A）。辅助检查：MRI 提示前列腺 T_2 低信号团块影，增强后强化不均匀，局部包膜欠完整（图 14-0-31B）；血清总前列腺特异性抗原 21μg/L；血常规无异常。

灰阶及多普勒超声：左侧腹股沟区探及多个增大淋巴结，较大的为 4.0cm×2.5cm，L/S<2，部分淋巴结内回声极低，皮质增厚，淋巴门受压呈不规则形，部分淋巴结淋巴门消失，部分淋巴结似相互融合，CDFI：可见条状彩色血流信号，呈淋巴门型血供，PW：测得淋巴结内动脉频谱（图 14-0-31C～I）。

超声弹性成像：淋巴结呈蓝绿相间的"马赛克"状，2 级（图 14-0-31J～L）。

超声造影：团注超声造影剂后 24s 较大淋巴结开始增强，28s 淋巴结轮廓清晰，43s 淋巴结增强达峰，呈非向心性高增强，由淋巴门向四周增强，无搏动性，46s 淋巴结内造影剂开始廓清，76～88s 持续廓清（图 14-0-31M～R）。团注超声造影剂后 22s 另一淋巴结开始增强，27s 淋巴结轮廓清晰，33s 淋巴结增强达峰，呈非向心性搏动性均匀高增强，由淋巴门向四周增强，43s 开始廓清，淋巴结轮廓依然清晰，53s 廓清明显，83s 持续廓清（图 14-0-31S～X）。

超声提示：左侧腹股沟区多发淋巴结显著增大，转移性淋巴结？淋巴瘤？建议行穿刺活检。

病理结果：前列腺移行细胞癌转移性淋巴结（图 14-0-31Y、Z）。

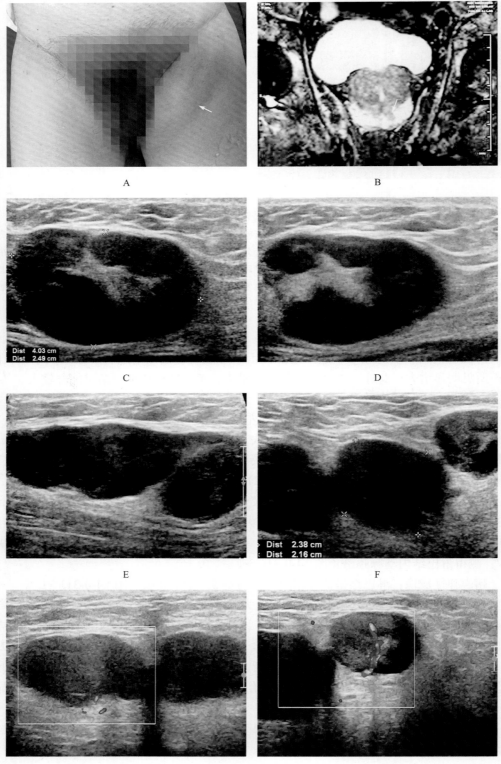

A

B

C

D

E

F

G

H

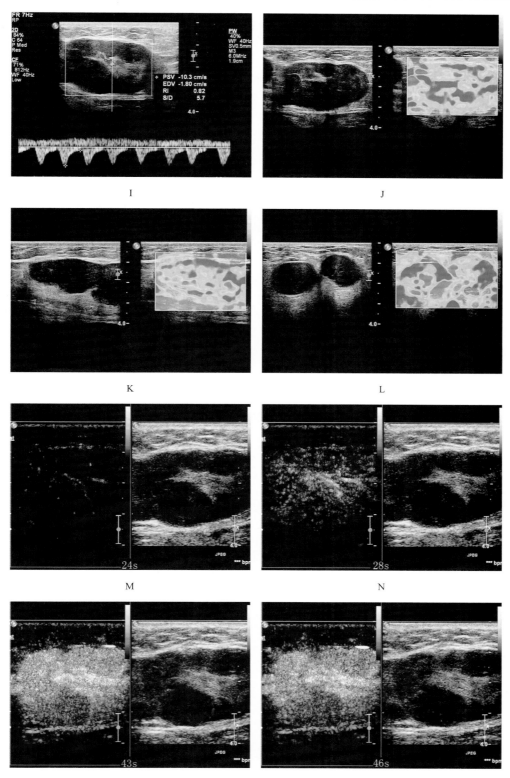

I

J

K

L

M

N

O

P

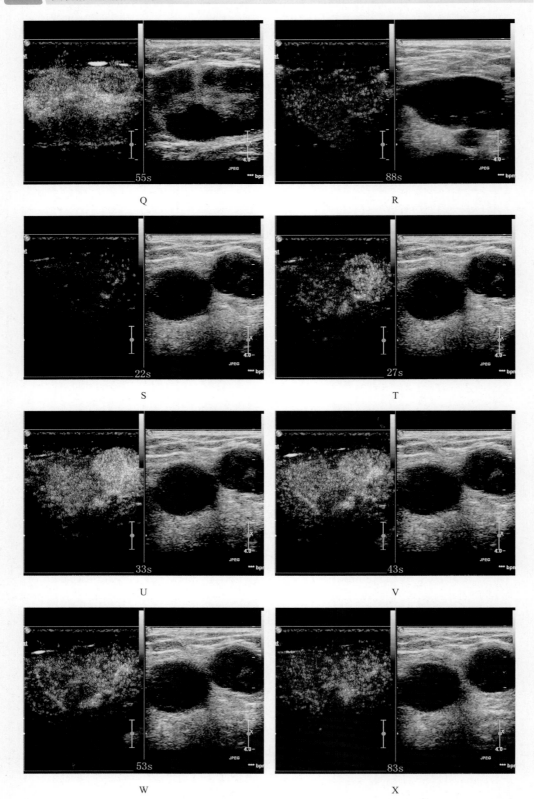

Q

R

S

T

U

V

W

X

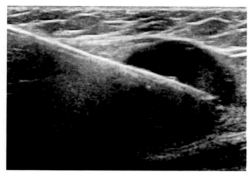
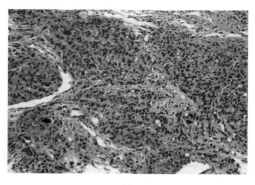

Y　　　　　　　　　　　　　　　　　　Z

图 14-0-31　前列腺癌腹股沟转移性淋巴结（病例 121）

注：A. 左侧腹股沟区淋巴结大体观（箭头）；B. 前列腺占位 MRI 图像 T_2WI 像示左侧外腺区低信号区（箭头）；C～F. 左侧腹股沟区多发增大淋巴结，较大的为 4.0cm×2.5cm，皮质增厚，淋巴门受压呈不规则形；G、H. 彩色多普勒显示淋巴结内部可见条状彩色血流信号；I. 测得淋巴结内动脉频谱，RI：0.82；J～L. 超声弹性成像显示淋巴结蓝绿相间的马赛克状，2 级；M. 团注超声造影后 24s 较大淋巴结开始增强；N. 28s 淋巴结轮廓清晰；O. 43s 淋巴结增强达峰，呈非向心性高增强；P. 46s 淋巴结内造影剂开始廓清；Q、R. 76s、88s 持续廓清；S. 团注超声造影后 22s 另一淋巴结开始增强；T. 27s 淋巴结轮廓清晰；U. 33s 淋巴结增强达峰，呈非向心性搏动性均匀高增强；V. 43s 开始廓清，淋巴结轮廓依然清晰；W. 53s 廓清明显；X. 83s 持续廓清；Y. 超声引导下淋巴结穿刺活检术；Z. 粗针穿刺病理检查（HE 染色）：200 倍光镜下，肿瘤细胞呈条索状、小巢状及单个细胞浸润性排列，胞质均质，深染嗜酸性，核型不规则，上皮性肿瘤，考虑淋巴结转移性低分化癌，免疫组化结果提示前列腺癌转移

分析：老年男性，腹股沟区多发增大淋巴结，多呈类圆形，L/S<2，部分淋巴结相互融合，内部呈低回声，皮质增厚明显，部分淋巴门受压呈不规则形，部分淋巴结淋巴门消失，超声弹性成像示淋巴结质地较硬，超声造影呈非向心性均匀高增强，提示恶性淋巴结可能性较大，此例病例超声表现与淋巴瘤表现相似，难以鉴别，最后行超声引导下穿刺活检确诊。

病例 122

病史：患者，女性，63 岁，因"发现右侧颈部淋巴结增大 1 个月"就诊。体格检查：右侧颈部触及一鸽蛋大小肿块，无压痛，活动度较差，质地较硬。辅助检查：血清肿瘤标志物：鳞状细胞抗原为 15μg/L，CA125 为 55U/mL；血常规：白细胞计数 6.3×10⁹/L，中性粒细胞计数 4.0×10⁹/L，血红蛋白浓度 80g/L，血小板计数 110×10⁹/L，铁蛋白浓度 30.7μg/L。

灰阶及多普勒超声：右侧颈部Ⅳ区探及多个增大淋巴结，较大的为 1.6cm×0.7cm，包膜不规则，内回声不均，淋巴门受压，CDFI 及 CDE：淋巴结呈混合型血供，淋巴门部血流信号丰富，呈树枝状，淋巴结边缘见少量血流信号（图 14-0-32A～D）。

超声弹性成像：淋巴结中央绿色，边缘蓝色，3 级（图 14-0-32E、F）。

超声造影：团注造影剂后 9s 淋巴结周边开始增强，11s 后淋巴结内造影剂灌注，轮廓欠清晰，16s 淋巴结增强达峰，轮廓欠清晰，呈向心性快速高增强，此时增强后范围较灰阶超声所见明显增大，20s 淋巴结内造影剂开始廓清，团注超声造影剂后 25s、63s，造影剂持续廓清（图 14-0-32G～L）。

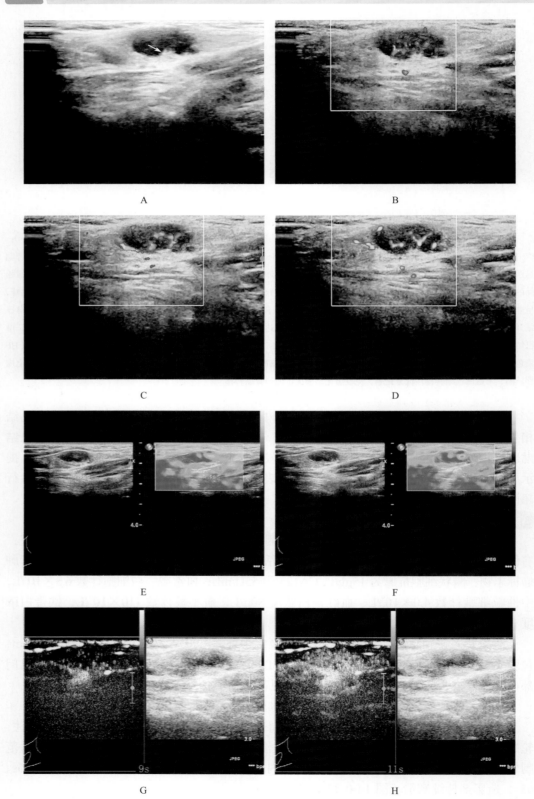

A

B

C

D

E

F

G

H

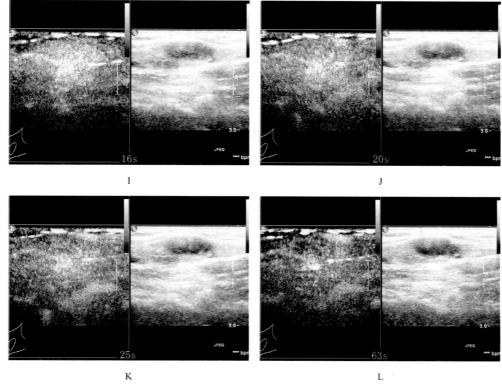

图 14-0-32 子宫颈癌颈部转移性淋巴结（病例 122）

注：A. 右侧颈部增大淋巴结，淋巴门受压，（箭头）；B～D. 多角度显示右侧颈部淋巴结内血流信号丰富，呈树枝状分布；E、F. 超声弹性成像示淋巴结中央绿色，边缘蓝色，3 级；G. 团注超声造影剂后 9s 淋巴结周边开始增强；H. 11s 后淋巴结内造影剂灌注，轮廓欠清晰；I. 16s 淋巴结内造影剂增强达峰，轮廓欠清晰，此时增强后范围较灰阶超声所见增大；J. 20s 淋巴结内造影剂开始廓清；K、L. 团注造影剂后 25s、63s，造影剂持续廓清

超声提示：右侧颈部淋巴结增大、包膜不规则伴血供稍异常，超声造影增强后淋巴结大小较灰阶超声所见明显增大，建议活检。

病理结果：子宫颈癌转移性淋巴结。

分析：该病例右侧颈部Ⅳ区淋巴结包膜不规则，包膜处血流稍增多且杂乱，质地较硬，超声造影后淋巴结轮廓欠清晰，增强后范围较灰阶超声所见增大，应提示临床为可疑异常淋巴结，建议活检。

病例 123

病史：患者，女性，52 岁，因"发现左侧颈部肿块 2 个月"就诊。体格检查：左侧颈部触及多个黄豆大小肿块，无压痛，活动度较差，质地较硬。辅助检查：血清肿瘤标志物：鳞状细胞抗原为 11μg/L，CA125 为 120U/mL；血常规：白细胞计数 12.7×10⁹/L，中性粒细胞计数 8.9×10⁹/L，血红蛋白浓度 92g/L，血小板计数 99×10⁹/L，铁蛋白浓度 657.5μg/L；NAP（碱性磷酸酶）积分：187 分。

灰阶及多普勒超声：左侧颈部探及多个增大淋巴结，较大的为 1.2cm×1.0cm，呈类圆形，L/S<2，部分相互融合，与周围组织分界不清，内回声不均匀，局部回声偏

高，淋巴门消失，CDFI：淋巴结内部可见条状彩色血流信号（图 14-0-33A～D）。

超声弹性成像：淋巴结以蓝色为主，3 级（图 14-0-33E、F）。

超声造影：团注造影剂后 6s 淋巴结边缘开始增强，8s 后淋巴结内造影剂灌注，轮廓可见，11s 淋巴结增强达峰，呈向心性不均匀增强，内部有低增强区，增强后淋巴结大小较灰阶超声所见明显增大，17s 开始廓清，25s 淋巴结内造影剂进一步廓清，53s 淋巴结廓清明显（图 14-0-33G～L）。

超声提示：左侧颈部多发淋巴结增大，转移性淋巴结可能性较大，建议行穿刺活检。

病理结果：子宫颈癌转移性淋巴结。

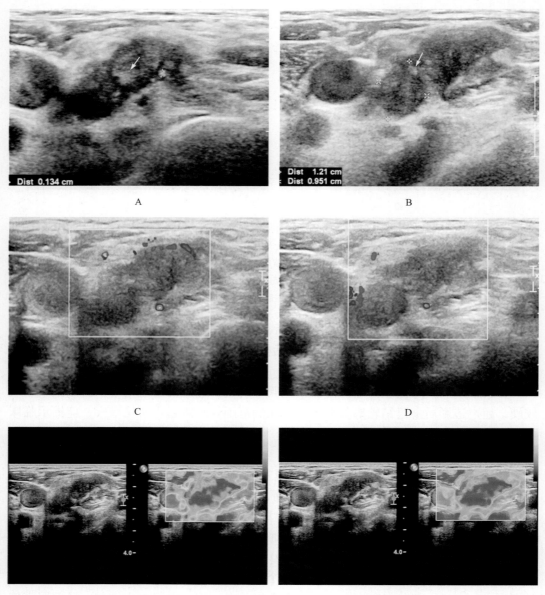

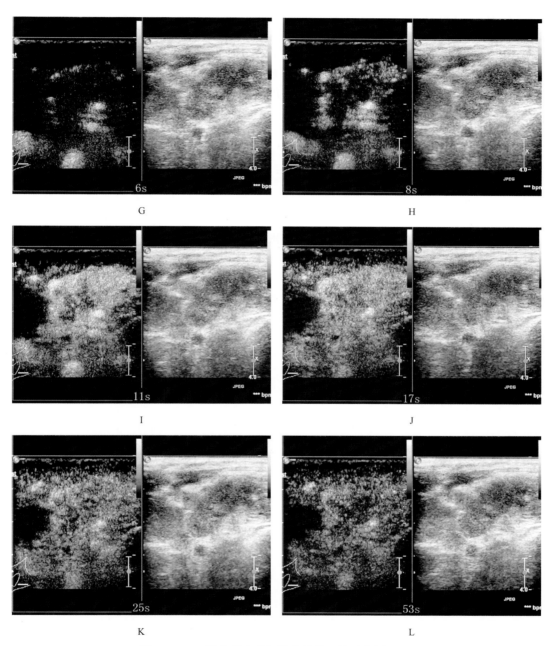

图 14-0-33　子宫颈癌颈部转移性淋巴结（病例 123）

注：A、B. 左侧颈部多发淋巴结增大，部分相互融合，与周围组织分界不清，内回声不均匀，局部回声偏高（箭头），淋巴门消失；C、D. 淋巴结内可见条状彩色血流信号；E、F. 超声弹性成像示淋巴结以蓝色为主，3 级；G. 团注超声造影剂后 6s 淋巴结边缘开始增强；H. 8s 后淋巴结内造影剂灌注，轮廓可见；I. 11s 淋巴结增强达峰，增强后淋巴结大小较灰阶超声所见明显增大；J. 17s 开始廓清；K. 25s 淋巴结内造影剂进一步廓清；L. 53s 淋巴结廓清明显

分析：左侧颈部多发淋巴结增大，形态呈类圆形，L/S<2，局部回声偏高，边缘型血供，质地较硬，超声造影示向心性增强，局部有低增强区，应考虑转移性淋巴结。此外，增强后淋巴结大小较灰阶超声所见明显增大，提示淋巴结周围软组织有浸润。

病例 124

病史：患者，女性，58 岁，因"发现双侧颈部肿块半个月余"就诊。体格检查：左侧锁骨上窝触及多个黄豆大小肿块，无压痛，质硬。辅助检查：血清肿瘤标志物：CA125 为 37U/mL，CEA 为 5.7μg/L；血常规：白细胞计数 $8.1×10^9$/L，中性粒细胞计数 $4.8×10^9$/L，血红蛋白浓度 107g/L，血小板计数 $172×10^9$/L。

灰阶及多普勒超声：双侧颈部Ⅳ区探及多个增大淋巴结，较大的位于左侧颈部，大小为 1.4cm×1.3cm，呈类圆形，部分淋巴结相互融合呈分叶状，皮质明显增厚，淋巴门消失，CDFI：淋巴结内部可见条状彩色血流信号，呈淋巴门型血供（图 14-0-34A～E）。

超声造影：团注造影剂后 9s 淋巴结开始增强，淋巴门先增强，11s 淋巴结轮廓清晰，15s 后增大淋巴结内造影剂灌注，轮廓尚清晰，周边一较小淋巴结开始增强，19s 增大淋巴结增强达峰，中间一个淋巴结从淋巴门向四周呈非向心性高增强，其旁两个淋巴结呈向心性高增强，30s 淋巴结内造影剂开始廓清，40～50s 为淋巴结内造影剂逐渐廓清过程（图 14-0-34F～L）。

超声提示：双侧颈部多发淋巴结增大，转移性淋巴结不除外，建议行穿刺活检。

病理结果：宫颈癌转移性淋巴结（图 14-0-34N）。

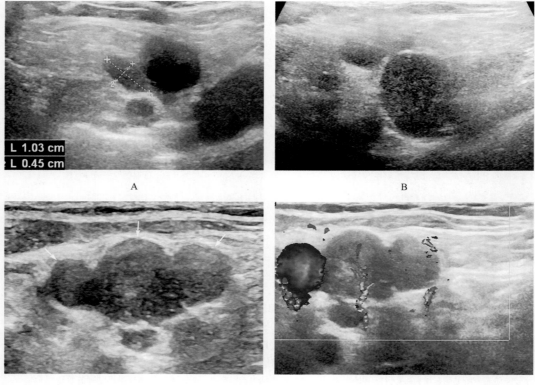

A

B

C

D

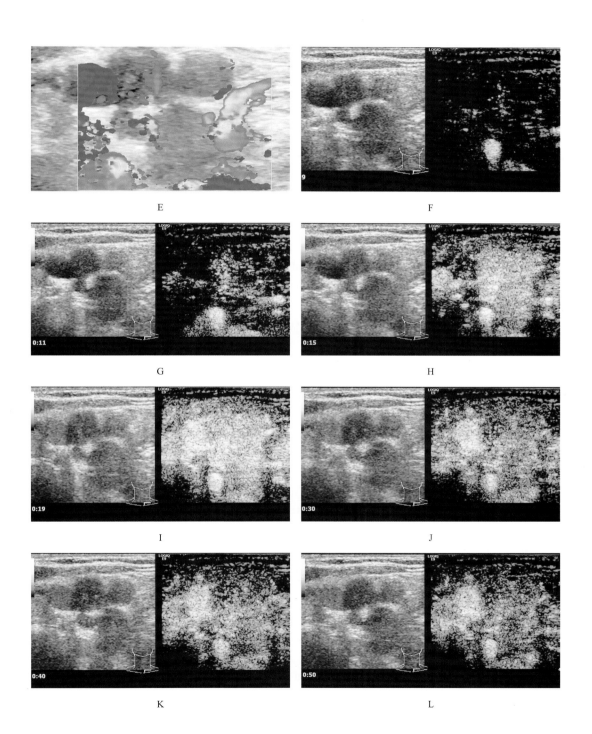

E

F

G

H

I

J

K

L

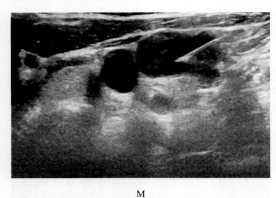
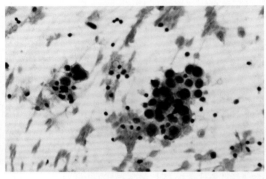

M   N

图 14-0-34　宫颈癌颈部转移性淋巴结（病例 124）

注：A～C. 双侧颈部Ⅳ区多发增大淋巴结，较大的位于左侧颈部，大小约 1.4cm×1.3cm，呈类圆形，部分淋巴结相互融合呈分叶状（箭头），皮质明显增厚，淋巴门消失；D、E. 淋巴结内部可见条状彩色血流信号，淋巴门型；F. 团注造影剂后 9s 淋巴结开始增强，淋巴门先增强；G. 11s 淋巴结轮廓清晰；H. 15s 后增大淋巴结内造影剂灌注，轮廓尚清晰，周边一较小淋巴结开始增强；I. 19s 增大淋巴结增强达峰，轮廓清晰；J. 30s 淋巴结内造影剂开始廓清；K、L. 40s、50s 淋巴结内造影剂逐渐廓清过程；M. 超声引导下淋巴结穿刺活检术；N. 细针穿刺细胞学涂片（HE 染色）：200 倍光镜下，肿瘤细胞平铺排列，核深染，核型不规则，染色质粗，胞质嗜伊红（HE 染色）

分析：双侧颈部淋巴结增大，皮质明显增厚且回声偏高，淋巴结间互相融合，淋巴门消失，而超声造影表现为均匀高增强，无特异性改变，故此例病例灰阶超声对诊断恶性淋巴结更有意义。

病例 125

病史：患者，女性，42 岁，因"黑色素瘤术后半年，发现左侧腹股沟区多发肿块 3d"就诊。体格检查：左侧腹股沟区触及多个鸡蛋大小无痛性肿块，活动度较差，质地较硬。辅助检查：血常规及肿瘤标志物未见明显异常；碱性磷酸酶为 182μ/L。

灰阶及多普勒超声：左侧腹股沟区探及多个增大淋巴结，较大的为 4.0cm×2.2cm，呈类圆形，L/S<2，内部回声不均，可见团状高回声，淋巴结边缘可见不规则无回声区，淋巴门消失，CDFI：淋巴结边缘可见条状彩色血流信号，呈边缘型血供，PW：测得淋巴结内动脉频谱（图 14-0-35A～E）。

超声弹性成像：淋巴结中央绿色，边缘蓝色，3 级（图 14-0-35F、G）。

超声造影：团注超声造影剂后 14s 淋巴结开始增强，24s 增强达峰，呈向心性搏动性高增强，近淋巴结边缘可见无增强区，包膜呈环状增强，43s 淋巴结内造影剂开始廓清，轮廓清晰，50～66s 造影剂继续廓清，轮廓仍然清晰（图 14-0-35H～L）。

超声提示：左侧腹股沟淋巴结增大伴部分坏死，结合病史，首先考虑转移性淋巴结，建议行穿刺活检。

病理结果：黑色素瘤转移性淋巴结（图 14-0-35M）。

分析：左侧腹股沟区多发淋巴结增大，内部回声增高且杂乱，呈不均匀团状高回声，淋巴门消失，超声弹性成像示质地较硬，阻力指数较高，超声造影示向心性增强，呈搏动性不均匀增强，可见片状无增强区，符合恶性淋巴结超声表现，同时该患者有黑色素瘤手术史，首先考虑转移性淋巴结。

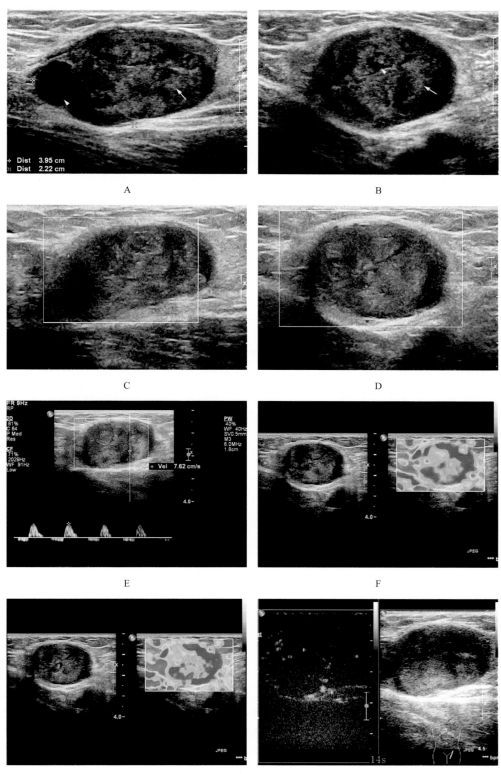

A

B

C

D

E

F

G

H

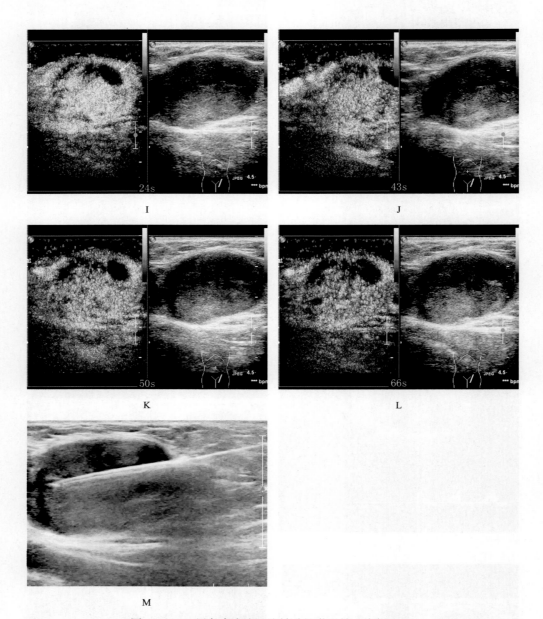

I

J

K

L

M

图 14-0-35 黑色素瘤腹股沟转移性淋巴结（病例 125）

注：A、B. 左侧腹股沟淋巴结增大，内部回声不均匀，可见团状高回声（箭头）及无回声区（三角形箭头），淋巴门消失；C～E. CDFI 示增大淋巴结内可见条状彩色血流信号，测得淋巴结内动脉频谱；F、G. 超声弹性成像示淋巴结中央绿色，边缘蓝色，3 级；H. 团注超声造影后 14s 淋巴结开始增强；I. 24s 增强达峰，呈向心性搏动性高增强，内部可见无增强区（箭头）；J. 43s 淋巴结内造影剂开始廓清，轮廓清晰；K、L. 50s、66s 造影剂持续廓清，轮廓仍然清晰；M. 超声引导下淋巴结穿刺活检术

病例 126

病史：患者，女性，78 岁，因"发现右侧颈部多发肿块 2 个月"就诊。体格检查：右侧颜面部皮肤溃烂，耳垂下方可见外生性软组织肿块，右侧颈部触及多个花生米大小类圆形肿块，无压痛，活动度较差，质地较硬（图 14-0-36A）。辅助检查：血清肿瘤标志物未见明显异常；血常规：白细胞计数 9.2×10^9/L，中性粒细胞计数 8.0×10^9/L，血红蛋白浓度 100g/L，血小板计数 100×10^9/L，铁蛋白浓度 482.4μg/L。

灰阶及多普勒超声：右侧颈部 Ⅱ 区、Ⅲ 区探及多个增大淋巴结，较大者为 0.8cm×0.7cm，呈圆形及类圆形，L/S<2，皮质增厚，淋巴门消失，内部回声不均匀，淋巴结周围组织回声增强，CDFI：淋巴结边缘可见少许彩色血流信号，PW：测得淋巴结内动脉频谱（图 14-0-36B～E）。

超声弹性成像：淋巴结蓝色为主，3 级（图 14-0-36F）。

超声造影：团注超声造影剂后，6s 淋巴结开始增强，7s 淋巴结轮廓清晰，11s 增强达峰，呈向心性搏动性快速高增强，增强后淋巴结大小较灰阶超声所见明显增大，内部可见不规则无增强区，16s 淋巴结内造影剂开始廓清，轮廓清晰，21s～59s 持续廓清（图 14-0-36G～M）。

超声提示：右侧颈部多发淋巴结增大，首先考虑转移性淋巴结，建议穿刺活检。

病理结果：皮肤鳞状细胞癌转移性淋巴结。

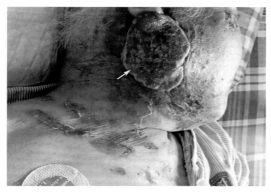

A

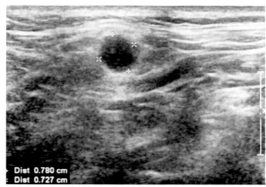

B

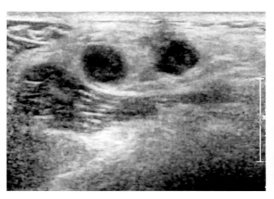

C

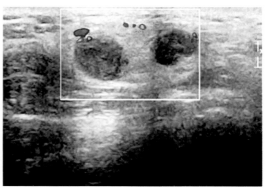

D

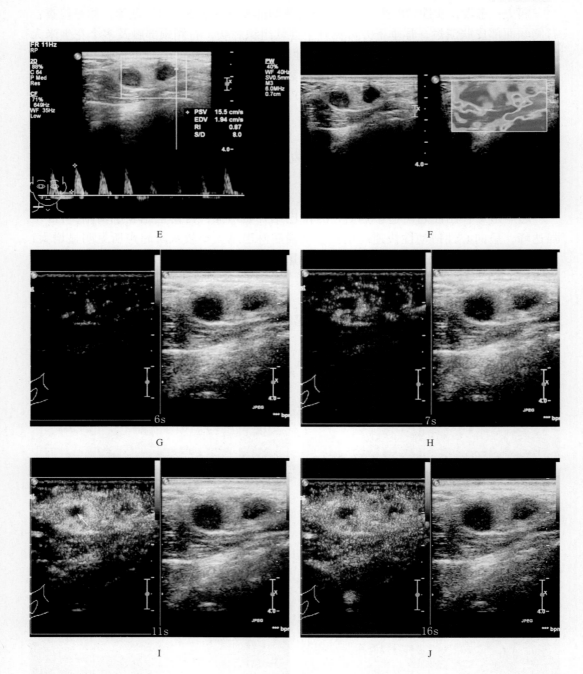

E

F

G

H

I

J

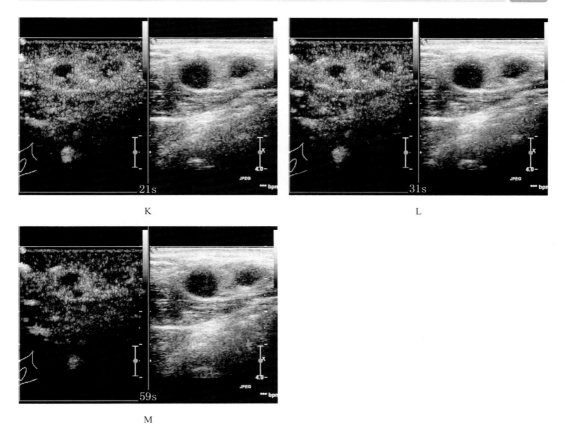

图 14-0-36 皮肤鳞状细胞癌颈部转移性淋巴结（病例 126）

注：A. 体表大体观（箭头）；B、C. 右侧颈部多发淋巴结增大，呈类圆形，淋巴门消失；D. 增大淋巴结内彩色血流信号不丰富；E. 测得淋巴结内动脉频谱，RI：0.87；F. 超声弹性成像示淋巴结以蓝色为主，3 级；G. 团注超声造影剂后，6s 淋巴结开始增强；H. 7s 淋巴结轮廓清晰；I. 11s 增强达峰，向心性搏动性高增强，增强后淋巴结大小较灰阶超声所见明显增大，内部可见不规则无增强区（箭头）；J. 16s 淋巴结内造影剂开始廓清，轮廓清晰；K～M. 21s、31s、59s 持续廓清

分析： 右侧颈部Ⅱ区、Ⅲ区多发淋巴结增大，类圆形，L/S＜2，质地较硬，阻力指数高，超声造影示向心性搏动性快速高增强，内部见无增强区，增强后淋巴结大小较灰阶超声所见明显增大，结合此患者颈部肿块伴皮肤溃烂，需考虑转移性淋巴结。

参 考 文 献

［1］ 回允中. 外科病理学. 9 版. 北京：北京大学医学出版社，2006：1974.

［2］ 李海霞，郑秀兰. 超声对良恶性淋巴结的鉴别诊断. 实用肿瘤学杂志，2008，2（4）：385-387.

［3］ 燕山. 浅表淋巴结的超声诊断. 中国超声医学杂志，2000，16（3）：230-233.

［4］ 洪玉蓉，刘学明，张闻，等. 超声造影定量分析在浅表淋巴结疾病鉴别诊断中的应用. 中国超声医学杂志，2007，23（3）：212-214.

［5］ 胡蓉菲，许萍，邵洁，等. 超声造影在乳腺癌患者腋淋巴结诊断中的价值. 中国医学计算机成像杂志，2015，21（6）：575-579.

［6］ 孙德胜，陈芸，钟洁愉，等. 超声造影引导浅表淋巴结穿刺活检的应用. 中国介入影像与治疗学，2012，9（4）：229-232.

［7］ 任立军，丁印鲁，张成雷，等. 甲状腺微小乳头状癌淋巴结转移规律及手术方式的临床研究. 中国医药，2011，6（3）：309-310.

［8］ 张玉会，肖月，王新华，等. 甲状腺微小乳头状癌超声特征与颈侧区淋巴结转移关系的探讨. 中国医药导报，2013，10（20）：24-29.

［9］ 张武. 浅表淋巴结超声检查及进展. 中华医学超声杂志（电子版），2008，5（1）：16-27.

［10］ 金占强，徐晓红. 超声诊断乳腺癌腋窝淋巴结转移的多因素分析. 中国医学影像学杂志，2011，19（4）：307-311.

［11］ 杨梓，张喜平，欧敬民. 乳腺癌癌前病变的筛查手段研究进展. 医学研究杂志，2013，42（1）：19-21.

［12］ 朱玲，杜联芳，伍瑛，等. 超声造影鉴别诊断浅表淋巴结良恶性的初步探讨. 临床超声医学杂志，2012，14（12）：816-819.

［13］ 顾丽，韩晓华，李艳. 116例宫颈癌的发病特点与临床症状分析. 新疆医学，2011，41（11）：51-52.

［14］ 罗守娟. 胃癌超声的临床表现. 中外健康文摘，2012，9（47）：76-77.

［15］ 孙颖浩. 我国前列腺癌的研究现状. 中华泌尿外科杂志，2004，25（2）：77-80.

［16］ 周权，黄民主，黄霜，等. 中国已婚妇女宫颈癌发病影响因素 Meta 分析. 中国癌症杂志，2011，21（2）：125-129.

［17］ 刘若川，刘耀利，朱尚勇，等. 超声成像在喉癌诊断中的应用价值. 广西医科大学学报，2013，30（4）：553-555.

［18］ 郭丹阳，程文，周洋，等. 胃窗超声造影、多层螺旋 CT 及两者联合诊断胃癌的价值比较. 中国临床医学影像杂志，2012，23（11）：789-792.

［19］ 李虎，董超雄，罗文平，等. 肾癌63例回顾性分析. 南方医科大学学报，2011，31（8）：1455-1457.

［20］ 张益. 小肾癌的超声诊断价值. 现代中西医结合杂志，2012，21（19）：2135-2136.

［21］ 董贺英. 进展期胃癌54例超声造影诊断与病理结果对比分析. 实用医技杂志，2012，19（8）：821-822.

［22］ 潘柏年，徐仁方，郭晓，等. 肾癌525例临床分析. 中华泌尿外科杂志，2000，21（3）：135-137.

［23］ 孙颖，马骏，卢泰祥，等. 512例鼻咽癌颈淋巴结转移规律的研究. 癌症，2004，23（z1）：1523-1527.

［24］ 洪玉蓉，刘学明，张闻，等. 超声造影在浅表淋巴结疾病鉴别诊断中的应用研究. 中华超声影像学杂志，2006，15（11）：849-852.

［25］ 洪玉蓉，刘学明. 颈部转移性淋巴结的超声造影表现分析. 中国超声医学杂志，2008，24（6）：520-522.

［26］ 邓学东，刘吉斌，Goldberg BB. 超声造影检测前哨淋巴结的实验研究. 上海医学影像，2006，15（1）：58-63.

［27］ 洪玉蓉，刘学明. 超声造影在浅表淋巴结疾病中的应用. 中国医学影像学杂志，2007，15（3）：212-214.

［28］ 刘学明，潘敏强，莫国强，等. 静脉超声造影彩色多普勒检查淋巴结的初步体会. 中华超声影像学杂志，2004，13（2）：148-149.

［29］ 徐栋，钱超文，姜锋，等. 鼻咽癌颈部转移性淋巴结的超声造影特征及时间强度曲线分析. 中

华超声影像学杂志，2009，18（6）：510-513.

［30］ 韩峰，邹如海，林僖，等. 常规超声和超声造影在浅表淋巴结良恶性鉴别诊断中的价值. 中华超声影像学杂志，2010，19（3）：234-237.

［31］ 许乙凯，吴元魁，方挺松，等. 钆喷替酸葡甲胺 - 白蛋白增强 MR 淋巴造影鉴别良恶性淋巴结的实验研究. 中华放射学杂志，2007，41（2）：205-208.

［32］ 杨春江，王志刚，彭晓琼，等. 炎性及肿瘤转移淋巴结的超声造影实验研究. 中华超声影像学杂志，2006，15（2）：142-145.

［33］ 洪玉蓉，刘学明，张闻，等. 超声造影定量分析在浅表淋巴结疾病鉴别诊断中的应用. 中国超声医学杂志，2007，23（3）：212-214.

［34］ 于守君，岳雯雯，张永林，等. 超声引导下经皮微波消融治疗甲状腺乳头状微小癌的初步探讨. 中华超声影像学杂志，2015，24（9）：779-783.

［35］ 章建全，秦志丰，蒋京京，等. 超声造影监测下射频联合微波消融治疗淋巴结黑素瘤的尝试. 第二军医大学学报，2006，27（12）：1364-1367.

［36］ 章建全. 经皮热消融治疗在甲状腺乳头状癌及其区域淋巴结转移中的应用前景. 中华医学超声杂志（电子版），2014，11（8）：1-4.

［37］ 向俊，吴毅. 甲状腺癌临床诊治新特点（附 572 例临床分析）. 中国实用外科杂志，2008，28（5）：365-367.

［38］ 吕晓玉，郝轶，姚兰辉. 颈部淋巴结结核与转移性病变的超声鉴别诊断价值. 华南国防医学杂志，2013，27（9）：618-633.

［39］ 许敏，邹学彬，李安华. 国内外甲状腺结节超声诊治相关指南的比较与解读. 中华医学超声杂志（电子版），2017，14（4）：245-249.

［40］ 石岚，黄韬. 甲状腺乳头状癌淋巴结转移规律的研究. 中华普通外科杂志，2007，22（7）：524-526.

［41］ 黄志刚. 喉癌基础研究现状和展望. 中国耳鼻咽喉头颈外科，2010，17（2）：57-76.

［42］ Giovagnorio F, Caiazzo R, Avitto A. Evaluation of vascular patterns of cervical lymph nodes with power Doppler sonography. J Clin Ultrasound, 1997, 25(2): 71-76.

［43］ Magarelli N, Guglielmi G, Savastano M, et al. Superficial inflammatory and primary neoplastic lymphadenopathy: diagnostic accuracy of power-doppler sonography. Eur J Radiol, 2004, 52(3): 257-263.

［44］ Giovagnorio F, Galluzzo M, Andreoli C, et al. Color Doppler sonography in the evaluation of superficial lymphomatous lymph nodes. J Ultrasound Med, 2002, 21(4): 403-408.

［45］ Steinkamp HJ, Wissgott C, Rademaker J, et al. Current status of power Doppler and color Doppler sonography in the differential diagnosis of lymph node lesions. Eur Radiol, 2002, 12(7): 1785-1793.

［46］ Galiè M, D'Onofrio M, Montani M, et al. Tumor vessel compression hinders perfusion of ultrasonographic contrast agents. Neoplasia, 2005, 7(5): 528-536.

［47］ Ouyang Q, Chen L, Zhao H, et al. Detecting metastasis of lymph nodes and predicting aggressiveness in patients with breast carcinomas. J Ultrasound Med, 2010, 29(3): 343-352.

［48］ Lim YC, Koo BS. Predictive factors of skip metastases to lateral neck compartment leaping central neck compartment in papillary thyroid carcinoma. OralOncol, 2012, 48(3): 262-265.

［49］ Rubaltelli L, Khadivi Y, Tregnaghi A, et al. Evaluation of lymph node perfusion using continuous mode harmonic ultrasonography with a second-generation contrast agent. J Ultrasound Med, 2004, 23(6): 829-836.

［50］ Esen G. Ultrasound of superficial lymph nodes . Eur J Radiol, 2006, 58(3): 345-359.

［51］ Ahuja AT, Ying M. Sonographic evaluation of cervical lymph nodes. AJR Am J Roentgenol, 2005, 184(5): 1691-1699.

［52］ Kwak JY, Kim EK, Kim MJ, et al. Papillary microcarcinoma of the thyroid: predicting factors of lateral neck node metastasis. Ann Surg Oncol, 2009, 16(5): 1348-1355.

［53］ Lin KL, Wang OC, Zhang XH, et al. The BRAF mutation is predictive of aggressive clinicopathological characteristics in papillary thyroid microcarcinoma. Ann Surg Oncol, 2010, 17(12): 3294-3300.

［54］ Reid-Nicholson M, Moreira A, Ramalingam P. Cytologic features of mixed papillary carcinoma and chronic lymphocytic leukemia/small lymphocytic lymphoma of the thyroid gland. Diagn Cytopathol, 2008, 36(11): 813-817.

［55］ Kim MR, Kim SS, Huh JE, et al. Neck circumference correlates with tumor size and lateral lymph node metastasis in men with small papillary thyroid carcinoma. Korean J Intern Med, 2013, 28(1): 62-71.

［56］ Ying M, Ahuja A. Sonography of neck lymph nodes. Part I: normal lymph nodes. Clin Radiol, 2003, 58(5): 351-358.

［57］ Ahuja A, Ying M. Sonography of neck lymph nodes. Part II: abnormal lymph nodes. Clin Radiol, 2003, 58(5): 359-366.

［58］ Kim J, Giuliano AE, Turner RR, et al. Lymphatic mapping establishes the role of BRAF gene mutation in papillary thyroid carcinoma. Ann Surg, 2006, 244(5): 799-804.

［59］ Gimm O, Rath FW, Dralle H. Pattern of lymph node metastases in papillary thyroid carcinoma. Br J Surg, 1998, 85(2): 252-254.

［60］ Nori J, Vanzi E, Bazzocchi M, et al. Role of axillary ultrasound examination in the selection of breast cancer patients for sentinel node biopsy. Am J Surg, 2007, 193(1): 16-20.

［61］ Leclercq G, Jacquot Y. Interactions of isoflavones and other plant derived estrogens with estrogen receptors for prevention and treatment of breast cancer-considerations concerning related efficacy and safety. J Steroid Biochem Mol Biol, 2014, 139: 237-244.

［62］ Le Chevalier T. Adjuvant chemotherapy for resectable non-small-cell lung cancer: where is it going?. Ann Oncol, 2010, 21(7): 196-198.

［63］ Sokic SI, Adanja BJ, Marinkovic JP, et al. Risk factors for laryngeal cancer. Eur J Epidemiol, 1995, 11(4): 431-433.

［64］ Schulte-Altedorneburg G, Demharter J, Linné R, et al. Does ultrasound contrast agent improve the diagnostic value of colour and power Doppler sonography in superficial lymph node enlargement. Eur J Radiol, 2003, 48(3): 252-257.

［65］ Steinkamp HJ, Mueffelmann M, Böck JC, et al. Differential diagnosis of lymph node lesions: a semiquantitative approach with colour Doppler ultrasound. Br J Radiol, 1998, 71(848): 828-833.

［66］ Ahuja AT, Ying M, Ho SY, et al. Ultrasound of malignant cervical lymph nodes. Cancer Imaging, 2008, 8: 48-56.

［67］ Shin LK, Fischbein NJ, Kaplan MJ, et al. Metastatic squamous cell carcinoma presenting as diffuse and punctate cervical lymph node calcifications: sonographic features and utility of sonographically guided fine-needle aspiration biopsy. J Ultrasound Med, 2009, 28(12): 1703-1707.

［68］ Aoki T, Moriyasu F, Yamamoto K, et al. Image of tumor metastasis and inflammatory lymph node enlargement by contrast-enhanced ultrasonography. World J Radiol, 2011, 3(12): 298-305.

［69］ Khanna R, Sharma AD, Khanna S, et al. Usefulness of ultrasonography for the evaluation of cervical lymphadenopathy. World J Surg Oncol, 2011, 9: 29.

［70］ Rubaltelli L, Corradin S, Dorigo A, et al. Automated quantitative evaluation of lymph node perfusion on contrast-enhanced sonography. AJR Am J Roentgenol, 2007, 188(4): 977-983.

［71］ Goldberg BB, Merton DA, Liu JB, et al. Contrast-enhanced ultrasound imaging of sentinel lymph nodes after peritumoral administration of Sonazoid in a melanoma tumor animal model. J Ultrasound Med, 2011, 30(4): 441-453.

［72］ Goldberg BB, Merton DA, Liu JB, et al. Contrast-enhanced sonographic imaging of lymphatic channels and sentinel lymph nodes. J Ultrasound Med, 2005, 24(7): 953-965.

［73］ Tang SS, Yang ZG, Deng W, et al. Differentiation between tuberculosis and lymphoma in mediastinal lymph nodes: Evaluation with contrast-enhanced MDCT. Clin Radiol, 2012, 67(9): 877-883.

［74］ Rubaltelli L, Beltrame V, Tregnaghi A, et al. Contrast-enhanced ultrasound for characterizing lymph nodes with focal cortical thickening in patients with cutaneous melanoma. AJR Am J Roentgenol, 2011, 196(1): W8-12.

［75］ Klauber-Demore N, Kuzmiak C, Rager EL, et al. High-resolution axillary ultrasound is a poor prognostic test for determining pathologic lymph node status in patients undergoing neoadjuvant chemotherapy for locally advanced breast cancer. Am J Surg, 2004, 188(4): 386-389.

［76］ Yu M, Liu Q, Song HP, et al. Clinical application of contrast-enhanced ultrasonography in diagnosis of superficial lymphadenopathy. J Ultrasound Med, 2010, 29(5): 735-740.

［77］ Asai S, Miyachi H, Suzuki K, et al. Ultrasonographic differentiation between tuberculous lymphadenitis and malignant lymph nodes. J Ultrasound Med, 2001, 20(5): 533-538.

［78］ Sumi M, Ohki M, Nakamura T. Comparison of sonography and CT for differentiating benign from malignant cervical lymph nodes in patients with squamous cell carcinoma of the head and neck. AJR Am J Roentgenol, 2001, 176(4): 1019-1024.

［79］ Rosário PW, de Faria S, Bicalho L, et al. Ultrasonographic differentiation between metastatic and benign lymph nodes in patients with papillary thyroid carcinoma. J Ultrasound Med, 2005, 24(10): 1385-1389.

［80］ Hövels AM, Heesakkers RA, Adang EM, et al. Cost-analysis of staging methods for lymph nodes in patients with prostate cancer: MRI with a lymph node-specific contrast agent compared to pelvic lymph node dissection or CT. Eur Radiol, 2004, 14(9): 1707-1712.

［81］ Kim BM, Kim EK, Kim MJ, et al. Sonographically guided core needle biopsy of cervical lymphadenopathy in patients without known malignancy. J Ultrasound Med, 2007, 26(5): 585-591.

［82］ Song JY, Cheong HJ, Kee SY, et al. Disease spectrum of cervical lymphadenitis: analysis based on ultrasound-guided core-needle gun biopsy. J Infect, 2007, 55(4): 310-316.

［83］ Sham JS, Choy D, Wei WI. Nasopharyngeal carcinoma: orderly neck node spread. Int J Radiat Oncol Biol Phys, 1990, 19(4): 929-933.

［84］ King AD, Ahuja AT, Leung SF, et al. Neck node metastases from nasopharyngeal carcinoma: MR imaging of patterns of disease. Head Neck, 2000, 22(3): 275-281.

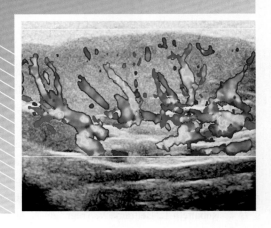

第十五章
其他淋巴结疾病

第一节 / Castleman 病

【病因及病理】

Castleman 病（Castleman's disease，CD）又称血管滤泡性淋巴组织增生、巨大淋巴结增生症，是一种少见的慢性淋巴组织增生性疾病。最早见于 19 世纪 20 年代文献描述，1956 年由 Castleman 等首次系统报道。

该病病因和发病机制不明，近年研究表明可能与人类疱疹病毒 8 型（human herpesvirus 8，HHV8）感染、抗原呈递细胞功能异常及细胞因子调节异常等有关。

本病组织病理学分为透明血管型（hyaline-vascular type，HV）、浆细胞型（plasma cell type，PC）和多中心型。透明血管型多见，通常累及单个淋巴结，滤泡数量多但小，滤泡间区域为明显的血管，某些血管周围出现纤维化，血管内皮肿胀，管壁增厚，后期呈玻璃样改变；浆细胞型和多中心型少见，通常累及几个淋巴结，滤泡增生并且扩大，滤泡间区扩大，几乎所有的细胞都是浆细胞。也有学者认为浆细胞型是早期病变，以后可发展为透明血管型。镜检共同病理特征为：①淋巴结基本结构保持完整；②滤泡增生明显；③血管增生（浆细胞型仅见于滤泡间质）。典型图片表现为退行性转化的生发中心可见血管玻璃样变，或玻璃样变的血管插入生发中心呈"棒棒糖"样；外套细胞呈洋葱皮样排列。

【临床表现】

CD 可发生于任何年龄，成人居多。主要以无痛性、渐进性淋巴结肿大为特征。按肿大淋巴结的分布可分为局灶型（local Castleman's disease，LCD）及多中心型（multicentric Castleman's disease，MCD）。LCD 全身症状不明显，以单一部位的淋巴结明显肿大为特征。患者多较年轻，以纵隔及腹腔淋巴结肿大多见，仅少数患者以浅表淋巴结肿大起病，预后较好。MCD 临床上除全身淋巴结肿大外，还可伴有发热、贫血、盗汗、红细胞沉降率加快、多克隆高球蛋白血症、肝脾肿大、皮疹、肝肾损伤、周围神经病变等累及多个系统，后者有时先于淋巴结肿大而发生，致使该病难以早期诊断，极易误诊，且易发展为恶性肿瘤。由于该病临床表现形式多样，仅靠临床及实验室检查难以确定诊断，确诊主要依靠组织学活检。

【超声检查】

1．淋巴结显著增大，常呈椭圆形，L/S＞2多见，淋巴结包膜完整，互相不融合。

2．淋巴结皮质增厚，多数以低回声或等回声为主，亦可呈稍高回声，淋巴结内回声分布较均匀，极少出现无回声的液化坏死区及强回声的钙化灶，淋巴门可消失或呈细线样。

3．彩色多普勒血流成像（CDFI）：多数淋巴结内血流信号丰富，以淋巴门型血供为主，也可表现为边缘型血供。

4．超声造影：增强模式多为非向心性增强，由淋巴门开始向四周增强，极少出现无增强区，增强后淋巴结与周围组织往往分界清晰。

【典型病例】

病例 127

病史：患者，男性，32岁，因"发热伴右侧颈部肿块进行性肿大2个月余"入院。体格检查：体温37.9℃，右颈部触及增大淋巴结，鸽蛋大小，质地硬，活动度可，无压痛。辅助检查：血常规、肝肾功能无异常。

灰阶及多普勒超声：右侧颈部探及多个淋巴结增大，较大者约3.8cm×1.7cm（图15-1-1A），边界清晰，皮质增厚，呈均匀低回声，淋巴门不清，CDFI：内部彩色血流信号丰富，呈淋巴门型血供（图15-1-1B、C），脉冲多普勒（PW）：测得淋巴结内动脉频谱（图15-1-1D）。

超声弹性成像：淋巴结中央绿色、边缘蓝色，3级（图15-1-1E）。

超声造影：团注超声造影剂后，11s开始增强，呈非向心性增强，17s增强达峰，呈均匀高增强，增强后淋巴结轮廓清晰，30s淋巴结开始廓清，82s持续廓清（图15-1-1F～J）。

超声提示：右侧颈部多发淋巴结增大，建议穿刺活检。

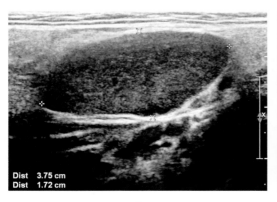
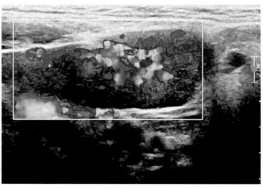

A   B

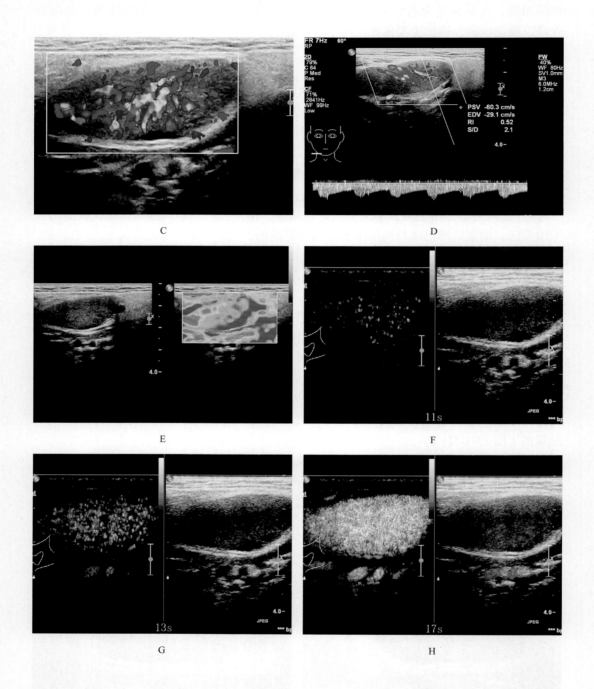

C

D

E

F

G

H

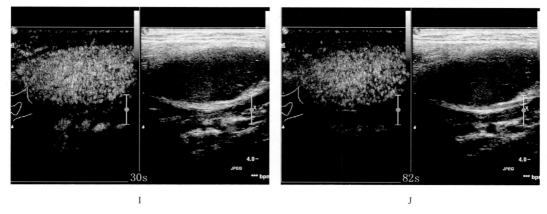

图 15-1-1 Castleman 病（病例 127）

注：A. 右侧颈部淋巴结，淋巴门不清；B、C. 彩色血流信号丰富，为淋巴门型血供；D. 测得淋巴结内动脉频谱，RI：0.52；E. 超声弹性成像示淋巴结中央绿色、边缘蓝色，3 级；F. 团注超声造影剂后，11s 开始增强；G. 13s 持续增强；H. 17s 淋巴结增强达峰，呈非向心性均匀高增强，内见条索状高增强（血管）；I. 30s 淋巴结开始廓清；J. 82s 持续廓清

病理结果：（右颈部淋巴结）巨大淋巴结增生症（CD，透明血管型）。

分析：本例灰阶图像淋巴结显著增大，L/S＞2，呈均匀低回声，灰阶图像上淋巴门不清，CDFI 为淋巴门型血供。本例超声造影后，造影剂快速灌注整个淋巴结，呈非向心性均匀高增强，增强后边界清晰，大小未见明显变化，未见无增强区，因淋巴结显著增大，血流丰富，CD 临床上较少见，与淋巴瘤难鉴别，确诊仍需超声引导下穿刺或手术活检。

病例 128

病史：患者，男性，23 岁，因"发热 10d 后出现左侧颈部肿块伴疼痛、盗汗、食欲减退 3 个月余，患者在当地医院给予利福平、异烟肼口服治疗 1 个月余，病情无明显好转"入院。体格检查：体温 37.7℃，左颈部触及肿块，鸽蛋大小，质地软，活动度可，无压痛。辅助检查：血常规：白细胞计数 $11.2×10^9$/L，中性粒细胞计数 $7.53×10^9$/L，淋巴细胞计数 $3.27×10^9$/L；肝肾功能无异常。

灰阶及多普勒超声：左侧颈部探及多个大小不等淋巴结，沿颈静脉链分布，较大者 2.9cm×1.9cm，呈均匀低回声，分布较均匀，淋巴结边界清晰，淋巴门可见（图 15-1-2A），CDFI：内部彩色血流信号较丰富，呈淋巴门型血供（图 15-1-2B），PW：测得内部动脉频谱（图 15-1-2C）。

超声弹性成像：较大淋巴结中央绿色、边缘蓝色，3 级（图 15-1-2D）。

超声造影：团注超声造影剂后，11s 较大淋巴结开始增强，13s 持续增强，21s 增强达峰，呈非向心性高增强，增强程度较均匀，轮廓清晰，31s 开始廓清，116s 淋巴结内仍有造影剂（图 15-1-2E～J）。

灰阶及多普勒超声：左侧颈部较小一个淋巴结，呈均匀低回声，分布较均匀，淋巴结边界清晰，淋巴门可见（图 15-1-2K、L），CDFI：内部彩色血流信号较丰富，呈淋巴门型血供（图 15-1-2M），PW：测得内部动脉频谱（图 15-1-2N）。

超声弹性成像：该淋巴结蓝绿相间，以绿色为主，2 级（图 15-1-2O）。

　　超声造影：团注超声造影剂后，13s 该淋巴结开始增强，14s 持续增强，21s 增强达峰，淋巴结内呈均匀高增强，轮廓清晰，30s 开始廓清，53s～123s 持续廓清（图 15-1-2P～U）。

　　超声提示：左侧颈部多发淋巴结增大，淋巴瘤可能性大，建议穿刺活检。

　　病理结果：（左侧颈部标本）巨大淋巴结增生症（CD，透明血管型）。

　　分析：颈部多发淋巴结增大，边界清晰，内部呈低回声，部分淋巴结血流信号丰富，均以淋巴门型血供为主，本病例超声误诊为淋巴瘤，回顾性分析发现淋巴结内部回声比典型的淋巴瘤略高，血供较淋巴瘤相对较少，与典型淋巴瘤超声表现不符。

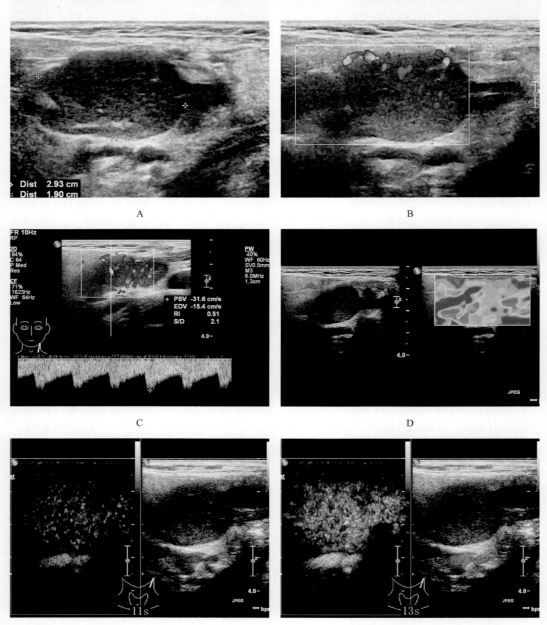

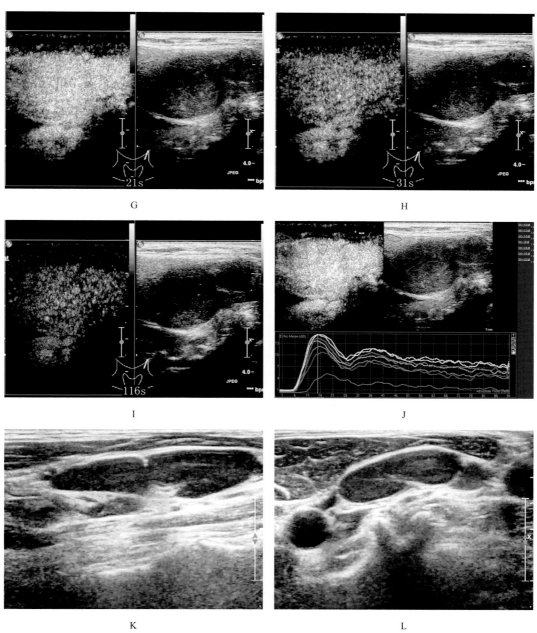

G

H

I

J

K

L

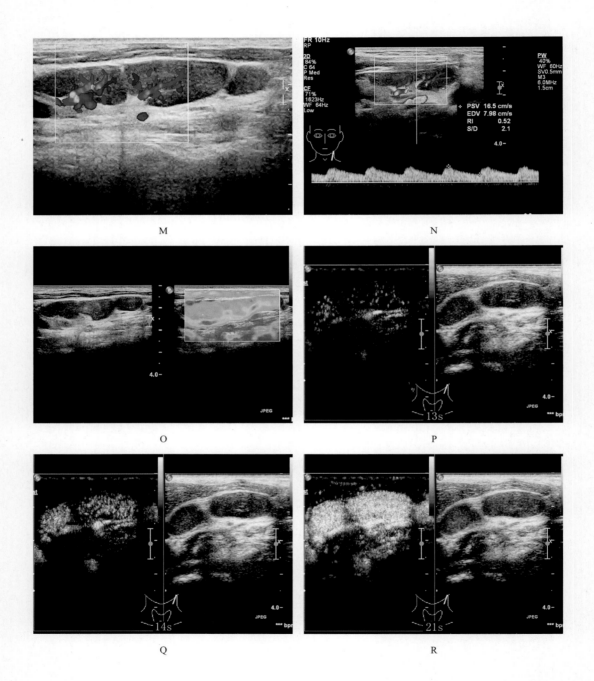

M

N

O

P

Q

R

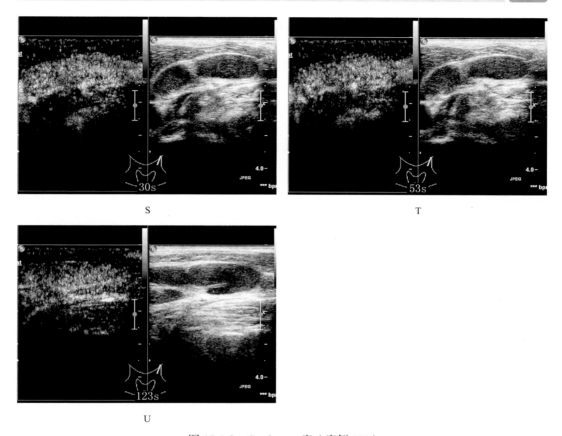

图 15-1-2　Castleman 病（病例 128）

注：A. 左颈部淋巴结增大，较大者约 2.9cm×1.9cm，呈低回声，内部回声较均匀；B. 彩色血流信号较丰富，呈淋巴门型血供；C. 淋巴结内部动脉频谱，RI：0.51；D. 超声弹性成像示淋巴结中央绿色、边缘蓝色，3 级；E. 较大淋巴结团注超声造影剂后，11s 开始增强；F. 13s 持续增强；G. 21s 造影剂达峰，淋巴结均匀增强；H. 31s 开始廓清；I. 116s 淋巴结内仍有造影剂；J. 时间 - 强度曲线图；K、L. 左颈部邻近淋巴结边界清晰，部分紧密相连，内回声较均匀；M. 彩色血流信号较丰富，呈淋巴门型血供；N. 内部动脉频谱，RI：0.52；O. 超声弹性成像示淋巴结蓝绿相间，以绿色为主，2 级；P. 邻近淋巴结团注超声造影剂后，13s 开始增强；Q. 14s 持续增强；R. 21s 造影剂达峰，淋巴结均匀增强；S. 30s 开始廓清；T、U. 53s、123s 持续廓清

病例 129

病史：患者，女性，43 岁，因"黑便 1 个月，头晕、乏力 1 周"就诊。体格检查：体温 37.2℃，双侧颈部、腋窝均可扪及淋巴结增大，较大者如鸽蛋大小，质地偏硬，活动度可，无压痛。辅助检查：血常规正常。患者 3 年前行甲状腺癌切除术。

灰阶及多普勒超声：双侧颈部可探及多个增大淋巴结，颈部较大者位于右侧，大小约 3.1cm×1.3cm，边界清晰，皮质回声增强，呈等回声，淋巴门不清，CDFI：淋巴结内血流信号丰富，呈淋巴门型血供（图 15-1-3A～F）。

超声弹性成像：淋巴结中央绿色，边缘蓝色，3 级（图 15-1-3G、H）。

灰阶及多普勒超声：双侧腋窝可探及多个淋巴结增大，较大者位于左侧，大小约 5.7cm×2.0cm，边界清晰，皮质回声增强，呈等回声，淋巴门清晰（图 15-1-3I、J），

CDFI：淋巴结内血流信号丰富，呈淋巴门型血供，PW：测得淋巴结内动脉频谱（图 15-1-3K～O）。

超声弹性成像：淋巴结蓝绿相间，绿色为主，2 级（图 15-1-3P）。

超声造影：右侧颈部淋巴结，团注超声造影剂后，6s 开始增强，11s 增强达峰，呈非向心性快速高增强，由淋巴门开始向四周增强，包膜无增强，增强后淋巴结与周围组织分界清晰，16s 淋巴结开始廓清，30s～78s 持续廓清（图 15-1-3Q～X）。

超声提示：双侧颈部、腋窝多发淋巴结增大，首先考虑 CD，建议穿刺活检。

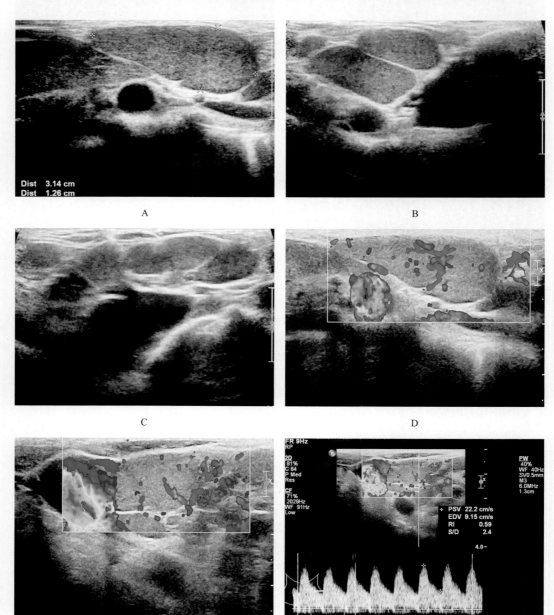

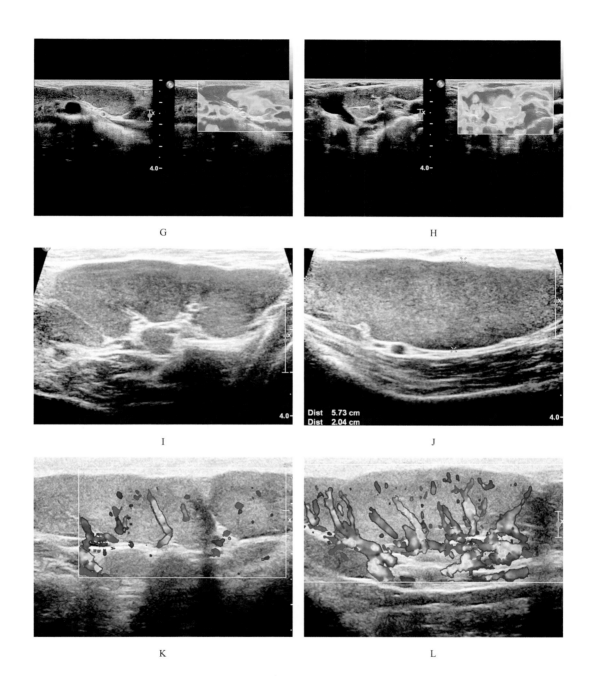

G

H

I

J

K

L

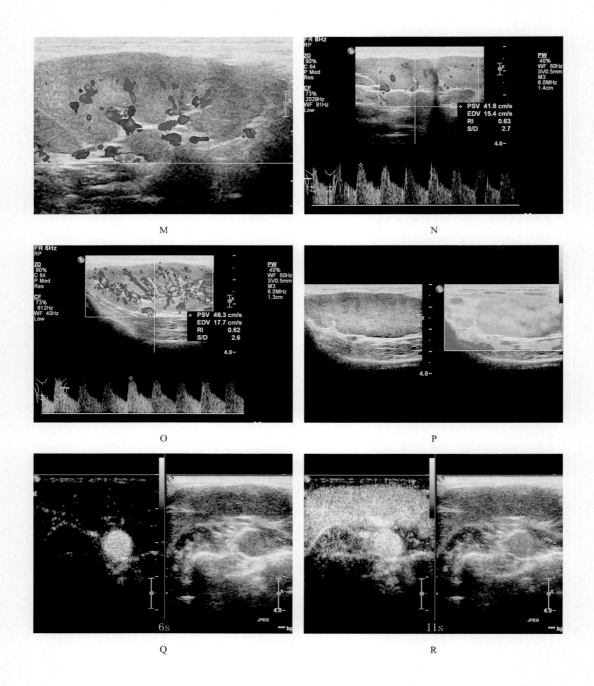

M

N

O

P

Q

R

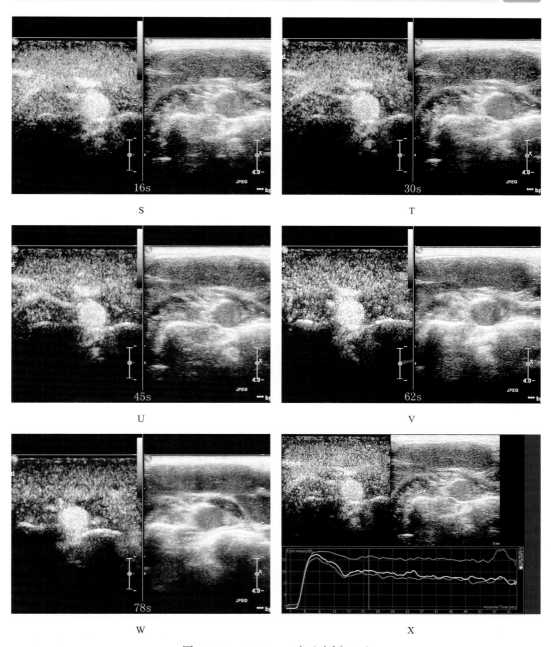

图 15-1-3　Castleman 病（病例 129）

注：A~C. 右颈部多个淋巴结增大，皮质回声增强，呈等回声，淋巴门不清；D~F. 呈淋巴门型血供，测得淋巴结内动脉频谱，RI：0.59；G、H. 超声弹性成像示淋巴结中央绿色，边缘蓝色，3 级；I、J. 双侧腋窝多个淋巴结增大，较大者位于左侧，大小约 5.7cm×2.0cm，皮质回声增强，呈等回声，淋巴门清晰；K~O. 上述淋巴结内彩色血流信号较丰富，呈淋巴门型血供，测得内部动脉频谱，RI：0.62~0.63；P. 超声弹性成像示淋巴结蓝绿相间，绿色为主，2 级；Q. 右颈部淋巴结团注超声造影剂后，6s 开始增强；R. 11s 淋巴结增强达峰，呈非向心性增强，由淋巴门开始向四周增强，轮廓清晰，包膜无增强，增强后淋巴结大小较灰阶超声所见无明显增大；S. 16s 淋巴结开始廓清；T~W. 30s、45s、62s、78s 持续廓清；X. 时间 - 强度曲线图

病理结果：（右侧颈部淋巴结标本）符合 CD（透明血管型）。

分析：此患者颈部及腋窝多个淋巴结明显增大，呈等回声，回声均匀，彩色血流信号较丰富，淋巴结超声造影呈非向心性均匀高增强，由淋巴门开始向四周增强，呈良性淋巴结超声造影表现。该患者虽有甲状腺癌病史，但甲状腺癌颈部及腋淋巴结同时转移较罕见，且明显增大的淋巴结内并未发现坏死及钙化，故首先考虑 CD。

病例 130

病史：患者，女性，41 岁，因"右侧腹股沟区无痛性肿块 6 个月余，渐进性增大 1 个月"就诊。体格检查：体温 37.3℃，右腹股沟区触及鸽蛋大小肿块，活动度可，质地软，无压痛。辅助检查：血常规及肝肾功能检查无异常。

灰阶及多普勒超声：右侧腹股区探及多个大小不等淋巴结（图 15-1-4A、B），较大者 3.4cm×1.3cm，边界清晰，呈低回声，淋巴门受压变窄，CDFI：内部彩色血流信号丰富，见粗大血流由淋巴门进入，呈树枝状分布，包膜上未见血流信号（图 15-1-4C），PW：测得淋巴结内动脉频谱（图 15-1-4D）。

超声造影：团注超声造影剂后，17s 淋巴结开始增强，增强模式为非向心性增强，22s 增强达峰，呈弥漫性均匀高增强，由淋巴门开始向四周增强，增强后与周围组织分界清晰，35s 淋巴结开始廓清，73s～139s 持续廓清（图 15-1-4E～K）。

超声提示：右侧腹股沟区多发淋巴结增大，淋巴结反应性增生可能性大。

病理结果：（右侧腹股沟）淋巴结结构无破坏，滤泡间副皮质区成熟浆细胞显著增生，并见高血管反应，生发中心增生明显，以外套细胞增生为主，有几处生发中心血管化，并可见单个穿入的血管，病变符合 CD（浆细胞型）（图 15-1-4L）。

分析：此患者单侧腹股沟淋巴结增大，病史较长，病变淋巴结 L/S＞2，呈低回声，边界清晰，淋巴门可见，CDFI 内部彩色血流信号丰富，淋巴门型血供，呈树枝状分布，上述表现均为良性淋巴结超声表现，误诊为淋巴结反应性增生。患者病史长，淋巴结进行性增大，应建议淋巴结穿刺活检。

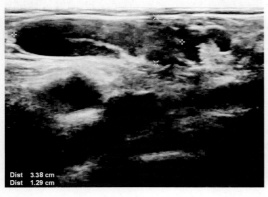

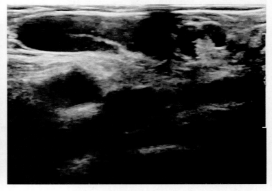

A   B

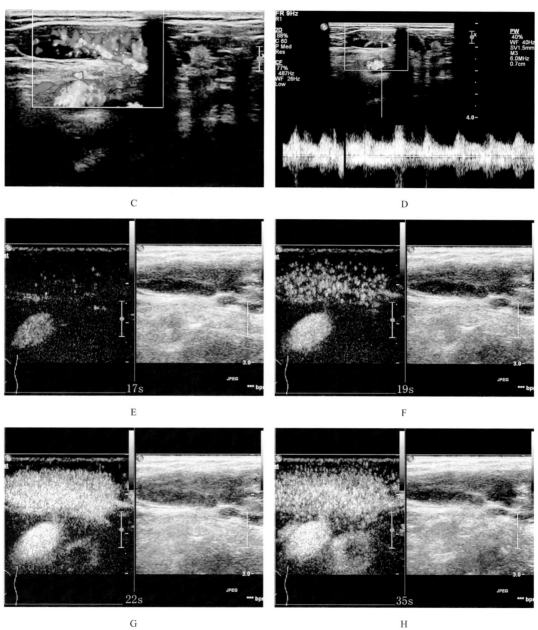

C

D

E

F

G

H

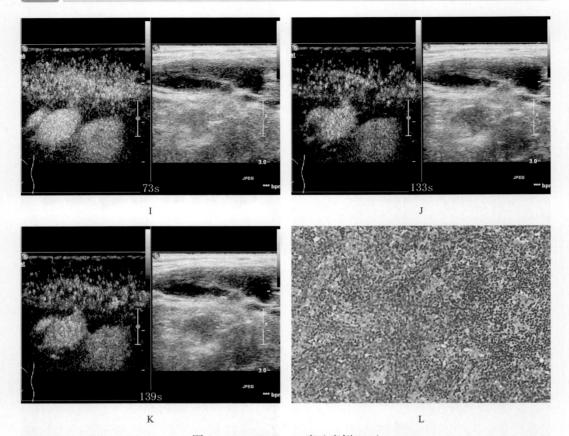

图 15-1-4　Castleman 病（病例 130）

注：A、B. 右腹股区淋巴结，边界清晰，呈低回声，淋巴门受压；C. 彩色血流信号丰富，呈淋巴门型血供；D. 测得淋巴结内动脉频谱；E. 团注超声造影剂后，17s 淋巴结开始增强；F. 19s 持续增强；G. 22s 增强达峰，为非向心性高增强，由淋巴门开始向四周增强；H. 35s 开始廓清；I～K. 73s、133s、139s 持续廓清；L. 粗针穿刺病理检查（HE ×200）：滤泡萎缩，间区扩大伴小血管增生及玻璃样变

病例 131

病史：患者，女性，50 岁，因"双侧腹股沟包块 3 个月，明显增大 2 周"就诊。体格检查：体温 37.5℃，双侧腹股沟区触及多个肿块，鸽蛋大小，质地软，活动度可，无压痛（图 15-1-5A）。辅助检查：血常规检查及肝肾功能无异常。

灰阶及多普勒超声：双侧腹股沟区可探及多个增大淋巴结，较大者位于右侧腹股沟，大小约 2.9cm×1.3cm，边界清晰，皮质增厚呈等回声，内部见细线样高回声均匀分布，淋巴门变窄，多个淋巴结相互挤压成团，但从包膜的延续性观察可区分相邻淋巴结，CDFI：内部彩色血流信号丰富，呈淋巴门型血供，包膜未见血流信号（图 15-1-5B～F），PW：测得淋巴结内动脉频谱（图 15-1-5G～I）。

超声弹性成像：淋巴结中央绿色、边缘蓝色，3 级（图 15-1-5J）；淋巴结蓝绿相间，以蓝色为主，2 级（图 15-1-5K）。

超声造影：团注超声造影剂后，8s 右侧腹股沟一较大淋巴结开始增强，15s 增强达峰，呈非向心性高增强，由淋巴门向四周增强，包膜无增强，增强后淋巴结轮廓清晰，

25s 淋巴结开始廓清，40～122s 持续廓清（图 15-1-5L～T，视频 21 ）。

　　超声提示：右侧腹股沟多发淋巴结增大，提示 CD 可能性大，建议穿刺活检。

　　病理结果：（右侧腹股沟淋巴结）病变考虑巨大淋巴结增生症（血管滤泡性淋巴组织增生）（图 15-1-5U）。

视频 21　Castle-man 病超声造影（病例 131）

　　分析：CD 主要以无痛性、渐进性淋巴结增大为特征，本例患者多发淋巴结相互挤压成团，但从包膜的延续性观察可判断淋巴结无融合现象，淋巴结呈等回声，内部见细线样高回声均匀分布，淋巴门变窄，CDFI：内部彩色血流信号丰富，需要与淋巴瘤鉴别，但因本例患者淋巴结回声比淋巴瘤偏高，故首先考虑 CD。对于腹股沟淋巴结增大的女性患者，应扩大检查范围寻找原发灶，如子宫、附件等，以排除转移性淋巴结的可能。

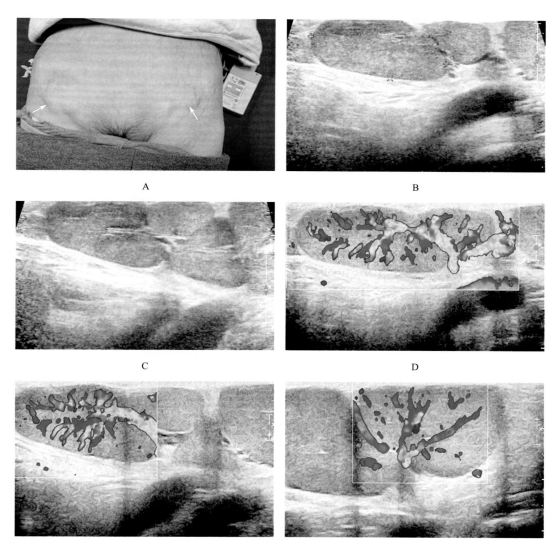

A

B

C

D

E

F

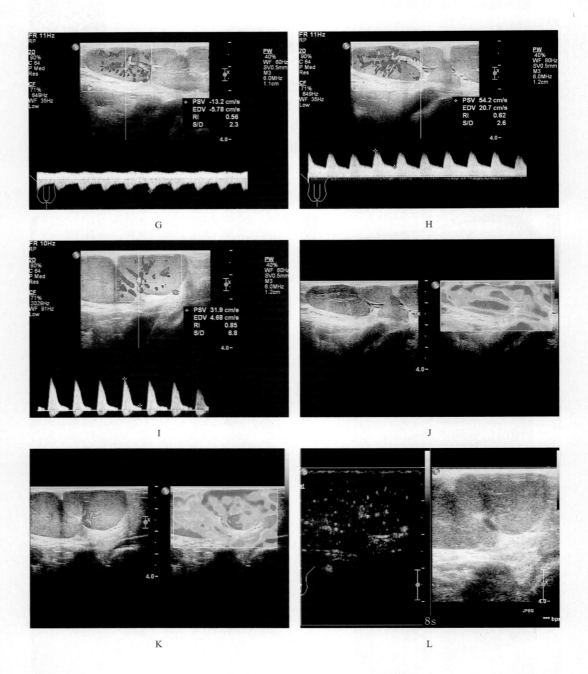

G

H

I

J

K

L

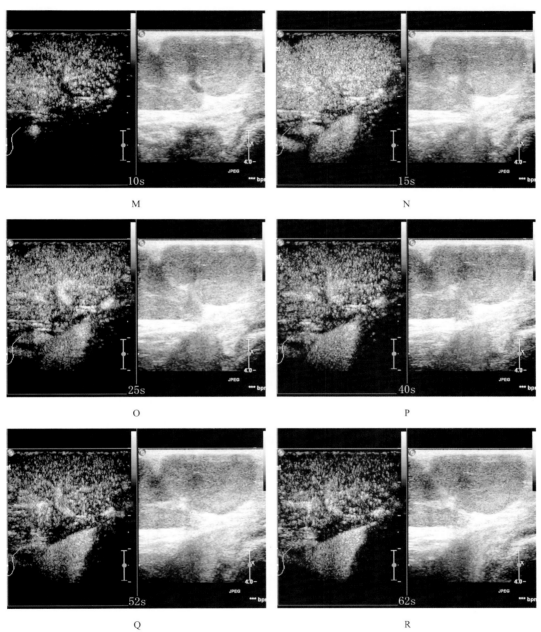

M

N

O

P

Q

R

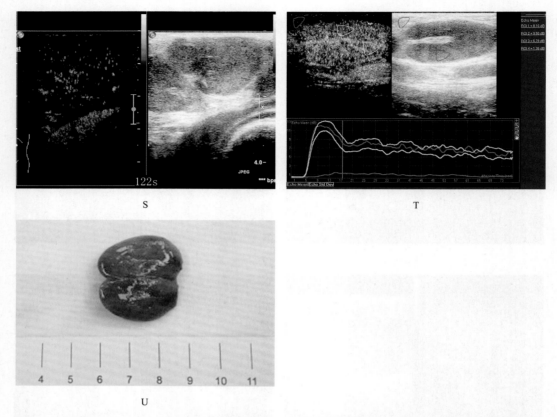

图 15-1-5　Castleman 病（病例 131）

注：A. 大体观（箭头）；B、C. 右侧腹股沟区淋巴结，皮质增厚呈等回声，内部见细线样高回声均匀分布，淋巴门变窄，多个淋巴结相互挤压；D~F. 彩色血流信号丰富，呈淋巴门型血供；G~I. 测得淋巴结内多支动脉频谱，RI：0.56~0.85；J. 超声弹性成像示淋巴结中央绿色、边缘蓝色，3 级；K. 超声弹性成像示淋巴结蓝绿相间，以蓝色为主，2 级；L. 团注超声造影剂后，8s 右侧腹股沟 - 较大淋巴结开始增强；M. 10s 持续增强；N. 15s 造影剂达峰，淋巴结非向心性高增强，轮廓清晰；O. 25s 淋巴结开始廓清；P~S. 40s、52s、62s、122s 持续廓清；T. 时间 - 强度曲线图；U. 手术标本（单位：cm）

病例 132

病史：患者，男性，14 岁，因"双侧颈部无痛性肿块 2 个月，渐进性增大 2 周"就诊。体格检查：低热，体温 37.8℃，双侧颈部触及鸡蛋大小肿块，活动度可，质地软，无压痛。辅助检查：血常规嗜酸性粒细胞略增高，淋巴细胞比例略高、肝肾功能检查无异常。

灰阶及多普勒超声：双侧颈部探及多个大小不等淋巴结，较大者位于右侧，大小约 4.6cm×1.3cm，边界清晰，呈低回声，淋巴门不清，CDFI 及 CDE：内部彩色血流信号丰富，见粗大血流信号由淋巴结边缘进入（图 15-1-6A~F）。

超声提示：双侧颈部淋巴结明显增大伴血供丰富，建议排除病毒感染及淋巴瘤

病理结果：（右颈部淋巴结标本）符合 CD（浆细胞型）。

分析：此例患者双侧颈部无痛性淋巴结增大，内部彩色血流信号丰富，初诊超声未考虑此病，高度怀疑淋巴瘤，主要是对本病缺乏认识和警惕，最终确认仍需活检病理学检查。

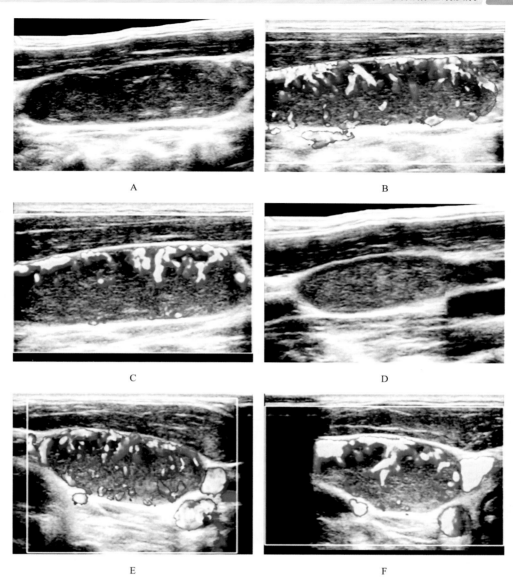

图 15-1-6 Castleman 病（病例 132）

注：A. 右侧颈部淋巴结明显增大，淋巴门不清；B、C. 淋巴结内彩色血流信号丰富，可见粗大的血管由淋巴结边缘进入，并伴向心性分支；D. 左侧颈部淋巴结增大，淋巴门不清；E、F. 淋巴结内彩色血流信号丰富，边缘型血流信号

第二节 木 村 病

【病因及病理】

木村病（Kimura's disease，KD）又称嗜酸性淋巴肉芽肿（eosinophilic hyperplastic lymphogranuloma，ELG），该病是一种罕见、病因不明，以淋巴结、软组织和唾液腺损

害为主的慢性进行性炎症性疾病。1948年由日本Kimura等首先做出不寻常性淋巴组织增多性肉芽肿的描述并加以报道，因此目前国际上常采用Kimura's disease的名称，即木村病。

KD的发病原因多数学者认为与过敏反应、某些病毒感染或毒素有关，病毒感染或毒素改变了T淋巴细胞的免疫调节作用或诱导了IgE介导的I型变态反应，从而导致淋巴因子的释放，出现特征性的淋巴结改变和相关性肾损害。

光镜下以良性血管淋巴结增生伴嗜酸性粒细胞浸润为特征。组织病理学特征：①病变组织中炎性细胞增生和浸润，包括广泛的淋巴滤泡样结构形成，大量嗜酸性粒细胞浸润于淋巴滤泡间，形成嗜酸性微脓肿为本病特征性表现；②血管病变主要为毛细血管的增生而不累及肌样血管（血管壁含有平滑肌的血管）；③常见不同程度的血管周围纤维化。

【临床表现】

KD好发于亚洲男性，年龄多在20～50岁。起病缓慢、病程漫长。最常见的临床特点：

1. 无痛性软组织肿块，多位于头颈区域的皮下软组织内，位置较深，常见部位有耳周、头皮、眶周、眼睑、腹股沟等。肿块界限不清晰，活动度差，增长缓慢，可多年无明显变化。

2. 局部淋巴结和腮腺、颌下腺等大唾液腺常受累肿大，常多个淋巴结受累，有时也可累及腹股沟、腋下及肺门淋巴结。肿大淋巴结不伴随局部皮肤的改变，部分可有粘连。

3. 皮肤肿胀伴瘙痒，多发生于肿块处皮肤，可有斑点状皮疹及渗出。

4. 实验室特点：外周血嗜酸性粒细胞比例和计数增加，血清IgE水平明显升高，骨髓穿刺发现骨髓中嗜酸性粒细胞也明显增高，主要为晚幼和成熟阶段。

【超声检查】

1. 增大淋巴结最好发于颈部Ⅰ区、Ⅱ区，淋巴结常呈椭圆形，L/S＜2多见。

2. 淋巴结包膜完整，边界常清晰，如多个淋巴结相互融合，边界可不清。

3. 淋巴结皮质增厚，多呈低回声，内部回声往往不均匀，多数淋巴门显示不清。

4. CDFI：以淋巴门型血流为主，淋巴结内可见点状或散在的条状血流信号，有时在淋巴结边缘及包膜处可见彩色血流信号。

【典型病例】

病例 133

病史：患者，男性，31岁，因"左侧肘部触及肿物1个月伴皮肤瘙痒1周"就诊。体格检查：体温37.3℃，左侧肘窝触及2个增大的淋巴结，蚕豆大小，无触痛，皮肤瘙痒。淋巴结质地中等偏韧，活动度差，边界欠清晰，无压痛，皮温不高。辅助检查：血常规中嗜酸性粒细胞比例正常，嗜酸性粒细胞计数为$5.49×10^9$/L。大小便常规及肝肾功能正常。

　　灰阶及多普勒超声：左侧肘窝 2 个增大淋巴结，较大者 2.6cm×1.6cm，呈低回声，边界清晰，内部回声不均匀，淋巴门可显示，明显受压呈偏心性，包膜完整，淋巴结周围组织回声增强，CDFI：淋巴结内见条状彩色血流信号，呈异常走行的门型血流，较大淋巴结边缘及包膜处可见彩色血流信号（图 15-2-1A～D）。

　　超声提示：左侧肘淋巴结增大，建议穿刺活检。

　　病理结果：淋巴结血管淋巴组织增生伴嗜酸性粒细胞浸润（KD）。

　　分析：左侧肘淋巴结增大，内部回声不均匀，淋巴门明显受压偏心，周围组织回声增强，血流呈异常走形的门型（Ⅱ型），淋巴结边缘及包膜处可见彩色血流信号，超声图像上与淋巴结结核、组织细胞坏死性淋巴结炎（KFD）鉴别困难。结合患者皮肤瘙痒，实验室检查嗜酸性粒细胞增多等特点，考虑为 KD，确诊需行淋巴结活检。超声检查虽然对本病不能明确诊断，但可以提供病变范围，并可超声引导穿刺活检。KD 是一种少见的良性疾病，预后好，但容易复发，超声医师需加深对本病的认识，以减少误诊。

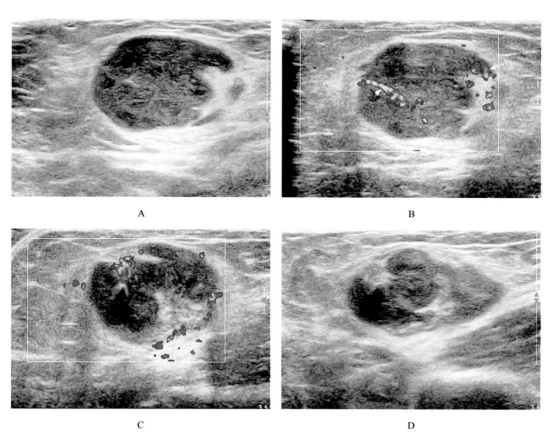

A

B

C

D

图 15-2-1　木村病（病例 133）

　　注：A. 左侧肘淋巴结，边界清晰，内部回声不均匀，淋巴门可见，明显受压偏心；B. 淋巴结内可见条状彩色血流信号，呈异常走行的门型血流（Ⅱ型），淋巴结边缘及包膜处可见彩色血流信号；C. 左侧肘淋巴结，边界清晰，内部回声不均匀，淋巴门受压偏心；D. 淋巴结内可见条状彩色血流信号，呈异常走行的门型血供（Ⅱ型）

病例 134

病史：患者，男性，22 岁，因"发现左侧颌下肿物 2 周"就诊。体格检查：体温 37.3℃，左侧颌下触及 2 个增大的淋巴结，鸽蛋大小，无触痛，皮肤无红肿。淋巴结质地中等偏韧，活动度好，边界清晰，无压痛，皮温不高。辅助检查：血常规中嗜酸性粒细胞比例增高达 13.5%，嗜酸性粒细胞计数 $1.15×10^9/L$。大小便常规检查及肝肾功能正常。

灰阶及多普勒超声：左侧颌下皮下探及 2 个淋巴结增大，较大者 2.5cm×0.9cm，边界清晰，皮质增厚呈低回声，内部回声不均匀，淋巴门呈细线状，周边组织回声增强（图 15-2-2A～C），CDFI 示淋巴结内部可见条状彩色血流信号，呈淋巴门型血流信号（图 15-2-2D）。

超声提示：左侧颌下淋巴结增大，建议穿刺活检。

病理结果：淋巴结血管淋巴组织增生伴嗜酸性粒细胞浸润（KD）。

分析：左侧颌下淋巴结增大，皮质增厚呈低回声，内部回声不均匀，淋巴门可见，呈细线状，淋巴结周围组织回声增强，首先考虑良性增生性淋巴结病变，但结合患者实验室检查嗜酸性粒细胞计数增多、嗜酸性粒细胞比例增高达 13.5% 等特点，应提示可能为 KD。

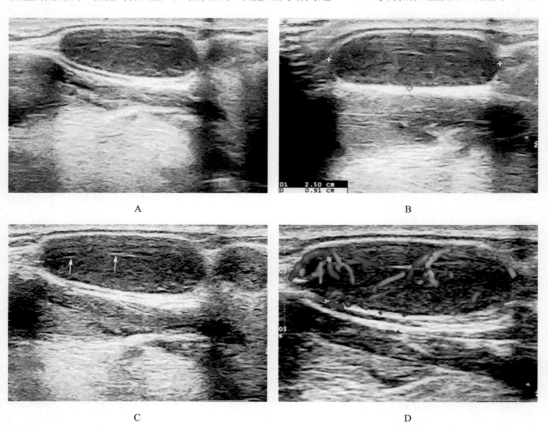

A   B

C   D

图 15-2-2　木村病（病例 134）

注：A、B. 左侧颌下皮下增大淋巴结，大小约 2.5cm×0.9cm，边界清晰，皮质增厚呈低回声，淋巴门呈细线状，周边组织回声增强；C. 放大后显示的淋巴结，内部回声不均匀，淋巴门呈细线状（箭头），其邻近一淋巴结，淋巴门不清；D. 淋巴结内可见条状彩色血流信号，呈淋巴门型血流信号

病例 135

病史：患者，男性，38 岁，因"发现左侧腹股沟肿物 6 个月余"就诊。体格检查：体温 37.1℃，右侧腹股沟触及黄豆大小淋巴结，质地软，左侧腹股沟触及鸽蛋大小的肿物突出，质地软，无压痛，皮肤无红肿，肿物不能降入阴囊，平卧或按压不能回纳，透光试验阴性。全身可见斑丘疹样改变及大量抓痕。辅助检查：血常规中嗜酸性粒细胞比例增高达 45.2%，嗜酸性粒细胞计数 $3.17×10^9$/L，超敏 C 反应蛋白浓度 3.7mg/L，铁蛋白浓度 494.6ng/mL。大小便常规检查及肝肾功能正常。

灰阶及多普勒超声：左侧腹股沟区探及多个淋巴结增大，较大者 2.9cm×1.5cm，边界清晰，皮质增厚，呈等回声，内部回声不均匀，可见点状无回声，淋巴门消失，周边组织回声增强（图 15-2-3A、B），增大淋巴结周边一淋巴结形态正常，淋巴门清，居中（图 15-2-3C），其周围部分淋巴结皮质增厚，可见网状高回声，淋巴门受压偏心（图 15-2-3D），CDFI 示淋巴结内彩色血流信号较丰富，以边缘分布为主，呈混合型血供（图 15-2-3E～G）。

超声提示：左侧腹股沟区淋巴结增大，淋巴瘤不除外，建议进一步检查。

病理结果：淋巴结血管淋巴组织增生伴嗜酸性粒细胞浸润（KD）（图 15-2-3H）。

分析：男性，38 岁，左侧腹股沟淋巴结增大，皮质增厚呈等回声，内部回声不均匀，可见点状无回声，淋巴门消失，部分淋巴结淋巴门受压偏心，淋巴结周围组织回

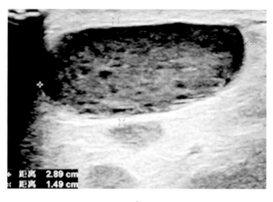

A

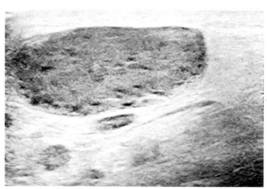

B

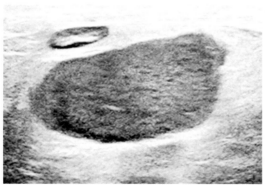

C

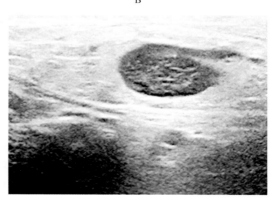

D

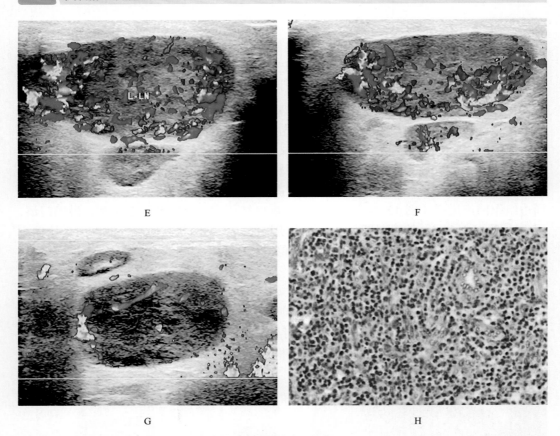

图 15-2-3　木村病（病例 135）

注：A、B. 左侧腹股沟区探及多个淋巴结增大，较大者 2.9cm×1.5cm，边界清晰，皮质增厚，呈等回声，内部回声不均匀，可见点状无回声，淋巴门消失，周边组织回声增强；C. 增大淋巴结周边一淋巴结形态正常，淋巴门清，居中；D. 周围部分淋巴结皮质增厚，可见网状高回声，淋巴门受压偏心；E～G. 不同切面 CDFI 示淋巴结内彩色血流信号较丰富，以边缘分布为主，呈混合型血供；H. 光镜（HE×400）副皮质区薄壁小血管增生，伴大量嗜酸性细胞浸润

声增强，首先考虑淋巴结恶性病变，但该患者血常规嗜酸性粒细胞计数增多、嗜酸性粒细胞比例增高等特点，应考虑到 KD 的可能性。

第三节　朗格汉斯细胞组织细胞增生症

【病因及病理】

朗格汉斯细胞组织细胞增生症（Langerhans cell histiocytosis，LCH）曾称为组织细胞增生症 X，是一组以朗格汉斯细胞（Langerhans cell，LC）为主的组织细胞在单核 - 巨噬细胞系统广泛增生浸润为基本病理特征的疾病。

传统分型包括：勒 - 雪氏病、韩 - 薛 - 柯氏病、嗜酸性肉芽肿、中间型等。

多数研究表明，LCH 的发生可能与免疫缺陷有关，是介于免疫反应性非肿瘤性增生和恶性肿瘤性组织细胞增生之间，也有学者认为是一种恶性克隆性疾病。

病变部位由于浸润的朗格汉斯细胞过度增殖，并产生白介素 -1（IL-1）和前列腺素 E2（PGE2），从而引起脏器和组织的损害。病变细胞的免疫组化 CD1a 单抗染色阳性为重要诊断依据，免疫组织化学染色 S-100 神经蛋白阳性。电镜下病变细胞内找到有 Birbeck 颗粒的 LC。

【临床表现】

本病好发于儿童及青少年。LCH 有些可自行消退，有些可与恶性淋巴瘤同时存在，故认为部分 LCH 具有恶性性质。最常见的临床特点：

1. 发热：热型不规则，可为持续性高热或间断性高热。抗生素治疗无效。
2. 特异性多形性皮疹和瘙痒：常在胸背部、头皮、发际及耳后。
3. 肝脾、淋巴结肿大：肝脾可中度至重度肿大，全身淋巴结可轻度肿大。
4. 其他表现：溶骨性骨质破坏；肺部浸润；外耳道溢脓、耳后肿胀和传导性耳聋；侵犯骨髓者常有贫血、粒细胞减少和血小板减少；中枢神经系统常见症状有尿崩症，还可有共济失调、构音障碍、眼球震颤等神经系统症状。

【超声检查】

1. 常累及多个淋巴结，增大的淋巴结多邻近于反复发作的皮疹和瘙痒处，淋巴结常呈椭圆形，多数 L/S＞2。
2. 淋巴结边界常清晰，多无相互融合。
3. 淋巴结皮质增厚，多呈低回声，部分回声稍增强，内部可呈筛网状回声。
4. CDFI 示淋巴结彩色血流信号以淋巴门型多见，边缘型少见。

【典型病例】

病例 136

病史：患者，女性，8 岁，因"左侧颈部肿块 2 周"就诊。体格检查：体温 37.3℃，双侧颈部触及多个花生米大小淋巴结，无痛，活动度好，质地硬，皮肤无红肿（图 15-3-1A）。血常规：白细胞计数 8×10⁹/L，中性粒细胞比例 69%，血红蛋白浓度 110g/L，血小板计数 283×10⁹/L，超敏 C 反应蛋白浓度 66mg/L，红细胞沉降率 85mm/h。

灰阶及多普勒超声：左侧颈部 Ⅰ 区、Ⅴ 区及右侧颈部 Ⅰ 区探及多个增大淋巴结。左侧颈部 Ⅰ 区多个淋巴结回声，较大者 1.7cm×0.7cm，皮质回声偏强，淋巴门不清，CDFI：内部彩色血流信号不丰富，为边缘型血流信号（图 15-3-1B、C）。

超声弹性成像：淋巴结中央绿色、边缘蓝色，3 级（图 15-3-1D）。

灰阶及多普勒超声：左侧颈部 Ⅴ 区淋巴结大小 1.3cm×0.4cm，皮质呈低回声，部分回声稍增强，内部彩色血流信号呈短条状，淋巴门型血流信号（图 15-3-1E、F），PW：测得淋巴结内动脉频谱，RI：0.65（图 15-3-1G）。

超声弹性成像：淋巴结中央绿色、边缘蓝色，3 级（图 15-3-1H）。

灰阶及多普勒超声：右侧颈部 Ⅰ 区多个淋巴结回声，较大者 1.3cm×0.7cm，呈低回声，淋巴门不清，2个淋巴结相互粘连，CDFI：淋巴结周边见条状彩色血流信号，呈边缘型血流信号，2个粘连淋巴结之间见条状彩色血流信号（图 15-3-1I、J），PW：测得 2 个粘连淋巴结之间的动脉频谱，RI：0.65（图 15-3-1K）。

超声弹性成像：淋巴结中央绿色、边缘蓝色，3 级（图 15-3-1L）。

超声提示：双侧颈部淋巴结增大，建议穿刺活检。

病理结果：淋巴结朗格汉斯细胞组织细胞增生症（图 15-3-1M、N）。

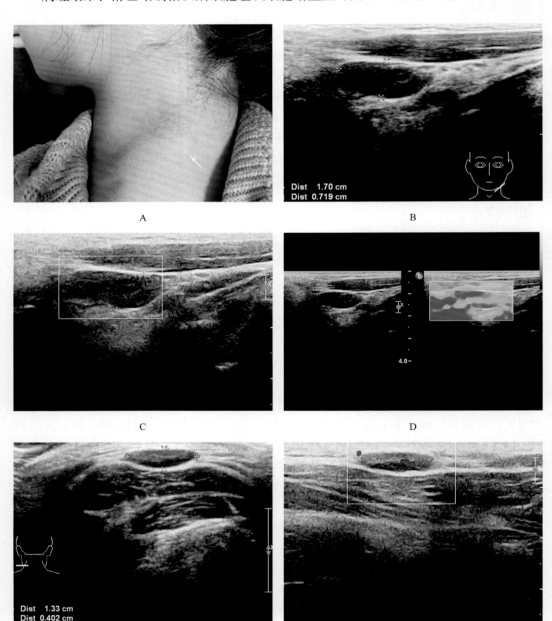

A

B

C

D

E

F

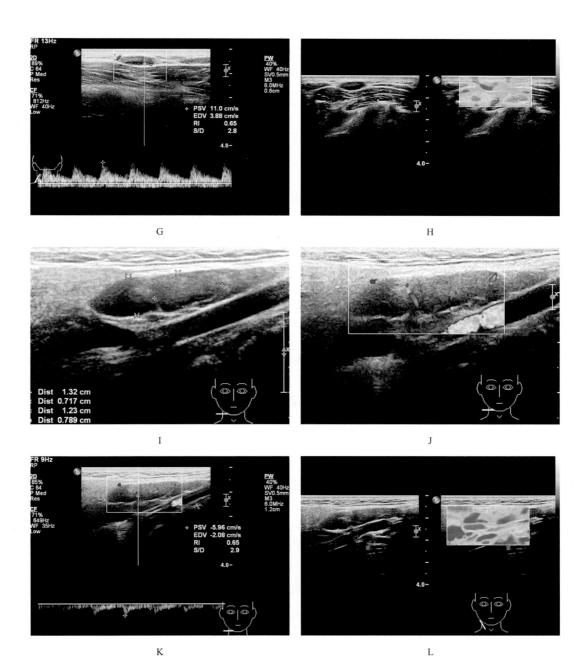

G

H

I

J

K

L

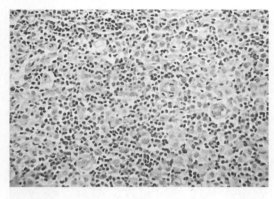
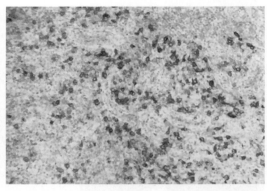

M　　　　　　　　　　　　　　　　N

图 15-3-1　朗格汉斯细胞组织细胞增生症（病例 136）

注：A. 体表大体观（箭头）；B. 左颈部Ⅰ区增大淋巴结，皮质回声偏强，淋巴门不清；C. 彩色血流信号不丰富，为边缘型血流信号；D. 超声弹性成像示淋巴结中央绿色、边缘蓝色，3 级；E. 左颈部Ⅴ区淋巴结，内部回声稍增强；F. 彩色血流信号呈淋巴门型；G. PW 测得淋巴结内动脉频谱，RI：0.65；H. 超声弹性成像示淋巴结中央绿色、边缘蓝色，3 级；I. 右侧Ⅰ区淋巴结，淋巴门不清，2 个淋巴结相互粘连；J. 彩色血流信号不丰富，呈边缘型血流信号，两个粘连淋巴结之间见条状彩色血流信号；K. 测得 2 个粘连淋巴结之间的动脉频谱，RI：0.65；L. 超声弹性成像示淋巴结中央绿色、边缘蓝色，3 级；M. 粗针穿刺病理检查（HE 染色）：200 倍光镜下见淋巴窦开放，滤泡间组织细胞、朗格罕细胞增生；N. 免疫组化染色结果：CD1a（＋）、S-100（＋）、CD45（＋）、CD68（＋）

　　分析：双侧颈部淋巴结增大，皮质呈低回声，部分回声稍偏强，淋巴门不清，内部彩色血流信号不丰富，为边缘型及淋巴门型血供，且 2 个粘连淋巴结之间见条状彩色血流信号，超声图像无特异性表现，应结合临床表现、骨髓细胞学检查、实验室检查综合诊断，确诊需淋巴结活检病理诊断。

病例 137

　　病史：患者，男性，5 岁 6 个月，因"间断发热 4 个月余"入院。病初 2 个月发热时伴全身散在片状皮疹，热退后皮疹稍消退，近 2 个月未见明显皮疹。体格检查：体温 38.6℃，双侧颈部、腋窝可及多个增大淋巴结，颈部较大一个鸽蛋大小，无痛，活动度可，质地硬。辅助检查：血常规：白细胞计数 16×10^9/L，中性粒细胞比例 73%，血红蛋白浓度 96g/L，血小板计数 275×10^9/L，超敏 C 反应蛋白浓度 73mg/L。红细胞沉降率 85mm/h，骨髓穿刺：①粒系明显增生；②未见其余异常细胞。

　　灰阶及多普勒超声：双侧颈部Ⅰ区淋巴结增大，左侧较大者 3.2cm×1.3cm，淋巴门显示，但轮廓不清，右侧较大者 2.6cm×1.3cm，皮质增厚，内部回声不均匀，可见回声减低区，淋巴门可见。CDFI：内部彩色血流信号丰富，呈淋巴门型血流信号（图 15-3-2A～D）。

　　双侧腋淋巴结增大，左侧较大者 1.2cm×0.7cm，右侧较大者 1.4cm×0.8cm，皮质回声增强、不均匀，淋巴门可见，CDFI：左侧腋淋巴结内彩色血流信号不丰富，呈淋巴门型血供（图 15-3-2E、F）。

　　超声提示：双侧颈部及腋淋巴结增大，建议进一步检查。

　　病理结果：淋巴结朗格汉斯细胞组织细胞增生。

　　分析：超声示淋巴结皮质增厚，回声增强，不均匀，可见回声减低区，淋巴门显示，但淋巴门轮廓不清,淋巴门型血流信号,结合临床好发于儿童及青少年,发热、皮疹,多部位多发淋巴结增大,应考虑本病的可能。虽然本病发病率不高,但本病是介于免疫反应性非肿瘤性增生和恶性肿瘤性组织细胞增生疾病之间,故需引起重视,以免延误治疗。

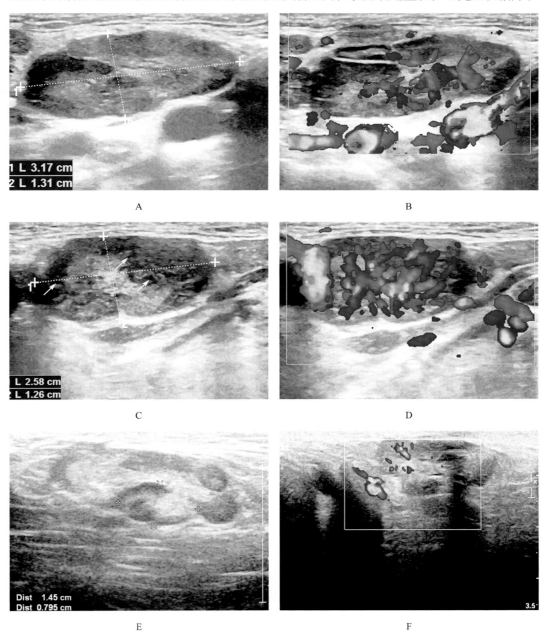

图 15-3-2　朗格汉斯细胞组织细胞增生症(病例 137)

注:A. 左侧颈部淋巴结,皮质回声增强,淋巴门可显示;B. 左侧颈部淋巴结彩色血流信号较丰富,呈淋巴门型血流信号;C. 右侧颈部淋巴结,皮质增厚,回声不均匀,可见回声减低区(箭头),淋巴门可显示;D. 右侧颈部淋巴结彩色血流信号丰富,呈淋巴门型血流信号;E. 右侧腋淋巴结,皮质回声增强、不均匀,淋巴门显示;F. 左侧腋淋巴结彩色血流信号不丰富,呈淋巴门型血流信号

第四节 / 母细胞性浆细胞样树突细胞肿瘤

【病因及病理】

母细胞性浆细胞样树突细胞肿瘤（Blastic plasmacytoid dendritic cell neoplasm，BPDCN），又称母细胞性 NK 细胞淋巴瘤或无颗粒型 CD4＋/CD56＋血液皮肤肿瘤，是一种罕见的血液系统肿瘤，起源自异常的浆细胞样树突细胞（plasmacytoid dendritic cells，PDC）。

BPDCN 的皮肤病理表现为中等大小、形态均一的原始淋巴细胞样或原始粒细胞样细胞在真皮层内弥漫分布，早期可在血管周或皮肤附属器周呈结节样或斑片状分布。淋巴结受累后，面灰白色、质嫩、鱼肉状，镜下可见淋巴结结构破坏，核分裂象较多，异型淋巴细胞单一、中等大小、核圆形或卵圆形，染色质疏松，核仁不明显，胞质稀少。

髓细胞学检查：可见大量异常细胞，其胞体多中等大小，部分不规则，核圆形或椭圆，略不规则，染色质粗颗粒状，可见 1～3 个核仁，胞质的量为中等或较丰富，染灰蓝色，内有空泡，部分边缘不整，可见拖尾。

【临床表现】

BPDCN 多见于中老年，50 岁以下患者约占 30%，男女比例为 3∶1。该病侵袭性强、进展较快、预后极差。以皮肤改变最为常见，约 85% 患者有各种形式的皮肤受累，皮损可表现为结节、红斑、挫伤样皮疹以及溃疡。皮损可呈孤立或局限性分布，随着疾病进展，呈多发甚至弥漫分布。有研究显示，在起病初以单纯皮肤病变为首发表现者占57%；以皮肤及淋巴结同时受累起病者占 21%；以皮肤及骨髓受累为首发表现者占 11%，同时累及皮肤、淋巴结及骨髓者占 4%；而无皮肤表现，仅以白血病起病者占 7%，起病初即有中枢神经系统受累者罕见，但疾病复发时往往可出现中枢神经系统累及。

淋巴结增大可以单纯颈部或者腋窝发生，也可表现为多发性浅表淋巴结增大；可伴有肝脾增大；发热、盗汗、消瘦等症状并不多见。辅助检查中常有全血细胞减少，其中以血小板减少最为突出。

【超声检查】

1. 淋巴结增大，常呈椭圆形，少数可呈类圆形，常 L/S＜2。

2. 多数淋巴结包膜完整，边界清晰，偶见淋巴结间相互融合。

3. 淋巴结皮质增厚，呈稍低回声或等回声，内部回声均匀多见，部分呈不均匀，极少出现强回声的钙化灶。淋巴门常不清。

4. CDFI：淋巴结血流信号丰富为主，多为混合型血供，少部分呈淋巴门型。

5. 超声造影：多呈向心性高增强，少数表现为非向心性增强，以均匀增强多见，当淋巴结内出现坏死时可出现淋巴结内无增强区。

6. 皮肤受累时，病变处皮肤及皮下组织明显增厚，回声增强，边界尚清，内彩色血流信号丰富，探头压之硬实感强，常无压痛。

【典型病例】

病例 138

病史：患者，男性，31 岁，因"发现双侧腋窝肿块 1 个月，发热 1 周"入院。体格检查：体温 38.3℃，双侧颈部、双侧腋窝均可触及鸽蛋大小淋巴结，活动度差，质地硬，轻压痛（图 15-4-1A），右侧背部多个硬结，呈暗红色，质地硬，皮肤表面粗糙，伴部分蜕皮（图 15-4-1B）。辅助检查：血常规：白细胞计数 3.31×10⁹/L，淋巴细胞比值 41.3%，中性粒细胞比例 48.9%，血红蛋白浓度 141g/L，血小板计数 197×10⁹/L，超敏 C 反应蛋白 17mg/L，异型淋巴细胞未见。抗体 IgM（EBVCA-IgM）阴性。

灰阶及多普勒超声：双侧颈部、双侧腋窝均可探及多个增大淋巴结，以右侧腋窝明显，其中左侧腋窝较大淋巴结约 2.9cm×1.4cm，内回声不均匀，淋巴门可见，右侧腋窝较大淋巴结约 4.7cm×3.4cm，边界清晰，皮质增厚、呈稍低回声，不均匀，淋巴门不清，淋巴门型血供，周围淋巴结回声不均匀，淋巴门不清，混合型血供，频谱均呈高阻（图 15-4-2A～I，视频 22）。

视频 22 母细胞性浆细胞样树突细胞肿瘤灰阶超声（病例 138）

超声造影：团注造影剂后，右侧腋淋巴结 7s 从周边开始增强，9～11s 显示淋巴结由周边逐渐向内部增强，14s 增强达峰，呈均匀高增强，增强后大小较灰阶超声无明显增大，22s 造影剂廓清，淋巴结轮廓可见，63s 造影剂廓清明显（图 15-4-2J～O）。部分淋巴结呈高增强，部分淋巴结呈无增强（图 15-4-2O、P）。

灰阶及多普勒超声：右侧后背部体表可见多个结节，超声表现为软组织明显增厚，呈结节状，结节皮下脂肪层部分呈稍强回声，边界尚清，内可见条状彩色血流信号来源于深部组织，频谱呈高阻，结节脂肪层部分呈低回声区（图 15-4-3A～C）。

超声造影：团注造影剂后，右侧背部皮肤结节 9s 开始增强，12s 结节由深层逐渐向皮肤表面增强，16s 增强达峰，呈均匀高增强，28s 开始廓清，110s 廓清明显（图 15-4-3D～H）。

超声提示：①双侧颈部、双侧腋淋巴结增大（右侧腋窝明显）；②右侧后背部软组织结节，血供丰富，结合浅表淋巴结增大，建议穿刺活检。

病理结果：（右侧腋淋巴结及右侧背部皮肤结节活检）母细胞性浆细胞样树突细胞肿瘤。

分析：多部位淋巴结增大，呈类圆形，淋巴门不清及消失，伴有皮肤无痛性结节，面积较大。超声造影表现部分淋巴结呈高增强，部分淋巴结呈无增强，强烈提示恶性淋巴结，但本病极少见，文献报道亦不多，当发现皮肤有结节、红斑、挫伤样皮疹以及溃疡等皮肤受累临床症状，淋巴结结构异常，应考虑本病的可能，最终进行骨髓穿刺、皮肤结节或淋巴结的活检，综合病理学及免疫学检查确诊。

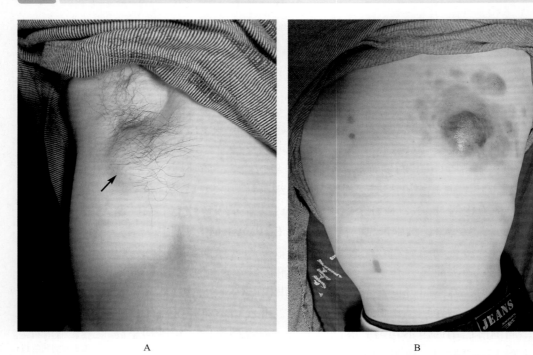

A   B

图 15-4-1　腋淋巴结肿大大体观（A）及右侧后背部大体观（B）（病例 138）

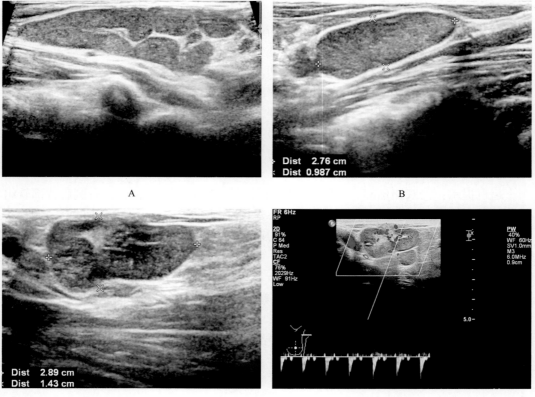

A   B

C   D

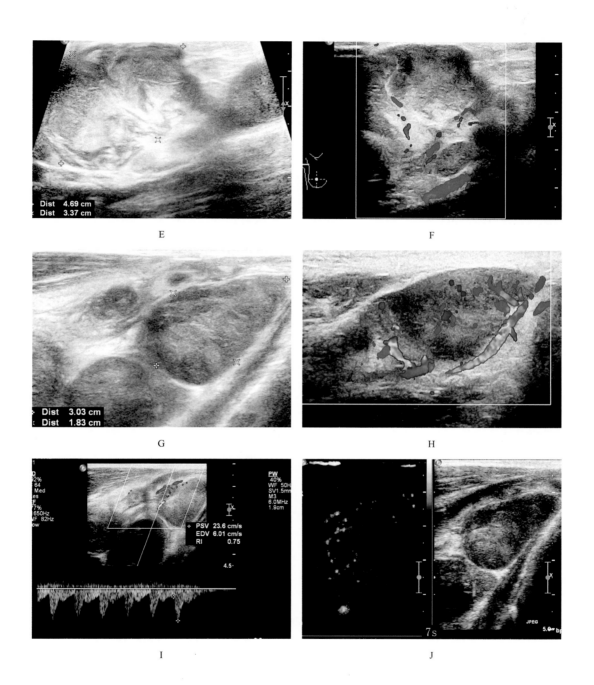

E

F

G

H

I

J

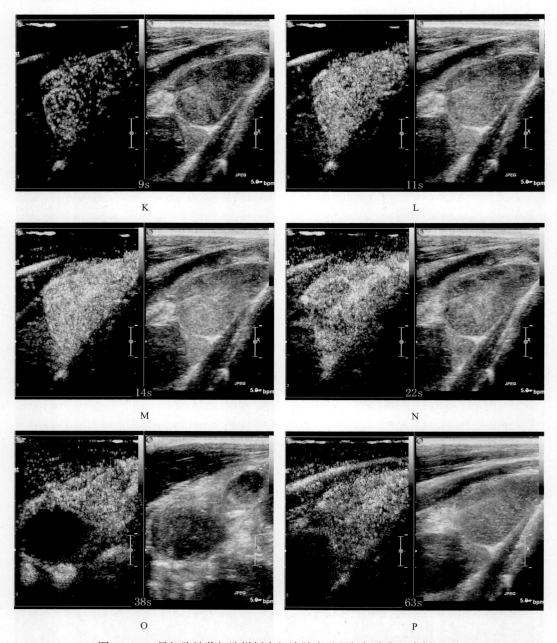

K   L

M   N

O   P

图 15-4-2 母细胞性浆细胞样树突细胞肿瘤（颈部与腋窝，病例 138）

注：A、B. 左侧颈部多发淋巴结，皮质增厚，淋巴门不清；C. 左侧腋淋巴结，皮质增厚，淋巴门受压，呈偏心分布；D. 彩色血流信号不丰富，测得淋巴结内动脉频谱；E. 右侧腋淋巴结大小 4.7cm×3.4cm，皮质增厚，内部回声不均匀，淋巴门不清；F. 右侧腋淋巴结彩色血流信号不丰富，呈淋巴门型血供；G. 右侧腋淋巴结大小 3.0cm×1.8cm，H. 右侧腋淋巴结彩色血流信号稍丰富，为混合型血供；I. 测得右侧腋淋巴结血流频谱呈高阻，RI：0.75；J. 团注超声造影剂后，7s 右侧腋淋巴结开始增强；K、L. 9s、11s 显示淋巴结由周边逐渐向内部增强；M. 14s 达增强高峰，均匀增强；N. 22s 淋巴结内造影剂廓清；O、P. 部分淋巴结呈高增强，部分淋巴结呈无增强

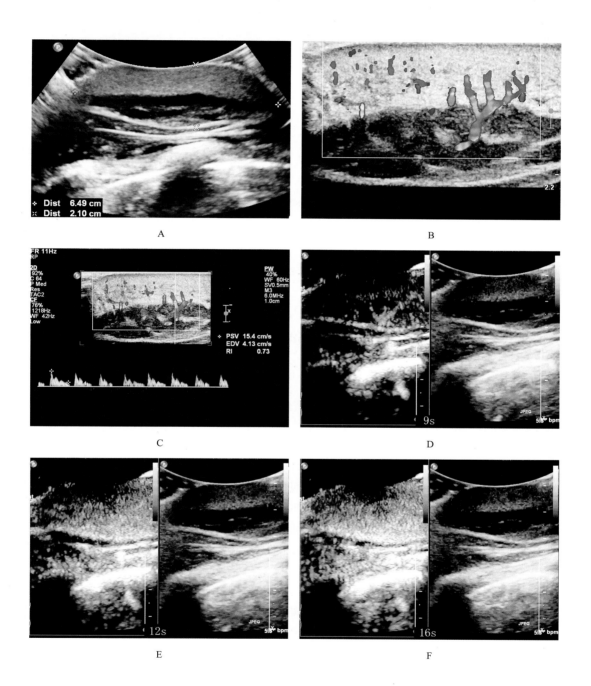

A

B

C

D

E

F

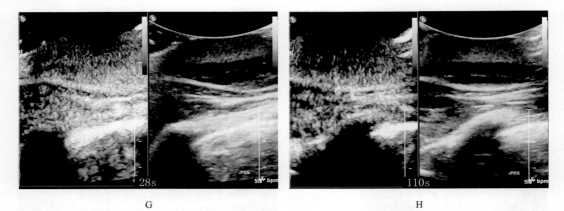

G   H

图 15-4-3   母细胞性浆细胞样树突细胞肿瘤（右侧后背部，病例 138）

注：A～C. 超声表现为软组织明显增厚，呈结节状，结节皮下脂肪层部分呈稍强回声，边界尚清，内可见条状彩色血流信号来源于深部组织，频谱呈高阻，结节脂肪层部分呈低回声；D. 团注超声造影剂后，9s 背部结节开始增强，结节由深部软组织向皮肤侧增强；E. 12s 结节由深层逐渐向皮肤表面增强；F. 16s 达增强高峰，呈不均匀增强，结节近皮肤局部无增强；G. 28s 结节开始廓清；H. 110s 结节内廓清明显，可见少量增强区，以结节深部为主

第五节 / Rosai-Dorfman 病

【病因及病理】

    Rosai-Dorfman 病也称为窦组织细胞增生伴巨大淋巴结病（sinus histiocytosis with massive lymphadenopathy，SHML），是一种罕见的良性特发性增生性疾病，主要累及组织吞噬细胞。本病最早由 Rosai J 和 Dorfman RF 于 1969 年描述。确切的病因不明，但免疫调控机制的紊乱和病毒感染（如 EB 病毒、疱疹等）是可能的原因。

    显微镜下：淋巴结轮廓尚存，淋巴滤泡萎缩，生发中心不明显。淋巴窦高度扩张，窦内充满增生的单核或多核组织细胞，同时伴有淋巴细胞、浆细胞及中性粒细胞。组织细胞形态一致，分化良好。核较大，空泡状，圆形或卵圆形。胞质丰富淡红染，多数在胞浆中可见完好的淋巴细胞、浆细胞及中性粒细胞。

【临床表现】

    本病主要发生在年轻人，男性发病率略高。病变可影响多个器官，包括淋巴结和淋巴结外器官。主要累及的淋巴结包括：颈部淋巴结最为常见，双侧多发，沿颈静脉链旁分布，绝大多数表现为无痛性颈部巨大淋巴结。其次为腹股沟淋巴结、腋窝淋巴结、纵隔淋巴结以及主动脉旁淋巴结。淋巴结增大虽持续时间长，但是临床呈良性过程。淋巴结外器官主要累及皮肤、眼眶、肺、骨以及颅内和脊髓（罕见）。亦有表现为头痛和癫痫发作，可伴有低热、白细胞增高、红细胞沉降率加快和高 Y 球蛋白血症等。

【超声检查】

1. 增大淋巴结好发于颈部，以多发、双侧常见，多呈圆形或椭圆形。
2. 淋巴结皮质增厚，常呈低回声，淋巴门可消失。
3. 淋巴结包膜常清晰，较厚，相邻的淋巴结之间常无挤压及融合现象。
4. CDFI：多呈不规则的边缘型血流，混合型及淋巴门型血流少见。

【典型病例】

病例 139

病史：患者，男性，14 岁，因"双侧颈部无痛性肿块 1 个月余"入院。体格检查：体温 37.4℃，双侧颈部可及多个增大淋巴结，左侧较大一个约鸽蛋大小，无痛，活动度可，质地硬，肝脾肋下未触及。辅助检查：血常规：白细胞计数 7.8×10^9/L，中性粒细胞比例 75%，血红蛋白浓度 105g/L，血小板计数 235×10^9/L，超敏 C 反应蛋白浓度 68mg/L。红细胞沉降率 10mm/h。

灰阶及多普勒超声：双侧颈部Ⅱ区、Ⅲ区淋巴结增大，左侧较大者 2.9cm×1.6cm，右侧较大者 1.5cm×0.9cm，呈均匀等回声，淋巴门消失（图 15-5-1A、B），CDFI：右侧淋巴结内部彩色血流信号丰富，呈边缘型血流信号（图 15-5-1C、D），左侧淋巴结内彩色血流信号不丰富，呈边缘型（图 15-5-1E）。

超声提示：双侧颈部淋巴结增大，建议进一步检查。

病理结果：左侧颈部淋巴结窦组织细胞增生伴巨大淋巴结病。

分析：青少年，双侧颈部淋巴结无痛性增大，L/S<2，无融合，皮质增厚，呈均匀等回声，增大淋巴结血流为不规则的边缘型血流，与其他增生性淋巴结增大多表现为门样血流不同，Rosai-Dorfman 病淋巴结的内部回声高于淋巴结反应性增生的低回声和淋巴瘤的极低回声，可能由于病变主要为淋巴窦高度扩张造成的声学界面增多所致，但最终确诊必须依靠淋巴结活检。本病通常是一个良性自限性过程，治疗主要控制局部症状，有部分学者则认为必要时化疗和免疫抑制治疗有效。

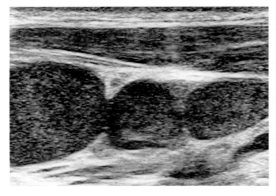
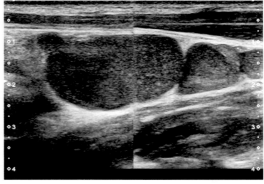

A	B

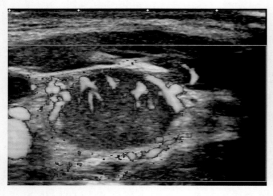

C

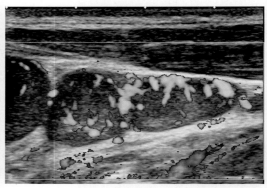

D

图 15-5-1　Rosai-Dorfman 病（病例 139）

注：A、B. 双侧颈部多发增大淋巴结，圆形或椭圆形，淋巴门消失，淋巴结内部呈均匀等回声，淋巴结间无挤压，无融合；C、D. 增大淋巴结血流为不规则的边缘型血供；E. 左侧颈部淋巴结内彩色血流信号不丰富，呈边缘型。

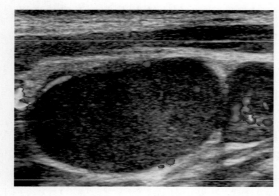

E

参 考 文 献

［1］陈路增，张良良，王彬，等. 局限型 Castleman 病的彩色多普勒超声表现. 中华超声影像学杂志，2012，21（8）：701-703.

［2］王仁贵，那佳，宾怀有，等. 局限性 Castleman 病特征性钙化的 CT 表现与病理学对照. 中华放射学杂志，2002，36（4）：354-356.

［3］张仪，李甘地，刘卫平. Castleman 病的病因和发病机制研究进展. 中华病理学杂志，2005，34（12）：812-815.

［4］陈青青，张会来，王华庆. Castleman 病的研究进展. 中国肿瘤临床，2014，41（17）：1135-1139.

［5］傅熙博，付庆才，华向东，等. Castleman 病临床特征与诊疗分析. 中华医学杂志，2014，94（38）：3017-3019.

［6］马世红，刘勤江，张有成，等. Castleman 病的诊断与外科治疗. 中华医学杂志，2011，91（16）：1118-1121.

［7］刘宁，邱法波，李奉达. Castleman's 病流行病学及临床特征. 世界华人消化杂志，2008，16（30）：3469-3473.

［8］刘炜炜，葛春林. Castleman 病. 中国普外基础与临床杂志，2010，17（8）：868-871.

［9］雍昉，张发林，潘爱珍，等. 腮腺嗜酸性淋巴肉芽肿的临床和 CT 表现. 中国医学影像技术，

2012，28（2）：269-272.

［10］钱翠娥，刘艳萍. 左上臂及左腮腺嗜酸性淋巴肉芽肿超声表现1例. 中华超声影像学杂志，2014，23（3）：217.

［11］程茂杰，常建民. 木村病. 中华皮肤科杂志，2010，43（3）：218-220.

［12］刘娟娟，吕静，郝进，等. 木村病1例. 中国皮肤性病学杂志，2012，26（10）：941-942.

［13］黄伟钦，唐丽娜，沈友洪，等. 超声对木村病的诊断价值. 中华医学杂志，2015，95（37）：3054-3056.

［14］张孔，曾辉，陈伟琪. 朗格汉斯细胞组织细胞增生症的临床特征与诊断. 癌症，2006，25（1）：88-91.

［15］张永红，赵新民，耿兰增，等. 应用改良LCH-I方案治疗朗格汉斯细胞组织细胞增生症疗效观察. 中国实用儿科杂志，2001，16（4）：209-211.

［16］吴升华. 朗格汉斯细胞组织细胞增生症评估与治疗指南介绍. 中华儿科杂志，2012，50（2）：155-158.

［17］韩莉，韩玉华. 2例朗格汉斯细胞组织细胞增生症的临床病理分析. 中国医药指南，2013，11（26）：4-6.

［18］郑转珍，乔振华，刘兆玉，等. 成功治疗1例成人朗格汉斯细胞组织细胞增生症. 中国医药指南，2011，9（24）：322-323.

［19］蒋俊晔，高怡瑾，王宏胜，等. 82例朗格罕斯细胞组织细胞增生症临床分析. 中国小儿血液与肿瘤杂志，2014，19（1）：21-25.

［20］马磊，黎阳，刘玲，等. 儿童母细胞性浆细胞样树突细胞肿瘤1例分析. 中国实验血液学杂志，2013，21（1）：140-145.

［21］薛汝增，陈永锋. 母细胞性浆细胞样树突细胞肿瘤. 国际皮肤性病学杂志，2010，36（6）：351-353.

［22］王焱，周晓军，石群立，等. 母细胞性浆细胞样树突细胞肿瘤临床病理观察. 诊断病理学杂志，2010，17（5）：346-348.

［23］樊祥山，吴晋蓉，石群立，等. 母细胞性浆细胞样树突细胞肿瘤4例临床病理分析. 诊断病理学杂志，2013，20（3）：131-136.

［24］王秋鹏，甘梅富，翁寿向，等. IgG4在Rosai-Dorfman病组织中的表达及意义. 中华病理学杂志，2015，44（10）：729-733.

［25］于建渤，刘卫平，左卓，等. Rosai-Dorfman病的临床病理、免疫表型和病原学观察. 中华病理学杂志，2007，36（1）：33-38.

［26］申政磊，毛文文，尹列芬，等. Rosai-Dorfman病合并淋巴瘤二例附文献复习. 中华血液学杂志，2010，31（10）：701-703.

［27］冯可，周虎，杨静宜，等. Rosai-Dorfman病一例. 中华血液学杂志，2015，36（1）：73.

［28］李海洋，李永明，史锡文. 伴颈深部淋巴结肿大的颅内Rosai-Dorfman病1例. 中华神经外科疾病研究杂志，2013，12（6）：560-561.

［29］李丹，任立红，伊超. 窦组织细胞增生伴巨大淋巴结病诊疗进展. 中国小儿急救医学，2015，22（2）：123-125.

［30］黄海建，陈小岩，郑智勇. 多发性Rosai-Dorfman病七例临床病理分析. 中华病理学杂志，2014，43（10）：690-694.

［31］王建波，宋晓霞，王豫平，等. 儿童皮肤型Rosai-Dorfman病一例. 中华皮肤科杂志，2016，49（8）：599.

［32］舒圣捷，刘白鹭，赵雁鸣. 肺部及纵隔Rosai-Dorfman病一例. 中华放射学杂志，2008，42

（2）: 215-216.

[33] 甘梅富, 周涛, 余心如, 等. 淋巴结外 Rosai-Dorfman 病. 中华病理学杂志, 2005, 34（3）: 137-139.

[34] 饶美荣, 魏跃钢, 闵仲生. 皮肤 Rosai-Dorfman 病 1 例. 中国皮肤性病学杂志, 2010, 24（4）: 355-356.

[35] 梁珩, 周境, 陈小华, 等. 头颈部混合型 Rosai-Dorfman 病 1 例及文献分析. 中华口腔医学研究杂志（电子版）, 2015, 9（6）: 31-33.

[36] Castleman B, Iverson L, Menendez VP. Localized medliastinal lymphnode hyperplasia resembling thymoma. Cancer, 1956, 9(4): 822-830.

[37] Pauwels P, Dal Cin P, Vlasveld LT, et al. A chromosonmal abnormality in hyaline vascular Castleman's disease: evidence for clonal proliferation of dysplastic stromal cells. Am J Surg Pathol, 2000, 24(6): 882-888.

[38] Newsom-Davis T, Bower M, Wildfire A, et al. Resolution of AIDS-related Castleman's disease with anti-CD20 monoclonal antibodies is associated with declining IL-6 and TNF-alpha levels. Leuk Lymphoma, 2004, 45(9): 1939-1941.

[39] Noh OK, Lee SW, Lee JW. et al. Cases of report unicentric Castleman's disease: revieit of radiotherapy role. Radiat Oncol J, 2013, 31(1): 48-54.

[40] Zeng YH, Chen CK, Lee CC. Castleman disease mimicking nodal recurrence of thyroid cancer. Endocrine, 2016, 51(2): 384-386.

[41] Chen H, Thompson LD, Aguilera NS, et al. Kimura disease: a clinicoathologic study of 21 cases. Am J Surg Pathol, 2004, 28(4): 505-513.

[42] Chang AR, Kim K, Kim HJ, et al. Outcomes of Kimura's disease after radiotherapy or nonradiotherapeutie treatment modalities. Int J Radiat Oncol Biol Phys, 2006, 65(4): 1233-1239.

[43] Dispenzieri A. Castleman disease. Cancer Treat Res, 2008, 142: 293-330.

[44] Sheehan MP, Atherton DJ, Broadbent V, et al. Topical nitrogen mustard: an effective treatment for cutaneous Langerhans cell histiocytosis. J Pediatr, 1991, 119(2): 317-321.

[45] Jegalian AG, Buxbaum NP, Facchetti F, et a1. Blastic plasmacytoid dendritic cell neoplasm in children: diagnostic features and clinical implications. Haematologica, 2010, 95(11): 1873-1879.

[46] Fontaine J, Thomas L, Balme B, et a1. Haematodermic CD4＋CD56＋neoplasm: complete remission after methotrexate-asparaginase treatment. Clin Exp Dermatol, 2009, 34(5): e43-45.

[47] Löffler H, Kosely F, Ho AD, et a1. Blastic plasmacytoid dendritic cell neoplasm-a rare differential diagnosis of neoplastic skin infiltrations associated with systemic symptoms. Dtsch Med Wochenschr, 2009, 134(39): 1927-1930.

[48] Willemze R, Jaffe ES, Burg G, et al. WHO-EORTC classification for cutaneous lymphomas. Blood, 2005, 105(10): 3768-3785.

[49] Petrella T, Meijer CJ, Dalac S, et a1. TCL1 and CLA expression in agranular CD4/CD56 hematodermic neoplasms(blastic NK-cell lymphomas)and leukemia cutis. Am J Clin Pathol, 2004, 122(2): 307-313.

[50] López V, Martí N, Ferrández A, et a1. An atypical presentation of a blastic plasmacytoid dendritic cell tumors. J Cutan Pathol, 2010, 37(9): e50-52.

[51] Dalle S, Beylot-Barry M, Baqot M, et a1. Blastic plasmacytoid dendritic cell neoplasm: is transplantation the treatment of choice?. Br J Dermatol, 2010, 162(1): 74-79.

[52] Wiesner T, Obenauf AC, Cota C, et a1. Alterations of the cell-cycle inhibitors p27(KIP1)and pl6(INK4a)are frequent in blastic plasmacytoid dendritic cell neoplasms. J Invest Dermatol, 2010,

130(4): 1152-1157.

[53] Herling M, Jones D. CD4＋/CD56＋hematodermic tumor: the features of an evolving entity and its relationship to dendritic cells. Am J Clin Pathol, 2007, 127(5): 687-700.

[54] Bekkenk MW, Jansen PM, Meijer CJ, et a1. CD56＋hematological neoplasms presenting in the skin: a retrospective analysis of 23 new cases and 130 cases from the literature. Ann Oncol, 2004, 15(7): 1097-1108.

[55] Cota C, Vale E, Viana I, el a1. Cutaneous manifestations of blastic plasmacytoid dendritic cell neoplasm-morphologic and phenotypic variability in a series of 33 patients. Am J Surg Pathol, 2010, 34(1): 75-87.

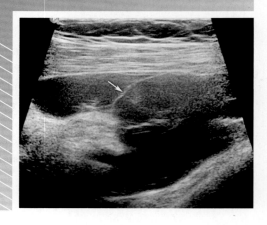

第十六章
淋巴管病变

第一节 / 淋巴管瘤

【病因及病理】

淋巴管瘤（lymphangioma）是由扩张、增生、结构紊乱的淋巴管组成，因淋巴液回流不畅所致。有学者认为可能是在放疗、创伤或淋巴结感染后，局部纤维组织增生导致淋巴管梗阻而发生急、慢性扩张。按组织学构成不同，淋巴管瘤分为囊性淋巴管瘤、海绵状淋巴管瘤、毛细淋巴管瘤。上述这些类型其实是病变不同时期的一种表现，3 种类型可同时存在，但以某一种为主，如与血管瘤混合生长，病理上称其为淋巴血管瘤。囊性淋巴管瘤（cystic lymphangioma）又称为淋巴水囊瘤（hygroma），临床多见，由于胚胎期静脉丛中的中胚层裂隙融合形成的大原始淋巴囊，在发育的过程中未引流入中心静脉系统所致，主要由异常扩大的淋巴管腔隙构成大小不等的囊性病变，囊壁内衬以单层内皮细胞为主，壁薄光滑，形态不规则，间质由大量成纤维细胞、脂肪细胞、肌纤维细胞和白细胞构成，血管分布非常稀少，囊腔内富含淋巴液，多见于结构疏松的组织间隙内。海绵状淋巴管瘤（cavernous lymphangioma）由迂曲扩张的淋巴管、淋巴液、周围疏松的结缔组织组成，常见于皮下，也可发生于深部或内脏。毛细淋巴管瘤（capillary lymphangioma）又名单纯性淋巴管瘤，由扩张的细小淋巴管组成，多见于皮肤或黏膜层。

【临床表现】

淋巴管瘤可累及全身多个部位，好发于头颈部、躯干、腋窝、四肢等淋巴组织丰富区和淋巴管汇聚区，发病以婴幼儿多见，亦可见于成人，因其具有浸润性生长和不断发展的趋势，自然消退少见。浅表的淋巴管瘤对周围组织、脏器无压迫时常表现为体表无痛性肿块，触之有波动感，质地柔软，一般无其他明显的症状及体征，当肿块压迫周边组织、器官时，可出现相应的压迫症状，位于面颊部时可造成面部畸形，若肿块并发感染及出血时可增大并出现疼痛。

【超声检查】

超声表现可大致分为以下类型：①单房囊肿型，病灶呈无回声区，边界清晰，壁薄、光滑，后方回声增强，加压易变形，囊内有时可见少许高回声分隔，内常无彩色血流信号。②多房囊肿型，病灶呈蜂窝状多房囊性结构，有时病变范围广，可浸润性生长，内部分隔常呈纤细高回声，高回声分隔可增粗、增强。若伴出血或感染，囊内可见密集点状、絮状强回声，可移动。肿块内常无彩色血流信号，或仅在囊壁、分隔内见少许点状彩色血流信号。③囊实混合型，病灶内可见纤维分隔及实质回声，边界可不清，内回声不均匀，高回声分隔常厚薄不均。④强回声或高回声型，此类型少见，回声类似于肝血管瘤，内部多见等号状强回声，一般认为是管壁结构。淋巴血管瘤表现为部分淋巴管瘤中混杂有血管瘤组织，声像图为囊实混合性肿物，内呈多个分隔，似蜂窝状结构，在实性部分内常可见彩色血流信号。

【典型病例】

病例 140

病史：患者，男性，73 岁，因"右侧颈部无痛性肿块 2 个月余"就诊。体格检查：体温 37.5℃，右侧颈部触及肿块，无压痛，质地软，边界清晰，活动度较差，浅表淋巴结未触及。辅助检查：血常规、肝肾功能、心电图、胸片未见明显异常。

灰阶超声：右颈根部（锁骨上窝区）可见大小约 7.8cm×5.7cm 的囊性病灶，边界清晰，内壁光滑，囊内可见密集点状高回声，加压易变形，囊腔内可见分隔（图 16-1-1 A～C），病灶沿组织间隙蔓延呈爬行生长。

超声提示：右侧锁骨上窝囊性病灶，淋巴管瘤？鳃裂囊肿？

病理结果：囊性淋巴管瘤。

分析：右颈部无痛性囊性肿块，依据其超声表现考虑淋巴管瘤，但颈部囊性肿块还应考虑到鳃裂囊肿的可能性。鳃裂囊肿多位于胸锁乳突肌前缘，呈单房囊肿，囊壁薄。颈部囊状淋巴管瘤多发生于颈侧部、颈后部、胸锁乳突肌后方，多呈多房分隔。另外，本病例囊内见密集点状强回声，考虑可能为感染或出血所致。有文献指出，在淋巴管瘤中，出血或感染时还可合并囊壁上的钙化，这种改变多由于含铁血黄素沉积形成，或是肉芽组织机化所致。但本病例囊壁未见钙化，可能与感染早期有关。

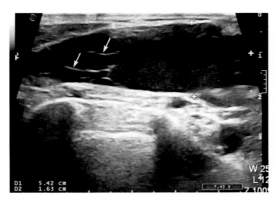
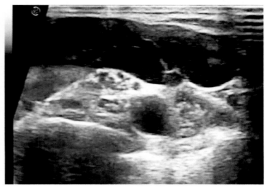

A　　　　　　　　　　　　　　　　　　B

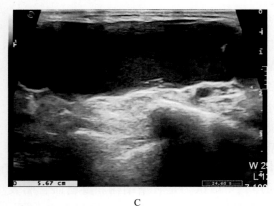

图 16-1-1　右侧锁骨上窝淋巴管瘤超声表现
（病例 140）

注：A. 右侧锁骨上窝囊性病灶，边界清晰，内壁光滑，加压易变形，囊内可见分隔（箭头）及密集点状强回声，病灶沿疏松组织间隙呈爬行生长；B、C. 不同切面显示右侧锁骨上窝囊性病灶

C

病例 141

病史：患者，女性，30 岁，因"发现右侧腋窝无痛性肿块 2 个月余"就诊。体格检查：体温 37.2℃，右侧腋窝触及数个肿块（图 16-1-2A），无压痛，质地软，边界清晰，活动度较差，浅表淋巴结未触及肿大。辅助检查：血常规、肝肾功能、心电图、胸片未见明显异常。

灰阶及多普勒超声：右侧腋窝可探及多个囊性病灶，部分相通，较大的为 6.5cm×4.6cm，边界清，内壁光滑，加压易变形，部分囊腔内可见多条高回声分隔（图 16-1-2B～F），彩色多普勒血流成像（CDFI）：仅在部分囊壁见点状彩色血流信号（图 16-1-2G）。

超声提示：右侧腋窝多发囊性病灶，淋巴管瘤可能性大。

病理结果：淋巴管瘤（图 16-1-2H）。

分析：腋窝处无痛性肿块，超声示多个囊性病灶，边界清晰，仅在分隔处有血流信号，符合囊性淋巴管瘤的超声表现。淋巴管瘤虽然属于良性病变，但病程中具有浸润生长的趋势，可侵犯到周边组织器官，对于一些体积大、位置深的肿块，超声扫查时除观察病灶的大小、形态、内部回声外，还要观察病灶延伸的范围、与周围大血管及神经等的关系，为手术方式提供重要信息。

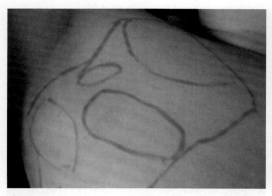

A

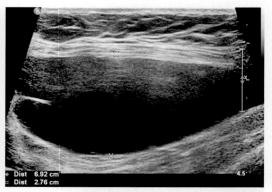

B

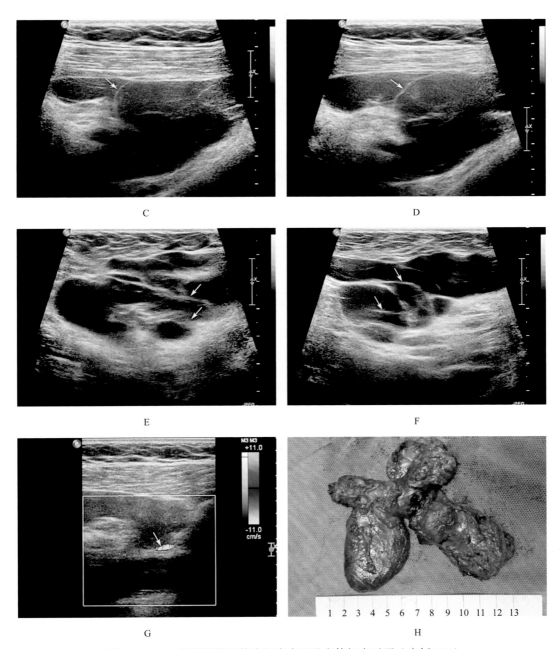

C

D

E

F

G

H

图 16-1-2　右侧腋窝淋巴管瘤超声表现及实体标本对照（病例 141）

注：A. 患者右侧腋窝处皮肤颜色正常、无破溃，红色标记为术前定位；B. 右侧腋窝囊性病灶，边界清，内壁光滑，加压易变形；C. 内可见分隔（箭头）；D. 不同切面显示右侧腋窝囊性病灶，内可见分隔（箭头）；E. 右侧腋窝另一囊性病灶，内可见多条分隔（箭头）；F. 不同切面显示腋窝另一囊性病灶，内可见分隔（箭头）；G. 右侧腋窝囊性病灶内增厚的分隔处可见彩色血流信号（箭头）；H. 手术标本（单位：cm）：暗红囊性肿物，壁薄，内含淡黄色清亮液体

病例 142

病史：患者，男性，35 岁，因"发现右侧腹股沟无痛性肿块 5 天"就诊。体格检查：右侧腹股沟触及肿块，无压痛，质地软，边界清晰，活动度较差，浅表淋巴结未触及肿大。辅助检查：血常规、肝肾功能、心电图、胸片均未见明显异常。

灰阶及多普勒超声：右侧腹股沟区可见大小约 6.3cm×3.5cm 的囊性病灶，位于股总动脉后方、股静脉外后方，边界清晰，内壁光滑，加压易变形（图 16-1-3A、B），CDFI 示：囊壁及无回声区内未见彩色血流信号（图 16-1-3C）。

超声提示：右侧腹股沟区囊性病灶，提示淋巴管瘤可能性大。

病理结果：囊性淋巴管瘤。

分析：腹股沟区无痛性肿块，超声示囊性病灶，边界清晰，囊壁光滑，囊壁及无回声区未见彩色血流信号，病灶位于股总动脉及股静脉外后方，并沿组织间隙蔓延生长，在排除动脉瘤、髋关节腔积液后，考虑为囊性淋巴管瘤。

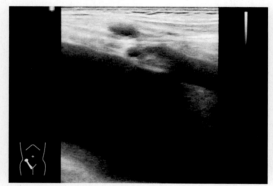

A

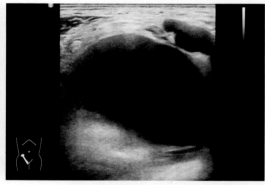

B

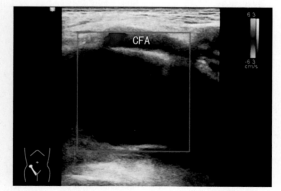

C

图 16-1-3　右侧腹股沟淋巴管瘤超声表现
（病例 142）

注：A、B. 右侧腹股沟区囊性病灶，边界清晰，内壁光滑，加压易变形；C. 囊壁及无回声区未见彩色血流信号，其前方可见股动脉（CFA：股总动脉）

第二节／淋 巴 管 瘘

【病因及病理】

淋巴管瘘是淋巴管阻塞后内压力增高而自发性破裂引发淋巴液漏出流入组织间隙或胸膜腔的一种病变，能够引起淋巴管破裂的病因多见于外伤、炎症、恶性肿瘤、丝虫病等，手术或创伤可直接导致淋巴管受损致淋巴液溢出。

【临床表现】

病变处可见波动性隆起，病灶置管引流或皮肤出现破溃时，可见淡黄色或乳白色液体流出，周围组织可伴有不同程度的肿胀，合并感染时可出现红、肿、热、痛等炎症表现。

【超声检查】

病变处见囊性病灶，边界清晰，内壁光滑，后方回声增强，周边软组织回声可不均匀。伴有感染时，囊内可见密集点状强回声。出血时，囊腔内可见实质回声的血凝块。

【典型病例】

病例 143

病史：患者，女性，80岁，因"左乳癌根治术后1周，左侧腋窝肿胀2d"就诊。体格检查：体温36.5℃，左侧腋窝肿胀处柔软有波动感，皮肤颜色正常、无破溃，无压痛，左乳切口处愈合情况尚可，肝脾肋下未触及。辅助检查：血常规、肝肾功能、心电图、胸片未见明显异常。

灰阶超声：左侧腋窝皮下可见大小约5.9cm×1.8cm的无回声区，边界清晰，内壁光滑（图16-2-1A～C）。患者在超声引导下对病灶进行置管引流，引流出210ml乳白色液体（图16-2-1D）。

超声提示：左侧腋窝皮下囊性病灶，结合病史提示淋巴管瘘可能性大。

实验室检查：穿刺液证实为乳糜液，培养无细菌生长，结合病史、超声表现诊断为淋巴管瘘。

分析：乳癌根治术后，超声示左侧腋窝皮下囊性病灶，置管引流出乳白色液体，结合病史及引流液乳糜实验阳性，确诊为淋巴管瘘。乳癌术后创面渗液第2天即达到高峰，负压引流一般放置3～5d，若负压引流放置10d以上仍有清亮液体吸出，且每日大于20ml，可考虑有淋巴管瘘的存在。

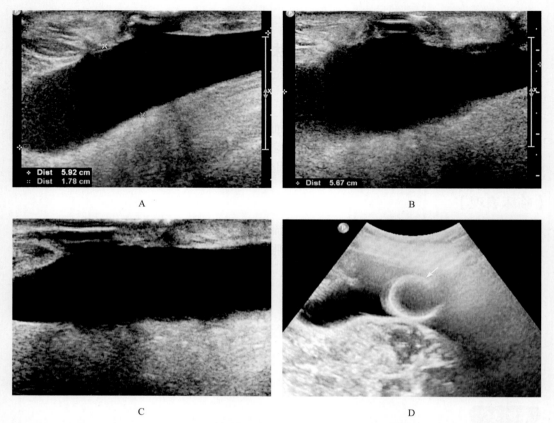

A　　　　　　　　　　　　　　B

C　　　　　　　　　　　　　　D

图 16-2-1　左侧乳癌根治术后淋巴管瘘形成超声表现（病例 143）

注：A、B. 左侧腋窝皮下囊性病灶，不同切面显示其边界清晰，内壁光滑；C. 探头加压易变形；D. 左侧腋窝皮下囊性病灶经超声引导置管引流术（箭头示引流管）

病例 144

病史：患者，男性，50 岁，因"右侧腹股沟脂肪肉瘤切除术后 10d，右侧腹股沟肿胀 2d"就诊。辅助检查：体温 37.2℃，右侧腹股沟肿胀处柔软有波动感，皮肤颜色正常、无破溃，无压痛，肝脾肋下未触及。辅助检查：血常规、肝肾功能、心电图、胸片未见明显异常。

灰阶超声：右侧腹股沟手术切口后方可见大小约 6.5cm×3.1cm 的无回声区，边界清晰，内壁光滑，囊内透声佳，加压易变形，可见纤维条带样高回声分隔（图 16-2-2A、B）。

超声提示：右侧腹股沟切口后方囊性病灶，结合病史提示淋巴管瘘可能性大。

实验室检查：超声引导下穿刺出淡黄色液体，穿刺液送检，乳糜实验为阴性，培养无细菌生长，结合病史、超声表现考虑淋巴管瘘（图 16-2-2C～E）。

分析：患者有明确的手术病史，手术切口处软组织层内可见囊性包块，术后 1 周内呈进行性增大，需要考虑淋巴管瘘。超声引导下抽液或注入硬化剂对囊壁进行硬化是除手术切除外的一种微创的治疗方法。

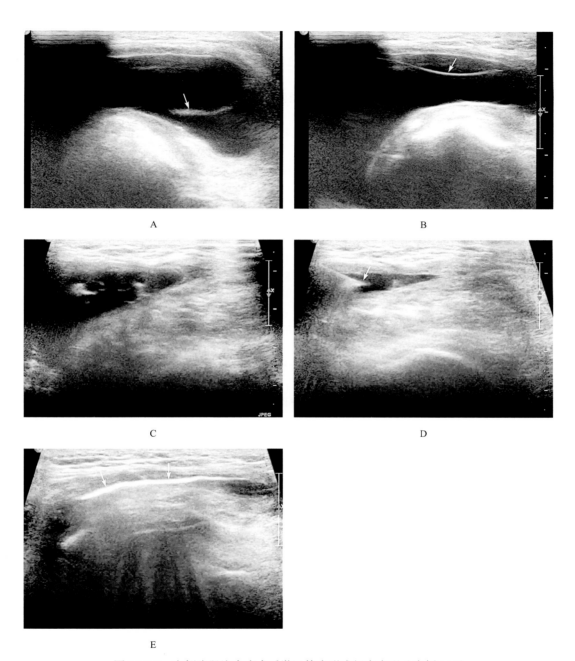

图 16-2-2 右侧腹股沟肉瘤术后淋巴管瘘形成超声表现（病例 144）

注：A. 右侧腹股沟切口皮下囊性病灶，边界清晰，内壁光滑，加压易变形，内见分隔（箭头）；B. 不同切面显示右腹股沟切口皮下囊性病灶，内可见纤维条带样高回声漂浮（箭头）；C、D. 超声引导下穿刺聚桂醇硬化治疗术（箭头示针尖）；E. 治疗后病灶明显缩小（箭头示病灶内气体回声）

参 考 文 献

［1］ 戴九龙. 淋巴疾病超声诊断. 北京：人民卫生出版社，2011：115-120.

［2］ 黄磊，许崇永，赵雅萍，等. 小儿颈部淋巴管瘤的影像学表现. 中华放射学杂志，2005，39（8）：835-837.

［3］ 郑敏，石铁锋，郑森，等. 浅表淋巴管瘤的超声诊断价值. 中华超声影像学杂志，2005，14（7）：554-555.

［4］ 孙小丽，沈文彬，王仁贵，等. 弥漫性淋巴管瘤病的多层螺旋 CT 淋巴管成像表现. 中华放射学杂志，2014，48（7）：582-585.

［5］ 陈吉东，岳林先，陈琴，等. 超声引导经皮穿刺置管引流联合硬化治疗腹膜后囊性淋巴管瘤的临床应用. 中华超声影像学杂志，2014，23（12）：1050-1053.

［6］ 战鸿雁，徐凤芹，孙炎，等. 胎儿下肢淋巴管瘤超声表现1例. 中华超声影像学杂志，2007，16（7）：572.

［7］ 殷伟洪，付俊峰，赵永才. 体表淋巴管瘤的超声诊断与病理对照. 中国超声医学杂志，2000，16（11）：870-871.

［8］ 丘平，石雪枫，卓睿. 乳腺巨大囊状淋巴管瘤一例. 中华外科杂志，2009，47（20）：1599.

［9］ 傅先水，董宝玮，梁萍，等. 颈部囊状淋巴管瘤的超声诊断. 中华超声影像学杂志，2002，11（7）：413-415.

［10］ 万霞，毕纯龙，张蔚. 超声诊断淋巴管瘤的价值. 临床超声医学杂志，2008，10（7）：476-478.

［11］ 张浩川，李仲荣，陈肖鸣. 小儿颈部淋巴管瘤手术并发症防治对策（附31例临床分析）. 临床小儿外科杂志，2004，3（5）：378-380.

［12］ 罗意革，杨体泉，谭志忠，等. 小儿颈部淋巴管瘤治疗28年回顾. 临床小儿外科杂志，2002，1（5）：338-365.

［13］ 吴继春，刘业海，段茂利，等. 小儿头颈部囊状淋巴管瘤15例临床分析. 临床耳鼻咽喉头颈外科杂志，2011，25（3）：97-102.

［14］ 谭石，苗立英，王晓华. 成人原发腹部淋巴管瘤超声表现. 中国医学影像学杂志，2012，20（10）：762-764.

［15］ 丛颖，杨芳，唐军. 淋巴管瘤的超声特征分析. 临床超声医学杂志，2015，17（1）：60-62.

［16］ 刘勃，张增俊，施伟东，等. 小儿淋巴管瘤的 CT 和 MRI 诊断. 实用放射学杂志，2011，27（9）：1410-1443.

［17］ 黄聪，罗军德，淦登卫，等. 囊性淋巴管瘤 DSCT 表现及病理对照. 医学影像学杂志，2016，26（5）：829-832.

［18］ 郭建斌，贾学民. 医源性淋巴管漏的治疗. 中国修复重建外科杂志，2006，20（9）：958-959.

［19］ 王志敏. 腹股沟区术后并发淋巴漏的处理探讨. 中国中医药咨讯，2011，3（21）：264.

［20］ 杨帆，白祥军. 肢体部位淋巴管瘘的诊断和治疗. 临床急诊杂志，2010，11（2）：119-122.

［21］ 崔厚轩，张洪润，张文路，等. 大腿软组织肉瘤术后淋巴液漏4例临床分析. 中国骨肿瘤骨病，2007，6（1）：52-53.

［22］ 程家平，王正光. 局部灌注四环素治疗乳腺癌术后淋巴管瘘11例体会. 贵州医药，2002，26（6）：544-545.

［23］ 陶山，吴强，胡张春，等. 浅表血管瘤的高频彩超诊断与病理对照. 临床超声医学杂志，2005，7（5）：322-324.

［24］ Marín-Manzano E, Utrilla López A, Puras Magallay E, et al. Cervical cystic lymphangioma in a patient with blue rubber bleb nevus syndrome: clinical case report and review of the literature. Ann Vasc Surg, 2010, 24(8): 1136. e1-5.

［25］ Fokkema JP, Paul MA, Vrouenraets BC. Mediastinal lymphangioma in an adult. Ann R Coll Surg Engl, 2014, 96(5): e24-25.

［26］ Aydin S, Demir MG, Selek A. A Giant Lymphangioma on the Neck. J Craniofac Surg, 2015, 26(4): e323-325.

［27］ Leboulanger N, Roger G, Caze A, et al. Utility of radiofrequency ablation for haemorrhagic lingual lymphangioma. Int J Pediatr Otorhinolaryngol, 2008, 72(7): 953-958.

［28］ Zacharia TT, Ittoop A, Perumpillichira JJ, et al. Sonographic appearance of a congenital parotid gland hemangiolymphangioma simulating malignancy in an infant. J Clin Ultrasound, 2003, 31(9): 493-496.

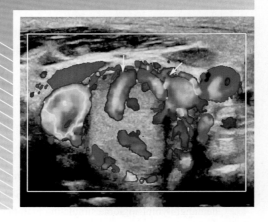

第十七章
浅表淋巴结疾病
与其他占位病变的鉴别

部分常见的浅表非淋巴结病变与浅表淋巴结疾病有时很难鉴别，主要是由于这部分病变发生在淋巴结的分布区域，形态或回声均类似淋巴结，常见的有以下几种：

1. 鳃裂囊肿（branchial cyst） 又称为颈部淋巴上皮样囊肿（cervical lymphoepithelial cyst），一般位于颈上部近下颌角处，胸锁乳突肌前缘上 1/3。其组织发生来源于鳃裂或咽囊的残余上皮，但也有人认为其发生与胚胎期陷入颈部淋巴结内的涎腺上皮囊性变有关。

鳃裂囊肿的分类通常以下颌角和舌骨为标志。发生于下颌角以上及腮腺区者，多源于第一鳃裂，表现为颈侧上部逐渐增大的肿块；发生于下颌角与舌骨之间颈上部者，源于第二鳃裂，多位于胸锁乳突肌中部前缘，表现为颈侧中部逐渐增大的肿块；而位于颈中下部或锁骨附近者，则源于第三、第四鳃裂，表现为颈侧中下部逐渐增大的肿块，发病年龄集中在 20～40 岁，无明显性别差异，部分病变因合并感染而被发现。鳃裂囊肿破溃后，经久不愈，常形成鳃裂瘘。

超声表现：一般呈椭圆形，多数囊壁清晰，光滑，反复感染后囊壁毛糙，边界可欠清晰，内部回声可有如下表现，①单纯囊肿型，内部呈无回声，当增益水平调高后内部可见云雾状回声；②混合回声型，内部回声不均匀呈囊实性，时有分隔回声；③实性低回声型，内部呈均匀的低回声，超声造影表现多样，常表现为环状增强，内部无增强（图17-0-1，视频23）。

视频 23 鳃裂囊肿超声造影

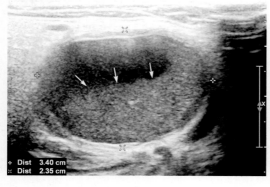

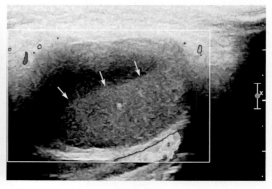

A   B

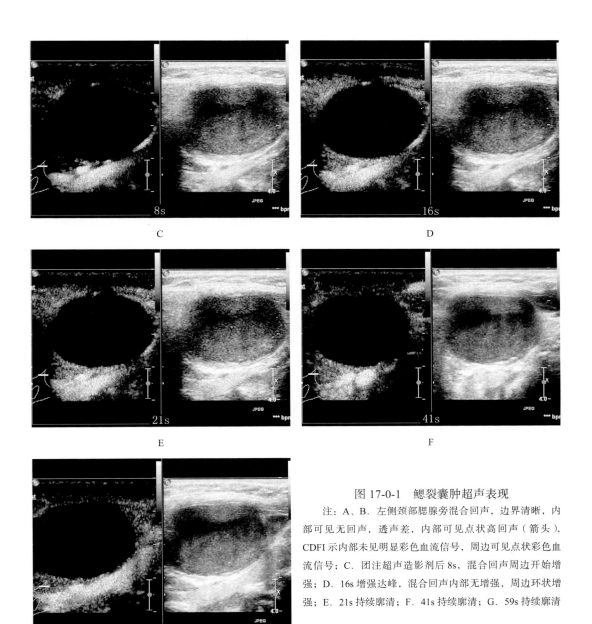

C

D

E

F

G

图 17-0-1　鳃裂囊肿超声表现

注：A、B. 左侧颈部腮腺旁混合回声，边界清晰，内部可见无回声，透声差，内部可见点状高回声（箭头），CDFI 示内部未见明显彩色血流信号，周边可见点状彩色血流信号；C. 团注超声造影剂后 8s，混合回声周边开始增强；D. 16s 增强达峰，混合回声内部无增强，周边环状增强；E. 21s 持续廓清；F. 41s 持续廓清；G. 59s 持续廓清

2. 血肿 软组织血肿可出现在人体任何部位，常有患处疼痛、肿胀等症状，可伴有功能障碍。按照致病原因的不同，可分为创伤性血肿、医源性血肿和自发性血肿。血肿形成过程中常经历出血期、血凝块形成期、吸收期。

超声表现：新鲜出血表现为无回声，新鲜的血凝块常表现为高回声，后期常表现为血凝块回声减低，甚至无回声。故血肿的超声表现以混合回声多见，内部无彩色血流信号，超声造影表现为内部无增强（图 17-0-2）。

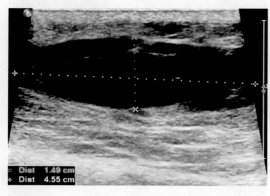
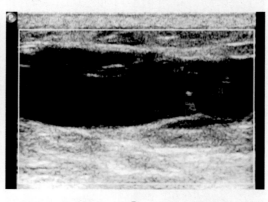

A

B

图 17-0-2 血肿超声表现

注：A. 患者大腿外伤后皮下可见范围约 4.6cm×1.5cm 的无回声，边界清晰，内透声欠佳，可见条状高回声；B. CDFI 示无回声，内部未见彩色血流信号

3. 脂肪瘤 是一种常见的良性肿瘤，较少恶变，可发生于任何有脂肪的部位，好发于躯干、四肢及腹壁，患病年龄多较大，儿童少见。大多数体积较小，质地柔软，生长缓慢，长轴与皮肤平行，与周围组织分界清楚，手术较易切除。

超声表现：多位于皮下脂肪层内或肌肉筋膜表面，瘤体包膜可呈清晰的带状高回声，与周围脂肪层分界清晰，多呈椭圆形或圆形，体积较大的可呈不规则形。回声可以呈高回声、等回声、低回声，多数回声均匀。瘤体压缩性明显，探头加压可变形（图 17-0-3、图 17-0-4）。

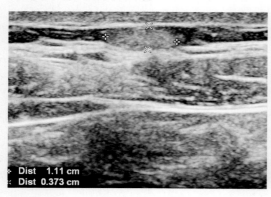
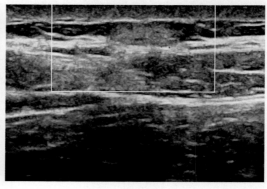

A

B

图 17-0-3 脂肪瘤超声表现

注：A. 患者皮下脂肪层内可见大小约 1.1cm×0.4cm 的高回声结节，边界清晰；B. CDFI 示内部未见明显彩色血流信号

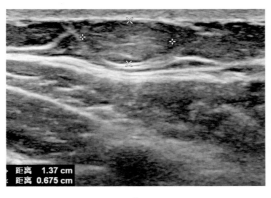
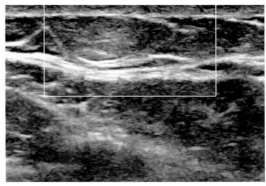

A　　　　　　　　　　　　　　B

图 17-0-4　脂肪瘤超声表现

注：A. 患者皮下脂肪层内可见大小约 1.4cm×0.7cm 的等回声结节，边界清晰；B. CDFI 示内部未见明显彩色血流信号

4. 表皮样囊肿（epidermoid cyst）　是来源于上皮的良性肿瘤，由移位表皮细胞碎片形成的囊肿，发病以男性多见，男女比例为 2.1∶1，可发生于任何年龄，以青年多见，可能与此阶段是社会活动的高峰阶段，且男性受外伤的机会较多有关。通常无自觉症状，囊肿破裂或合并感染时出现红肿、疼痛等症状。表皮样囊肿发生于全身各个部位的表皮或皮下易受外伤、磨损的部位，如臀部、肘部，部分发生于手术切口处。超声表现：多为皮肤层单发的囊性回声，内见细密均匀的点状回声，亦可表现为类实性高回声或不均质回声，边界多清晰光滑，呈圆形或椭圆形（图 17-0-5）。囊肿破裂后可形态不规则，囊壁连续性中断，伴有周边软组织回声增强。病理检查显示囊内充满大量角化物质和脱落破碎的表皮细胞，囊壁由纤维组织构成。

5. 甲状舌管囊肿（thyroglossal cyst）　常由于甲状舌骨不完全闭合所引起，是甲状舌管残余上皮发生的囊肿，为颈部最常见的发育性囊肿。囊肿常位于颈部中线或近中线处的舌骨下方，多呈椭圆形或圆形，直径 2~3cm，表面光滑无压痛，可有蒂柄，边界清楚，触之有波动感。检查时固定，不能推移，但吞咽或伸舌时肿块可与舌骨同时移动为其特征。大而浅表的囊肿透光试验阳性，较小的囊肿可叩到一条索带连接于舌骨，在出生后第 1 年有此症者占 30%，在 4 岁前出现者占 45%。

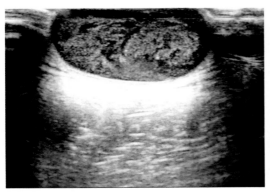
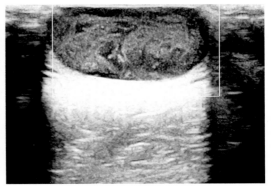

A　　　　　　　　　　　　　　B

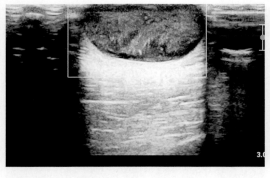
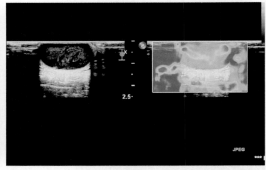

C   D

图 17-0-5 表皮样囊肿超声表现

注：A. 左侧颈部皮下可见一混合回声结节，边界清晰，内部回声不均匀；B、C. CDFI 和 CDE 示内部未见明显彩色血流信号；D. 超声弹性成像示结节质地软

囊内容物通常为清亮黏液样物质，反复感染可使囊液混浊，导致破裂。形成窦道者少见。

超声表现：颈部中线或近中线的囊性肿块，囊壁通常较薄，也可表现为厚壁，内部回声可呈无回声、细密点状回声、细密点状回声伴强回声及彗尾征或类实性低回声。内部常无彩色血流信号，超声造影后内部无增强（图 17-0-6）。

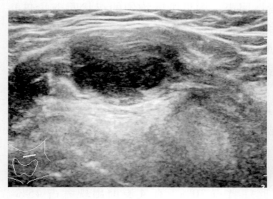
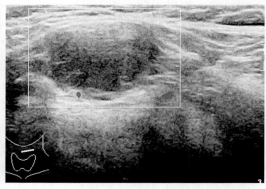

A   B

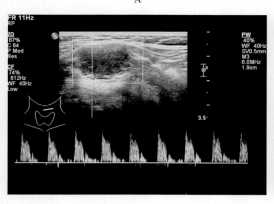
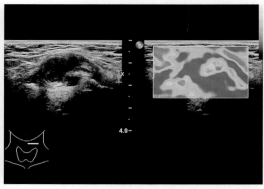

C   D

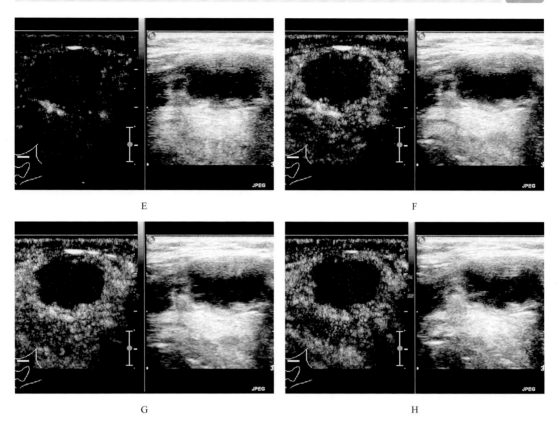

图 17-0-6 甲状舌管囊肿超声表现

注：A. 颏下可见一无回声结节，边界清晰，内部回声不均匀；B、C. CDFI 示无回声，内部未见明显彩色血流信号，周边可见点状彩色血流信号；D. 超声弹性成像示结节以蓝色为主，中央小部分呈红色；E. 团注超声造影剂后 21s，无回声周边开始增强；F. 26s 增强达峰，无回声边缘环状增强，内无增强；G. 33s 持续廓清；H. 51s 持续廓清

6. 颈动脉体瘤 较少见，临床表现为颈动脉分叉处出现单发无痛性肿块，生长缓慢，病程常有数年。检查见肿块位置较深，质地较硬，可左右移动但不能上下移动。在肿块上可叩及传导性搏动。听诊时可闻及杂音，压迫颈总动脉肿块不缩小，部分病例肿块可向咽部突出。颈动脉造影可见颈内、外动脉分叉部角度增大，角的顶端由锐角变为钝角。超声、CT 检查对此病的确诊具有重要意义，可清楚显示肿瘤与颈动脉的位置关系。

超声表现：颈动脉分叉处低回声肿块，边界清晰，有包膜，常部分或全部包绕颈内、外动脉。颈内、外动脉受挤压可使两血管之间角度增大呈"高脚杯"征，这是诊断本病特征性超声表现。肿瘤主要由颈外动脉供血，内部可见丰富的肿瘤滋养血管，血流频谱呈低阻，阻力指数为 0.5～0.6（图 17-0-7）。

7. 神经源性肿瘤 包括神经鞘瘤、神经纤维肉瘤、神经纤维瘤、损伤性神经瘤等，都是来源于神经鞘膜或神经纤维的肿瘤。其中神经鞘瘤较常见，临床上以中年人多见，表现为圆形或卵圆形，初起时质地坚韧，发生液化后质地变软。神经源性肿瘤具有沿神经走行分布的特点，绝大多数为单发，边缘光滑，对周围结构主要是推压而无明显

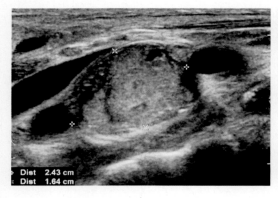

A

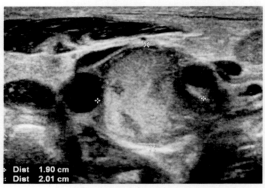

B

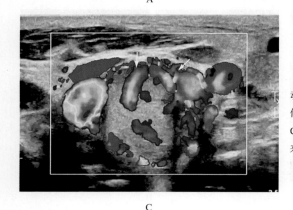

C

图 17-0-7　颈动脉体瘤超声表现

注：A. 颈动脉分叉处可见一低回声，位于颈内与颈外动脉之间，纵切面观察内部回声不均匀；B. 横切面观察此低回声包绕颈外动脉，并挤压颈内动脉，两者距离增大；C. CDFI 示此低回声内部彩色血流信号丰富，主要供血动脉来源于颈外动脉（箭头所示）

侵犯，故神经源性肿瘤基本上没有周围组织受累的表现。触诊时肿块可沿神经轴左右移动，但不能上下移动，较大的肿瘤可有囊肿样感觉。肿瘤如来自感觉神经可有压痛和放射痛。穿刺可抽出陈旧性血性液体，不凝固。

　　超声表现：清晰地显示瘤体和神经干的关系是重要的诊断信息，瘤体与神经干相邻并于瘤体两端将神经外膜撑起形成高回声三角是神经鞘瘤典型超声表现，神经鞘瘤边界清晰，外形规则，易发生囊性变（图 17-0-8、图 17-0-9）。神经纤维瘤多表现为外形规则低回声，两端显示低回声神经干，且神经干融入甚至穿行于低回声之间（图 17-0-10）。CDFI 可见瘤体内部血流信号。

　　8. 海绵状血管瘤　　本病属先天性疾患，如病灶位置表浅，可使表面皮肤呈蓝色或紫色，如位置深则皮肤颜色正常。触诊肿块边界不清，既有压迫性，又有回复性的特点，仔细扪诊有时在肿块内可能触及绿豆大小的静脉石，体位移动试验阳性。穿刺可抽吸出可凝固的血液。

　　超声表现：表现为形态多样的窦状扩张管样结构，具备压缩性；彩色多普勒检查示丰富的红蓝相间血流信号，呈缓慢持续样，变换体位或挤压周围软组织后血流信号明显增加；弹性成像示海绵状血管瘤与邻近正常肌肉组织图像对比质地较软；超声造影显示海绵状血管瘤造影剂灌注呈均匀或不均匀性富血供状态（图 17-0-11、图 17-0-12，视频 24）。

视频 24　海绵状血管瘤灰阶超声

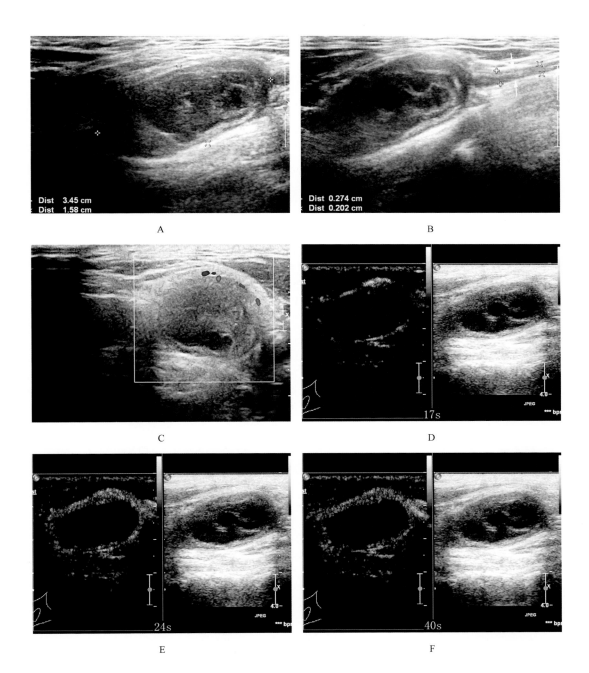

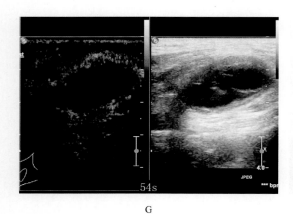

G

图 17-0-8　神经鞘瘤超声表现

注：A、B. 右侧颈部Ⅳ区可见一混合回声结节，边界清晰，内部回声不均匀，纵切面观察可见"鼠尾征"（箭头）；C. CDFI 示内部未见明显彩色血流信号，边缘可见点状彩色血流信号；D. 团注超声造影剂后 17s 混合回声边缘开始增强；E. 24s 增强达峰，混合回声呈环状增强，内部无增强；F. 40s 持续廓清；G. 54s 持续廓清

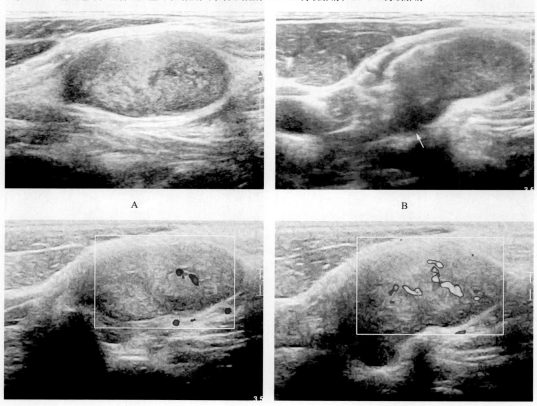

A

B

C

D

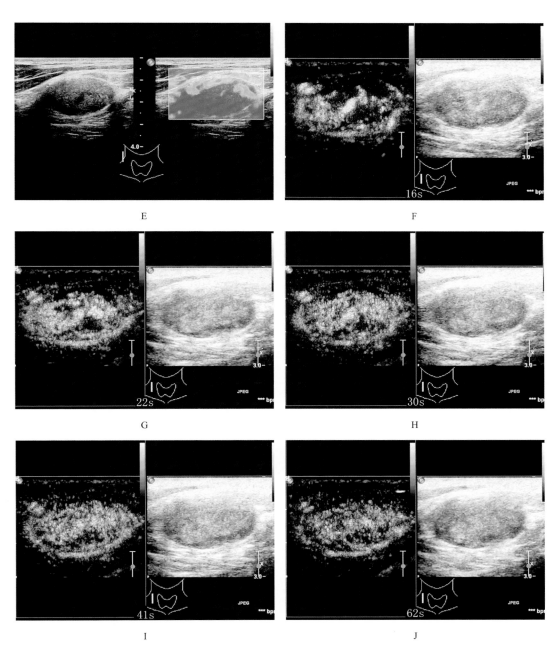

图 17-0-9　神经鞘瘤超声表现

注：A、B 右侧颈部Ⅳ区可见一低回声结节，边界清，内部回声不均匀，纵切面观察可见瘤体两端高回声三角，经椎间孔向深部延伸（箭头）；C、D. CDFI 及 CDE 示内部彩色血流信号不丰富；E. 超声弹性成像示质地偏硬；F. 团注超声造影剂后 16s 结节不均匀增强；G. 22s 增强达峰，呈不均匀增强；H. 30s 持续廓清；I. 41s 持续廓清；J. 62s 持续廓清

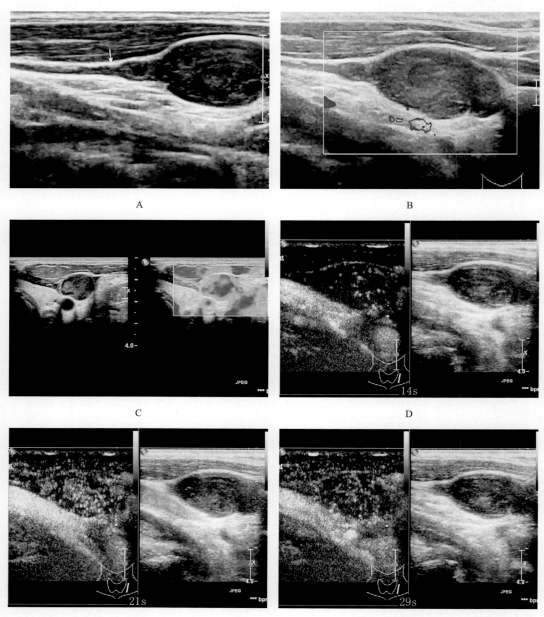

A

B

C

D

E

F

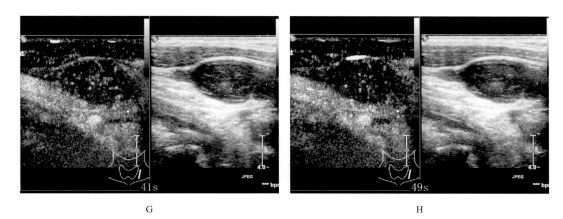

G　　　　　　　　　　　　　　　　　　H

图 17-0-10　神经纤维瘤超声表现

注：A、B. 左侧颈部Ⅲ区可见两个低回声结节，呈串状，边界清晰，内部回声不均匀，可见"鼠尾征"（箭头），CDFI 示内部未见明显彩色血流信号；C. 超声弹性成像示质地偏硬；D. 团注超声造影剂后 14s 结节内开始增强；E. 21s 增强达峰，呈不均匀增强；F. 29s 开始廓清；G. 41s 结节内部廓清明显，边界尚清晰；H. 49s 持续廓清

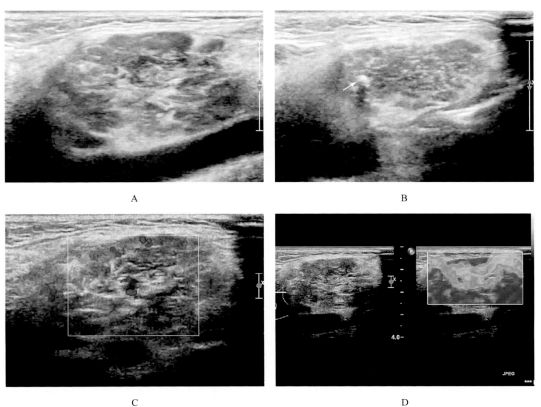

A　　　　　　　　　　　　　　　　　　B

C　　　　　　　　　　　　　　　　　　D

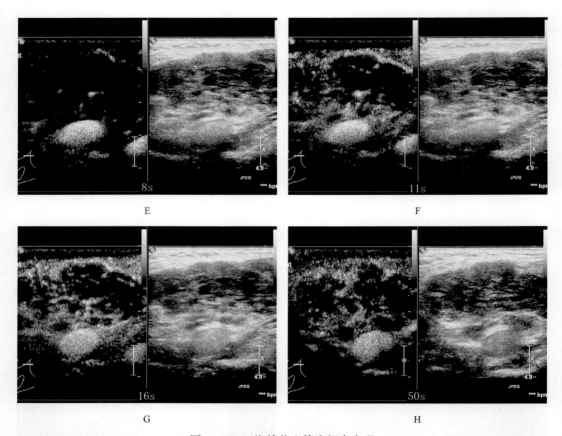

图 17-0-11　海绵状血管瘤超声表现

注：A、B. 左侧腮腺旁可见 1 个低回声结节，边界清晰，内部回声不均匀，可见"强回声"，为静脉石（箭头）；C. CDFI 示内部可见点状彩色血流信号；D. 超声弹性成像示偏硬；E 团注超声造影剂后 8s 低回声内开始增强；F. 11s 增强达峰，低回声不均匀增强；G. 16s 结节内部可见造影剂逐渐填充；H. 50s 持续廓清

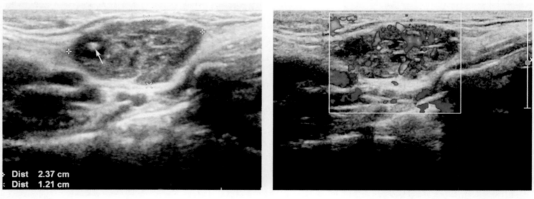

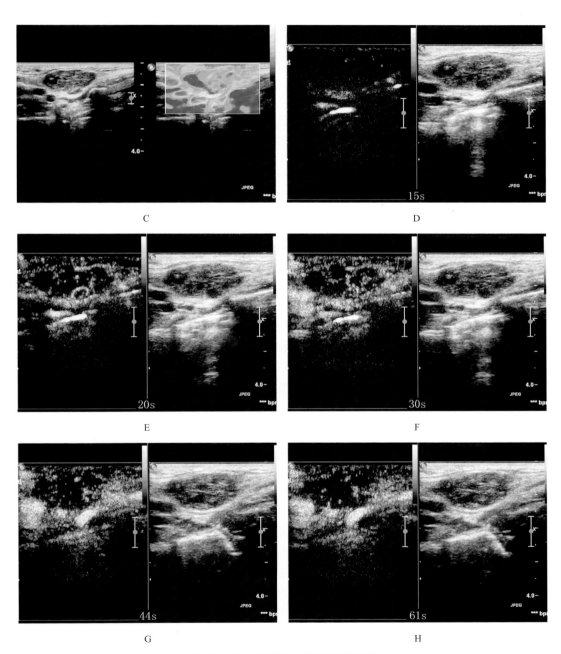

图 17-0-12　海绵状血管瘤超声表现

注：A、B. 左侧颈部Ⅰ区颌下腺旁低回声结节，边界清，内部回声不均匀，内可见无回声及点状强回声，即静脉石（箭头），CDFI 示彩色血流信号较丰富；C. 超声弹性成像示结节质地中等；D. 团注超声造影剂后 15s 低回声开始增强；E. 20s 轮廓清晰；F. 30s 达峰，低回声内不均匀增强；G. 44s 持续廓清；H. 61s 持续廓清

9. 淋巴瘤性乳头状囊腺瘤（Warthin 瘤）　1991 年 WHO 唾液腺肿瘤分类中正式起用该名称，又称腮腺腺淋巴瘤。在腮腺肿瘤中，腺淋巴瘤发病率仅次于腮腺多形性腺瘤，占涎腺良性肿瘤的 6%～10%，其来源于腮腺上皮、腮腺内和腮腺周围淋巴结。本病首先由 Albrecht 和 Arzt 在 1910 年报道，1929 年由 Warthin 命名为乳头状淋巴囊腺瘤，该肿瘤 95% 以上发生于腮腺，少数见于颌下腺，男女比例在（1.610）：1，有多灶性和双侧发病特点。

腺淋巴瘤的发病是否与病毒感染相关，目前仍有很多争议，有学者认为腺淋巴瘤不是一种肿瘤而是自身免疫疾病。多数理论认为腮腺内和其周围的淋巴结在其胚胎发育过程中有唾液腺组织卷入后发展为此类肿瘤，偶有家族性发病的报道，有文献报道85% 的腺淋巴瘤患者有长期吸烟病史。

病理：①肉眼所见：肿瘤呈圆形、卵圆形或扁圆形，表面光滑或呈分叶状，包膜完整，质较软，可有囊性感，内含浆液或黏液样物质，可见细小乳头，呈灰白色。②显微镜下所见：肿瘤由上皮成分和淋巴样组织构成，上皮细胞排列成双层，内含有嗜酸性颗粒的高柱状细胞组成，核深染，位于近细胞顶端，排列整齐；外层为立方形，可为单层，也可多层，排列杂乱。腺管和囊腔内通常含有嗜酸性分泌物或无定形物，可有胆固醇结晶的裂隙、少量的炎症细胞、巨噬细胞组成，伴有少量浆细胞浸润，含有许多生发中心。淋巴样组织中出现轻度或局灶性纤维变性，可完全由纤维组织代替，有的可伴有炎症细胞浸润和局灶性坏死。③免疫组化：细胞角蛋白（keratin）反应强阳性，浆内充满棕黄颗粒。叶间导管和瘤间质内呈中反应，Myoglubin 无反应。

临床表现：为无痛性肿块，肿瘤生长缓慢，无明显症状，好发 50 岁以上男性，多位于腮腺后下极。直径多为 3～5cm，边界清楚，呈圆形、椭圆形或分叶状，表面光滑或呈分叶状，活动，质地较软，可有弹性。

超声表现：①可以发生于单侧腺体，也可发生双侧腺体，可以为单个结节也可以为两个以上；②部位与大小：均见于耳垂下腮腺后下极，直径多为 2.0～4.0cm；③边界形态：边界清晰，形态规则，呈椭圆形或类圆形；④内部回声：病灶呈低回声，境界清晰，具备良性肿瘤一般特征。刘绍玲等将本病回声分 3 型：Ⅰ型为囊实间隔型，表现为囊实性回声，内可见线状强回声分隔，呈网络状、网格状；Ⅱ型为均匀实质型，为实性回声均匀分布；Ⅲ型以囊性变为主型，表现为Ⅰ型或Ⅱ型内部见局限性囊性无回声，囊实性成分边界清晰。彩色多普勒表现瘤体内部血流信号较丰富是本病特征之一，病灶内血流丰富程度明显强于其他涎腺肿瘤。血供分布具有以下特点：①血供由瘤体一端进入后分散至整个病灶内部；②周边包绕，血流信号在瘤体周边呈环形、半环形包绕样走行；③内部分支状走行，从瘤体一极向内部树枝样散开，呈"焰火样"（图 17-0-13）。

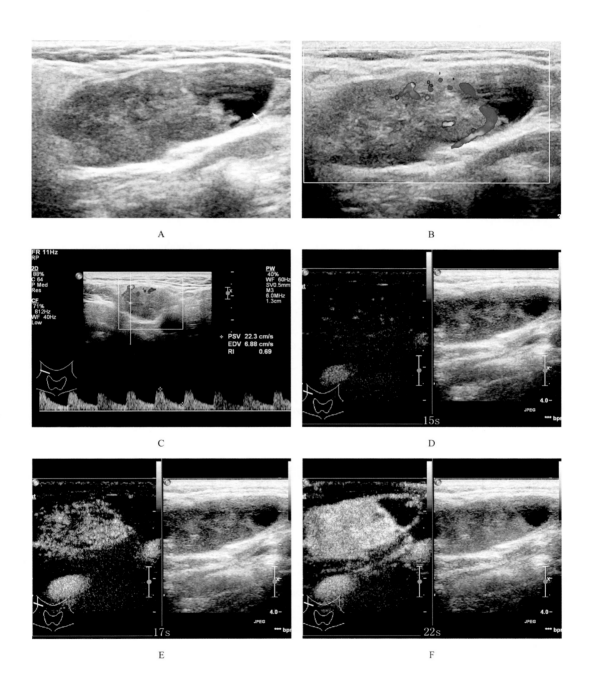

A

B

C

D

E

F

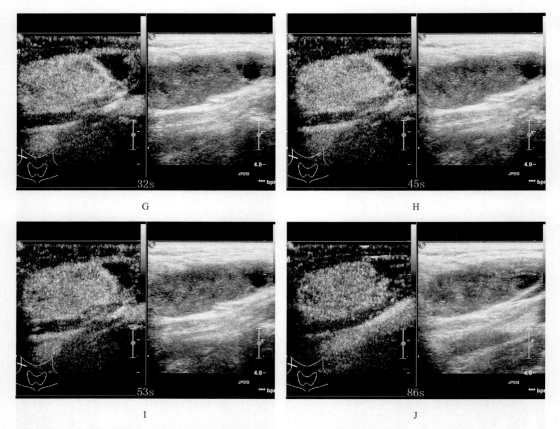

图 17-0-13　Warthin 瘤超声表现

注：A. 右侧腮腺旁可见混合回声结节，边界清晰，内部回声不均匀，可见无回声（箭头），与腮腺关系紧密；B、C. 混合回声内低回声区彩色血流信号稍丰富，测得动脉频谱，为高阻型，RI：0.69；D. 团注造影剂后 15s，结节内部开始增强；E. 17s 持续增强；F. 22s 增强达峰，内部不均匀增强，可见无增强区；G. 32s 开始廓清；H. 45s 持续廓清；I. 53s 持续廓清；J. 86s 持续廓清

参 考 文 献

[1] 王旸，张舜欣，刘欣. 睾丸表皮样囊肿的超声表现及其与病理的关系. 中华医学超声杂志（电子版），2007，4（2）：102-104.

[2] 黄景，文晓蓉，罗燕，等. 高分辨力超声检查浅表表皮样囊肿 27 例报告. 中国超声医学杂志，2008，24（7）：661-663.

[3] 方凡，郭国强，陈胜华，等. 浅表器官表皮样囊肿的超声表现及分型. 实用中西医结合临床，2010，10（3）：64-65.

[4] 刘绍玲，李吉昌，马进财，等. 腮腺 Warthin's 瘤超声诊断及其分型价值探讨. 中国超声医学杂志，2009，25（9）：841-844.

[5] Cho JH, Chang JC, Park BH, et al. Sonographic and MR imaging findings of testicular epidermoid cysts. AJR Am J Roentgenol, 2002, 178(3): 743-748.

[6] 牛卫东，李洪福，门光明，等. 软组织海绵状血管瘤的超声诊断研究. 医学影像学杂志，2010，20（9）：1358-1360.

［7］　牛卫东，刘军永. 肌肉内海绵状血管瘤的超声诊断及临床价值. 中华医学超声杂志（电子版），2010，7（1）：58-59.

［8］　杨一林，段云友，曹铁生，等. 软组织海绵状血管瘤的超声特点. 中国医学影像技术，2004，20（1）：59-60.

［9］　司徒明珠，段晓南，严赟，等. 外周神经鞘瘤的超声表现及分型. 中国超声诊断学杂志，2014，5（8）：626-628.

［10］　袁芳，薛恩生，林礼务，等. 超声检查在颈部神经鞘瘤诊断中的价值. 中华医学超声杂志（电子版），2013，10（4）：326-330.

［11］　刘云飞，汤丽仙. 软组织神经鞘瘤和神经纤维瘤超声诊断与鉴别诊断及价值分析. 临床医药文献杂志，2017，4（73）：14393-14394.

［12］　程立华，黄润生，裴蓓. 高频超声对体表部位神经鞘瘤的诊断价值. 中华诊断学电子杂志，2018，6（2）：111-114.

［13］　轩维峰. 浅表组织超声与病理诊断. 北京：人民军医出版社，2015：8-76.